U0287224

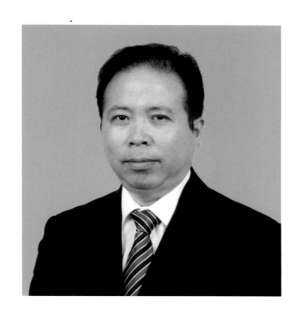

刘中秋

广州中医药大学教授，博士生导师。教育部国际合作联合实验室主任，广东省重点实验室主任。本科毕业于广州中医药大学中药学专业，在香港浸会大学获博士学位。曾工作于美国休斯顿大学、香港中文大学和南方医科大学。主要从事中药药代动力学科教工作，研究聚焦于药物代谢与调控机制。主持国家级课题 12 项。在国际期刊上发表研究型论文 248 篇，H – Index 为 42。担任 *Pharmacological Research* 编辑、*Frontiers in Pharmacology* 副主编、*Molecular Pharmaceutics* 客座编辑，《中药材》和《中草药》杂志编委。出版专著 11 部。获广东省科技进步一等奖 1 项，参获国家科技进步二等奖 1 项。培养博士研究生 22 名，硕士研究生 36 名。

药物代谢与药物动力学系列学术专著

中药药代动力学
理论与应用

刘中秋　主编

科学出版社

北　京

内 容 简 介

本书是"药物代谢与药物动力学系列学术专著"之一,主要以中药药代动力学为核心,阐述中药活性成分、组分、单方及复方在体内的吸收、分布、代谢和排泄过程与调控机制,并结合药理学和毒理学研究,阐明中药体内命运、药效(毒性)物质及作用方式。本书分为总论和各论:总论系统介绍了中药药代动力学的内涵与基本理论、中药药代动力学在中药学研究中的重要性及在中药新药研发中的应用、中药相互作用和时辰药代动力学研究;各论分别介绍了中药黄酮、蒽醌、多糖及苷类、三萜、生物碱、苯丙素、甾体等成分的药代动力学研究。

本书可供中药学、药学类相关专业的高年级本科生、研究生、药师、执业药师、临床医师及医药生产和科研单位的技术人员使用。

图书在版编目(CIP)数据

中药药代动力学理论与应用/刘中秋主编. —北京:
科学出版社,2021.11
(药物代谢与药物动力学系列学术专著)
ISBN 978-7-03-069269-6

Ⅰ.①中… Ⅱ.①刘… Ⅲ.①中药学—药物代谢动力学—研究 Ⅳ.①R285.6

中国版本图书馆 CIP 数据核字(2021)第 129978 号

责任编辑:周 倩 李 清/责任校对:谭宏宇
责任印制:黄晓鸣/封面设计:殷 靓

科 学 出 版 社 出版

北京东黄城根北街 16 号
邮政编码:100717
http://www.sciencep.com

南京展望文化发展有限公司排版

广东虎彩云印刷有限公司印刷
科学出版社发行 各地新华书店经销

*

2021 年 11 月第 一 版 开本:B5(720×1000)
2024 年 1 月第四次印刷 印张:26 3/4 插页:1
字数:440 000

定价:160.00 元
(如有印装质量问题,我社负责调换)

药物代谢与药物动力学系列学术专著

专家指导委员会

（以姓氏笔画排序）

马　国　复旦大学

王　琰　中国医学科学院药物研究所

刘中秋　广州中医药大学

刘晓东　中国药科大学

李雪宁　复旦大学附属中山医院

张　菁　复旦大学附属华山医院

陈卫东　安徽中医药大学

范国荣　上海交通大学附属第一人民医院

钟大放　中国科学院上海药物研究所

黄　民　中山大学

焦　正　上海交通大学附属胸科医院

《中药药代动力学理论与应用》
编辑委员会

主　编　刘中秋

副主编　朱丽君　吴宝剑　张　荣

编　委　(以姓氏笔画为序)

马　国　复旦大学

王立萍　广州中医药大学

叶　玲　南方医科大学

朱丽君　广州中医药大学

刘中秋　广州中医药大学

孙荣进　湖北医药学院

吴宝剑　广州中医药大学

张　荣　广州中医药大学

张淇淞　广西大学

金　晶　中山大学

赵　洁　南方医科大学

郜　嵩　德州南方大学

丛书序

Foreword

　　药物代谢动力学是应用数学处理方法,定量描述药物及其他外源性物质在体内的动态变化规律,研究机体对药物吸收、分布、代谢和排泄等的处置及所产生的药理学和毒理学意义。药物代谢动力学基本理论和方法已深入至新药发现(包括候选化合物药代特性快速评价、根据先导药物的药理等作用获得新的候选化合物、从药物代谢产物获得新药等)、药理学研究、制剂学研究、中药现代化研究、毒理学研究、临床用药等多领域,贯穿于药物发现与开发及药物上市的始终,是紧密连接各药物研究领域的桥梁。药物代谢动力学已经与药理学、毒理学并列成为早期新药研发评价三大核心内容,各国新药注册机构均颁布药物代谢动力学及其相关研究的指南,要求任何一个新药或新制剂在进行临床研究和上市前均需要进行药代动力学试验,以获得药代动力学资料和信息。

　　在广大科技工作者的努力下,我国药物代谢与药物动力学研究取得了快速发展,诸多成果已达到或接近国际先进水平。科学出版社组织国内从事药物代谢动力学研究领域的专家编著了"药物代谢与药物动力学系列学术专著",该丛书具有系统性、针对性、基础性、前瞻性、理论与实践相结合性等特点。系统地从药物代谢动力学的各研究方向和领域进行归纳、总结;针对每个研究方向分别成册,深度剖析;各分册既有基础理论的铺垫,也有最新的理论、研究方法和技术、成果的展开,兼具基础性和前瞻性;理论与实践相结合,在基本理论的基础上,结合典型的实践案例进行剖析,便于读者理解。相信该丛书的出版能够促进我国药物代谢动力学的发展。

"药物代谢与药物动力学系列学术专著"是我国第一套系统性归纳、总结药物代谢动力学的丛书,而药物代谢动力学发展迅速,故在内容选择上还需要在实践中不断完善、更新和补充。希望广大药物代谢动力学等相关专业的工作者和研究者在阅读、参考该丛书时提出宝贵的意见,以使其不断地完善,为我国药物代谢动力学的发展做出贡献。

中国工程院院士

2020 年 9 月 4 日

前言

Preface

    中药药代动力学是中药学与药代动力学相互融合的一门新兴学科,主要研究中药活性成分在体内的药代动力学特征及调控机制,并结合中药活性成分的作用机制,阐明中药体内命运、药效(毒性)物质及作用方式。中药成分复杂,尤其是中药复方,药效物质及作用机制尚不清楚,因此中药药代动力学是一个充满难点和挑战的新领域。研究中药及其活性成分在体内的动态变化规律,对中医药的系统理论、临床用药和新药及其制剂研发等有重要指导意义,是推动中药现代化和国际化的重要途径。

    本书的编写旨在为中药学、药学类相关专业的本科生、研究生、药师、执业药师、临床医师、医药生产和科研单位技术人员提供关于中药药代动力学研究的系统理论、最新研究进展及应用。全书除了准确精简地提炼出中药药代动力学的系统理论外,还根据中药药代动力学的最新研究进展,总结出各类中药及其活性成分的体内药代动力学特征及其调控机制,它们对药物代谢酶和转运蛋白的影响,以及它们的药理毒理作用及应用。重要理论均有配图阐述,一目了然,有助于读者理解和记忆。本书注重理论与实践结合,每个结论均有举例分析,内容丰富。全书分为总论和各论,总论为第一章到第四章,系统介绍了中药药代动力学的系统理论知识,包括中药药代动力学的内涵与基本理论、中药药代动力学在中药学研究中的重要性及在中药新药研发中的应用、中药相互作用和时辰药代动力学研究,各论为第五章到第十二章,分别介绍了中药黄酮、蒽醌、多糖及苷类、三萜、生物碱、苯丙素、甾体等成分研究等。

　　本书的编者均为从事中药药代动力学研究的一线教研人员，本书内容不仅是各编者查阅大量文献总结所得，还是各编者长期从事研究的经验与心得。在本书的编写过程中，得到了出版社和各参编单位的大力支持，在此表示由衷的感谢。书中难免存在疏漏及不足，敬请读者提出宝贵的意见与建议！

刘中秋

2021 年 8 月 8 日

目 录

Contents

各　　论

总　论

中药药代动力学的
内涵与基本理论

中药药代动力学是在中医药理论指导下,借助动力学的基本理论和方法,研究中药药效成分、组分、单方及复方在体内吸收、分布、代谢和排泄(absorption, disposition, metabolism and excretion, ADME)的特征与动态变化规律("时-量-效"关系),并用数学方程和药代动力学(pharmacokinetics, PK)参数加以定量描述的一门学科[1,2]。中药药代动力学不仅要研究中药药效成分体内吸收、分布、代谢和排泄的动态过程,同时要将中药药效成分的体内过程与中药起效的物质基础和作用机制统一起来,以阐明中医药治疗疾病的内涵和科学意义,是一个充满科学问题的新领域。相较化学药物,中药是在中医"整体观"指导下的复杂体系,其方剂的配伍遵循"君、臣、佐、使"等经典理论,因此中药药代动力学研究面临诸多难点和挑战。

第一节　中药药代动力学的发展及
研究目的与意义

中药药代动力学已有 70 余年的发展历史,从对中药药效成分的体内过程研究到对中药复方制剂的药代动力学研究,发展迅速,概念及理论不断被完善,新理论和新方法不断被提出和应用,逐渐成为一门具有独自理论体系的学科。中药药代动力学的研究对中药的系统理论、临床用药和制剂研发等有重要指导意义,是推动中药现代化和国际化的重要途径。

一、中药药代动力学的发展概况

我国中药药代动力学研究始于 1949 年我国学者对药物体内过程的研究。

迄今,中药药代动力学的发展大致经历了 4 个阶段:第一阶段(1949~1970年),主要研究中药单一活性成分的体内过程,但并未对实验数据进行药代动力学分析。第二阶段(1970~1990 年),随着药代动力学概念及理论被不断完善,现代分析仪器及动力学分析方法的普遍应用,中药药代动力学发展越来越迅速。此阶段,国内学者纷纷发表关于中药药效成分的药代动力学研究的论文,刘昌孝院士、宋振玉教授及陈刚教授等专家于 1986 年成立了中国药理学会药物代谢专业委员会。第三阶段(1990~2000 年),中药复方制剂的药代动力学研究逐渐成为重点,且新理论、新方法不断被提出,如血药浓度法与生物效应法结合的药代动力学−药效动力学结合模型(又称"药动学和药效学结合模型",简称 PK − PD 模型)、中药胃肠药代动力学、中药成分肠道菌代谢的研究方法、证治药代动力学、中药血清药物学、时辰药代动力学等,大大丰富了中药药代动力学的研究内容[3,4]。第四阶段(2000 年至今),随着科技的发展,液相色谱联用技术、液相色谱电解质效应技术、脉冲梯度色谱技术被不断运用于中药药代动力学研究中,极大地提高了对中药药效物质基础的研究。中药药代动力学研究过程中存在中药药效成分复杂、不明确、分析困难等问题,针对这些问题,"中药多组分整合药代动力学研究""中药药代动力学标志物研究""药物代谢动力学与代谢组学的整合研究"等新方法,从整体药效作用出发,使中药药代动力学的发展取得新的突破[5]。近年来,基于"旋转门"(revolving door)调控理论的"肠局部循环"(local recycling)和"肝肠三循环"(triple recycling processes)等理论的提出,不断丰富中药药代动力学理论体系,使中药药代动力学的发展蒸蒸日上[6,7]。

中药药代动力学是中药学与药代动力学相互融合的一门新兴学科,经 70 余年的发展,国内外学者在中药药代动力学研究方面进行了大量的实践,各方面都取得了飞速发展。中药药代动力学的研究在临床合理用药、优化给药方案、剂型改进、新药设计上都起到了指导性作用,推动中药走向国际化。但因中药产地、种植条件、品种、所用部位及收获时间等因素影响,中药质量的均一性难以控制。中药成分复杂,发挥药效作用的物质尚不明确,使研究者在中药药代动力学研究过程中难以选择目标成分。服用中药后,吸收入血的成分多,有些成分含量极微,增加了生物样品测定的难度。这些客观因素给中药药代动力学研究带来困难。剂量会影响中药药代动力学特征,但因中药材的特殊性,在中药药代动力学研究过程中剂量是不确定的,目前对中药质量的控制只规定其所含成分的含量不低于/高于某个值,这也给中药药代动力学研究增加了难度。由于中药传统理论缺乏现代科学的解释,中药复方的多成分、多靶点协同作用的复杂性及中药制剂安全性等问题的出现也使中药药代动力学的发展面临更大的挑战。

二、中药药代动力学研究的目的和意义

中药成分复杂,临床应用大多依靠经验总结,其药效物质及作用机制并不完全清楚。尤其是中药复方,缺乏对中药复方中各药物配伍的科学解释,使中药学的发展受到了制约。中药药代动力学研究是中药学发展的重要内容,其主要任务是研究中药在体内的动态变化规律及中药在体内的"时-量-效"关系。通过中药药代动力学研究,结合药效动力学(pharmacodynamics, PD)评价,应用 PK-PD 模型分析,可以揭示中药的药效物质及作用方式,并阐明中药复方配伍的科学性。结合中药药代动力学特点,包括生物半衰期(简称半衰期,$t_{1/2}$)、平均稳态血药浓度范围、最低血药浓度等可拟定中药的给药方式、给药剂量、给药间隔及疗程等,优化中药给药方案,确保中药的安全性和有效性。研究中药药代动力学特点,还可为发现新的先导化合物提供依据,为筛选优良的中药剂型提供可信的量化指标,促进中药新药的研制和中药剂型的改进。

第二节 药代动力学的基本理论

药代动力学全称药物代谢动力学,简称药动学,亦可称为药物动力学。药代动力学借助动力学(kinetics)原理与数学处理方法,定量描述药物通过不同途径进入体内后的吸收、分布、代谢和排泄等过程的动态变化规律,即药代动力学是研究药物在体内各部位的药量与时间的关系,并提出能够合理解释这种关系所需要的数学模型的一门学科。在药代动力学的研究过程中,常涉及速率过程、隔室模型等基本理论。另外,PK-PD 模型、生理药代动力学模型等新的理论的出现,为研究药物的体内过程及作用机制等提供了新的思路。

一、药代动力学发展概况

药代动力学起源于 20 世纪初,Leonor Michaelis、Maud Leonora Menten、

E. Widmark、J. Tandberg 和 Torsten Teorell 先后提出了药代动力学方程、开放式单室模型和双室模型,E. Widmark 和 Torsten Teorell 分别利用数学方程式对药物在体内的动态变化规律和双室模型药物的药代动力学规律进行了描述分析。20 世纪 50~60 年代,药代动力学的理论、实验方法和应用均得到了迅速发展;20 世纪 70 年代初,药代动力学在国际上正式被确认为一门独立学科。20 世纪 70~80 年代初,统计矩方法开始应用于药代动力学的研究,当药物在体内符合线性动力学过程时,就可以使用统计矩方法进行数据处理。

1979 年,Kenneth J. Himmelstein 等提出了生理药代动力学模型(physiological based pharmacokinetic model, PBPK 模型)。生理药代动力学模型是药代动力学的一个分支,其可预测组织器官中的药物浓度及代谢产物的经时变化,并能定量描述生理病理条件变化对药物处置性质的变化,也可以将在动物上获得的结果外推至人,从而预测人体中血药浓度及组织中药物浓度的变化。同年,Lewis B. Sheinei 等首次提出了 PK - PD 模型。PK - PD 模型能定量描述时间、药物浓度和效应三者之间的内在关系,从而为阐明药物作用机制、设计药物剂型及临床合理用药提供重要的研究方法和理论依据。此外,临床药代动力学(clinical pharmacokinetics)、群体药代动力学(population pharmacokinetics, PPK)、时辰药代动力学(chronopharmacokinetics)等药代动力学新分支学科的出现,为临床制订合理的个体化给药方案提供了全新的依据。

药代动力学作为新兴交叉学科,经过多年的发展,已经在理论基础、研究手段等方面取得了巨大发展。药代动力学的原理与方法,如今已经渗透到药学领域的各个学科之中,其在新药研制、新剂型和新制剂研发及临床合理用药等方面的应用,皆具有举足轻重的指导意义。在未来,随着电子计算机技术、生物学等科学的飞速发展与普及,药代动力学的研究与应用必将得到蓬勃发展[8]。

二、药代动力学基本理论

(一) 速率过程

药物进入体内后,体内各部位的药量或药物浓度随着时间的推移不断变化。最早有关药物在机体内随时间变化的动力学方程,是由 Leonor Michaelis 和 Maud Leonora Menten 在 1913 年提出的。这种动态变化规律涉及药物体内转运的速率过程,早在 1919 年,瑞士的 E. Widmark 就利用数学方程式对药物在体内的动态规律进行了科学分析。药物在体内某部位的转运速率 $\left(\dfrac{\mathrm{d}X}{\mathrm{d}t}\right)$ 与该部位药量(X)的关系,可用 n 级速率过程的公式表示,即

$$\frac{\mathrm{d}X}{\mathrm{d}t} = -k \cdot X^n \qquad (1-1)$$

式中,k 为 n 级速率常数;负号表示药物在体内的转运是以药量由多到少的方向进行的。

在药代动力学的研究中,通常将药物体内转运的速率过程分为以下 3 种类型。

1. 一级速率过程

一级速率过程(first order processes),是指药物在体内某部位的转运速率与该部位的药量或药物浓度的一次方成正比,也称为一级动力学过程,或称线性动力学过程。通常药物在常用剂量时,药物在体内的吸收、分布、代谢和排泄等动态变化过程均符合一级速率过程。一级速率过程公式如下:

$$\frac{\mathrm{d}X}{\mathrm{d}t} = -k \cdot X \qquad (1-2)$$

式中,k 为一级速率常数。

一级速率过程具有以下特点:① 药物的 $t_{1/2}$ 恒定,与给药剂量无关;② 一次给药情况下,血药浓度-时间曲线下面积(area under the curve,AUC)与给药剂量成正比;③ 一次给药情况下,尿药排泄量与给药剂量成正比;④ 一次给药情况下,药物消除分数取决于 $t_{1/2}$,约经 5 个 $t_{1/2}$,药物基本消除完全;⑤ 多次相同剂量给药情况下,约经 5 个 $t_{1/2}$,血药浓度达到稳态。

一级速率过程示意图如图 1-1 所示。

2. 零级速率过程

零级速率过程(zero order processes),是指药物在体内某部位的转运速率在任何时间都是恒定的,与该部位的药量或药物浓度无关,也称为零级动力学过程。控释制剂中药物的释放速率及临床恒速静脉滴注的给药速率均符合零级速率过程。零级速率过程公式如下:

$$\frac{\mathrm{d}X}{\mathrm{d}t} = -k \qquad (1-3)$$

式中,k 为零级速率常数。

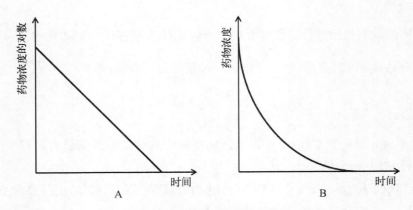

图 1－1　一级速率过程示意图

A. 药物浓度的对数-时间曲线图；B. 药物浓度-时间曲线图

零级速率过程具有以下特点：① 药物的 $t_{1/2}$ 与给药剂量有关,其随剂量的增加而延长；② 药物从体内消除的时间取决于剂量的大小。

零级速率过程示意图如图 1－2 所示。

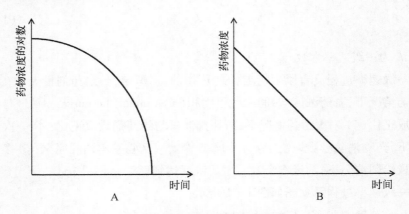

图 1－2　零级速率过程示意图

A. 药物浓度的对数-时间曲线图；B. 药物浓度-时间曲线图

3. 非线性速率过程

当药物的 $t_{1/2}$ 与给药剂量相关,AUC 与给药剂量不成正比时,药物体内转运的速率过程被称为非线性速率过程(nonlinear rate processes)。药物体内转运的非线性速率过程,可通过米氏方程(Michaelis－Menten 方程)进行描述,因而也称为 Michaelis－Menten 型速率过程或米氏动力学过程。

非线性速率过程具有以下特点：① 非线性速率过程的产生,大多与给药剂量相关;② 通常符合非线性速率过程的药物,在高浓度时表现为零级速率过程,而在低浓度时表现为一级速率过程,其原因有以下两个方面:一是药物代谢酶被饱和;二是参与药物跨膜转运的载体被饱和。

非线性速率过程示意图如图 1-3 所示。

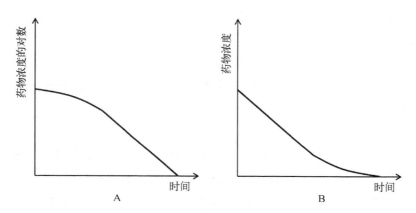

图 1-3　非线性速率过程示意图

A. 药物浓度的对数-时间曲线图;B. 药物浓度-时间曲线图

(二)隔室模型

在药代动力学研究中,隔室模型常用来描述药量在体内的变化。隔室模型假设机体由几个互相连通的隔室组成,建立数学模型对药物在体内吸收、分布、消除的特性进行描述,以揭示其动态变化规律,是目前应用最广泛的药物体内过程动态规律分析数学模型。

1. 隔室模型的定义

隔室模型亦称房室模型(compartment model),指将人体的组织器官按照药物的分布速率特征划分成为不同的隔室(compartment)。隔室不是真实存在的生理或解剖部位,而是有着相似血流量和药物亲和性的一个组织或者一类组织。药物分布速率相近者可视为同一隔室,这些隔室构成一个完整的系统,反映药物在机体的动力学特征。

2. 隔室模型的分类

根据药物在体内的动力学特征,隔室模型可以分为单室模型、双室模型和多室模型。

单室模型也称一室模型(single compartment model),指给药后药物迅速均匀分布至全身各组织及体液,达到平衡,此时整个机体可视为由一个房室组成,且药物在其中按照一定的速率消除(图1-4)。在单室模型中,药物在血液与组织之间处于动态平衡的状态,但该平衡并不意味着药物在各组织中的药物浓度在任何时刻都一样,而是药物在全身各组织部位中的转运速率是相同或者相似的。

双室模型又称二室模型(two compartment model),指将机体分为两个房室,分别为血流丰富的中央室和血流较少的外周室。中央室(central compartment)包括血液及能与血液瞬间达到分布平衡的组织,如心、肝、肾、肺等器官;外周室(peripheral compartment)包括血流供应较少的组织,如脂肪、骨骼、肌肉等组织。机体给药后药物先随血流分布到血流速度大的中央室,并且瞬间达到动态平衡,而后快速向外周室分布,同时进行缓慢的消除(图1-5)。在双室模型中,药物仅能从中央室进行消除,且中央室与外周室之间的药物进行着可逆的转运。

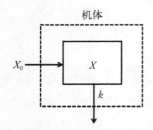

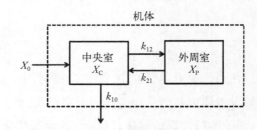

图1-4　单室模型示意图

X_0. 给药剂量;X. 进入体内的药量;k. 一级消除速率常数

图1-5　双室模型示意图

X_0. 给药剂量;X_C. 进入中央室的药量;X_P. 进入外周室的药量;k_{10}. 药物从中央室消除的一级速率常数;k_{12}. 药物从中央室转运至外周室的一级速率常数;k_{21}. 药物从外周室转运至中央室的一级速率常数

双室以上的模型称为多室模型,它可将机体看作由多个药物转运速率不同的单元组成的体系(图1-6)。在多室模型中较为常见的是三室模型,它主要包括一个中央室和两个外周室。外周室根据药物分布的速率可分为分布稍快的浅外周室和分布慢的深外周室。多室模型的数学处理相对烦琐,故应用不如单室模型和双室模型广泛,一般在单室模型和双室模型都不能满意地说明药物的体内过程时使用。

3. 隔室模型的特点

（1）隔室模型的客观性：药物的体内过程是按照一定的规律分布和消除的，可通过一种最佳的隔室模型和参数反映其体内过程，此即为隔室模型的客观性[9]。

（2）隔室模型的相对性：同一药物以不同的隔室模型处理，得到不同的药代动力学参数；另外，由于实验条件或处理数据能力不同，同一药物所报道的隔室模型可能不同，上述情况称为隔室模型的相对性。

（3）隔室模型的时间性：药物在体内经过一段时间分布达到平衡后，机体可视为一个隔室，此时可按单室模型来处理药代动力学问题，此即为隔室模型的时间性。

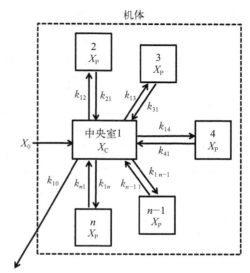

图 1-6　多室模型示意图

X_0：给药剂量；X_C：进入中央室的药量；X_P：进入外周室的药量；k_{10}：药物从中央室消除的一级速率常数；k_{12}、k_{21}、…、k_{1n}、k_{n1}：药物在各室之间的转运速率常数

（4）隔室模型的抽象性：所谓的隔室是从速度论引出的概念，即从药物分布的速度与完成分布所需要的时间来划分，而不是从生理解剖部位来划分，因此它不具有真正的生理学和解剖学意义[9]，如生理学和解剖学上作用不同的组织脏器可划分于同一隔室模型中。

4. 隔室模型的相关概念

根据药物在体内的药代动力学特征，隔室模型还可以分为开放式隔室模型与封闭式隔室模型和 N 室线性乳突模型。

开放式隔室模型与封闭式隔室模型：药物既有"来"（可来自体外或体内其他隔室），又有"去"（可从该隔室消除或者转运至其他隔室）的隔室模型称为开放式隔室模型。相反，仅有药物"来"，没有药物"去"的隔室模型称为封闭式隔室模型。在药代动力学问题的解析中，封闭式隔室模型出现的情况极少，若无特殊说明，一般为开放式隔室模型。

N 室线性乳突模型：广义 N 室线性乳突模型是指符合以下要求的一大类模型：① 体内有 n 个药代动力学隔室；② 药物在这些药代动力学隔室中的转

运及消除都是线性的;③ 体内仅有一个隔室处于特殊位置,它与其他隔室均有直接的药物交换联系,该室称为中央室;而其他隔室称为外周室,各外周室之间没有直接的药物联系。若药物仅从中央室消除,且符合上述①～③的条件,则该模型称为 N 室线性乳突模型[10]。

5. 隔室模型的局限性

隔室模型在药代动力学研究中得到广泛应用,是药代动力学中的标准方法,但它仍具有较多的局限性。在应用过程中,隔室模型数据分析结果依赖于隔室模型的选择,由于测量的误差,药物分布相与消除相难以判定,因此隔室模型的选择出现不确定性,同一种药物计算出的药代动力学参数也可能因此而不同。另外,隔室模型将人体组织器官按照药物分布速率划分为不同的隔室,但这些隔室之间的解剖结构和生理功能间并没有直接联系,因此在测定药物浓度过程中不能客观表征作用部位的药物浓度,致使药代动力学与药效动力学之间难以进行关联分析。

(三) PK - PD 模型

药代动力学和药效动力学是按照时间同步进行的关系密切的动力学过程,前者着重阐明药物的体内过程,即药物在体内吸收、分布、代谢和排泄的过程,对了解药物作用特点、设计新药及合理用药均具有重要意义;后者主要描述药物对机体的作用,即药物效应随着时间和浓度而变化的动力学过程。PK - PD 模型是将药代动力学和药效动力学所描述的时间、药物浓度、药物效应有机结合在一起进行研究,能直接预测给药后药效在起效过程中的强度及其持续时间的动态变化,这不仅提供了一种综合评价药物疗效的方法,还可对药物所在的效应部位、作用机制进行分析,并且能指导制订合理给药方案。

1. PK - PD 模型的分类

根据药物作用方式和机制的不同,PK - PD 模型可分为直接连接与间接连接模型、直接反应与间接反应模型、软连接与硬连接模型及时间依赖和时间非依赖模型。① 直接连接与间接连接模型:根据血药浓度与效应位点处药物浓度关系划分。直接连接模型中血药浓度与效应位点处的药物浓度可迅速达到平衡,被测的血药浓度可作为效应室的输入函数;而间接连接模型是指效应部位的药物浓度变化滞后于血药浓度变化,从而导致药物的效应变化也滞后于血药浓度的变化。② 直接反应与间接反应模型:根据反应系统和效应部位浓度的相关性进行划分,直接反应模型中药物产生的效应取决于效应位点上药物浓度,上述直接连接与间接连接模型均属于直接反应模型。间接反应模型指的是药物不直接作用于效应位点,而是通过改变体内某些内源性物质发挥药效。③ 软连接与硬连接模型:根据建立血药浓度与效应联系的临床或实验评价信息的特征划分。以假想的效应室为基础,拟合药代动力学与药效动力学数据并且使这两部分数据吻合的过程称为软连接模型;硬连接模型则是利用药代动力学数据和体外药效动力学数据将药代动力学与药效动力学联系的过程。④ 时间依赖和时间非依赖模型:主要依据药效动力学参数是否随时间发生变化来划分的。时间非依赖模型中药物药效只取决于作用部位的药物浓度,与药物作用时间无关;在时间依赖模型中,如果在作用部位的药物浓度相同的情况下,药效会随时间的变化而变化[11,12]。

2. PK-PD 模型的优势及应用

PK-PD 模型在药理学和毒理学方面应用十分广泛,对药物作用机制的阐明、药物代谢机制研究、药物副作用机制研究和药物毒性及危险性评估方面具有重要意义,它能有效地减少人力物力的耗费[13]。在临床上,PK-PD 模型对药物剂量与效应进行实时监测,可指导药物的合理使用,评估及预测不良反应和优化个体剂量方案,为临床合理用药提供科学依据。

(四)生理药代动力学模型

经典药代动力学模型和隔室模型在临床中应用广泛,但这种模型并不能描述组织间浓度差异较大的生理系统,同时无法对具有高亲和力的药物、具有特定靶器官的药物进行描述。为克服经典隔室模型的缺陷,生理药代动力学模型被提出。它是根据生理、生化及解剖学知识,将机体的每一个组织器官看作一个隔室,隔室之间通过血液循环进行连接并形成一个整体。隔室间的药物通过血液循环进行转运,其分布和消除遵循物质平衡原理。生理药代动力学模型可描述药物在体内与血流量、组织容积、给药途径、生物转化途径及与组织器官相互作用的药物靶点暴露量的经时变化过程,有利于阐明药物作用机制。

1. 生理药代动力学模型的分类及特征

生理药代动力学模型主要分为两类:整体生理药代动力学模型和部分生理药代动力学模型。整体生理药代动力学模型指将机体中各个器官(隔室)根据体循环串联成为一个闭合的结构,它包括了血液及各个主要组织、器官,是从整体上来描述化学物质在体内的吸收、分布、代谢、排泄过程的模型。部分生理药代动力学模型仅对身体部分独立器官或系统进行描述,如肝脏代谢模型、肠道吸收模型等[13]。

与经典隔室模型将所有代谢和排泄器官作为中央室或外周室不同,在生理药代动力学模型中,每个器官和组织都被看作单独的实体组织。相比于基于数据基础构建的经典隔室模型,基于机制构建的生理药代动力学模型可以评价组织器官的药物代谢过程,能对原型药物和代谢产物的药代动力学过程进行区分,同时也能区分转运屏障对它们的影响[14]。

2. 生理药代动力学模型的应用及局限性

理论上应用生理药代动力学模型可以预测任何器官组织中药物的浓度及其代谢过程,可定量描述病理、生理参数变化对药物处置的影响,还可将从动物中获得的结果外推至人,从而预测药物在人体血液及组织中的浓度。另外,它也可以将健康个体的实验结果外推到生理条件改变或者病理条件改变的个体中,从而有利于生理药代动力学模型在药理学和毒性学研究中的应用[15]。随着计算机快速发展及药代动力学模型研究的不断深入,生理药代动力学模型在药物研发和指导临床用药中发挥着重要的作用。

尽管生理药代动力学模型在描述药物体内过程上具有更多优势,但该模型也存在以下缺点:① 建立模型需要大量的动物生理参数,缺乏充足的生理参数会影响模型预测的准确性及精确性;② 模型构建如在方法上、计算上均较经典隔室模型复杂,限制了模型的推广和应用;③ 进行模型的验证及调整时需要采集大量的组织样本数据;④ 在简化模型和降低计算难度的情况下,生理药代动力学模型无法完全模拟机体生理条件[16]。

第三节　药物的体内过程

药物从进入体内到排出机体的过程即为药物的体内过程,药物的体内过程主要包括药物的吸收、分布、代谢和排泄。药物的吸收、分布和排泄过程可统称为药物的转运;分布、代谢和排泄过程可统称为药物的处置;代谢和排泄过程可统称为药物的消除,如图 1 - 7 所示。药物从给药部位吸收进入血液循环(除静脉注射直接入血外),经血液循环分布到各个组织器官,大多数药物经

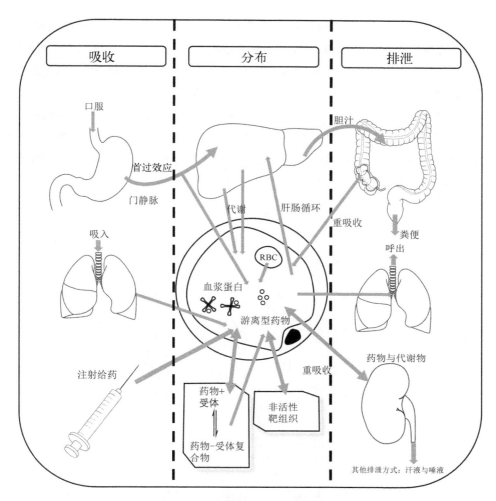

图 1-7　药物体内转运示意图（药代动力学）

箭头表示药物通过身体（从摄入到输出）；圆圈代表药物分子；RBC（red blood cell），即红细胞

肝脏代谢和肾脏排泄从体内消除。药物发挥药效的基础是药物从给药部位吸收并分布到作用部位，药物的代谢和排泄特性会影响药物的治疗效果。

一、吸收

（一）吸收的基本理论

吸收（absorption）是指药物从用药部位进入体循环的过程，是药物进入体内面临的第一道生理屏障。最常用的给药方式是口服给药，药物口服后在胃肠道黏膜的上皮细胞被吸收。口服药物有多种跨膜吸收机制,主要包括被动转运、主动转运和膜动转运三大类。被动转运是指药物在细胞膜两侧存在浓度差或电位差时,以电化学势能差为驱动力将药物从高浓度侧转运到低浓度侧的过程。被动转运包括需要载体蛋白介导的促进扩散和不需要载体蛋白介导的简单扩散。主动转运是指药物在载体蛋白的介导下,逆浓度梯度或逆电化学梯度差,从低浓度侧转运到高浓度侧的过程。膜动转运是指药物可利用细胞膜的流动性被摄入细胞内或从细胞内释放到细胞外的过程,其中向内摄入称为入胞作用,向外释放称为出胞作用,如图 1-8 所示。

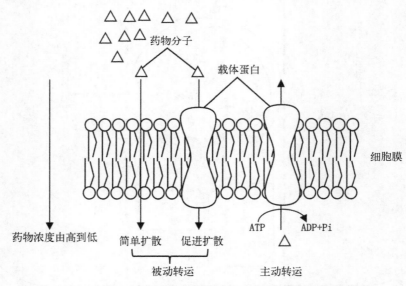

图 1-8　药物主要跨膜转运机制示意图

（二）影响吸收的因素

影响药物吸收的因素有很多,如生理状态、病理状态、药物的理化性质、剂型和给药途径等。其中给药途径对药物吸收的影响最大,药物的给药途径可直接影响药物的吸收程度和速度。除静脉注射药物直接进入体循环无吸收过程外,药物吸收的快慢按给药途径不同依次为吸入>肌内注射>皮下注射>口服给药>直肠给药>经皮给药。口服给药是目前最常见的给药方式,口服药物的吸收主要在胃肠道上皮细胞进行,胃肠道生理环境包括胃肠液的成分与性质、胃排空和胃排空速率、肠内运行、食物的影响和胃肠道代谢作用等的改变会对药物的吸收产生较大的影响。药物口服后,胃肠道的稳定性会直接影响药物的吸收,包括胃液的酸性环境、小肠内的消化酶和大肠内的菌群都可能会降解药物。另外,药物的跨膜转运也会影响口服药物的吸收,肠上皮细胞膜的类脂性结构决定了脂溶性大的药物容易通过细胞膜而被机体吸收。

（三）吸收的研究方法

口服药物吸收的研究方法主要分为体外法、在体法和体内法三类。体外法主要有人结直肠腺癌细胞(human colon carcinoma cell line, Caco -2)单层细胞模型、MDCK(Mardin-Darbye canine kidney)细胞模型、外翻肠囊法和外翻环法等。在体法包括在体肠灌流模型和单向灌流法。研究口服药物的吸收除了用体外法和在体法外还可以用体内法。体内法研究口服药物的吸收主要是测定药物口服后在血浆中的药物浓度或者在尿液中原型药物的排泄量,以此来建立药代动力学模型,计算药代动力学参数,从而得出药物的口服生物利用度。口服给药仍然是当下最主要和最常见的给药方式,在具体的研究过程中,通常需要将几种吸收模型相互结合才能对口服药物的吸收作出评价。

非口服药物的给药途径呈多样性,除血管内给药无吸收过程外,非口服药物给药后可在给药部位产生局部作用,也可在吸收后产生全身治疗作用。非口服药物吸收的研究方法主要取决于给药方式、给药部位及药物的理化性质和制剂因素等。例如,鼻腔给药的鼻黏膜吸收的研究方法就有离体鼻黏膜法、细胞培养模型法、在体鼻腔灌流法和体内评价法。

二、分布

（一）分布的基本理论

分布(distribution)是指药物吸收后进入血液循环,然后向机体有关部位转运的过程(图 1 - 9)。多数药物的分布过程属于被动转运,少数为主动转运。由于药物的理化性质及机体生理因素的差异,药物在机体内的分布是不均匀的,不同的药物具有不同的分布特性。药物在全身分布的规律决定着药物在靶器官的浓度,从而决定着其药理作用的强度及持续时间。理想的制剂和给药方法应使药物有选择性地进入欲发挥作用的靶器官,在一段时间内维持必要的血药浓度,充分发挥作用后,迅速排出体外,使药物尽量少地向其他不必要的组织器官分布,以保证高度的有效性和安全性。

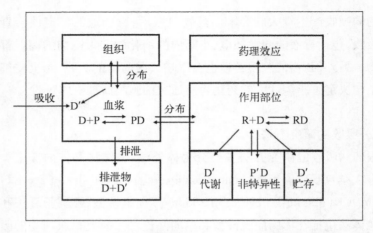

图1-9　药理效应产生与药物在体内转运过程之间的关系

D. 药物；D′. 代谢物；P. 血浆蛋白；P′. 组织蛋白；R. 受体

（二）影响分布的因素

1. 药物的物理化学性质

药物的物理化学性质主要包括分子大小、脂溶性、解离度、酸碱性、药物与组织的亲和力及稳定性等，均影响药物的分布。弱酸、弱碱药物的分布易受到细胞外液、血液 pH 的影响，在细胞外液的 pH 下，水杨酸等弱酸性药物易解离，难以进入组织，而在血液的 pH 下，氯喹等弱碱性药物不易解离，容易进入组织。

2. 局部组织器官血流量

药物在组织器官中分布达到平衡的速度主要取决于通过该组织器官的血流速度。通常心、肺、脑、肝、肾等血流较快，分布达到平衡较快，肌肉次之，脂肪组织很慢。

3. 药物与血浆蛋白的结合

药物进入血液后，或多或少地与血浆蛋白结合。结合型药物失去活性。由于药物与血浆蛋白结合，使血中游离型药物浓度下降，有利于继续吸收；结合后的药物不易穿透毛细血管壁、各种细胞膜屏障及肾小球，可限制其进一步转运，减慢消除。药物的血浆蛋白结合产物是疏松的、可逆的，与游离型药物（未与血浆蛋白结合者）处于动态平衡中，因而是一种在体内的暂时储存形式。血浆蛋白与药物的结合具有一定的限度，达到饱和后继续增加剂量会导致游离型药物浓度迅速升高而引起中毒。临床用药时要考虑药物血浆蛋白结合的情况。

4. 屏障环境

屏障环境是影响药物分布的重要因素,如血脑屏障和胎盘屏障。以血脑屏障为例,许多分子较大、极性较强的药物分子不能穿过血脑屏障进入脑组织。药物与血浆蛋白结合后分子变大也不能穿过血脑屏障。药物与组织亲和力也是影响药物体内分布的重要因素之一。药物在体内除了与血浆蛋白结合以外还可与其他组织细胞内存在的蛋白质、脂肪、DNA、酶及黏多糖类高分子物质结合。

5. 机体的病理状况及合并用药等都可影响药物的分布

药物表观分布容积(V_d)为体内药量与血药浓度的比值,它反映药物在体内分布程度。药物的 V_d 值越大,表明药物在组织中分布越广泛。利用 V_d 值,可根据血浆浓度算出体内药量,也可以估算欲达到某个血药浓度应选用的剂量或用一定剂量后某一时间的血药浓度,从而制订合理的给药方案[17]。

(三) 分布的研究方法

1. 药物与血浆蛋白结合模型

药物在血流中转运时,一部分是以游离型药物溶解于血液中,另一部分则与血液的多种成分(如血浆蛋白和血细胞)相结合。决定血浆中结合药物与非结合药物比率的主要因素是药物分子和蛋白质分子间的可逆性相互作用。多种血浆蛋白能与药物相结合,如白蛋白、α_{12}-酸性糖蛋白和脂蛋白。酸性药物更易与白蛋白结合,而碱性药物则易与 α_{12}-酸性糖蛋白和脂蛋白结合。目前用于药物与血清蛋白研究的体外方法主要有平衡透析、超滤和凝胶过滤法,光谱法,光学生物传感器法。

(1) 平衡透析、超滤和凝胶过滤法的特点都是将与蛋白质结合的药物与未结合的药物分开,从而便于衡量药物与蛋白质的结合率[18]。通常药物是小分子,而蛋白质是大分子,平衡透析法采用半透膜将药物和蛋白质分在 2 个小室内,只有小分子可以透膜,达到平衡后测量两室内药物的浓度;超滤法用超滤膜将离心管隔开,药物与蛋白质混合液加在上室内开始离心,蛋白质分子不能透膜,与蛋白质结合的药物分子也不会被离心到下室,只有游离型药物分子能进入下室;凝胶过滤是通过凝胶渗透层析将蛋白质与小分子药物分离。

(2) 光谱法是通过蛋白质与药物结合后的光吸收改变来测定与蛋白质结合的药物的量,这种方法只在特殊的情况下才能使用。

（3）光学生物传感器法使用表面等离子体共振技术[19]，主要用于探测生物分子间的相互作用，因而可用于药物开发的许多过程中。该技术可筛选针对某一靶位点的先导化合物，也可检测药物与蛋白质包括酶的结合能力。

2. 血脑屏障模型

目前有采用来自不同动物的细胞及不同建系方法建立的多种共培养物[20,21]。神经胶质细胞可以诱导血管内皮细胞维持体内的紧密连接，可采用Transwell 培养板的方法，先在下层小池底部接种神经胶质细胞，培养 2~3 天，再在上层小池底部的膜上接种血管表皮细胞，经培养可形成紧密连接的单层细胞，也可将神经胶质细胞接种于上层小池的膜底部[6]。研究药物的穿透能力也是在上层小池内加入药物，过一段时间再测外面大池内药物浓度。血管内皮细胞培养物的接触紧密性可通过跨膜电阻及参照化合物的转运率来确定。细胞共培养物可通过荧光和电镜的方法进行细胞形态鉴定。通过免疫检测，可发现在培养的血管内皮细胞上表达有体内特有的标记蛋白 CD51、CD62P 和 CD71。通过比较可发现采用该模型得出的参数与体内实验结果有较大相关性[21,22]，可以用于研究药物透过血脑屏障能力，对设计作用靶点位于脑部的药物提供帮助。

3. 药物向各组织分布的模型

目前主要是考虑各组织的生物膜组分不同，建立相应的人造生物膜，用于分析药物在血液与人造生物膜之间的分布系数，从而衡量药物向组织分布的能力。但由于生物膜上的蛋白质受体不可能很好地模拟，这样的结果可信度并不高。这主要用于建立数据分析药物的物化性质参数与分布之间的关系。

三、代谢

（一）代谢基本理论

药物代谢（drug metabolism）又称为生物转化（biotransformation），是指药物吸收进入机体后，可在体内各种酶类或体液环境作用下，发生化学结构的改变，主要包括氧化、还原、分解、结合。药物经过代谢后可转变成为无活性或极性更大的代谢物，也可转化为活性增强或具有不同药理活性及毒性的代谢产物。

药物的代谢过程主要发生在肝脏，其次在胃肠道、肺、肾、皮肤及血液等器官，主要由分布在各器官上的Ⅰ相和Ⅱ相药物代谢酶来完成。

催化Ⅰ相代谢反应的酶系主要包括细胞色素 P450 酶（cytochrome P450

enzyme，CYP450 酶）、黄素单加氧酶（flavin-containing monooxygenase，FMO）、单胺氧化酶（monoamine oxidase，MAO）、环氧化物水解酶（epoxide hydrolase，EH）、黄嘌呤氧化酶（xanthine oxidase，XO）、酯酶（esterase）。它们能将化合物分子上的基团去掉或引入新的基团，主要发生的反应包括氧化反应、还原反应和水解反应。CYP450 酶是一类含有细胞色素 P450 的血红蛋白，因其在还原状态或与 CO 结合时在 450 nm 处有最大吸收得名。CYP450 酶参与了体内多种反应如去烷基化、羟基化、氧化、硫氧化等，约占各种代谢反应总数的 75%。FMO 共有 6 种亚型（FMO1～FMO6），其中 FMO1～FMO5 具有活性，可催化如硫、氯、硒、磷等含亲核杂原子的物质的氧化。MAO 主要分为 MAO－A 和MAO－B 两种亚型，主要作用于一级胺、甲基化的二三级及长链的二胺等胺类化合物。EH 在组织中主要分为微粒体型环氧水解酶（microsome epoxide hydrolase）和可溶性环氧水解酶（soluble epoxide hydrolase），可催化内源性和外源性环氧化物的水解，使具有致突变和致癌作用的环氧化物转化为邻位二醇而起到解毒作用。XO 是一种重要的体内核酸代谢酶，可将次黄嘌呤氧化为黄嘌呤后，再将黄嘌呤进一步氧化为尿酸。酯酶是体内水解酯类重要的酶，可在水分子的参与下，将酯类分解为酸类和醇类。

催化 II 相代谢反应的酶较多，主要包括葡萄糖醛酸转移酶（uridine diphospho-glucuronosyltransferase，UGT）、磺基转移酶（sulfotransferase，SULT）、谷胱甘肽－S－转移酶（glutathione－S－transterase，GST）和 N－乙酰基转移酶（N－acetyltransferase，NAT），能将原型药物或者 I 相代谢产物与体内水溶性较大的内源性物质结合生成极性增加的代谢产物，通过尿液或胆汁排出体外，其中包括葡萄糖醛酸结合、磺基结合、硫酸结合、谷胱甘肽结合、氨基酸或乙酸酯结合等结合反应。UGT 能在由尿苷二磷酸葡萄糖醛酸转移酶（UDP-glucuronic acid，UDPGA）提供供体的条件下将葡萄糖醛酸与药物的羟基、羧基、氨基及巯基等结合，发生葡萄糖醛酸结合反应。SULT 是一类催化磺基结合反应的代谢酶，能催化含醇、酚、芳香胺、甾体等的药物进行磺基结合反应。谷胱甘肽－S－转移酶（glutathione transferase，GST）是一类催化谷胱甘肽结合反应的代谢酶，在体内能催化某些卤化物、环氧化物等与还原型谷胱甘肽结合。NAT 在组织中主要分为 NAT1 和 NAT2，主要催化发生含氨基药物的 N－乙酰化反应。

（二）影响代谢的因素

影响药物代谢的主要因素有生理因素、病理因素和药物相互作用。

生理因素包括种属、个体差异与种族差异、年龄、性别、妊娠等。同一种药物在不同种属间的代谢途径存在差异，如香豆素类化合物在大多数物种（包括人类）体内，经 CYP2A6 代谢生成 7-羟基香豆素后，在 UGT 和 SULT 的作用下，生成香豆素葡萄糖醛酸盐和香豆素硫酸酯盐；而香豆素类化合物在大鼠体内的代谢则涉及内酯部分的水解，其首先生成开环产物香豆素 3,4-环氧化物（CE），而后转化生成具有肝毒性的 O-羟基苯乙醛（O-HPA）。年龄因素对药物代谢的影响则主要表现为不同年龄人体内的细胞色素 P450 酶系活力不同，如婴幼儿因体内药物代谢酶系统尚未完全发育，而导致磺胺类和巴比妥类等药物的灭活作用降低，从而引起一些不良反应；老年人体内的肝微粒体酶氧化和结合代谢明显降低，药物在体内的代谢速率减慢，清除 $t_{1/2}$ 延长。

病理因素是指肝脏疾病、心血管疾病、感染和癌症等疾病对药物代谢的影响，其中肝脏病变导致的肝功能改变对药物代谢过程影响最大，如酒精性肝疾病、肝硬化、肝细胞癌等疾病能降低 CYP450 酶（CYP1A、CYP2C19 和 CYP3A）的活性和含量，从而导致一些主要在肝脏中代谢的药物作用增强或减弱。

基于药物代谢的药物-药物相互作用（metabolism-mediated drug-drug interaction，MDDI）是影响药物生物转化的重要因素之一，指两种或两种以上的药物在同时用药的过程中，在代谢环节发生了相互作用，这种作用可以增加或减少药物的药理活性或毒性，其中包括酶的诱导作用和酶的抑制作用。酶的诱导作用指的是某些药物（利福平、苯妥英钠等）能使某些药物代谢酶活性上调或表达量增加，促进自身或其他药物转化生成相应代谢产物，从而导致原型药物的作用效果降低，如苯巴比妥吸收进入细胞后，结合细胞核内的孕烷 X 受体（pregnane X receptor，PXR）配体结合物，后者再与视黄醇 X 受体（retionl X receptor，RXR）形成异二聚体后与 $CYP3A4$ 基因上游的反应元件结合，从而诱导 $CYP3A4$ 基因的表达。酶的抑制作用则是指一些药物（红霉素、维拉帕米、奥美拉唑等）能使某些药物代谢酶的活性下调，或表达量减少，从而使自身或其他药物的代谢减慢，作用时间延长，如 β-二乙氨乙基二苯丙乙酸酯（proadifen，SKF-525A）能使环己巴比妥的 $t_{1/2}$ 显著延长。

除了以上 3 种因素外，药物剂型、饮食、环境、用药时间等因素也会在一定程度上影响药物的代谢，见表 1-1。

表 1-1　影响药物代谢的因素及举例

影响因素	举　例
生理因素	
种属	小鼠 *Cyp3a11* 与人类 *CYP3A4* 一样;大鼠 *Cyp3a62* 的表达谱与人类 *CYP3A4* 相似;食蟹猴 *Cyp3a8* 与人类 *CYP3A4* 有93%的相似性;猪 *Cyp3a9* 与人类 *CYP3A4* 基本结构和功能相似
个体差异与种族差异	主要由 CYP2D6 介导的降压药异喹胍的 4-羟基化代谢,在人群中存在双峰分布,有快代谢型和慢代谢型两种人群,5%~10%的北美和欧洲白色人种及约1%的亚洲人为慢代谢型
年龄	新生儿肝中内质网发育不完全,CYP450 酶含量低,CYP450 酶和 NADPH-CYP450 酶的活性约为成年人的 50%,使得药物的氧化代谢速度较慢
性别	CYP3A4 在女性体内的代谢活性比男性要高,但 CYP2C19、CYP2D6、CYP2E1 在男性体内的代谢活性较高
妊娠	对乙酰氨基酚葡萄糖醛酸结合物的血浆清除率和代谢清除率,在妊娠期妇女体内比非妊娠期妇女分别高 58%和 75%
病理因素	
肝脏疾病	CYP1A、CYP2C19 和 CYP3A 的含量和活性在肝脏疾病状态下特别容易受影响,而 CYP2D6、CYP2C9 和 CYP2E1 则不那么明显
非肝脏疾病	CYP1B1 是代谢 17-β 雌二醇羟化的主要酶,但它只在各种人类肿瘤组织中高表达,包括激素相关的肿瘤如乳腺癌和卵巢癌等,非激素相关的肿瘤如肺癌和结肠癌等
基于代谢的药物-药物相互作用	
诱导作用	苯巴比妥诱导 CYP3A4:苯巴比妥进入细胞后,直接进入细胞核与 PXR 配体结合物发生结合,后者再与 RXR 形成异二聚体,结合到 *CYP3A4* 基因上游的反应元件上,诱导 *CYP3A4* 基因的表达
抑制作用	炔雌醇、炔诺酮、螺内酯、三氟乙烯醚、司可巴比妥和二烯丙巴比妥不可逆地抑制 CYP450 的活性;而 β-二乙氨乙基二苯丙乙酸酯为可逆性 CYP450 酶抑制剂
其他因素	
剂型	普萘洛尔口服后,由于首过效应,可产生活性代谢产物 4-羟基普萘洛尔,导致药理作用增强,而普萘洛尔静脉注射后,血液中未检测到 4-羟基普萘洛尔
饮食	微量元素如铁、锌、钙、镁、铜、硒和碘等,对药物代谢有一定影响。多数情况下微量元素缺乏会导致药物代谢能力下降;但缺铁时,CYP450 酶含量有明显变化,还可增加环己巴比妥或氨基比林的代谢
环境	多环类工业污染物 2,3,7,8-四氯二苯二噁英(TCDD)对多环烃类代谢的 I 相酶、UGT、δ-氨基乙酰丙酸合成酶和 GST 有诱导作用

（三）代谢研究的方法

目前,药物代谢的研究内容主要包括推断药物代谢途径、分离鉴定代谢产物、研究药物代谢酶系统、评价代谢速率和程度及研究药物对代谢酶的抑制或诱导作用等,主要包括体外代谢法和体内代谢法。

体外代谢法主要采用体外酶系统来模拟体内代谢环境,以确定药物代谢速率和代谢途径,帮助了解药物及其代谢产物的潜在安全性和活性,具有操作简单、代谢产物量大、代谢反应体系纯净等优点。因此,对于一些体内代谢转化率低且缺乏灵敏检测技术的药物来说,体外代谢法是较好的研究手段。肝脏是药物代谢的最重要的器官,其中含有大量的药物代谢酶,如 CYP450 酶等。目前,关于肝脏代谢的体外研究方法主要包括肝细胞培养法、肝细胞样细胞培养法、离体肝脏灌流法、肝切片技术、基因重组代谢酶法、过表达特定酶亚型的细胞培养法、亚细胞培养法(肝微粒体法和 S9 片段法)等。肝微粒体法是目前应用最多的体外代谢研究方法。该法采用肝微粒体成分和氧化还原型辅酶模拟体内生理环境进行反应,可用于研究药物体外代谢的途径和预测药物体内代谢清除的方式。除肝脏外,胃肠道也是药物代谢的重要部位。目前,胃肠道代谢的体外研究方法有粪便温孵法、单一菌种温孵法和肠菌酶法等。此外,近年来基因操作技术(基因敲除技术与转基因技术)、配体结合试验、报告基因试验、微透析技术等新技术的出现,也为体外代谢研究提供了全新的思路。

体内代谢法一般指动物或人给药后,在一段时间内收集血液、胆汁、尿液和粪便等生理体液及排泄物(动物还可获得组织样本),然后分离鉴定样品中药物原型及代谢产物并测定它们的含量,由此也可了解药物的代谢途径。体内代谢法可以综合考虑体内各种因素对药物产生的影响,能全面真实地反映药物体内代谢的整体特征,但由于参与生物转化的器官和药物代谢酶的多样性,药物原型及其代谢产物在组织中的浓度较低,因而体内代谢法的研究存在较大的难度。目前体内代谢的研究方法有药物探针法、体内指标法和基因敲除动物等方法。近年来,基因敲除动物的出现也为研究药物代谢提供了一个高通量筛选模型,其中包括药物代谢酶基因敲除动物模型(如 *Cyp1a1*、*Cyp1a2* 人源化小鼠模型等)、药物转运蛋白基因敲除动物模型(如 $P-gp^{-/-}$、$Bcrp1^{-/-}$ 和 $Mrp2^{-/-}$ 小鼠模型等)和外源受体基因敲除动物模型(如 $Car^{-/-}$ 小鼠模型等)。运用基因敲除动物模型可以更加系统地理解药物代谢酶、转运蛋白和外源性受体在药物代谢及处置中的作用,如 *Cyp3a4* 转基因小鼠模型可以用来评估肠道 CYP3A4 介导的药物代谢和药物相互作用(drug-drug interaction,DDI);*Mdr1* 基因敲除小鼠可以用来评价外排转运蛋白(efflux transporter),P − 糖蛋白(P − glycoprotein,P − gp)的毒理学和药效学作用,Mdr1a 或 Mdr1a/1b

的缺失会导致地塞米松、地高辛等药物的毒性和药代动力学发生显著变化；PXR 遗传修饰小鼠则可以用来研究 PXR 配体及 PXR 介导的药物-药物相互作用,小鼠体内 Pxr 的缺失能导致小鼠肝 *Cyp3a* mRNA 水平增加 4 倍,也能消除 Pxr 配体对各种转运蛋白和药物代谢酶的诱导作用。基因敲除动物模型因基于整体动物水平且与人体的内环境相似而得到了广泛使用,但其也具有繁殖困难、价格昂贵等缺点,如图 1-10 所示。

四、排泄

(一) 排泄的基本理论

排泄(excretion)是指吸收进入机体的药物,经过分布、代谢后,以原型或代谢产物的形式排到体外的过程。代谢与排泄统称为药物的消除。由于药物及其代谢产物的理化性质不同,排泄途径也有差异。药物的排泄途径包括肾脏排泄、胆汁排泄、乳汁排泄、唾液排泄、肺排泄等。其中肾脏排泄和胆汁排泄尤为重要。大多数药物及其代谢产物经肾小球滤过作用和肾小管分泌作用被排入肾小管腔内,经肾小管重吸收作用,返回血液中,如图 1-11A 所示。除肾脏排泄外,胆汁排泄是另一个重要的排泄途径。药物经门静脉或肝动脉进入肝脏血液循环,被肝细胞血管侧膜上的药物转运蛋白摄入肝细胞中,并在肝细胞内经过一系列代谢反应后,胆管侧膜上的药物转运蛋白将最终产物排入胆汁,最后经胆汁排入肠道,如图 1-11B 所示。

水溶性好、肝脏代谢慢的药物主要经肾脏排泄,如庆大霉素、非格司亭等;极性大但在肠道中重吸收困难的药物主要经胆汁排泄,如水飞蓟宾等。排泄会影响药物在体内的暴露情况。排泄速度的改变关系到药物的疗效及不良反应。

(二) 影响排泄的因素

肾脏排泄和胆汁排泄是研究药物排泄的两个主要途径。生理因素、药物因素、剂型因素、疾病因素及药物相互作用均能影响药物排泄。影响药物排泄的生理因素包括血流量、胆汁流量、尿量、尿的 pH、个体差异等。当肾脏血流量增加时,经肾小球过滤及肾小管分泌作用的药量会增大,进而影响药物经肾脏排泄量。胆汁流量的改变会直接影响药物经胆汁的排泄量。尿量及尿液的pH 关系到药物在尿液中的浓度,影响药物经肾小管重吸收,因此主要经肾脏排泄途径排出的药量会发生变化。肝肾功能存在年龄、性别等个体差异,成年

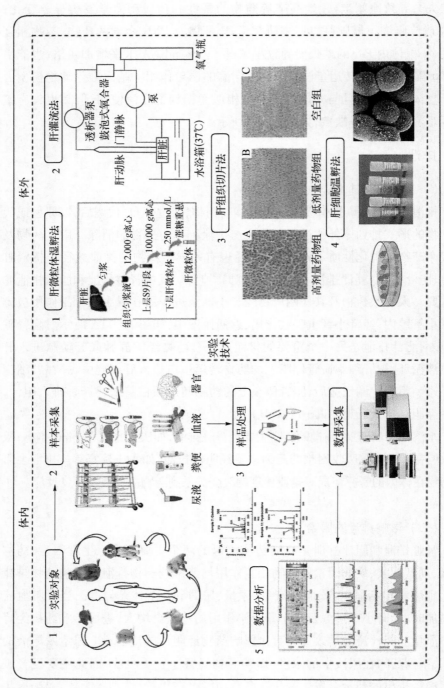

图 1-10 药物代谢实验技术

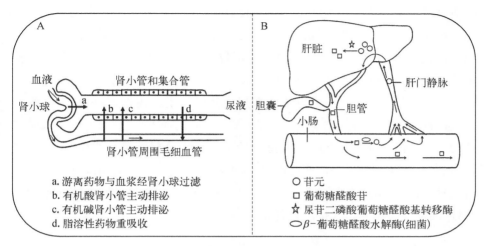

图 1－11　药物的肾脏排泄及胆汁排泄

人肾清除能力远大于幼儿及老年人,男性肾清除能力大于女性。影响药物排泄的药物因素包括药物理化性质、药物血浆蛋白结合率、药物体内代谢过程等。一般来说,分子量小的药物易经肾脏排泄,分子量大、极性大的药物易经胆汁排泄。药物在不同 pH 的内环境中具有解离度,药物解离度不同使药物在体内的扩散及肾小管重吸收均受到影响,进而影响药物排泄。当药物与血浆蛋白结合时,药物不能经肾小球滤过排泄,主要依靠肾小球滤过排泄的药量减少。药物经肝脏代谢后,药物极性增大,利于排泄。不同剂型和给药途径、不同药用辅料及赋形剂,可影响药物在体内循环的时间,亦影响药物排泄。某些疾病因素及药物相互作用会导致血药浓度发生变化,使其排泄量降低,增加发生药物中毒的风险。

（三）排泄的研究方法

离体法研究药物肾脏排泄过程及作用机制,目前常采用离体肾脏灌流（isolated perfused kidney, IPK）技术。IPK 技术是一种模拟肾脏体内环境的体外模型,实验条件接近体内环境。IPK 的研究方法一般先将实验动物麻醉,左肾动脉插管,以灌流液恒速灌流,再进行肾静脉和输尿管插管,在体灌流平衡一段时间后,左肾被摘离置于特定的体外装置进行灌流。通过不同时间点从输尿管和肾静脉流出的灌流液中采样,动态观察外源性物质进入肾脏所发生的变化。离体肾主要来源于大鼠、犬、兔、小型猪等[23]。在体法研究药物肾脏排泄可通过采集给药后不同时间的尿液来完成。一般常采用代谢笼收集尿液法。代谢笼收集尿液法一般先将动物从笼内取出,移入相应的代谢笼内,代谢笼上标记试验动物号,代谢笼下方放置记载有同样标记的容器,最后收集动物尿液。大鼠还可通过腹部压迫采集尿液[24]。

研究药物经胆汁排泄的方法常采用大鼠胆汁引流模型,一般将大鼠麻醉后,进行胆管插管,待动物清醒后给药,收集不同时间的胆汁[25]。体外法研究药物胆汁排泄可采用"三明治"模型。近年来研究发现模拟肝脏功能的"三明治"模型可逐渐形成完整的胆管网络,摄取和外排转运蛋白的功能性表达可维持数日,且"三明治"模型测得的胆汁清除率和体内试验测得胆汁清除率相关性好,因而被应用到胆汁排泄的研究中[26]。

第四节　中药药代动力学发展的挑战与思路

中药药代动力学作为 20 世纪 50 年代开始发展起来的新兴学科,是研究中医药不可或缺的方法和手段。近年来,中药药代动力学研究取得了突破性进展,新方法、新思路不断涌现,为研究中药体内药效物质基础,复方组分配伍机制,多组分、多靶点作用模式与机制等关键科学问题提供了有力的依据。但是,与化学药物相比,中药各成分之间存在独特的协同或拮抗作用,其药效是由多种化学成分之间发生的协同、制约或改性等作用的综合效果,这使中药药代动力学研究较传统的药代动力学研究更为复杂,面临更多困难、问题和挑战[3]。目前,中药药代动力学的研究思路基本上是借鉴和参考经典的药代动力学原理,虽然中药活性单体的药代动力学研究方法已经比较成熟,但对于中药多组分的药代动力学研究仍缺乏成熟的思路和可行的方法。因此,要准确而科学地研究和表征中药多组分的药代动力学特征,仍需不断努力探索。

一、中药药代动力学研究的难点与挑战

(一) 中药药代动力学研究的难点

对于复杂的中药体系,如何以现代化中医药理论为出发点,开发更科学更系统的药代动力学研究模式,以此来体现中药的整体观思想是如今研究中药药代动力学的主要瓶颈。近年来,研究者们综合现代药代动力学原理及中医

用药理论,在中药药代动力学理论研究方面提出了新的理论假说,如"证治药代动力学""辩证药代动力学""中药血清药物学"及"中药胃肠药代动力学"等,从宏观和微观上拓展了中药药代动力学的研究思路和方法[27]。基于以上理论的中药药代动力学的研究模式大体可分为中药单体成分的药代动力学研究、多组分及主要有效成分同时定量的体内药代动力学研究模式[28]。由于中药中各组分间存在着相关性或差异性,这些通过单体成分或主要有效成分来代表中药或中药复方在体内外的整体药代动力学特征的研究模式显然不合理,而通过多组分药代动力学研究所获得的各个成分孤立药代动力学参数没有系统性,对指导中药临床用药并没有实质性的意义。上述研究模式均没有体现中药的物质基础的有序性结构思想,无法体现和解释中药作用的整体观念,仍需继续寻找更适合中药物质基础的整体的药代动力学的研究模式。

如何完整地分析中药效应的物质基础是中药药代动力学研究的另一难点。多数中药发挥药效作用的物质基础尚不确定,目标化学成分在中药或复方中含量较低,被认为是指纹成分的化合物在体内的吸收转运过程中也会发生较大变化,不仅不是产生药效作用的物质,也无法在生物体内检测到该成分,因此还必须考察中药在体内的代谢情况、代谢途径及代谢物的处置情况,才能更完整地反映各成分与中药的药效关系及其动力学规律。随着现代科学技术的进步,先进的分析方法如液相色谱-质谱联用(LC-MS)、气相色谱-质谱联用(GC-MS)、毛细管电泳、微透析及液相色谱-磁共振联用(LC-NMR)等在药代动力学领域得到越来越广泛的应用[29]。这些技术对测定微量药物、研究药物代谢途径和分析多组分生物样品等方面的研究提供了有力的武器。但由于中药的多组分/组分复杂体系,中药处方的变异性和机体状态的不确定性,生物样本可变因素多和检测方法的建立难度大等客观存在的问题给研究中药药代动力学带来许多困难,因此当务之急是寻找能够全面认识中药作用的物质基础的分析方法。

（二）中药药代动力学研究的挑战

中药药代动力学研究面临的挑战主要是在严格控制中药材质量均一性的前提下突破传统的药代动力学研究方法,明确中药毒性机制及其物质基础,更科学地指导临床用药,从而推动中药的现代化和国际化。传统中医药理论历经千年不衰,尤其当今全世界"回归自然"科学思潮的兴起,加之开发新化学药物的难度较大,以及一些药物存在较严重的不良反应,作用缓和,具有适应多样性的复方中药制剂已当之无愧地成为创新药的主要研究对象。但是中药自身发展的不完善限制了其进入国际医药主流市场。因此加快中药现代科学化、中药新药开发和中药药代动力学研究具有十分重要的意义。但因中药材的特殊性,中药中所含成分的种类和含量会受到如产地和加工方式等多种因素的影响,控制中药材质量均一性的难度大,给中药药代动力学研究带来了诸多困难,加之现有的药代动力学测定指标和研究模式也难以体现完整的中药效应物质基础。因此在保证中药质量均一性的前提下如何突破研究方法的困难,将中药药代动力学研究提高与深化到一个整体观思想与现代科学化辩证统一的水平是我国医药工作者现在面临的严峻挑战[30]。

二、中药药代动力学研究的思路

(一)中药药代动力学研究的常用思路

目前,应用于中药药代动力学研究的主要方法有血药浓度法和生物效应法。

1. 血药浓度法

血药浓度法适用于有效成分明确的中药,以传统的药代动力学研究思路为基础,选择一个或多个结构明确的活性成分作为主要研究对象,测定其在血液、尿液或其他生物组织中的浓度,根据血药浓度-时间曲线拟合隔室模型,计算药代动力学参数。根据应用血药浓度法监测的目标成分的特点,本法又可以细分为直接血药浓度法和中药效应成分血药浓度法。直接血药浓度法是指直接测定中药活性单体成分在血液、尿液或其他生物组织中的浓度,进而拟合隔室模型,计算药代动力学参数。该法与传统药代动力学研究方法基本一致,适用于已分离提纯的中药活性成分,已被广泛应用于中药单体制剂在人体或实验动物体内的药代动力学研究中。中药效应成分血药浓度法以单味中药或复方中药制剂给药,测定不同时间点血液中有效成分的浓度,通过计算有效成分的药代动力学参数,用以说明单味中药或复方中药制剂的吸收、分布、代谢和排泄特征。中药效应成分血药浓度法的结果比直接血药浓度法更加接近于中药的临床实际情况。

2. 生物效应法

生物效应法以中药或复方的总体生物活性效应来考量中药或复方在体内的吸收、分布、代谢和排泄过程,具有一定的临床参考价值。生物效应法常应用于化学成分复杂、有效成分不明确及体内作用机制不清、无明确的指标成分进行药代动力学研究的中药或复方。该方法又可细分为药理效应法、毒理效应法和微生物指标法等。

（1）药理效应法：即一种以药理效应为指标测定药代动力学参数的方法，最早于 1975 年被 Smolen 等科学家提出。该方法以假定药物在体内呈线性配置为前提，药物在作用部位（生物相）的药量 $Q(t)$ 与效应强度 E 的函数关系为 $Q(t) = \int [E(t)]$，同时 $Q(t)$ 又与给药剂量 D 呈正比例。因此，给药后某一时刻生物相的药量 $Q(t)$ 与该时刻的效应强度 E 的函数关系可用给药剂量 D 与效应强度 E 的函数关系 $D = \int [E(t)]$ 来表示。该方法需要建立剂量-效应曲线、时间-效应曲线和时间-体存生物相当药量曲线，根据剂量-效应曲线计算得最低起效剂量（D_{min}）及 $ED_{80} \sim ED_{90}$（ED 为起效剂量，effective dose）；另外根据时间-效应曲线以时间 t 与相应效应强度 $E(t)$ 按传统药物动力学方法拟合隔室模型并计算药代动力学参数，所得参数即为“效应动力学参数”；最后根据时间-体存生物相当药量曲线，以时间 t 与相应的体存生物相当药量按传统的药物动力学方法进行隔室模型拟合并计算药代动力学参数，所得参数即为“效量动力学参数”[31,32]。

（2）毒理效应法：结合了药代动力学中血药浓度多点动态监测原理与动物急性死亡率测定药物蓄积的方法，用多组动物按不同时间间隔给药，求得不同时间的体存药量百分率，根据时间对体存药量百分率的变化拟合隔室模型，估算药代动力学参数。该方法通常需要先建立剂量对数-死亡概率单位（$D-P$）直线，确定给药剂量及给药时间间隔，然后将动物随机分组，每组给药 2 次，记录各组动物死亡率，进而求得体存药量百分率，最后以体存药量百分率或对数百分率与给药时间间隔作图，即不同时相体存药量经时间动态变化的曲线图，按照传统药代动力学方法进行隔室模型拟合，估算得相关药代动力学参数[31,32]。

（3）微生物指标法：又称琼脂扩散法，适用于一些具有抗菌活性的中药复方。抗菌药物在含有试验菌株的琼脂平板中扩散可产生抑菌环，在一定浓度范围内其抑菌环直径与对数浓度呈线性关系，依此测定生物样品的体存药量即可计算有关药代动力学参数。该方法简单易行，测定指标直接反映药效，但对于成分复杂、体内有效成分浓度低、抑菌效果不明显的中药复方，该方法的应用会受到一定的限制。

（二）中药药代动力学研究的新思路

1. 血药浓度法与生物效应法结合的 PK－PD 模型

很多研究者在实际的研究中发现很多药物的药理效应与其血药浓度不同步，两者并非简单的一一对应的关系，有些药物的效应峰值明显滞后于血药浓度峰值，科学家 Sheiner 于 1979 年根据这一现象在传统的药代动力学模型理论基础上，提出一个假想的效应室，使之与中央室相联系，并结合传统的药效动力学，组合成一种新的 PK－PD 模型[33]，成功解释了很多药物的药效滞后于血药浓度的现象。近年来越来越多的研究者采用 PK－PD 模型进行中药药代动力学的研究，该模型主要包括血药浓度与药理效应结合的 PK－PD 模型和血药浓度与毒理效应结合的 PK－TD 模型(TD 为毒理效应动力学)[34]。该模型将时间、浓度和药理效应结合起来，能更加准确地评价药物在体内的动力学过程和产生药理效应的动态变化过程，正逐渐成为中药药代动力学研究的热点方法。

2. 中药胃肠药代动力学

中药复方成分复杂，理化性质各不相同，除了各成分之间的相互影响外，口服后还受胃肠道各种环境的影响，包括消化酶、pH 和肠道菌群等。中药胃肠药代动力学就是研究中药活性成分在胃肠道的溶出、吸收、代谢的动力学及其影响因素，进而寻找各活性成分之间的拮抗或协同的作用规律，阐明其在胃肠道的药代动力学变化过程[35]。

3. 中药成分肠道菌代谢的研究方法

中药成分肠道菌代谢的研究方法是在动物给药后，在一定时间内把动物处死，取出消化道不同部位的内容物进行分析，研究药物在胃肠道的代谢过程。中药成分肠道菌代谢的研究主要从 5 个方面进行[36]：① 确定中药活性成分的化学结构，主要采用化学、色谱和光谱等实验技术对口服给药后，药物在肠道菌群作用下的代谢产物进行鉴定、分离和纯化；② 确定代谢途径和体内过程，主要采用高灵敏的分析方法对肠道内容物、尿液、粪便、血液和胆汁中的代谢产物进行定量分析；③ 明确对中药中某一有效成分起到代谢转化作用的特定代谢菌株，并从菌群中分离、纯化和鉴定真正起代谢作用的菌株；④ 使用无菌或伪无菌、普通实验动物、悉生动物等进行比较，对药物在肠道内容物、尿液、粪便、血液和胆汁中的代谢产物进行定性分析，进一步验证肠道菌群在中药活性成分代谢转化过程的作用；⑤ 对经肠道菌群作用后的代谢产物进行富集和纯化，对原型化合物及其代谢物的药理活性进行比较。

4. 证治药代动力学

证治药代动力学主要包括辩证药代动力学和复方效应成分药代动力学两部分[37]。辩证药代动力学是指同一中药在作用不同的中医病症时其药代动力学参数存在统计学差异,经过辨证施治后,可降低或消除这种统计学差异。复方效应成分药代动力学是指中药方剂配伍能显著性地影响单味中药的活性成分在体内的药代动力学参数。证治药代动力学理论紧密结合了中医药理论与传统药代动力学方法,体现了中药与人体两个复杂系统相互作用的动态关系。

5. 中药血清药物学

中药血清药物学理论是王喜军教授在经过大量的实验研究后于 20 世纪90 年代初首次提出的,其定义:以经典的药物化学研究手段和方法为基础,运用现代分离技术及多维联用技术,分析鉴定或表征口服中药后人/动物血清中移行成分,阐明其活性与中药传统药效相关性,确定中药药效物质基础并研究其体内过程的应用科学。该理论通过活性成分与药效的相互关系来反映传统中药方剂的配伍原则和药物的量效关系[38],不仅可以揭示中药药效物质基础,也为解析中药复方制剂配伍规律、阐明中药药理学特性及创新药物设计等中医药研究的关键科学问题提供了科学有效的方法和思路。

6. 时辰药代动力学

中药时辰药代动力学主要研究药物体内过程中的节律性变化,有助于调整给药时间和给药剂量,使之与人体的生理和病理节律性相结合,从而更好地指导临床用药。时辰药代动力学产生的基础是生物节律。时辰药代动力学的研究有助于选择与疾病治疗节律相适应的给药时间,为临床合理用药提供新思路,同时也为设计研制具有节律性给药特点的新剂型提供依据和方法。许多中药的药代动力学都有显著的昼夜节律性,如抗肿瘤药物的疗效或耐受性会随机体的生理节律昼夜变化而波动,如果按照肿瘤患者的生理昼夜节律性和抗肿瘤药物的时辰药代动力学特点给药,可以在显著提高抗肿瘤效果的同时使化疗药物的毒性降到最低[39]。

(刘中秋,朱丽君)

------| 参考文献 |------

[1] 孙浠哲,吴倩倩,马文保,等.中药药代动力学研究进展.河北中医药学报,2018,

33(5)：52－55.

［2］ 韩进,郭莹,万海同.中药生物碱类的药理作用及药代动力学研究.中医药学刊,2006,
24(12)：2326－2328.

［3］ 刘昌孝.中药药代动力学研究的难点和热点.药学学报,2005(5)：395－401.

［4］ 刘昌孝.我国药代动力学研究发展的回顾.中国药学杂志,2010,45(2)：81－89.

［5］ 柏冬,王瑞海,刘丽梅.近十年中药药代动力学新技术新方法概述.环球中医药,2016,
9(7)：891－895.

［6］ Jeong E J, Liu X, Jia X, et al. Coupling of conjugating enzymes and efflux transporters：
impact on bioavailability and drug interactions. Curr Drug Metab, 2005, 6(5)：455－468.

［7］ Dai P M, Zhu L J, Luo F F, et al. Triple recycling processes impact systemic and local
bioavailability of orally administered flavonoids. APPS J, 2015, 17(3)：723－736.

［8］ 刘建平.生物药剂学与药物动力学.5 版.北京：人民卫生出版社,2016：343－368.

［9］ 刘昌孝.实用药物动力学.北京：中国医药科技出版社,2003：5－6.

［10］ 朱家璧.广义线性乳突模型的通解及其指数估计.南京药学院学报,1985(1)：10－20.

［11］ 黄圣凯.药代动力学和药效动力学动结合模型研究方法及研究进展.中国临床药理学
杂志,1990(S1)：1－2.

［12］ 曾洁,王素军,杨本坤,等.PK－PD 模型的研究进展.广东药学院学报,2012,28(4)：
461－465.

［13］ 黄素培.药物动力学与药效动力学结合模型的研究进展.云南大学学报(自然科学
版),2004(S2)：125－130,135.

［14］ 董宇,赵兰英,吴萍,等.生理药代动力学模型的特征及其国内外研究进展.中国实验方
剂学杂志,2012,18(1)：247－250.

［15］ 周颖,胡蓓,王洪允,等.生理药代动力学模型及其在药物相互作用研究中的应用.中国
临床药理学杂志,2013,29(9)：706－709.

［16］ 刘建平,孙进,张娜,等.生物药剂学与药物动力学.5 版.北京：人民卫生出版社,
2016：168.

［17］ 刘建平,孙进,张娜,等.生物药剂学与药物动力学.5 版.北京：人民卫生出版社,2016：
92－98.

［18］ Harris W R. Binding and transport of aluminium by serum proteins. Coord Chem Rev,
1996, 149(1)：347－365.

［19］ Cooper M A. Optical biosensors in drug discovery. Nat Rev Drug Discov, 2002, 1(7)：
515－528.

［20］ Gaillard P J, Voorwinden L H, Nielsen J L, et al. Establishment and functional
characterization of an in vitro model of the blood-brain barrier, comprising a co-culture of
brain capillary endothelial cells and astrocytes. Eur J Pharm Sci, 2001, 12 (3)：215－222.

［21］ Cecchelli R, Dehouck B, Descamps L, et al. In vitro model for evaluating drug transport
across the blood-brain barrier. Adv Drug Del Rev, 1999, 36(2－3)：165－178.

［22］ Hosoya K, Sumio O, Terasaki T. Recent advances in the brain-to-blood efflux transport across the blood-brain barrier. Int J Pharm, 2002, 248(1-2): 15-29.

[23] 徐婷婷,李一飞,金若敏.离体肾灌流技术在药理毒理研究中的应用进展.中国实验方剂学杂志,2012,18(11): 280-283.

[24] 王晓娜.不同动物尿液采集的方法及意义.今日畜牧兽医,2020,36(11): 95.

[25] 周昌芳,钱锋,李京城,等.大鼠胆汁引流术.中国兽医学报,1998(1): 11.

[26] 沈国林,庄笑梅,原梅,等."三明治"培养大鼠原代肝细胞模型评价 P-gp 介导的洛哌丁胺胆汁排泄.药学学报,2012,47(4): 459-465.

[27] 李颖.中药药代动力学研究方法概况.安徽中医学院学报,2005(3): 62-64.

[28] 顾俊菲,封亮,张明华,等.中药组分结构特征对多成分/组分药代动力学影响的新探索.中国中药杂志,2014,39(14): 2782-2786.

[29] 唐春燕,徐勤,林科名.现代分析仪器技术在中药药代动力学方面的应用.中国民族民间医药,2010,19(19): 23-25.

[30] 刘昌孝.中药的药代动力学研究在中药现代化中面临的任务.天津中医药,2003,20(6): 1-5.

[31] 郭立玮.中药药物动力学方法与应用.北京: 人民卫生出版社,2002: 6.

[32] 刘昌孝.实用药物动力学.北京: 中国医药科技出版社,2003: 10.

[33] Sheiner B L, Stanski D R, Vozeh S, et al. Simultaneous modeling of pharmacokinetics and pharmacodynamics: application to d-tubocurarine. Clin Pharmacol Ther, 1979, 25(3): 358-371.

[34] 洪战英,罗国安,王义明,等.中药药动学的研究方法及其相关理论.中国药学杂志,2005,40(9): 649-652.

[35] 向铮,蔡小军,曾苏.基于复杂网络与代谢组学的中药药代动力学研究思考与探索.药学学报,2012,47(5): 558-564.

[36] 马敏,林秀珍.大黄的药代动力学研究撷要.中医药学刊,2003,21(11): 1876-1877.

[37] 黄熙,陈可翼."证治药动学"新假说的理论与实践.中医杂志,1997,38(12): 745-747.

[38] 黄臣虎,陆茵,高骁君,等.中药血清药理学研究进展.中国实验方剂学杂志,2011,17(10): 266-271.

[39] 彭鲁,郭成业,李德爱,等.抗肿瘤药物时辰药动学研究进展.首都医药,2000,7(4): 28-29.

中药药代动力学在中药学研究中的重要性及在中药新药研发中的应用

遵循传统中医药理论与经验,深入研究中药在体内的动态变化规律及与药效(毒效)的关系,是中药药代动力学研究的任务,也是当前中药学研究的重要内容。与西药药代动力学相比,中药药代动力学起步较晚,但其阐明的中药作用机制和科学内涵对中药的新药研发、剂型改革、临床应用、药效物质基础与复方配伍理论的阐明等方面都具有重要的意义。但是,由于中药复方化学成分的复杂性、中药药效的多效性和中医临床应用的辨证施治及复方配伍等中医药特色,使得中药复方的药代动力学研究有别于化学药品的药代动力学研究。尽管近年来一些新理论和新方法,如中药整合药代动力学、基于生理的药代动力学和多组分药代动力学(poly-pharmacokinetics, poly-PK)策略等的出现,使中药药代动力学研究取得了较大的进步,但还需要广大医药学工作者不断努力,找出中药作用中有代表性、规律性的机制和具有可行性、可操作性的研究方法,使中药药代动力学的研究更科学,应用更广泛,更能满足现代临床治疗的要求。

第一节　中药药代动力学在中药学研究中的重要性

一、中药药代动力学在中药新药研发和剂型改革中的重要性

吸收、分布、代谢和排泄,简称 ADME,是药物进入体内后所经历的一系列复杂过程,对药物的有效性和安全性具有重要影响。因此,在新药的研发过程

中,吸收、分布、代谢和排泄是评价成药性的重要指标。由于历史条件和文化传承的因素,中药的研制大多依靠临床经验的总结,对于药效物质和体内过程并不是很清楚,大大制约了中药新药研发的速度。因此,中药药代动力学研究对促进中药新药研发具有重要意义。

　　一般的中药新药(包括有效部位、提取物、单味药材及复方)因组成成分复杂,进行药代动力学研究较为困难,但Ⅰ类新药有效成分的含量已达到90%以上,故要求必须进行临床前药代动力学研究和后续的Ⅰ期临床药代动力学研究,可以为中药新药Ⅱ期临床研究确定合适的剂量,为制订给药间隔和给药方案提供依据。因此,它是中药新药临床研究中必不可少的第一步试验。通过试验模拟得到的药代动力学参数,结合中药在体内的吸收、分布、代谢和排泄规律,能够揭示药效成分的作用特点,为中药毒性试验设计、毒理效应分析及今后的结构改造提供理论依据和研究方向。

　　除了传统的药代动力学研究,基于生理的生理药代动力学模型还可通过整合人体生理系统参数、药物理化性质和药代动力学数据以提早预测人体内的药代动力学特征,为中药新药的研发提供参考。刘洋等[1]采用生理药代动力学模型对槲皮素、大豆苷元、芒柄花素、染料木素和甘草次酸在人体内的吸收进行了预测,预测得到的数据可靠,且节约了时间和成本。随着代谢组学的不断发展,有学者提出了基于多组分中药药代动力学研究的poly-PK研究策略,并用于普洱茶对人体代谢影响的研究[2]。poly-PK策略是利用代谢组学技术,对药物自身的化学成分、不同时间点体内产生的次级代谢产物,以及不同时间点生物体的内源性代谢物3个水平同时进行定性和定量检测,联合生物信息学方法对数据进行差异性和关联性分析比较,在分子水平上描述多组分药物在体内的吸收、分布、代谢和排泄全过程。poly-PK策略充分体现了复杂药物成分的整体、协同代谢效应,对中药新药研发和临床应用具有重要的指导意义。

　　在中药新药的研发过程中,还需采用现代科学技术和工艺对剂型进行改革,改变过去"粗大黑"的形象,改善口感,减少用药量等以符合现代用药的需求。中药药代动力学研究得到的药代动力学参数,如达峰时间(T_{max})、达峰浓度(C_{max})、AUC 和 $t_{1/2}$ 等,以及计算得到的生物利用度可作为中药剂型选择和给药途径选择的依据。例如,对于 $t_{1/2}$ 短、给药频繁的药物,可以考虑制成缓释制剂;对于治疗指数窄的药物,可以制成控释制剂;对于在胃肠道中不稳定或肝脏首过效应大的药物,可制成注射剂或其他非口服制剂;对于多肽、酶类等生物利用度很低的口服药物制剂,可以采用注射途径给药。此外,药代动力学参数也可以作为辅料和制备工艺优化的指标。

二、中药药代动力学在指导中药临床用药中的重要性

近年来,中成药的安全性问题引起了人们的日益关注。虽然引起中药不良反应的因素有很多,但不合理用药是其中的一个重要原因。药代动力学研究获得的药物在体内的吸收、分布、代谢和排泄等数据,对于阐明中医药防病治病的机制,科学合理地制订出临床给药方案至关重要。中药药代动力学通过妥善设计给药方法,解决中药的临床合理用药问题(如计算首次剂量、维持剂量、给药间隔时间和优化给药途径等),使药效成分选择性地作用于靶器官,并在一定时间内维持有效的浓度,从而提高药效和减少不良反应的发生。特别是群体药代动力学(population pharmacokinet,PPK),在中药新药的临床试验和治疗监测中发挥着重要作用[3]。PPK 是将经典的药代动力学原理与统计学模型相结合,定量描述患者生理、病理、合并用药等多种个体差异对药物代谢的影响,通过计算群体参数和个体药代动力学参数,最终得出患者的实际用药量,从而指导临床用药。因此,PPK 可根据患者基因型的个体差异制订中药,特别是治疗窗窄、不良反应较多的中药的个体化给药剂量,实现精准医疗。

三、中药药代动力学在阐明中药药效物质基础中的重要性

中药药效物质是中药及其复方进入体内后发挥药效的化学成分,是阐明中药作用的关键。在中药新药研发过程中,中药质量控制研究、新型给药系统研发、复方组方优化和新组方研制等都要求对中药的药效物质基础具有清晰的认识。然而,由于中药作用的整体性、中药成分和作用机制的复杂性,中药药效物质基础的研究进展缓慢,成为制约中药新药研发的瓶颈之一。中药药代动力学研究可揭示中药进入体内的成分和药代动力学规律,正是突破这一瓶颈的有效方法。中药经口服给药后,经过吸收、分布、代谢及排泄等一系列复杂的体内过程,中药中存在的许多药物原型有的直接入血后到达靶器官,有的则被代谢为代谢产物或被排泄。与此同时,中药原型成分及其代谢物在肠道菌群及各种肝药酶的代谢处置下,又会引起机体内源性小分子和肠道微生物的代谢产物发生一定程度的改变,最终体现为中药临床疗效的有效发挥。因此,中药药代动力学通过研究中药在体内的暴露形式,建立符合中药多成

分、多靶点特点的中药整体药代动力学评价体系,再结合药效动力学研究,便可以确定中药作用的物质基础。

PK-PD 模型是阐明中药药效物质基础及作用机制的有力工具,也是目前多组分中药药代动力学研究的热点方法。药代动力学是研究治疗剂量下血药浓度与时间的关系,而药效动力学则是研究治疗剂量下的药效与血药浓度之间的关系。将二者相结合进行研究不仅能阐明药物在体内动态变化的规律,也能揭示药物在效应部位作用的特性,可为阐明中药的药效物质基础及作用机制提供科学依据。例如,有研究采用 PK-PD 模型,发现桂枝茯苓胶囊治疗原发性痛经起主要作用的是桃仁、牡丹皮和白芍三味中药材,作用机制可能是通过调节前列环素合成酶和血栓烷合成酶的活性,从而控制血栓素 A_2(TXA$_2$)和前列环素 I_2(PGI$_2$)的产生[4]。此外,除了 PK-PD 模型,有研究提出基于代谢组学/药代动力学整合策略的多组分中药药效物质基础研究方法[5]。该法通过把握中药药效的经时过程,从中选择出药效最佳的时间点进行中药药效的代谢组学研究,这样可以保证中药的物质基础研究与临床疗效最大限度地相关,保证所研究的化学成分是确切的有效成分。

四、中药药代动力学在阐明中药复方配伍理论中的重要性

中药配伍理论是在中药药性理论的指导下进行中医临床组方的传统理论,包括"君、臣、佐、使""七情""十八反""十九畏"。中药复方经配伍后,各组分之间可能在吸收、分布、代谢和排泄等环节产生相互作用,影响各成分药效的发挥。中药药代动力学研究考察各组分之间的药代动力学相互作用,是阐明中药配伍机制的重要手段,能够为中药复方配伍的增效减毒机制、科学性及临床合理应用提供科学依据。例如,张翠英等[6]考察了丹参川芎对药中 4 种酚酸类成分(丹酚酸 B、紫草酸、迷迭香酸和阿魏酸)在大鼠血浆和心脏组织的药代动力学特征。丹参多酚酸和川芎纯化物联用后,血浆中丹酚酸 B 和阿魏酸的 AUC 分别增加了 40% 和 100% 以上,而且,4 种酚酸类成分集中分布到心脏组织的浓度明显高于单独给药组,该结果在一定程度上阐释了丹参川芎对药配伍的体内协同作用机制。

五、中药药代动力学在促进中药现代化、国际化中的重要性

面对现代医学的日新月异,传统的中药必须实现现代化才能适应时代的

步伐,走向世界。目前,我国中成药在国际市场上的竞争力很低,中药国际化之路面临着重重挑战。由于传统中医药与西方现代医学体系之间存在着较大差异,中药复方成分复杂、作用机制不清、量-效关系缺乏科学的数据支持,故许多国家不允许中药作为药品进入主流医疗市场,只能作为保健品或营养补充剂进行销售。中药产品要走出国门进入国际市场,必须按照国际规范进行现代化临床前和临床研究,从而保证中药疗效的稳定性和可靠性。作为新药临床前和临床研究的重要内容之一,药代动力学研究对促进中药现代化和国际化具有重要意义。

六、结语

中药药代动力学研究不仅可以阐明中药新药的体内过程及动力学规律,为中药新药的研发提供依据,而且在指导中药临床用药、阐明中药药效物质基础和促进中药现代化与国际化等方面发挥着重要的作用。因此,加强中药药代动力学研究,能更好地促进中药发展。

第二节 中药药代动力学在中药 新药研发中的应用

一、促进中药新药研发

(一)开展中药新药药代动力学研究

中医中药是我国人民创造的宝贵财富,对中药新药的研制开发是实现中医药现代化和国际化的重要途径和手段。我国中药新药的研发要求开展非临床药代动力学研究和临床药代动力学研究。总体来说,中药药代动力学研究的思路和原理基本与化学药一致,但因中药成分的复杂性,需要具体问题具体分析。

1. 中药新药临床前药代动力学研究

中药临床前药代动力学研究是通过动物体内、外和人体外的研究方法,揭示中药在体内的动态变化规律并获得基本的药代动力学参数,为设计和优化临床试验的给药方案提供参考。中药临床前药代动力学研究的主要内容是将受试药物以适宜的剂量和给药途径给予试验动物,于不同时间点收集血液等生物样本,采用高效液相色谱法(high performance liquid chromatography,HPLC)、液相色谱-质谱联用法(liquid chromatography-mass spectrometry,LC-MS)等分析方法测定生物样本中药物及其代谢物的浓度,绘制血药浓度-时间曲线,拟合药代动力学参数。此外,为了对药物进行整体评价,为临床研究提供更多有价值的信息,往往还需开展吸收、分布、与血浆蛋白结合、代谢、排泄、药物代谢酶及转运蛋白,以及物质平衡研究(图2-1),具体详见《药物非临床药代动力学研究技术指导原则》。

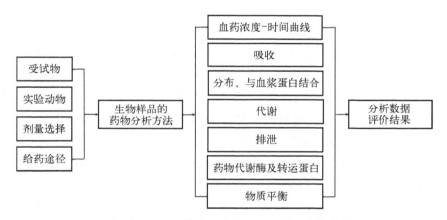

图2-1 中药新药临床前药代动力学研究的内容

一般对于非单一活性成分但物质基础基本清楚的中药,要对其含量高、药效或毒性反应强的成分进行药代动力学研究。对于活性成分复杂且药效物质基础不清晰的中药,应在对其已知成分进行文献研究的基础上,重点考虑是否进行有明确毒性成分的临床前药代动力学研究。总之,被测成分应根据机体的暴露水平、暴露形式、药效和安全性等因素来确定。例如,余伟邦等[7]采用姜黄提取物中的主要药效成分姜黄素作为指标,考察了姜黄提取物在大鼠体内的药代动力学特征,并与姜黄素单体的药代动力学特性进行了比较。结果表明,大鼠灌胃姜黄提取物后,血浆中姜黄素的C_{max}和AUC分别是灌胃姜黄素单体的2.3倍和3.4倍,姜黄提取物中的其他成分可能促进了姜黄素的吸收,从而提高了姜黄素的生物利用度。杨梦玲等[8]以黄芩苷、汉黄芩苷、黄芩素、甘草苷、甘草酸、盐酸小檗碱、柴胡皂苷a和柴胡皂苷d 8种成分作为指标成分,考察了加味小柴胡颗粒在胃溃疡大鼠体内的药代动力学特征,拟合出的

C_{max}、T_{max} 和 $t_{1/2}$ 等参数为加味小柴胡颗粒治疗胃溃疡的临床用药提供了实验依据，也为指导其临床合理用药提供了参考。

2. 中药新药临床药代动力学研究

中药新药的临床研究包括 I、II、III、IV 期临床试验和生物等效性试验。I 期临床试验，即为初步的临床药理学及人体安全性评价试验，观察人体对于新药的耐受程度和药代动力学特征。I 期临床药代动力学试验根据人体耐受性试验确定的 3 个剂量，在人体（主要是健康志愿者）测定血药浓度的经时变化，计算药代动力学有关参数，从而为制订 II 期临床试验和临床用药的给药方案提供依据，也能够为中药发挥临床疗效的作用机制提供思路。

羟喜树碱的 I 期药代动力学研究结果显示，羟喜树碱的 $t_{1/2}$ 很短，故临床延长给药时间或疗程可能会有利于提高羟喜树碱的临床疗效[9]。有研究应用 poly-PK 策略开展复方中药黄芪汤的 I 期临床研究时，对健康志愿者服用黄芪汤（黄芪和甘草）前后多种药物成分在体内的吸收、代谢过程，以及对机体代谢网络的影响进行了系统研究[2]。结果表明，黄芪汤中含有 84 种不同的化学成分，在服药前志愿者的体内检测到 292 种代谢物，服药后检测到 532 种代谢物。对服药前与服药后各时间点的代谢物进行分析比较，发现其中有 485 种代谢物发生了变化，并且这种变化与服用黄芪汤有关。经生物信息学分析得知，黄芪汤中有 56 种成分是以原型的形式吸收入血，还有 292 种新成分是黄芪汤中的原药成分通过机体代谢新产生的。此外，有 166 种内源性代谢物由于服用黄芪汤发生了显著变化。黄芪汤成分被体内吸收和代谢后，能显著调节机体数十种内源性代谢物通路，也就是说，黄芪汤中的成分在体内代谢的同时能对机体的代谢产生影响，从而发挥药效。

（二）计算中药生物利用度和生物等效性

生物利用度和生物等效性是衡量药物疗效差异的重要指标[10]。生物利用度是指制剂中药物被吸收进入体循环的速度与程度，分为绝对生物利用度与相对生物利用度。绝对生物利用度是以静脉注射制剂为参比标准，获得药物吸收进入体循环的相对量，通常比较二者的 AUC。相对生物利用度则是以非静脉途径给药的制剂为参比制剂获得的药物吸收进入体内的相对量。

$$绝对生物利用度 = \frac{AUC_t \cdot X_{iv}}{AUC_{iv} \cdot X_t} \times 100\% \tag{2-1}$$

$$相对生物利用度 = \frac{AUC_t \cdot X_r}{AUC_r \cdot X_t} \times 100\% \qquad (2-2)$$

式中,脚注 t 为试验制剂,iv 和 r 分别为静脉注射参比制剂和非静脉注射参比制剂,X 为给药剂量。

生物等效性是指在同样试验条件下,试验制剂和对照标准制剂中药物的吸收程度和速度的统计学差异。当某些药物制剂吸收速度的差别没有临床意义时,吸收程度相同也可以认为生物等效。生物等效性目前已经成为国内外药物仿制和移植品种的重要评价内容,也是药物制剂开发中最有价值的评价指标。

生物利用度和生物等效性的数据通常是由药代动力学研究获得的。受试者分别给予受试制剂和参比制剂,测定血药浓度,拟合出 AUC 等药代动力学参数,从而可以计算生物利用度。在生物等效性方面,可以经统计学分析比较 AUC、C_{max} 和 T_{max} 等参数是否有统计学差异,从而判断两种制剂是否等效。黄钰茹等[11]开展了红花中的主要成分羟基红花黄色素 A(HSYA)及其复合纳米乳制剂在大鼠体内的药代动力学研究,通过拟合出的 AUC 等参数评价了二者的生物利用度和生物等效性。结果表明,羟基红花黄色素 A 复合纳米乳的 AUC、C_{max} 和 T_{max} 分别是羟基红花黄色素 A 的 1.3 倍、2.8 倍和 1.1 倍,故羟基红花黄色素 A 及其复合纳米乳制剂不等效,羟基红花黄色素 A 复合纳米乳的口服生物利用度更高。研究为羟基红花黄色素 A 口服制剂的临床开发提供了理论依据。

(三)指导剂型改革,优选给药途径及辅料

中药制剂的处方组成和药物本身的药理作用对药效的发挥起着决定作用,但剂型、给药途径和辅料等因素的影响也不容忽视。尤其是在处方和用药目的明确的情况下,优选出适宜的剂型、给药途径和辅料在新药研制过程中显得尤为重要。因此,中药剂型改革已经越来越受到人们的重视。以药代动力学实验数据作为依据,可以克服传统剂型改革中的盲目性,优选出符合用药目的、优于原剂型的新剂型和新辅料。

1. 剂型

李越等[12]以肉桂酸作为指标成分,对妇科痛经丸和妇科痛经口崩片两种制剂的药代动力学参数进行了比较,考察将妇科痛经丸改变剂型为妇科痛经

口崩片的合理性和可行性。结果表明,与原剂型水丸相比,妇科痛经口崩片的T_{max}减小,AUC增加,说明肉桂酸崩解后很快被吸收进入血液,生物利用度提高。因此,妇科痛经口崩片较原剂型水丸更适宜于临床应用。

有研究比较了姜黄素分散体与姜黄素纳米乳的口服生物利用度,姜黄素纳米乳的C_{max}、T_{max}和AUC均高于同剂量的姜黄素分散片,口服生物利用度是分散片的 5 倍,说明将姜黄素制成纳米乳更有利于其药效的发挥[13]。

2. 给药途径

刘美玲等[14]比较了静脉注射、口服和肌内注射 3 种给药途径单剂量给予双黄连粉针剂后黄芩苷在大鼠体内药代动力学特性的区别。结果表明,不同给药途径对双黄连粉针剂中黄芩苷的体内药代动力学参数均有明显的影响,口服和肌内注射后黄芩苷的绝对生物利用度分别为(54.90 ± 2.05)%和(7.46 ± 0.15)%。因此,双黄连粉针剂采用静脉注射途径给药的疗效最好。但是,静脉注射的不良反应较多,可能与静脉注射后体内黄芩苷的初始浓度较高和AUC较大有关,研究为双黄连粉针剂的临床安全有效应用提供了参考。戴雅洁等[15]为了评价柴胡皂苷治疗癫痫的最佳给药途径,开展了柴胡皂苷经不同途径(注射、鼻腔和灌胃)给药后的血药及脑药动力学研究。结果表明,柴胡皂苷经鼻腔给药后的绝对生物利用度明显高于灌胃给药。而且,鼻腔给药的脑靶向性高于注射给药和灌胃给药,显示出鼻腔给药"引药入脑"的优势。

3. 辅料

对附子理中丸中 9 种生物碱类成分的药代动力学研究结果表明,炼蜜能够影响附子理中丸中制附子主要生物碱成分的药代动力学特征。炼蜜量大的大蜜丸与炼蜜量小的水蜜丸比较,制附子的特征性标志物——双酯型生物碱在体内的T_{max}延长,消除速度减慢,提示炼蜜在复方中能够起到延缓吸收的作用,为阐明"丸者,缓也"的作用机制提供了参考。而且,在附子理中丸的制备过程中,可以根据临床用药的目的来选择炼蜜的用量[16]。

二、阐述组方原理,为研究古方、筛选新方提供科学依据

应用药代动力学研究结果,结合现代医学理论阐述中药制剂的组方原理,对研究古方,尤其是筛选新方具有重要的指导意义。李嘉欣等[17]比较了单味药泽泻与复方花旗泽仁中有效成分泽泻醇 A－24－乙酸酯在大鼠体内的药代动力学差异,评价配伍对泽泻醇 A－24－乙酸酯的动力学影响。结果表明,复

方花旗泽仁组中泽泻醇 A - 24 -乙酸酯的 AUC 和清除率与泽泻组相比具有显著性差异。泽泻配伍花旗泽仁可使泽泻醇 A - 24 -乙酸酯在大鼠体内的起效时间延长,吸收程度增加,血浆清除率降低。万嘉洋等[18]考察了麻黄汤组方药味主要有效组分(麻黄总生物碱、桂枝挥发油、苦杏仁苷、甘草总黄酮+甘草总皂苷)正交剂量配比不同的 9 个组方在大鼠体内的药代动力学特征,发现麻黄汤 4 个配伍组分对 AUC 的贡献率大小依次为麻黄总生物碱>桂枝挥发油>苦杏仁苷>甘草总黄酮+甘草总皂苷,其中麻黄总生物碱对 AUC 的影响较大,贡献率为 78.92%。根据 AUC 筛选的麻黄汤主要有效部位剂量的最优配比为麻黄总生物碱 720 mg/kg,桂枝挥发油 300 μL/kg,苦杏仁苷 200 mg/kg,甘草总黄酮+甘草总皂苷(100+140) mg/kg。该研究为阐明麻黄汤的组方原理和配伍规律,指导其临床用药提供了参考。

三、拟订给药方案,保证临床用药安全、有效、合理

要做到安全、有效、合理地用药,一般应按照具体药物的特性,拟定有针对性的给药方案。但长期以来,中药制剂缺乏药代动力学参数作为参考,给药方案多凭经验而定。因此,中药制剂应开展药代动力学研究,求出药代动力学参数,继而拟定出包括给药方式、给药间隔时间、给药剂量等内容的合理给药方案。

小檗碱作为抗菌止泻药,常用于治疗感染性腹泻。有研究依据小檗碱的 PK - PD 参数对临床常规给药方案进行了优化。临床常规方案的理论平均稳态血药浓度为 461.1 μg/L,仅大于大肠杆菌的最低抑菌浓度,抗菌谱较窄;优化方案的理论平均稳态血药浓度为 1 216.8 μg/L,大于急性腹泻常见细菌的最低抑菌浓度,抗菌谱较广。因此,利用 PK - PD 参数优化的给药方案较临床常规方案的抑菌效果更好,从而为提高小檗碱的临床疗效提供了参考[19]。黄杨宁片,主要成分是小叶黄杨中的环维黄杨星 D,主要用于治疗心绞痛。患者连续服用黄杨宁片 1 周,会出现四肢麻木、头晕等不良反应。若将给药方案改为连续用药 5 天,停 2 天,再连续服用 5 天,则既保证了黄杨宁片的疗效,也大大降低了不良反应。从药代动力学的角度分析,连续服药 5 天后,环维黄杨星 D 在体内的暴露量与服药第 1 天相比增加了 5~7 倍,该浓度已达到较高的稳态血药浓度,易产生不良反应。因此,根据黄杨宁片的药代动力学特征,合理调整其临床给药方式,可有效减少其不良反应[20]。

此外,随着临床上中西药联用的愈发普遍,出现配伍禁忌的现象也多有发生[21]。例如,陈香白露片可使四环素的溶解度降低而导致吸收减少;独活与保泰松联用时,可被保泰松从血浆蛋白中置换出来,导致血药浓度升高;五味子能酸化尿液,导致红霉素的排泄增多,血药浓度降低。药物代谢酶和转运蛋白在药物的体内代谢和处置过程中发挥着重要的作用,中西药联用不仅会改变药物的理化性质和人体的生理特性,而且可能会调节药物代谢酶和转运蛋白的表达和功能,进而产生药代动力学相互作用,引起药效的改变。例如,临床抗凝治疗的最常用药物华法林,与许多中药都存在相互作用,导致影响其临床抗凝效果或者增加出血风险。华法林主要经 CYP2C9、CYP1A1、CYP1A2 和 CYP3A4 代谢。许多含有香豆素类或其他具有抗血小板活性成分的中药,或是能影响这些肝药酶活性的中药,如鸡血藤、甘草、丹参等均能增强华法林的抗凝作用[22]。药代动力学研究在一定程度上可阐释中西药联用时的配伍禁忌及本质,对中药的临床合理应用至关重要。

四、揭示中药的作用机制和毒性机制

中药复方由于具有多成分、多靶点的特点,故进入体内发挥药效的作用机制十分复杂。中药药代动力学通过考察中药在体内的含量和结构变化,以及与生物体的相互作用,能够为中药作用机制的研究提供思路和参考。巩仔鹏等[23]采用 PK‑PD 模型考察了辛芍组方中灯盏乙素和芍药苷保护脑缺血再灌注损伤的作用机制,发现血浆中灯盏乙素和芍药苷的浓度与超氧化物歧化酶(superoxide dismutase, SOD)及乳酸脱氢酶(lactate dehydrogenase, LDH)的水平存在一定的相关性。因此,辛芍组方及其主要活性成分灯盏乙素和芍药苷有可能通过提高 SOD 浓度和降低 LDH 浓度来发挥抗氧化作用,进而保护脑缺血再灌注损伤。

对于有毒中药,药代动力学参数可以为毒性试验设计和毒理效应分析提供依据。运用药代动力学的原理和方法,定量研究毒性剂量下中药在体内的吸收、分布、代谢和排泄过程和特点,进而探讨药物毒性发生和发展规律的学科,称为中药毒代动力学。一般而言,分为 3 个剂量组的药代动力学试验中,最高剂量组采用接近动物最大耐受量,其所得到的动力学参数,对毒代动力学试验设计有直接的参考价值。而且,药物组织分布的研究结果可以为评价药物毒性的靶器官提供依据。药物与血浆蛋白结合试验的结果也是估算血药浓度与毒性反应关系的依据,因为毒性反应与血中游离型药物的 AUC 的相关性优于总药物。此外,代谢研究所提供的代谢物信息也有助于判断可能引起毒性反应的成分和毒代动力学研究应检测的成分。

熊克朝等[24]开展了恒河猴静脉滴注 3 个剂量参麦注射液的长期毒性试验和毒代动力学研究,探讨其活性皂苷类组分在动物体内的蓄积和暴露情况。结果表明,参麦注射液中的人参皂苷 Rb_1、Rb_2、Rc 和 Rd 易发生蓄积,暴露量随着剂量的增加而增加,蓄积的原因可能与这 4 种组分的 $t_{1/2}$ 较长有关,该研究为理解参麦注射液的毒性机制及临床安全用药提供了理论参考。大黄在亚洲国家中常用作泻药,主要活性成分是其蒽醌类化合物。然而,大黄蒽醌类成分被报道具有一定的肾毒性。有研究表明,将大黄蒽醌类成分制备为结肠靶向递送微粒后可减轻肾毒性[25],故比较了大黄和大黄蒽醌类成分结肠靶向递送微粒在大鼠体内的药代动力学特征。与大黄组相比,结肠靶向递送微粒组大鼠体内的芦荟大黄酸、大黄素、芦荟大黄素和大黄酚的 AUC、C_{max} 和 $t_{1/2}$ 显著降低,随尿液和粪便的排泄量显著增加。研究结果说明结肠靶向释放避免了小肠对大黄蒽醌类成分的吸收,故增加了排泄,从而降低了大黄的肾毒性。该研究为理解大黄的减毒机制提供了参考。

五、结语

中药药代动力学在促进中药新药研发、阐述组方原理、拟订给药方案和揭示中药作用(毒性)机制等方面都有着广泛的应用。特别是近年来,随着分析仪器和检测技术的不断改进,越来越多中药的有效成分及代谢物已明确,为中药及其制剂的药代动力学研究提供了有力保障。目前,中药多成分药代动力学研究取得了明显的进展,但还需要通过多学科合作,借鉴其他国家在植物药新药开发方面的成功经验,创造出适合中药新药评价的药代动力学研究方法体系。相信随着中药药代动力学研究理论和方法的不断完善,中药药代动力学在中药新药研究中将发挥更大的促进作用。

(王立萍,刘中秋)

-------------------------------| 参考文献 |-------------------------------

[1] 刘洋,张鑫,石秀佳,等.基于 PBPK 模型的在体单向肠灌流技术对苷元成分的适用性

分析评价.中国中药杂志,2019,44(17):3645-3652.

[2] Xie G, Wang S, Zhang H, et al. Poly-pharmacokinetic study of a multicomponent herbal medicine in healthy Chinese volunteers. Clin Pharmacol Ther, 2018, 103(4):692-702.

[3] Chen C Y, Zhou Y, Cui Y M, et al. Population pharmacokinetics and dose simulation of oxcarbazepine in Chinese paediatric patients with epilepsy. Journal of Clinical Pharmacy & Therapeutics, 2019, 44(2):300-311.

[4] Cheng Y, Chu Y, Su X, et al. Pharmacokinetic-pharmacodynamic modeling to study the anti-dysmenorrhea effect of Guizhi Fuling capsule on primary dysmenorrhea rats. Phytomedicine, 2018(48):141-151.

[5] 李明会,阮玲玉,赵文龙,等.基于代谢组学/药动学整合策略的多组分中药药效物质基础研究.世界科学技术-中医药现代化,2018,20(8):1471-1475.

[6] 张翠英,章洪,任伟光,等.UPLC-MS/MS测定丹参川芎对药中4种酚酸类成分在大鼠血浆和心脏组织的药代动力学.中国中药杂志,2019,44(19):4257-4262.

[7] 余伟邦,金忠明,简怡飞,等.姜黄素单体及姜黄提取物在大鼠体内的药代动力学过程.中药药理与临床,2018,34(5):30-33.

[8] 杨梦玲,尤朋涛,何丽珊,等.基于UPLC-MS/MS分析胃溃疡模型大鼠口服加味小柴胡颗粒后血浆中8种有效成分的药代动力学.中国中药杂志,2018,43(18):3748-3755.

[9] 邓玉霞.羟基喜树碱I期药代动力学及人体耐受性的临床研究.世界中医药,2016(B03):980-981.

[10] 陈卫东,肖学凤.中药药物代谢动力学.北京:北京科学技术出版社,2017:284-291.

[11] 黄钰茹,郭绮,石明芯,等.羟基红花黄色素A纳米乳在大鼠体内的药动学研究.中国药理学通报,2018,34(12):1703-1706.

[12] 李越,徐焕焕,李耿,等.妇科痛经口崩片与原剂型水丸的比较研究.时珍国医国药,2019,30(8):1881-1883.

[13] Lu P S, Inbaraj B S, Chen B H. Determination of oral bioavailability of curcuminoid dispersions and nanoemulsions prepared from Curcuma longa Linnaeus. Journal of the Science of Food & Agriculture, 2018, 98(1):51-63.

[14] 刘美玲,陈浩,刘梦,等.不同给药途径对双黄连粉针剂中黄芩苷药代动力学的影响.中药新药与临床药理,2019,30(3):339-343.

[15] 戴雅洁,陈晓兰,唐红艳,等.柴胡皂苷经不同给药途径血药和脑药动力学的比较研究.中国中药杂志,2017,42(14):2767-2772.

[16] 甘嘉荷,王淳,宋志前,等.炼蜜用量对附子理中丸中9种生物碱类成分药代动力学的影响.中国实验方剂学杂志,2018,24(3):90-96.

[17] 李嘉欣,韩东卫,朱蕾,等.泽泻与复方花旗泽仁给药后泽泻醇A-24-醋酸酯在大鼠体内的比较药代动力学研究,中医药信息,2018,35(5):41-46.

[18] 万嘉洋,田彦芳,万海同,等.麻黄汤有效组分配伍在发热大鼠体内的药动学研究.中国中药杂志,2019,44(10):2149-2155.

［19］邓昕,宋香清.根据小檗碱 PK/PD 参数制定的用药方案与临床常规方案的疗效比较.中国合理用药探索,2019,16(12)：37－40.

［20］丁黎,刘瑞娟.中药药代动力学研究的思与行.世界科学技术-中医药现代化,2017,19(7)：1118－1131.

［21］杨洋,曾卉,李方园,等.药代动力学过程中的中西药配伍禁忌.中药与临床,2018,9(5)：45－49.

［22］庄伟,孙楠,王剑,等.中药临床药师在华法林与中药联合应用中的作用及体会.中国药师,2019,22(6)：1072－1075,1087.

［23］巩仔鹏,胡建春,李梅,等.基于大鼠脑缺血再灌注损伤模型建立辛芍组方中灯盏乙素和芍药苷的 PK－PD 结合模型.中国实验方剂学杂志,2018,24(1)：74－78.

［24］熊克朝,李川,李志刚,等.参麦注射液活性皂苷类组分毒代动力学研究.海口：2015 年(第五届)药物毒理学年会,2015.

［25］Zhang L, Chang J H, Zhang B Q, et al. The pharmacokinetic study on the mechanism of toxicity attenuation of rhubarb total free anthraquinone oral colon-specific drug delivery system. Fitoterapia, 2015(104)：86－96.

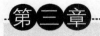

第三章
中药药代动力学相互作用研究

药物相互作用(drug-drug interaction，DDI)是指两种或两种以上的药物同时或先后使用时，一种药物的作用受其他药物的影响使药效发生变化的现象，其结果是出现作用增强、作用减弱或产生新的作用。这里所指的"其他药物"可以是治疗药物、诊断药物，也可以是摄入的食物、饮料、烟酒甚至是毒品等。由于药物之间或药物与机体之间的作用改变了一种药物原有的理化性质、体内过程和组织对药物的敏感性，从而改变了药物的药理效应或毒理效应，使药效增强或不良反应减弱，也可以是药效减弱或出现了不应有的毒性反应和副作用。虽然临床上多药联用的情况比较普遍，但药物相互作用常常只在对患者造成有害影响时，才引起充分注意。

随着中药现代化的不断深入，新的理论、方法和技术不断涌现，中药药代动力学取得了令人瞩目的快速发展。由于中药多以复方形式给药，中药相互作用的临床效果有时难以判断。按照发生相互作用的物质组成，中药药代动力学相互作用分为中药-中药药代动力学相互作用、中药-西药(中西药)药代动力学相互作用、中药-内源性物质相互作用、中药-食物相互作用等。因此需要对中药在体内的吸收、分布、代谢、排泄等各个环节可能产生的相互作用进行更加深入的探索。

第一节　中药药代动力学相互
作用的研究进展

中药药代动力学是以中医药理论结合动力学原理研究中药主要活性成分在体内的吸收、分布、代谢、排泄的动态变化规律的一门学科。它借助药代动力学的基本理论和研究方法研究中药。中药药代动力学对于研究和揭示中药作用机制及其科学内涵,设计及优化中药给药方案,促进中药新药开发和剂型改进及质量控制,推动中医药走向世界,并最终实现中药现代化具有重要意义,也为进一步研究中药药代动力学相互作用,提高药物疗效,减少不良反应提供了重要的依据。

一、中药药代动力学相互作用研究的现状

中药是中华民族几千年来在与疾病斗争中传承下来的宝贵财富。中药药代动力学的研究始于 1963 年陈琼华教授[1]对大黄的研究,但直至 80 年代才迅速发展起来,论文数量大幅增加,研究技术不断创新。中药药代动力学主要研究中药单体、单方、复方在体内的动态变化规律,并将研究结果通过数学方程和相关药代动力学参数表达出来,反映药物在体内吸收、分布、代谢、排泄的过程。由于中药成分复杂、有效单体不明确、血药浓度低、检测方法不够灵敏、单体成分的药代动力学参数难以完整表现中药在体内的作用规律,并且中药药代动力学作用的基础理论和传统医学的相关性还不够明确,研究者对中药发挥药理作用的物质基础和化学本质的认识不够,缺乏科学研究方法和先进科学技术,因此中药药代动力学研究面对许多困难和挑战。我们还需加强新理论、新方法、新技术的研究,加强对中药作用机制和药效物质基础研究,加强对复方制剂的研究[2]。

二、中药药代动力学相互作用研究的应用

(一)阐述中药组方配伍理论的科学性

中药组方配伍规律是中医药理论的精华之一,是在中医临证论治和整体观念的指导下,依据中药理论将多种中药材进行组合形成的不同中药混合体。开展组方配伍研究对继承和发展中医药理论有着重要理论意义,同时也为更有效地指导临床合理使用中药和中药新药研制提供依据。近年来中药科技工作者在中药组方配伍理论方面已进行了许多研究。

根据临床辨证,通过将多种中药不同排列组合而产生疗效。中药组方配伍遵循君臣佐使理论,也就是根据病症的不同,将中药按照主次分为不同对症治疗级别,使其各自产生不同的功效,最后产生的不同药效取决于不同的组方配伍和中药配比。尽管中药在很多疑难杂症方面能够发挥很好的药效,但其药理作用机制和配伍规律还不十分明确。最早对其进行论述的是宋金时期著

名医学家成无己注解的《伤寒论》，书中他对方剂的功效和特点进行了详细的描述。大多数方论着重阐述的是复方中药物相互作用及不同中药之间的配伍关系。目前研究认为中药复方功效体现的是复方整体功效，而不是其中单味中药或者部分中药功效的简单叠加，这也就是中医的整体论。

复方的对症功效是指中药复方消除或缓解患者的不适或痛苦症状及临床体征的作用。其特点在于药效并非复方中的药性特征，而是复方针对某种症状或体征的变化对机体作用的改善。

（二）指导中药复方制剂的研发

中药多以复方制剂给药，在我国已有悠久的历史，并已走向海外。我们在保持中医药传统特色的同时也要加快其现代化，做到中医药改革创新。《药品注册管理办法》（2007 年版）中将中药、天然药物的注册分类分为 9 类，其中1~6 类为中药新药，包含单味制剂和复方制剂。6 类新药即中药复方新药是由多味药材配伍而成，多来源于临床经验方或医院院内制剂，是最能体现中医药特色和优势的新药类别[3]。

作为中药方剂的杰出代表，经典名方是中药新药研发的重要源泉，承载着中医药传承、创新发展的重任，并且在长期应用过程中其安全性和有效性已进行了一定程度的临床实践检验。国家药品监督管理局于 2018 年 5 月和 2019年 3 月相继出台了《国家药品监督管理局关于发布古代经典名方中药复方制剂简化注册审批管理规定的公告》（2018 年第 27 号）[4]和《国家药监局综合司公开征求古代经典名方中药复方制剂及其物质基准的申报资料要求（征求意见稿）意见》[5]，极大地推动了经典名方中药复方制剂的研究。

虽然随着研究实践的不断深入，经典名方的研究开发迎来很多机遇，发展前景一片大好，但是具体的实施仍然面临着一系列严峻的挑战。在开发的同时要考虑到药材基源变迁、药用部位有所变化、药材种植生产，以及饮片炮制、处方剂量、工艺研究、质量评价等问题。因此，有必要重新审视并明确中药及中药复方质量控制和质量评价的模式与方法、目的与目标，有必要建立起一套既能保证"稳定、可控"（化学层面），又能直接关切"安全、有效"（生物层面）的中药及中药复方质量控制与评价的新思路、新方法。其研究对阐明中药的药效物质基础、配伍组方原理、作用机制，指导中药新剂型的研究和促进临床合理用药等方面都具有重要意义[6]。

（三）指导中药的临床合理联用

中西药联用在临床很普遍，中西药联用中出现的不良反应（adverse drug reaction，ADR）不少见，其发生机制较复杂。二者的合用可能使得疗效增强，减少西药的用量，从而降低不良反应，但联用也有可能使得西药的疗效增强，使得不良反应增强，需要注意调整用药剂量。例如，李宇明等观察了华法林联合复方丹参滴丸治疗老年非瓣膜性心房颤动合并血栓栓塞的疗效和不良反应。不良反应监测：显示华法林组 5 例开始服用时出现胃肠道不适，1 例出现小脑出血，而中西药结合组及复方丹参滴丸组均未出现明显不良反应[7]。

在中药的使用中，也常出现重复用药的情况，即同一种药物重复使用、药理作用相同的药物重复使用、相同作用机制的同类药物合用。中成药的重复用药问题成为医疗机构处方点评的重点之一[8]。

2019 年 12 月以来，新冠肺炎疫情在国内外蔓延，在这次疫情防控当中，中药发挥了重要的作用。在治疗过程中，涉及多种中西药物的联合使用，需关注药物之间有无相互作用，以及该相互作用对疾病治疗的影响。

中药及中西药临床合用时需考虑每一种药物的药理作用机制和功效，避免配伍禁忌，合理的联合用药有助于避免或减少不良反应的发生。

三、中药药代动力学相互作用研究面临的困难和挑战

（一）如何体现中药多组分、多靶点、多通路协同作用的特点

中药复方是主要的中药临床用药形式，具有多组分、多靶点、多通路协同作用的特点，中药药代动力学中药作用机制及中药药效物质基础长期以来都是中药学研究的热点和瓶颈问题。中药常以复方入药，其含有的几百上千种成分进入人体后如何发挥作用，即作用机制与物质基础研究，是一项非常艰巨的任务，正成为制约中药打入国际市场、实现经济效益转化的一大瓶颈问题[9]。

西药复方研究方法是分离其各个组分，再评价各个组分产生的药理活性，但是中药各组分相互分离后，其内在的联系亦被割裂，中药多组分、多靶点、多途径的协同作用机制无法实现，也就无法达到其原有的治疗效果。中药之所以具有良好的药效在于其复方的整体性[10]，采用西方植物药研究方法无法阐明中药复方的科学内涵，因此需要提出一种符合传统中医药整体调节机制的有效组分发现的新方法。

中药口服后,经过人体的吸收、分布、代谢、排泄等一系列过程,部分中药通过血液运输到达病灶部位,部分通过转化后发挥药效,也有部分中药直接经肝、肾排泄。中药复方则是多种成分共同发挥药效,与单一活性成分的西药相比更为复杂。同时,生物有机体对多组分中药也会产生作用,从而影响药物成分在体内的吸收、分布、代谢和排泄过程。并且由于中药成分极其复杂,导致药物在体内的转运和代谢存在极大的个体差异,因此无法使用经典药物动力学研究方法。目前国内的中药药代动力学研究尚处于探索阶段,对中药复杂体系的定性定量分析,尤其是中药药代动力学模型的建立,依然发展缓慢,需要探索能够有效预测多组分中药的个体化药代动力学策略[11]。

(二)如何体现中药的整体观

中药作用的整体性、组成成分的多样性、作用靶点的复杂性及成分间相互作用的难以预测性,使得检测单一活性成分的西药质控方法在中药中行不通。单一中药活性较低,需要多种成分共同发挥疗效。中药的化学组分(药效物质)与生物体(人体)内的细胞、离子通道、酶、受体、基因等分子组成的生物分子"网络"相互作用,从而体现了中药中多组分、多靶点、多通路协同作用的特点。而整体观思想是破解目前中药质控碎片化,突破"找成分、测含量、订下限"模式的重要指导,要突破单纯的"唯成分论",构建符合中药采、制、性、效、用特点的综合量化集成的评控模式[12]。从"整体观""系统观"出发构建"局部"与"整体"相结合的整合调节作用研究体系,并在中医药理论的指导下研究中药发挥作用的机制和方式或许是今后中医药现代化努力发展的方向[13]。

(三)如何提高中药现代化研究的水平

我国中医药方面具有较大规模的从业人员和机构,以及政府的鼎力支持。在过去的二十多年中,取得了较大的突破,使得中医药现代化进程不断向前推进。但中医药发展还有诸多问题亟待解决。中医药现代化研究还需要不断深化,现代化战略还需要持续推进,且应该加速推进。中医药现代化研究的开展,需要遵循传承与创新并重原则。今后中医药现代化方向和任务,应着重围绕以下几个方面开展:① 养生保健治未病研究;② 重大疾病防治及临床疗效的评价;③ 中医药理论科学内涵的诠释;④ 中药资源可持续利用研究;⑤ 中药新药研发和大品种培育;⑥ 中药制药技术升级;⑦ 中医药标准化和国际化[14]。

（四）如何筛选药代动力学和药效动力学标示物

自 Sheiner 等于 1979 年提出作用于效应室的 PK－PD 模型以来，该研究方法被广泛应用于药物研究及临床应用，PK－PD 模型能够将体内药物动力学与药效量化指标的动力学过程有机整合，更科学地揭示药物剂量、作用时间与机体的效应关系，有助于全面、准确地了解药物效应随剂量（或浓度）及时间的变化规律。中药药代动力学常采用中药多组分化学物组学、中药多组分代谢物组学和中药多组分药代动力学标记物等方法进行研究。但中药复方十分复杂，不能单纯依赖组分分离结合高通量筛选的传统研究思路，并且复方中的每一种活性成分都经历吸收、分布、代谢和排泄过程，每一种成分在机体内与其他组分、内源性物质等的相互作用也十分复杂，仅用中药多组分中效应明确的某一个或某几个成分来代表全方进行 PK－PD 研究所获得的结果只能说明主要活性成分的 PK－PD 特点，未能完整地反映中药多组分的体内过程。中药复方多成分、多靶点、多途径、整体调节的特点，使其在 PK－PD 模型研究中，不仅难以确定能够代表整个复方药代动力学特征的效应物质基础，而且也很难将所产生的治疗作用确切定位到某一个或某几个药效指标[15]。

第二节　中药药代动力学相互作用研究的思路与策略

一、中药药代动力学相互作用研究的复杂性和难点

（一）中药成分及其体内过程的复杂性

化学药是结构明确的单体化合物，并且大多为单独用药，比较容易研究其在体内的动态变化过程。尽管中药有效成分的研究已经取得了较大的进展，但不代表能够明确所有成分。中药成分的复杂性表现在单味及复方中药中含有多种成分，其药效是多种成分相互作用产生的综合结果，并且同一味药在不同处方环境中药效不同。另外，部分中药的有效成分是进入体内后，经体内肠道菌群或代谢酶的转化而产生的。因此要研究中药的有效成分及其代谢动力学规律，还需要联系其在体内的代谢场所、代谢途径和代谢物种类。

（二）研究技术与方法的难度

由于大多数中药及其复方发挥药效的物质基础和化学本质尚不明确,中药药代动力学研究目的物难以明确。对于已经被证明的活性成分,由于其结构多样,种类繁多,难以进行精确测定。中药尤其是复方中成分较多,容易与内源性物质产生相互作用,因此在测定时也会受到内源性物质的干扰。中药配伍中各味药材用量较少,服用后血、组织、尿中药物浓度较低,使得所选用的检测方法需具有很高的灵敏度。

另外,因中药材的特殊性,其质量会受到多种因素的影响,如季节、气候、产地、栽培种植条件、加工、储藏等会导致中药所含成分的种类和含量产生波动,难以控制质量均一性,增加了中药药代动力学的研究难度[16]。

二、中药药代动力学相互作用研究意义

（一）揭示中药相互作用的物质基础和作用机制

中药大多以口服形式给药,从吸收到最终排泄的整个过程中,任一环节都有可能与其他物质(食物、其他药物或内源性物质)产生相互作用。无论是中药及其组分本身的化学性质,还是配伍后产生的新物质,或是通过机体代谢后的代谢产物,中药之所以能发挥药效产生一定的药理作用,必定存在一定的作用机制。通过监测中药在体内的动态变化,最终也可以阐明和揭示中药相互作用的物质基础和作用机制,阐释中药相互作用的科学内涵,提高药效,减少或避免不良反应。

（二）为设计及优化给药方案提供依据

药物产生相互作用时,最值得关注的是可能产生毒性反应。中药与化学药相比机制更复杂,成分更多,更易产生不良反应。由于中药复方配伍具有一定的灵活性,同一药物可具有不同的药效,同一疾病可以用不同药物,中药药代动力学相互作用的研究可以为设计及优化中药个体给药方案提供依据。

（三）促进中药新药开发、剂型改进及质量控制

当中药联用导致疗效降低或产生不良反应时,一般通过更换单味或多味药材或更改给药剂型进行改善。中药药代动力学相互作用研究可以促进中药新药的开发。中药新品种的研发不应局限于大复方,也应该开展组分中药、单体中药等品种的研制。利用中药相互作用指导新剂型的研发,也应当不囿于

丸散膏丹等传统剂型。中药材的质量难以达到均一化,可以通过化学指纹图谱等定性、定量指标,确保中药质量可控。

(四) 推动中医药现代化和国际化

1997 年,复方丹参滴丸启动美国 FDA 药品注册研究,是中药国际化的重要标志。随着中药研究不断深入,技术水平不断提高,中药国际化所面临的诸多问题逐步得到解决。中药具有西药所不具有的一些药理作用和药效,中药药代动力学相互作用研究有助于推动中医药可持续发展、走向国际、引领世界。

三、中药药代动力学相互作用研究内容

中药及其组分进入体内会发生药物相互作用,进而影响药物的吸收、分布、代谢和排泄,改变其药动学特征,提高或降低生物利用度,影响疗效和安全性。因此,研究中药药代动力学相互作用对指导中药研发和临床合理应用具有重要意义。目前,中药药代动力学相互作用研究的主要内容包括中药药代动力学相互作用的新方法、新技术、新模型研究;中药在体内吸收、分布、代谢、排泄过程中的相互作用研究;基于核受体调控、转运蛋白和代谢酶介导的中药相互作用研究;中西药相互作用研究、中药与内源性物质(如胆红素、胆汁酸、葡萄糖、激素等)相互作用研究;中药与食物相互作用研究、中药与肠道菌群相互作用研究;基于药代动力学的中药新药研发以及配伍组方机制研究等。

第三节　中药药代动力学相互作用
研究的方法与技术

以往常用于药物相互作用研究方法是血药浓度法,通过分析仪器检测血液或组织中的药物浓度,建立血药浓度-时间曲线,计算出药代动力学参数,当与其他药物联用后,观察药代动力学参数的变化,从而推断相互作用的机制。中药成分复杂,血液浓度低。利用血药浓度法研究中药药代动力学相互作用具有一定的困难和面临一定的挑战。目前主要研究方法有体内药物浓度法和生物效应法。体内药物浓度法适用于成分明确的中药;生物效应法是以药效

为指标,利用药物对试验所产生的生物效应,运用特定的实验设计,反映药物疗效和安全性的一种方法。适用于成分复杂、有效成分不明确的中药。此外,还有 LC‐MS/MS 联用技术及一些新的研究方法得到了广泛的应用。

一、研究层次

(一)体外研究

体外模型是评价药物代谢、转运及代谢酶和转运蛋白对药物处置的重要手段,通过体外实验的结果可推测药物在体内的变化,并预测药物之间的相互作用。微粒体、重组酶、肝细胞、Caco‐2 细胞、MDCK 细胞及离体组织器官是研究药物代谢的主要体外模型。微粒体和重组酶常用于研究药物对酶的抑制作用,通过对体外酶动力学参数进行整合和分析,可用于评估体内因酶抑制作用而导致的相互作用。酶诱导产生的相互作用常在肝细胞中进行[17]。MDCK 细胞上含有一些特定的转运蛋白如有机阴离子转运多肽(OATP)和 P‐gp 等,可研究由这些转运蛋白介导的药物相互作用。Caco‐2 细胞来源于人的结肠癌上皮细胞,不具有种属差异,并且细胞上还含有 P‐gp 等转运蛋白,可以研究药物的吸收和代谢及转运蛋白介导的药物相互作用。

有学者研究白芷对葛根在小肠部位吸收的影响,采用 Caco‐2 细胞模型,观察葛根素的表观渗透系数(apparent permeability coefficient, P_{app})变化情况。当葛根素质量浓度在 $10.4 \sim 102.7$ g/L 时,P_{app} 呈上升状态;当质量浓度大于 102.7 g/L 时,P_{app} 逐渐趋于平衡,因此推测葛根素是通过被动转运方式吸收,同时受转运蛋白介导的主动转运的影响。在合用 P‐gp 抑制剂维拉帕米后,葛根素的 P_{app} 增加了 1.8 倍;合用多药耐药相关蛋白(multi-drug resistance-associated protein MRP)抑制剂丙磺舒后,P_{app} 增加了 2.6 倍,推测葛根素的吸收受到转运蛋白的影响。在合用 P‐gp 底物环孢素 A 后,对葛根素的 P_{app} 也产生影响,认为二者竞争性结合 P‐gp。因此当葛根素与白芷联用时,同样是 P‐gp 抑制剂的白芷可以促进葛根素在肠部位的吸收[18]。肝微粒体法、原代肝细胞法和 Caco‐2 细胞模型等,可用于研究药效物质基础及相关成分对代谢酶和转运蛋白的诱导或抑制作用,可以阐明药物配伍时可能发生的相互作用。

(二)在体研究

虽然体外研究数据可以用于预测药物的相互作用,但很多关键参数只能在体内研究获得,选用合适的动物模型有利于复杂的中药复方在体内作用的研究。体外研究可用于推测药物相互作用发生的可能性及机制,而体内研究则可以进一步研证药物相互作用的机制及影响,并且采用病理状态动物模型,得出的结论更加真实、准确。例如,采用局灶性脑缺血模型大鼠,由于缺血缺氧导致血脑屏障通透性增加。服用麝香酮联合灯盏花素,发现模型大鼠脑组织内伊文氏蓝(EB)含量明显减少,MMP-9蛋白表达下降,表明联合用药可以改善血脑屏障(BBB)通透性、保护受损脑组织[19]。例如,在栀子苷和连翘配伍的研究中,在正常大鼠体内,配伍对连翘苷、栀子苷、连翘酯苷的药代动力学行为仅产生轻微影响,而在模型大鼠体内,配伍使栀子苷血药浓度上升,生物利用度增大,即产生配伍增效[20]。有研究者采用大鼠单向肠灌流模型,考察维拉帕米、吴茱萸等P-gp抑制剂是否会影响黄连中小檗碱和巴马汀在各肠段的吸收。研究发现,在十二指肠和结肠部位维拉帕米可显著增强黄连中小檗碱和巴马汀的吸收,并且吴茱萸对黄连的吸收促进作用与配伍比例相关。

由于存在种属差异,动物与人体的代谢酶和转运蛋白的不同可能导致代谢及转运具有差异性。为了克服种属差异,近年来通过在免疫缺陷的动物体内接种人的细胞组织,构建了多种人源化的动物模型,可直接用于研究人的代谢酶和转运蛋白介导的药物相互作用。

(三) 体内研究

在实验动物、健康志愿者或患者身上进行药物相互作用研究,能够更加直接、真实地获得药物联用情况。研究时通常给予受试者一种或一种以上的探针药物考察药物在体内的药代动力学变化,随后给予中药,当探针药物达稳态后观察联用中药前后的药代动力学参数变化,可直接获得中药与西药或其他药物相互作用的信息。非索非那定和地高辛是研究P-gp活性的常用探针,当与圣约翰草联用时,后者可诱导肠道P-gp表达上调,降低P-gp探针药物的AUC,增加其体内的清除率。

二、血药浓度法

将一种或者几种药理作用明确并且结构已知的中药有效成分提取出来,并将其注射到血液或其他作用部位,观察其浓度随时间变化的特点,从而计算出药代动力学参数。常用的血药浓度测定方法有光谱法、色谱法和液质联用技术等。在几种常用的研究中药药代动力学的方法中,血药浓度法是最常用的方法,该方法操作简便,使用广泛,准确度较高,但对实验仪器精密度的要求较高,并要求药物有效成分结构明确。这对于本身成分复杂、作用机制不明确的中药来说,采用血药浓度法进行中药药代动力学研究具有一定难度。

(一) 光谱法

光谱法主要包括紫外分光光度法(UV)、荧光分光光度法(FS)、原子吸收分光光度法(AAS)等。除了采用分析仪器测得结构已知药物的药代动力学数据,用专业计算方法求出药代动力学参数,通过对比分析药物相互作用外,光谱法也常用于中药与蛋白质相互作用的研究。当服用药物后,蛋白质的构象变化是研究中药与蛋白质相互作用的一个重要手段。例如,紫外光谱法利用蛋白质分子中生色基团的紫外吸收光谱随环境变化而变化的特点,研究蛋白质分子构象的变化及药物与蛋白质的相互作用。采用荧光光谱法研究蛋白质分子构象,一是测定荧光基团与特定的分子作用后的荧光强度的增加强度(即荧光增强法);二是测定荧光基团与特定的分子作用后的荧光强度的减弱强度(即荧光猝灭法)。目前荧光猝灭法是最为常用的方法,已被广泛地用来研究小分子与蛋白质之间的相互作用。使荧光物质的量子产率或荧光强度下降的作用称为荧光猝灭。荧光分子与猝灭剂之间的猝灭效率遵循下列方程

$$\lg(F_0 - F)/F = \lg K_a + n\log[Q] \qquad (3-1)$$

式中,K_a 为结合常数;n 为结合位点;F_0 为加入猝灭剂前蛋白质的荧光强度;F 为加入猝灭剂后蛋白质的荧光强度;$[Q]$ 为猝灭剂或者药物浓度。

采用式(3-1)可以计算出药物与蛋白质的结合常数 K_a。结合常数越大,药物与蛋白质的亲和力越强;反之则越弱。同时,也可以由式(3-1)计算出与蛋白质的结合位点数 n。荧光光谱法具有灵敏度高、选择性强、用样量少、操作简便等优点。由于中药成分复杂,进入体内后一些成分难免与内源性物质产生相互作用。中药与牛血清白蛋白(BSA)、人血清白蛋白(HSA)等蛋白质相互作用常采用此方法研究[21]。

(二) 色谱法

色谱法是利用不同物质在不同相态的选择性分配,以流动相对固定相中

的混合物进行洗脱,最终达到分离的效果,常用色谱法有薄层色谱法(TLC)、高效液相色谱法(HPLC)、气相色谱法(GC)和毛细管电泳色谱法(CE)。

高效亲和色谱法(HPAC)是依据生物大分子之间的高亲和力和高专一可逆结合而设计的针对生物大分子与小分子相互作用的一种快速而高效的分析方法。固定相是生物大分子,具有较高的稳定性和恒定的亲和性。突出优点是样品用量少、分析速度快。雷根虎等利用高效亲和色谱法研究了中药小分子阿魏酸和丹皮酚与 HSA 的相互竞争反应,由实验结果得知,阿魏酸和丹皮酚与 HSA 之间会竞争 HSA 上的结合位点 II(site II),并产生置换现象。又根据热力学参数推测出阿魏酸和丹皮酚与 HSA 之间的相互作用力主要为氢键作用。从阿魏酸和丹皮酚竞争 HSA 上同一结合位点的角度出发,作者对临床用药中将含有阿魏酸和丹皮酚的中药配伍使用,以提高中药的疗效的现象进行了解释。

(三)联用技术

近年来,LC - MS 联用技术越来越多的用于中药药代动力学研究。LC - MS 联用技术具有广泛适用性,可用于检测生物碱类、黄酮类、苷类等多种成分的浓度,具有高度特异性、高灵敏度、快速等优点。例如,有研究采用超高效液相色谱-质谱/质谱(UPLC - MS/MS)定量分析方法研究玳玳果黄酮降脂提取物有效组分与血浆蛋白结合率,得出提取物中新橙皮苷及柚皮苷两种特征组分在血浆中具有较高的血浆蛋白结合率,结合率均大于 90% 且为可逆结合,推测有效成分与白蛋白形成了较为稳定的氢键,使得复合物较为稳定[22]。

齐瑶等[23]使用超高效液相色谱-高分辨电喷雾串联质谱(UPLC - ESI - LTQ - MS)对制川乌与贝母配伍前后的煎煮液进行分析,采用主成分分析(PCA)对数据进行分析并采用多级串联质谱技术对化学标志物进行鉴定。结果发现,制川乌与川贝母、浙贝母配伍前后成分均有明显差异,其中制川乌与川贝母配伍产生 5 个化学标志物,与浙贝母配伍产生 6 个化学标志物,重复出现的标志物为次乌头碱和苯甲酰基次乌头原碱。说明制川乌与两种贝母配伍后的化学标志物差异较大,仅有 2 个相同,结合前期的急性毒性实验结果,推测制川乌与不同贝母配伍后半数致死量(LD_{50})的变化与其配伍后化学成分的变化相关。

三、生物效应法

生物效应法是基于中医药基础理论,结合临床试验的一种药代动力学方法,更适用于有效成分不明的中药及其复方制剂的药代动力学研究,主要包括药理效应法、毒理效应法等。

(一)药理效应法

该方法是以药理效应作为观测指标,在临床试验中结合生物利用度,通过建立时间-效应曲线,再变换为血药浓度-时间曲线,计算药代动力学参数。该方法适用于有效成分不明的中药复方的药代动力学研究,还能真实地反映出多种药物在机体内的协同效应和动态变化,与传统中医所奉行的整体性原则有较高的契合度。但该方法要求药效明显、可逆重现、反应灵敏、可定量检测等。另外,药效与血药浓度之间常存在滞后效应,会使结果产生偏差[24]。有研究以镇痛的药理效应为指标,用药理效应法研究细辛、细辛加白芍、细辛加附子配伍后的药代动力学参数。研究结果表明附子、白芍与细辛配伍后,加快了细辛在体内的吸收、分布和消除速率,表明配伍显著影响细辛在体内的药代动力学过程[25]。

(二)毒理效应法

毒理效应法分为急性累计死亡率法和LD_{50}补量法。急性累计死亡率法又名药物累积法,是在临床试验过程中,采用多梯度的血药浓度进行试验,并且将试验结果与动物急性死亡率通过对比分析得到药代动力学参数。LD_{50}补量法是在急性累计死亡率法的基础上进行补充和改进,将第二次腹腔注射同量药物改为求测LD_{50},其优点是测量结果更加精准,误差更小;缺点是操作较为烦琐,而且动物用量增加,提高了临床试验的研究成本。LD_{50}补量法与急性累计死亡率法一样是以毒性效应为指标,因此不能用来反映有效量的药代动力学规律。

四、PK-PD 模型

由于生物效应法有时难以找到合适确切的药效指标,而血药浓度法只适用于成分已知的药物,因此有人将药效动力学与药代动力学结合起来,形成 PK-PD 模型。PK-PD 模型是研究体内药代动力学过程与药效量化指标的动力学过程,将两种不同形式的过程合为一体,将药量与效应相互转化,阐明药物作用机制。此方法还可用于解决药物临床群体和个体差异。

五、中药药代动力学研究的新方法

(一)证治药代动力学

证治药代动力学包括辨证药代动力学和复方效应成分动力学。辨证药代动力学是指同一药物在不同证型的动物或人体内的药代动力学参数经统计处理后有显著差异,这种差异会影响药效和不良反应,经辨证施治后这种差异会减小或消失。该理论的依据是人体与中药复方之间存在相互作用的规律。复方效应成分动力学则是认为中药复方的"君臣佐使"可明显影响彼此化学成分在体内的药代动力学行为,表现为吸收快慢、血药浓度的增减及不良反应等,如当归、川芎与芍药配伍会明显影响复方中阿魏酸的药代动力学参数[26]。

(二)血清药理学

血清药理学是指中药经口服给药一段时间后采血,将血清分离出来,用含有药物成分的血清进行体外实验,此方法可以较好地反映中药复方的疗效。血清药理学多用于阐述中药的作用机制,能更好地反映药物的有效成分与药效之间的关系。

(三)中药胃肠药代动力学

该方法对中药方剂的有效成分在胃肠道崩解、溶出、吸收及代谢进行观察,从而阐明有效成分在胃肠道内药代动力学与药效动力学之间的相互关系,用于揭示各个有效成分之间的协同和拮抗规律。中药胃肠药代动力学与血清药理学都是研究药物在体内的变化过程,经常联用,相互补充。有研究表明从黄连甲醇提取物中分离出的小檗碱、黄连碱、药根碱等加入甘草水浸液后,所有的生物碱组分均产生沉淀,该沉淀微溶于水但易溶于人工胃液,可在消化道解离并重新产生疗效,因此黄连与甘草可以进行配伍[27]。

六、生理药代动力学模型

生理药代动力学模型是以生理学、解剖学、生物化学、物理化学为基础建立的,能够模拟药物在体内的吸收、分布、代谢和排泄过程。其用于预测药物相互作用的模型是由两种药物在体内的动态过程及二者相互作用组成。它不仅可以预测血液中药物浓度,还可以直接预测靶组织药物浓度,直接与药效相关联。例如,含马兜铃酸药物由于使用不合理导致肾毒性后,在应用上受到极大限制。应用生理药代动力学模型可以观测马兜铃酸在体内吸收、分布等,可以预测当产生肾毒性时其他组织器官内马兜铃酸及其代谢物的分布情况,用于指导合理用药。

第四节　中药与中药的药代动力学相互作用研究

中药发挥疗效是多组分、多靶点共同作用的结果。中药及其复方在服用后进入体内,各个成分相互作用从而发挥药效。中药的成分及作用机制十分复杂,不同物质之间进行配伍会产生不同的效果。例如,黄连和吴茱萸合用会达到协同作用的效果;附子与人参合用时,人参可减弱附子带来的毒性作用;附子和川贝母各自具有不同的药理作用,二者合用却能产生极大的毒性反应。因此,明确中药多成分之间的相互作用在指导临床合理用药时具有重要意义。

一、吸收过程的中药-中药相互作用研究

药物由给药部位吸收进入血液循环的过程称为药物的吸收。中药多以口服形式给药,口服后进入胃肠道中,大多是由胃肠上皮细胞的转运蛋白转运进入体循环从而发挥疗效。肠上皮细胞上的转运蛋白大致分为外排型和摄取型两大类。外排型转运蛋白主要为 ABC 转运蛋白家族,包括 P – gp、MRP、乳腺癌耐药蛋白(breast cancer resistance protein, BCRP)等。摄取型转运蛋白主要为有机阴离子转运蛋白(organic anion transporter, OAT)、有机阳离子转运蛋白(organic cation transporters, OCT)等。转运蛋白大多具有底物特异性和多选择性,当不同底物对同一转运蛋白产生竞争性或非竞争性抑制或诱导现象,会使进入体循环的药量发生变化,血药浓度增加或减少,使药效增强、产生毒性反应或使药物不产生治疗效果。

(一)外排型转运蛋白

P-gp 是最常见的外排型转运蛋白,可能量依赖性地将细胞内的药物泵出到细胞外,也称为"药物溢出泵"。P-gp 存在于肠上皮细胞刷状缘膜中,可将药物从浆膜侧泵回至黏膜侧而进入肠腔排出,使得药物的透膜吸收减少,进入体循环的药量减少,血药浓度降低。例如,青藤碱是 P-gp 的底物,青风藤总提取物中的其他复杂成分通过影响 P-gp 而使得青藤碱的肠吸收量减少,血药浓度降低,生物利用度降低[28]。P-gp 的底物十分广泛,如果药物通过 P-gp 外排,同时服用 P-gp 抑制剂,会使得进入血液循环的药量增多,血药浓度升高从而引起毒性反应;相反,同时服用 P-gp 诱导剂,会使得进入体循环的药量减少。例如,方剂戊已丸中小檗碱的 AUC 比黄连提取物中小檗碱的 AUC 高,因为方剂中的其他成分可能抑制 P-gp 活性,使小檗碱的吸收增多,AUC 增加[29]。

相对于诱导 P-gp 的表达,中药更多的是抑制 P-gp 的功能。黄芩提取物可抑制 MRP2 和 BCRP,银杏叶提取物可以显著抑制 P-gp,中药方剂如黄连解毒汤,包括黄连、黄芩、黄柏和栀子,对 P-gp 也具有抑制作用。常用的中药成分对转运蛋白的作用详见表 3-1。虽然很多中药和方剂都显示对 P-gp 有抑制作用,但有时候并不能确定是哪一种成分发挥的作用。

表 3-1　常见中药、中药提取物及中药有效成分对转运蛋白的作用

中药、中药提取物及中药有效成分	转运蛋白	对转运蛋白的作用
五味子甲素、槲皮素(低剂量)、山柰酚、黄芩素、表没食子儿茶素、甘草黄酮、芦丁苷、黄连素、藜芦生物碱、丹酚酸 B、连翘脂苷 A、白芷	P-gp	抑制
槲皮素(高剂量)、白藜芦醇、丹参提取物、紫苏提取物、贯叶连翘、甘草酸、甘草次酸、夏枯草水提液、迷迭香酸	P-gp	诱导
大黄酸、黄芩提取物、槲皮素	MRPs	抑制
夏枯草水提液、迷迭香酸、丹酚酸ⅡA	MRPs	诱导
橙皮素、姜黄素、槲皮素、芦丁苷、黄芩提取物	BCRP	抑制
丹酚酸ⅡA	BCRP	诱导
大黄酸、黄芩苷	OATs	抑制
小檗碱(黄连素)	OCTs	抑制
三七环肽	PEPTs	抑制
水飞蓟素、丹参素、槲皮素、黄芩苷	OATPs	抑制
黄芩苷	MATEs	抑制

（二）摄取型转运蛋白

相对于外排型转运蛋白,研究者对摄取型转运蛋白的研究相对较少。但摄取型转运蛋白介导的药物相互作用对药物的临床合理联用具有重要指导意义。例如,大黄提取物可能抑制 OAT1、OAT3 转运蛋白,丹参、甘草、黄芩也都有可能抑制 OAT、OATP 和 OCT 等转运蛋白,常见的中药对摄取型转运蛋白的影响见表 3 − 1。

二、分布过程的中药−中药相互作用研究

药物从血液循环运送到其他组织、器官等部位的过程为药物的分布。影响分布的因素有血浆蛋白结合率、血脑屏障等。

（一）血脑屏障

98% 的药物由于血脑屏障的存在很难进入脑内。血脑屏障主要是由中枢神经系统的脑微血管内皮细胞、星状胶质细胞、周细胞和基质组成。大脑毛细血管的内皮单层细胞既是血液和大脑交换营养物质的重要通路,也是血浆和药物及毒性成分的屏障,这也给颅脑疾病的治疗带来了很大的困难。有研究表明中药可以影响血脑屏障的通透性,有利于脑组织疾病的治疗。例如,冰片可以通过下调 CAM − 1、ZO − 1 和 F − actin,增加血脑肿瘤屏障的开放程度,提高其他药物的透过率[30]。冰片和葛根素合用时,可以促进葛根素透过血脑屏障。在血脑屏障上也存在 P − gp、BCRP 等外排型转运蛋白,会阻挡药物的进入,而冰片还具有对 P − gp 的抑制作用,促进药物进入中枢神经系统（CNS）。除冰片外还有很多其他物质像石菖蒲、苏合香、麝香等与其他药物合用都可以促进其透过血脑屏障。中药对血脑屏障的作用见表 3 − 2。

表 3 − 2　中药对血脑屏障通透性的作用

增加血脑屏障通透性		降低血脑屏障通透性	
药　物	作用机制	药　物	作用机制
冰片	下调 CAM − 1、ZO − 1、F − actin	冰片	改善血脑屏障超微结构,维持血脑屏障紧密连接稳定,上调 SOD 活性,下调 MPO 活性剂 TNF − α 表达
冰片与栀子苷	上调 C_{max}、AUC	麝香	降低 MMP − 2、MMP − 9 表达
冰片与葛根素	—	人参片	下调 MMP 表达,下调 IL − 1、TNF − α,上调 IL − 10 表达

增加血脑屏障通透性		降低血脑屏障通透性	
药　物	作用机制	药　物	作用机制
冰片与槲皮素	上调5-羟色胺(5-HT),下调 P-gp	黄芪片	上调闭合蛋白(occludin)、ZO-1,下调 IL-1β、MMP-9表达,提高bEnd.3细胞活性,增加紧密连接蛋白表达
冰片与苯妥英钠	—	白芍	减少蛋白质渗漏、抗细胞凋亡
麝香	干扰血脑屏障结构的完整性	黄芪甲苷	抑制Aβ$_{1-42}$诱导的脑微血管内皮细胞bEnd.3的凋亡,提高ZO-1、密封蛋白-5、闭合蛋白的表达
石菖蒲	上调5-羟色胺,下调ZO-1,闭合蛋白、密封蛋白-5、P-gp,上调A1AR、A2ARR	川芎嗪	影响ZO-1的表达或上调密封蛋白-5、闭合蛋白的表达

　　部分单体中药及复方可以通过改善血脑屏障结构,降低血脑屏障的通透性从而发挥对脑组织的保护作用,如冰片、麝香、人参、黄芪等[31]。前述冰片、麝香等可以提高血脑屏障的通透性,研究发现,当机体处于病理状态时,合用冰片可以降低血脑屏障的通透性,起到保护脑组织的作用,以左旋冰片作用最为显著。冰片的作用机制包括使血清肿瘤坏死因子-α(tumor necrosis factor-α,TNF-α)水平降低、血清血管内皮生长因子(VEGF)水平及密封蛋白-5表达上调、SOD活性上调和髓过氧化物歧化酶(MPO)上调等。

(二) 血浆蛋白结合

　　药物吸收进入血液循环后,一部分药物与血浆蛋白结合,一部分以游离形式存在。只有游离型的药物才可以进入组织中发挥药效,因此血液中游离药物的浓度是决定药物药效的关键。临床用药时,单独用药或联合用药,中药有效成分与血浆蛋白结合会影响游离药物浓度的变化,从而对疗效和不良反应产生影响,如血浆蛋白结合率较高的小檗碱和药根碱等会与华法林竞争性结合血浆蛋白使得华法林游离药量增多而增加抗凝作用。常见中药有效成分的血浆蛋白结合率见表3-3。研究表明,药物在人血浆中与在大鼠血浆中血浆蛋白结合率存在差异。血浆蛋白结合率测定方法主要有平衡透析法、超滤法、超速离心法、凝胶过滤法等。研究显示,不同的测定方法所得的血浆蛋白结合率也存在差异,见表3-4。

表 3 - 3 常见中药的血浆蛋白结合率

中药有效成分	血浆蛋白结合率(%)
黄芩苷	77.25 ± 3.76
原花青素	52.6 ± 1.92
葛根素	31.14
甘草次酸	99
甘草酸	95.4 ± 2.0
齐墩果酸	81.9 ± 4.7
银杏内酯 B	25
连翘酯苷 A	67.2
芒果苷	45.2 ± 2.0
磷酸川芎嗪	79.51 ± 1.66
苦参碱	17.2~23.1
盐酸青藤碱	26
大黄素	95.2
姜黄素	75.3 ± 4.45
五味子甲素	87.1 ± 3.2

表 3 - 4 超滤法、平衡透析法测定血浆蛋白结合率

中药有效成分	测定方法	血浆蛋白结合率(%)		
		高浓度	中浓度	低浓度
荭草素	平衡透析法	85.69 ± 0.9	86.39 ± 0.6	86.43 ± 1.9
	超滤法	84.27 ± 2.7	86.45 ± 1.3	86.89 ± 1.8
槲皮苷	平衡透析法	84.80 ± 0.9	86.85 ± 0.9	87.10 ± 1.3
	超滤法	86.40 ± 3.0	86.88 ± 0.8	86.75 ± 2.8
牡荆素	平衡透析法	83.37 ± 0.8	85.34 ± 0.8	85.03 ± 1.8
	超滤法	86.43 ± 2.5	87.24 ± 2.0	87.36 ± 4.4

三、代谢过程的中药-中药相互作用研究

(一) 药物代谢酶

药物代谢的主要场所在肝脏,依靠肝药酶转化为极性大、无活性的物质从而排出体外。肝脏中主要的代谢酶有 CYP450 酶(CYP)、UGT 和 SULT 等。当中药进入肝脏进行生物转化时,中药复方内其他物质有可能通过诱导或抑制代谢酶活性,使得一些有效成分的代谢受到促进或抑制,影响药物在体内的作

用。例如,在双黄连复方制剂中,连翘酯苷 A 的吸收降低,但生物利用度却得到提高。因为连翘酯苷 A 是肝药酶 CYP3A 的底物,复方中的其他成分如绿原酸和黄芩素可抑制 CYP3A 的活性,使得连翘酯苷 A 的代谢减少,延长了在体内的作用时间,使生物利用度增加[32]。五味子甲素也是 CYP3A 的底物,在五味子提取物中含有 CYP3A 的抑制剂,因此五味子甲素在五味子提取物中代谢减慢,生物利用度提高[33]。一些常见中药有效成分对 CYP450 酶的诱导或抑制见表 3-5。

表 3-5　中药及其有效成分与肝药酶的相互作用

中药及其有效成分	肝　药　酶	相互作用
葛根素	CYP1A2,CYP2D6	抑制
隐丹参酮	CYP1A2	诱导
水飞蓟宾	CYP3A4,CYP2D6,CYP2E1	抑制
淫羊藿总黄酮	CYP1A2,CYP3A4,CYP2E1	诱导
黄芩素、青蒿素	CYP1A1,CYP3A4	诱导
黄芩苷	CYP2B6	诱导
吴茱萸次碱	CYP1A,CYP2E1,CYP2C19,CYP2D6	抑制
青藤碱	CYP2C19	抑制
石杉碱	CYP1A2	诱导
五味子甲素	CYP3A	抑制
绿原酸	CYP1A1,CYP3A4	抑制
胡黄连苷Ⅱ	CYP2D19	抑制
七叶皂苷钠	CYP3A4	诱导
三七总皂苷	CYP2E1,CYP2C19,CYP2D6	抑制

在临床上中药大多是以饮片或提取物形式入药,单一的中药活性成分对 CYP450 酶的影响可能与单味中药或复方用药时对 CYP450 酶的影响有所不同。传统中药理论中认为甘草能解百毒,因此许多复方中都含有甘草这一成分,但其作用机制并不明确。现代研究表明,甘草能解百毒可能是由于甘草具有对肝药酶的诱导作用,加快药物的代谢[34]。由于研究复方作用机制比研究单味药物作用机制难度更大,对中药复方的肝药酶研究较少。但明确单味和复方中药与 CYP450 酶间的相互作用关系,对临床用药有现实指导意义。

还有研究表明中药有效成分或提取物在动物体内与在人体内、外对

CYP450 酶的影响存在差异。例如,银杏叶提取物在大鼠体内能诱导肝微粒体酶,增强 CYP1A1、CYP1A2、CYP2C9、CYP2E2 等的活性;而人体外,银杏叶提取物能有效抑制 CYP1A2、CYP2C9、CYP2C19、CYP2E1 等的活性,但人体内却能诱导 CYP2C19、CYP2E1 的活性[35],这对中药相互作用的研究又增加了一定难度。

(二)肠道菌群

除肝脏外,肠道也是药物代谢的场所。药物在肠道中与肠道菌群接触,而肠道菌群中有很多酶,如水解酶、氧化还原酶、转移酶等,药物经这些酶代谢为无活性或有活性的物质。例如,在蒙药复方中诃子酚酸类成分的 C_{max} 和 AUC 都比诃子提取物中的高,这可能是由于复方中的一些成分抑制了肠道菌群的活性,使得诃子酚酸类成分代谢减慢,从而提高了复方中诃子酚酸类成分的 AUC[36]。

四、排泄过程的中药-中药相互作用研究

体内药物及其代谢物排出体外的过程即为排泄,其中经肾脏排泄和胆汁排泄是最主要的排泄途径,除此之外药物还可以通过肠道、肺部、乳汁、汗腺等部位进行排泄。药物的排泄与药效、药效维持时间、药物毒性反应密切相关。药物排泄速率增大时,即药物很快从体内排出,药物在体内作用时间缩短,药效降低甚至不能产生药效。而由于药物的相互作用或疾病因素使得药物排泄速率降低时,体内药物暴露量增加作用时间延长,如不及时调整药量,很有可能产生毒性反应。

药物经肾脏排泄包括肾小球滤过、肾小管分泌和肾小管重吸收。其中肾小管分泌和重吸收过程均需转运蛋白的参与,如 P-gp、OAT、OCT 等,药物经胆汁排泄和小肠排泄时也需要这些转运蛋白的参与。当排泄过程中这些转运蛋白的活性被增强或抑制时,会影响药物的排泄,可能导致药效降低或在体内蓄积。例如,当将对 OAT 有抑制作用的中药和马兜铃酸合用时,将会降低马兜铃酸的排泄,产生毒性反应[37]。

我国中药注射剂使用广泛,这些注射剂中大多含有大量黄酮类物质,如含有黄芩苷的双黄连注射液,含有槲皮素的红花注射液,当人体使用这些注射剂后,可能会对肝脏 OAT 的活性产生影响,并影响注射剂内其他成分的清除率,从而产生中药多成分相互作用[38]。

第五节　中药与西药的药代动力学相互作用研究

近年来,中西药合用现象越来越普遍,合用后药物的相互作用和不良反应也日益增多。中西药相互作用是指中药(单味中药、中成药、汤剂和中西药复方制剂)与西药合用或序贯使用时产生的药物药效变化或产生不良反应的现象。不合理的中西药联用时有时会导致严重的不良反应或使治疗失败。因此,正确认识中西药相互作用的药代动力学基础,有利于指导临床合理用药、提高疗效、规避风险。

一、吸收过程的中西药相互作用研究

(一)理化因素对中西药吸收的影响

通常情况下,胃部呈弱酸性,肠道呈弱碱性,酸性药物在胃部解离少,更易吸收;相反,弱碱性药物在胃中解离多,呈离子型,难以从胃部吸收。中西药联用时,若联用药物可以改变胃肠道的酸碱状态或与其他药物产生络合、吸附和沉淀反应,可影响其他药物在胃肠道的吸收。例如,抗酸中成药乌贝散能够升高胃肠道的 pH,当与弱酸性药物阿司匹林合用后,使得阿司匹林解离多,吸收少,药效降低。乌贝散也不能与麻黄碱同用,麻黄碱属于碱性药物,合用后吸收增多、药效增强,容易引起氨茶碱中毒,如不及时处理,甚至会引发死亡。除乌贝散以外,氨茶碱也不能与黄连、贝母等含生物碱中药合用。磺胺类、氨茶碱等强碱性药物与含五味子等酸性成分的中药合用,会发生酸碱中和反应而导致药效降低甚至无效。牛黄解毒丸与四环素合用,易发生络合反应,导致四环素的吸收降低,并增加对胃肠道的刺激。柴胡、桑叶等与枸橼酸泌钾合用,易发生沉淀反应,影响药效。一些能够增加胃肠蠕动、促进胃排空的中成药,通过缩短另一药物在胃肠中的停留时间而减少其吸收。例如,通便类中成药健胃颗粒可促进胃肠蠕动,减少地高辛的吸收。一些钙、铝、镁等金属离子含量较高的中药要避免与四环素类药物合用,二者合用容易形成不溶性的配位化合物,使四环素类药物浓度降低,抗菌疗效下降。由于中西药发生化学反应引起的相互作用见表 3－6。

表3-6 中西药化学反应引起的相互作用

中　药	西　药	作　用　机　制
含金属离子中药	四环素类 异烟肼	易形成不溶性配位化合物,四环素类药物疗效降低 产生螯合效应,药效降低
牛黄解毒丸	四环素	二者形成难溶性络合物,四环素吸收减少
柴胡、桑叶	枸橼酸铋钾	易发生沉淀反应,疗效降低
痰热清注射液	头孢曲松钠	易发生沉淀反应导致胆结石、肾结石
五味子	磺胺类、氨茶碱	易发生酸碱中和反应

中药注射剂的配伍禁忌不仅要看注射剂与其他药物配伍后理化性质是否变化,也要注意配伍后的药效、药动、毒理方面的研究。注射剂在配制时就要注意微粒大小及制剂的稳定性。若有其他微粒混入并进入血管,有可能导致污染性疾病、过敏反应甚至堵塞微循环导致细胞坏死。即使中药注射剂的外观、含量等各项指标达标,但若是根据药理、毒理学证明禁止配伍,临床也不能使用,如清开灵注射液与青霉素钠和头孢拉定配伍后产生沉淀,颜色加深,不宜配伍[39]。注射剂常见配伍禁忌见表3-7。

表3-7 常见中药注射液配伍禁忌

中药注射液	西　药
清开灵注射液	青霉素钠、头孢拉定、环丙沙星、氟罗沙星葡萄糖注射液、硫酸卡那霉素、维生素 B_6、盐酸林可霉素、维生素C、复方氯化钠
穿琥宁注射液	庆大霉素、丁氨卡那霉素、环丙沙星、氟氧沙星
双黄连注射液	硫酸庆大霉素、硫酸阿米卡星注射液、氨苄西林、诺氟沙星、环丙沙星、氟氧沙星、硫酸卡那霉素
葛根素注射液	维生素C、ATP、辅酶A、利巴韦林、青霉素、头孢唑林钠、头孢呋辛钠
灯盏花	头孢拉定、氨苄西林、庆大霉素、氨茶碱、呋塞米、普鲁卡因、硫酸镁 去甲肾上腺素、间羟胺、肾上腺素、多巴胺、山莨菪碱、阿托品、纳诺酮

（二）转运蛋白介导的中西药相互作用

与前述中药与中药的相互作用同理,中药与西药会因为诱导或抑制转运蛋白而引起药物相互作用。像上述常见的抑制 P-gp 活性的中药,银杏、小檗碱、黄柏、栀子等与 P-gp 底物西药合用,同样会产生药物相互作用。例如,银杏的活性成分能够抑制 OAT 的活性,使其底物阿托伐他汀吸收减少。口服药物都具有首过效应,使进入体循环的药量减少。引起首过效应的主要因素是胃肠道中的代谢酶和外排转运蛋白。尼群地平口服生物利用度不足 10%,由于水飞蓟宾可抑制多种 CYP450 酶和 P-gp,合用后尼群地平的 AUC 和 C_{max} 均升高。环孢素 A 与甘草酸合用,甘草酸通过诱导 P-gp 和 CYP3A4 的活性使环孢素 A 口服生物利用度大大降低。吸收过程的中西药相互作用见表 3-8。

表 3-8　常见中药/成分与西药相互作用

中药/成分	西药	结果	作用机制
藿香正气水	红霉素	红霉素疗效降低	藿香正气水抑制肠蠕动,延缓胃排空,延长红霉素在胃内停留时间,使其易被胃酸破坏
圣约翰草	地高辛	地高辛吸收减少,AUC 降低,CL 增加	圣约翰草诱导 P-gp 表达上调,增加了地高辛外排
黄连解毒汤	尼莫地平	疗效增加	降低 P-gp 表达,增加吸收
银杏	阿托伐他汀	阿托伐他汀生物利用度降低	银杏抑制 OAT 介导的阿托伐他汀摄取,使其 AUC 降低
2,3-羟基白桦酸	阿霉素	阿霉素抗肿瘤作用增强	2,3-羟基白桦酸逆转 P-gp 的外排作用,增加胞内药阿霉素浓度
小檗碱	华法林 硫喷妥钠 甲苯磺丁脲	凝血时间延长 延长睡眠时间 明显降血糖	竞争血浆蛋白结合
丹参、黄连、黄柏 独活、白芷、羌活	华法林 甲苯磺丁脲	增加抗凝作用 引起低血糖	
牛黄解毒丸	庆大霉素	不良反应加重	牛黄解毒丸中钙离子减弱庆大霉素的血浆蛋白结合
枳实	庆大霉素	提高疗效	枳实松弛胆总管括约肌,使胆管内压下降,增加胆管内庆大霉素浓度
黄芩苷 黄芩	左氧氟沙星	黄芩苷 C_{max}、AUC 明显降低 左氧氟沙星尿中排泄量减少	左氧氟沙星抑制肠道菌群水解黄芩苷,阻断肝肠循环
甘草	氨茶碱	氨茶碱半衰期、AUC 降低,清除率增加	甘草诱导肝药酶活性,使氨茶碱代谢加快
甘草酸	环孢素 A	环孢素 A 口服生物利用度降低	甘草酸诱导 P-gp 和 CYP3A4 的表达
五倍子	磺胺类药物	易诱发中毒性肝炎	五倍子使磺胺类药物代谢减慢,重吸收增多
水飞蓟宾	尼群地平	尼群地平 AUC、C_{max} 增加	水飞蓟宾抑制 CYP 酶和 P-gp
银杏内酯	华法林	加重出血	银杏内酯诱导 CYP 酶,使华法林代谢加快

中药/成分	西　药	结　果	作　用　机　制
酒剂、酊剂	苯妥英钠	药效降低	乙醇为常见代谢酶诱导剂,使药物代谢加快
	丙米嗪	不良反应加重	活性代谢产物增加
茵陈蒿	对乙酰氨基酚	药效降低	茵陈蒿诱导 CYP 酶,使对乙酰氨基酚代谢加快
人参	咪达唑仑	咪达唑仑 AUC 降低,CL 增加	人参诱导 CYP3A 活性,增加咪达唑仑代谢
贯叶金丝桃素	多西他赛	AUC 降低,CL 增加	贯叶金丝桃素诱导 CYP3A4 活性,使多西他赛代谢加快
白毛莨	对乙酰氨基酚	毒副作用降低	白毛莨抑制 CYP2E1 活性,使对乙酰氨基酚代谢减少
麻黄碱	优降宁	血压升高,甚至脑出血	麻黄碱抑制单胺氧化酶,使去甲肾上腺素、多巴胺、5-羟色胺等神经递质含量增加
双黄连	氨苄青霉素	氨苄青霉素血药浓度升高	竞争肾小管排泄,增加氨苄青霉素肾小管重吸收
甘草	甲氨蝶呤	血药浓度上升	甘草竞争性抑制 MRP2,抑制甲氨蝶呤胆汁排泄
圣约翰草	非索非那定	排泄加快	圣约翰草诱导 P-gp 表达上调,促进非索非那定经胆汁排泄
红灵散	氨基糖苷类抗生素	抗菌作用增强,耳毒性增强	红灵散抑制氨基糖苷类抗生素的肾脏排泄,增加脑组织内药物浓度

二、分布过程的中西药相互作用研究

(一)组织分布

各种组织之间的屏障如血脑屏障、胎盘屏障、血睾屏障及药物的血浆蛋白结合率均能影响药物的分布。牛黄解毒丸等含钙中药与庆大霉素同服,Ca^{2+}可降低后者的血浆蛋白结合率,使庆大霉素游离浓度增加,加重药物的不良反应。黄连的药根碱具有高血浆蛋白结合率,当与其他血浆蛋白结合率高的药物如降糖药甲苯磺丁脲合用,可竞争性置换使其血药浓度升高引起低血糖。由竞争血浆蛋白引起的药物相互作用见表 3-8。

(二)细胞分布

对于作用靶点位于细胞内的药物,药物在细胞内的分布对其发挥药效至关重要。人参皂苷 Rh_2 可以非竞争性抑制细胞膜和核膜上的 P-gp,增加药物的胞内浓度,可逆转肿瘤细胞的多药耐药现象。黄连解毒汤与尼莫地平合用,降低原代大鼠脑微血管内皮细胞 P‑gp 的表达,升高其胞内浓度,增加药物疗效。

三、代谢过程的中西药相互作用研究

代谢过程中的中西药相互作用主要是由于诱导或抑制代谢酶发生药物相互作用,也是药物在体内相互作用最常见的一个环节。能够诱导或抑制代谢酶活性的中药,就能影响其代谢酶底物药物的药效和代谢水平。有些药物对代谢酶的作用是随给药剂量或作用时间而变化的,因此在不同剂量和作用时间下,该类药物对代谢酶具有促进和抑制的双重作用。诱导或抑制代谢酶引起的药物相互作用见表 3‑8。

(一)酶诱导作用

乙醇是常见的酶诱导剂,当中药酒剂和酊剂与苯妥英钠合用时,苯妥英钠代谢加快,药效降低;而与丙米嗪合用时,其代谢产物有活性,因此不良反应加重。茵陈蒿与对乙酰氨基酚合用,可诱导 CYP1A2 和 CYP2E1 活性,加速对乙酰氨基酚的代谢,使其药效降低。甘草、五味子具有 CYP450 酶的诱导作用,可以使苯巴比妥、华法林等药物代谢加快使药效降低。

(二)酶抑制作用

某些药物可以抑制肝药酶的活性,使合用的底物药物药物代谢减慢,延长药物在体内的滞留时间。白芷、当归具有 CYP450 酶抑制作用,可以使地西泮、硝苯地平的代谢减慢而药效增强。降压药帕吉林对 MAO 有抑制作用,可减弱去甲肾上腺素、多巴胺、5‑羟色胺等单胺类神经递质的氧化代谢,增加其在神经末梢的储存;中药成分麻黄碱具有拟交感作用,可促进这类递质的大量释放,使血压升高,严重时可引起高血压危象及脑出血。因此当高血压患者服用帕吉林时,不宜与含有麻黄碱成分的药物配伍。

(三)双相调节作用

圣约翰草在服用后短期内可抑制 CYP2C19 的活性,而长期服用则具有诱导作用。五味子提取物在单次给药后对 CYP3A 有抑制作用,但在多次给药后具有诱导作用,表明圣约翰草和五味子提取物都是随着体内药量不同表现出

对肝药酶的双相调节作用。

研究显示,生脉注射液对肝药酶有诱导或抑制作用。在开始使用生脉注射液时表现为对肝药酶的抑制作用,在使用数天后转变为对肝药酶的诱导作用,即基于作用时间的长短对肝药酶发挥双相调节作用。

四、排泄过程的中西药相互作用研究

(一)肾脏排泄

肾脏排泄包括肾小球滤过、肾小管分泌和肾小管重吸收。肾小管中尿液的酸碱度会影响药物的解离,解离少的药物更容易被重吸收。研究显示,在治疗肾盂肾炎时,山楂水煎剂合用呋喃妥因比单用山楂水煎剂疗效更佳,原因是山楂酸化尿液后使呋喃妥因抗菌效果增强。头孢曲松钠不宜与中药痰热清注射液合用,因为二者容易在肾脏及胆管、胆囊中形成沉淀导致肾结石、胆结石等。酮康唑可以抑制肠道、肾脏的 P–gp,合用洋地黄类药物后,减少后者的肾脏排泄,使其血药浓度升高。

(二)胆汁排泄

MRP2 参与体内胆汁排泄,维持谷胱甘肽浓度稳定。在治疗病毒性肝炎时,甘草用于辅助治疗,甘草可抑制 MRP2 的活性,与甲氨蝶呤合用后,能够减少甲氨蝶呤的胆汁排泄,同时增加肝脏中谷胱甘肽的浓度。

五、其他相互作用

除了上述吸收、分布、代谢和排泄环节的中西药药动学相互作用外,还可以发生中西药协同、相加等药效学相互作用。中西药联用产生协同作用会使药物疗效增强,但也可能产生毒副作用。中西药联用产生拮抗作用,可使药物疗效减弱,甚至失效。

(一)协同作用

中西药协同作用与重复用药类似,两种药效相似的药物合用可以减少用量、提高疗效、降低不良反应。青霉素与中药清热解毒口服液合用,治疗慢性肺心病细菌感染引起的急性发作,比单用抗生素疗效更好。华法林与活血化瘀中药如红花、当归、桃仁、三七等合用,可增强华法林的抗凝血作用。呋喃妥因常用于治疗尿路感染,最大的不良反应是胃肠道反应,合用甘草可以降低对胃肠道的刺激(表3-9)。

表3-9　常见中西药协同作用

中　　　药	西　　药	作　　用　　结　　果
清肺汤、小柴胡汤	抗生素	提高免疫力,疗效增加
麻杏石甘汤 金银花	青霉素	治疗细菌性肺炎 加强对耐药性金黄色葡萄球菌的抑制作用
苦参制剂	磺胺类	治疗菌痢
海螵蛸粉	环磷酰胺	保护胃黏膜,降低消化道不良反应发生率
丹参、当归、红花、桃仁、三七	华法林	活血化瘀,增强抗凝活性
甘草	呋喃妥因 链霉素 喜树碱	降低胃肠道刺激性 降低颅脑损伤不良反应 减轻腹泻、白细胞下降等不良反应
罗望子	阿司匹林	生物利用度增加

(二)拮抗作用

中西药合用后如果产生拮抗作用,则弊大于利,造成不良后果,如疗效降低、产生不良反应、产生有毒化合物、增加毒性等(表3-10),如含有麻黄成分的中成药具有升血压作用,与降压药合用会降低疗效。

表3-10　中西药拮抗作用

中　　药	西　　药	机　　制	结　　果
大黄、虎杖、石榴皮等含鞣质中药	酶制剂	鞣质与酶制剂中的酰胺键、肽键结合,形成牢固的氢键配合物	药效减弱或完全丧失
山楂丸、乌梅丸、五味子等含酸性成分中药	磺胺类药物	酸化尿液,使磺胺类药物不易解离	磺胺类药物排泄减少,易形成结晶尿和血尿
雄黄	硝酸盐、硫酸盐	氧化生成三氧化二砷	引起砷中毒
益心丸、六神丸等含有蟾酥的中药	奎尼丁、普鲁卡因安等治心律失常药	—	产生拮抗作用增加不良反应
槟榔	沙丁胺醇、泼尼松	可能由于槟榔中含槟榔碱,具有胆碱作用	引起哮喘

中西药联合使用,有时会发生理化反应,产生配伍禁忌,影响疗效和安全性。在中西药联用过程中,必须严格遵循中西药各自的理论、原则合理使

用,不能仅凭药效的叠加应用。但由于中药成分复杂,只能要求尽量去发现中西药联用的作用机制及配伍禁忌来规避不良药物相互作用带来的不良后果,并客观总结中西药联用不良反应作用规律,实现中西药临床合理联用。

第六节　中药与食物的药代动力学相互作用研究

药物与食物的相互作用(drug-food interaction,DFI)是指在同时或一定时间内服用药物和食物后,使得药效加强或减弱,副作用减轻或出现不良反应的复合作用。这种相互作用十分常见,在服用药物时,如果没有选择合适的饮食和用药时间,导致药物与食物之间产生物理、化学等配伍变化,不仅会使药效降低,甚至产生严重的不良反应。

一、食物影响药物吸收

(一) 食物延缓、减少药物吸收

药物在通过胃肠道吸收的过程中很容易受到胃肠道生理、病理环境及其他理化因素的影响。DFI 影响中药的吸收主要是因为改变胃肠道的生理环境,如胃排空速率、胃肠道 pH、胃酸和胆汁的分泌等。胃肠道 pH 的改变会影响药物的溶解度,使酸性或碱性药物溶解度增加或降低。例如,进食后胃内 pH 升高可以使含碱性成分中药解离降低,更易以分子形式经胃壁吸收。高蛋白质低碳水化合物食物可以加速药物在肝脏的代谢,减少药物的吸收,而低蛋白质高碳水化合物则相反。中药与食物中的离子发生络合而产生难溶性物质也会使药效降低。例如,含钙中药与富含纤维素食物同服,由于钙和纤维素结合成不易吸收的物质,使得药效降低。

(二) 增加药物吸收

口服药物在发挥药效以前,有的存在首过效应,使得药物的生物利用度大大降低,而抑制肝药酶对药物的代谢或者提高药物溶解度等均可增加药物的吸收。在服药同时饮水可以增大胃内容物,降低渗透压,增加胃排空速率,促

使药物尽快进入小肠进行吸收。脂溶性食物使胆汁分泌增加,其中胆酸盐具有表面活性,可以促进难溶药物的溶解和吸收。葡萄柚汁中含有柚苷、呋喃香豆素类物质,这些物质可以选择性抑制 CYP3A4,由此减少药物的首过效应。例如,在服用 CYP3A 底物连翘酯苷 A 同时饮用葡萄柚汁,连翘酯苷 A 的代谢减少,生物利用度增加,同时提高了不良反应的发生率。因此在服用经 CYP3A4 代谢的药物时,应慎饮葡萄柚汁及橙汁、含乙醇饮品等对 CYP3A4 有抑制作用的食物。服用益气养阴解毒合剂时,合用抗氧化成分食物如维生素 C、维生素 E、黄酮类化合物等更有益于治疗放射性口咽黏膜炎[40]。研究表明十字花科蔬菜如卷心菜、西蓝花、菜花等,其中含有的成分水解后产物具有抗癌效果,因此在服用抗肿瘤药物时食用这些蔬菜有利于药效的发挥。

二、饮食结构影响药效

自古存在中药与食物搭配作为药膳进行防病治病、养生保健的传统。与上面食物与药物同时服用不同,药膳是在中医辨证配膳理论指导下,由药物、食物、调料配制而成的具有药用功效的特殊食物。药食两用性药(食)物分四气、五味、归经等。四气为寒、热、温、凉;五味指酸、苦、甘、辛、咸;归经是指药(食)物可对人体脏腑经脉产生明显的药效[41]。药膳功效大多是以清热、化痰、止痛、补气、活血等为名。不同的饮食结构影响药效,很多西药无法治愈的疾病,长期用中医药膳疗养可以达到非常好的效果,但要是配伍不当,也会产生很大的毒副作用。

(一)药膳治疗作用

药膳治疗是中华民族一大宝贵财富。食借助药,既有治病救人之用,还可强身健体,补充营养,并且还能满足在服药时对美味的追求,如目前通过益气养阴药膳治疗 2 型糖尿病达到了很好的效果。对于老年人来说,机体功能下降,药物更易在体内蓄积而产生长期毒性,像采用首乌大枣粥、夏枯草肉煲粥等治疗老年人高血压、高血脂,既能达到很好的效果,也可以避免西药对机体的不良反应[42]。中医认为肥人多痰湿,肥胖是脾、肾功能失调的结果,中医采用荷叶茯苓粥、山楂饮、鲤鱼汤活血化瘀、行气化痰治疗肥胖。

（二）药食毒性作用

对于中药来说,有时毒即是药,一般来说毒就是使用后产生严重不良反应的症状。药膳记载中不仅记录了功效,还记录了药食配伍的禁服、慎服。

服用温补类中药时忌食白萝卜。温补类中药人参、西洋参、黄芪、何首乌等是补气的,而萝卜则是降气、破气的,同时服用会降低补气作用。在服用养胃药物时避免使用糯米、肉类等不易消化食物,否则会加重肠胃负担。而在服用温热性质中药时要忌冷,否则难以发挥药效[43]。记载中单味药（食）就具有毒性的有白果、苦杏仁、花椒、桃仁、黄芥和蝮蛇,除蝮蛇毒性较高以外,其余均为小毒。在禁忌中以妊娠期妇女禁忌最多。

事实上,对于食物与中药之间相互作用的研究远比中药与其他物质相互作用研究的少,但食物与中药相互作用也是临床合理用药的重要内容之一,尽管中药研究十分复杂,但上述药膳治疗达到了很好的药效,并且药膳因人、因地、因病而异,更要重视药食之间的相互作用。

第七节　中药与内源性物质的药代动力学相互作用研究

长期以来,中药多以经验给药,其多成分、多靶点的作用机制使得中药相互作用的研究十分复杂,即便不和其他物质同服,当中药进入机体后,也会与机体内源性物质发生相互作用,并且部分中药通过影响内源性物质水平而发挥药效。中药有效成分可以改善机体的核酸代谢;促进多种因子分泌,增强机体免疫力;与蛋白质靶点结合发挥药效等。

一、蛋白质

（一）转运蛋白

中药通过影响转运蛋白发挥药效在前几个章节都有概述。中药与转运蛋白的相互作用既可协同也可拮抗,研究中药与转运蛋白相互作用的模型主要包括 CHO、MDCK Ⅱ 和 Caco‑2 细胞。常见的转运蛋白有 ATP 转运蛋白,包括 P‑gp、MRP 和 BCRP,摄取型转运蛋白包括 OCT、OAT 和 OATP。

（二）血清白蛋白

血清白蛋白是机体内含量最丰富的蛋白质，不仅起到储存和转运功能，也可以和其他物质发生可逆的非共价结合，是很多药物发挥药效的载体和靶分子。目前研究最广泛、应用最多的是 BSA 和 HSA，由于二者有 76% 的序列相似性，因此二者的功能也十分相似。有机小分子药物与血清白蛋白主要是通过范德瓦耳斯力、氢键、疏水作用力和静电引力结合。圣草次苷、光甘草定和蔓荆子黄素与 BSA 通过静电引力结合，与血清白蛋白上的 sub-domain ⅡA 位点结合，因此当有其他药物与 sub-domain ⅡA 位点紧密结合，圣草次苷等结合常数将会降低，影响药效，如将含这 3 种物质的中草药同服就会产生蛋白靶点竞争现象。莪术中的 β-榄香烯成分具有抗肿瘤作用，破血散瘀、行气止痛，适用于癥瘕积聚。β-榄香烯、甘氨酸与 BSA 相互作用，主要以疏水作用力结合，并且改变了 BSA 构象，由 BSA 为载体运输到作用部位，发挥抗肿瘤作用[44]。赤芍总苷具有抗血小板聚集、抗动脉粥样硬化、抗氧化、抗肿瘤等药理作用，其中主要成分芍药苷通过氢键和疏水作用力结合在 HSA 的 Site Ⅰ位点，由 HSA 运输发挥疗效。

（三）溶菌酶

溶菌酶（LYS）和内源性抗菌肽（rCRAMP）是具有抗菌活性的蛋白质，中性粒细胞可分泌弹性蛋白酶（NE）和组织蛋白酶（CG）调控机体炎症反应，分泌溶菌酶和 rCRAMP 杀灭细菌。研究表明，黄连和白头翁可明显促进脂多糖（LPS）刺激大鼠肠黏膜微血管内皮细胞释放杀菌酶和表达 rCRMP，对机体起保护作用。黄连、黄柏、白头翁等可提高机体免疫力，促进多种因子分泌[45]。

（四）免疫球蛋白

免疫球蛋白（Ig）是指具有抗体（Ab）活性的球蛋白，主要分布于血浆中。免疫球蛋白分为五类，即免疫球蛋白 G（IgG）、免疫球蛋白 A（IgA）、免疫球蛋白 M（IgM）、免疫球蛋白 D（IgD）和免疫球蛋白 E（IgE），主要用于抵御外界刺激、提高免疫力。在严重急性呼吸综合征（severe acute respiratory syndrome，SARS）和 H1N1 流感时期，静脉注射免疫球蛋白可明显改善患者症状。新型冠肺炎（COVID-19）具有极强的传染性，患者体内炎症因子相互作用导致组织肺水肿、肺毛细血管渗漏及急性呼吸窘迫综合征甚至危及生命。COVID-19

在中医里属于"疫病",可外淫肺卫、肌腠,内蕴肺胃。可采用麦冬、南沙参、知母、百合养阴清热;前胡、浙贝母、胆南星、瓜蒌清热祛痰,减轻炎症症状;黄芩、蒲公英、连翘、金银花清热解毒。中药复方合用免疫球蛋白、糖皮质激素等对新冠肺炎具有一定治疗效果[46]。三者在 COVID-19 的免疫调节治疗中可发挥协同作用。

二、色素

胆红素是胆色素的一种,是人胆汁中的主要色素,是体内铁卟啉化合物的主要代谢产物,可对大脑和神经系统产生不可逆损害,是临床上判定黄疸的重要依据。临床上常用中药治疗黄疸。治疗新生儿黄疸常用茵栀黄口服液和茵栀黄注射液,因其具有清热解毒、利湿退黄的功效。由于其作为组成型雄甾烷受体(CAR)激动剂,可诱导 UGT1A1 和 MRP2,促进胆红素的结合与排泄,从而治疗黄疸。除茵栀黄口服液外,茵陈蒿也常作为退黄中药,通过诱导 CAR和 UGT 发挥药效。除此之外也常采用中药药浴治疗黄疸,其中主要成分包括金银花、栀子、茵陈等,利用其组分对 CRC 调控并增强 OATP1B1、UGT1A1、MRP2 介导的胆红素摄取、代谢和排泄。发挥清热解毒利胆功效[47]。

三、激素

肽类激素由氨基酸通过肽键连接而成,主要由下丘脑及垂体等部位分泌,在胃肠道、脑组织、肺、心脏等各部位发挥作用,维持人正常生理活动,当机体处于病理状态时,这些激素的水平会产生变化,部分药物可通过改变激素水平而发挥药效。例如,与健康人相比,海洛因成瘾者的血浆血管活性肠肽(VIP)、P 物质(SP)含量较低,生长抑素(SS)含量较高,采用早安口服液对成瘾者进行脱毒治疗后,VIP、SS 含量显著变化,SP 无明显差别。其中 SS 几乎可以抑制所有已知的激素分泌,并在全身发挥作用,而中药制剂可以降低 SS 的含量[48]。

冠状动脉粥样硬化性心脏病(CHD)是严重危害健康的多发病,其显著特征是具有扩血管作用的 PGI_2 合成减少,缩血管作用的 TXA_2 增多,使得 TXA_2/PGI_2 的平衡遭到破坏。CHD 患者血浆中血管扩张剂代表物 NO 减少,强缩血管物质内皮素(endothelin, ET)含量增加。中药制剂心复宁 V 号将鹿衔草、瓜蒌、丹参、川芎、姜黄配伍,温补心肾、祛痰化瘀,能够扩张动脉血管、增加冠脉血流量、降低心肌耗氧量,其作用机制可能与促进 NO 分泌,抑制 ET 释放,调

整 TXA_2/PGI_2 平衡有关[49]。具有益气活血功能的中药均可以改善血管激素水平。黄芪中的黄芪多糖可以改善心肌氧化损伤;当归具有冠脉血管扩张作用;川芎可扩张外周血管,增强心肌收缩力;三七可活血化瘀,增加冠脉血流量。中药还可以通过影响性激素水平治疗多囊卵巢综合征;通过调节糖代谢激素水平治疗糖尿病。

第八节　中药药代动力学相互作用研究展望

中药药代动力学相互作用发展至今,在方法和技术上已有不小的突破。这方面的研究逐渐围绕着更多能产生相互作用的药物和靶点展开,尽管有相关技术和理论还不够成熟,但其具有很大发展前景。应在现有的基础上,进一步开展技术和方法研究,使中药药代动力学相互作用研究走向规范化。如果能将中药相互作用这一难点解决好,有助于推动中药走向现代化、国际化。

一、中药药代动力学相互作用研究的前沿热点

近年来,由于对中药及其组分药理活性的认知不断拓展,中药的疗效得到了广泛的认可,并且药物联用带来的疗效变化和引起的不良反应使中药药代动力学相互作用研究不断深入。目前研究较为广泛的是基于转运蛋白、代谢酶的中西药联用、相互作用机制研究。

转运蛋白可受到中西药抑制或诱导,是发生药物相互作用的一个重要靶点。大多数抗肿瘤药物由转运蛋白摄取或排出细胞,合理联用对外排转运蛋白具有抑制作用的中药,有利于抗肿瘤药物的合理应用及研发。转运蛋白中研究最多的是 P-gp,由于其在胃肠道、肝、肾、脑组织等均有分布,明确了具体中药对 P-gp 的作用可以避免不良反应,甚至可以通过中药合理配伍提高药效。相对来说,OATP、BCRP 等转运蛋白介导的药物相互作用研究还较少。竞争血浆蛋白结合也是导致药物相互作用的重要因素,并且有研究表明血浆蛋白结合具有一定规律性。如血浆蛋白结合率高的中药成分多呈酸性;与其他萜类中药相比,三萜类中药血浆蛋白结合率较高。这方面还有待深入研究。

中西药联用现象十分普遍,中药和西药具有各自的治疗优势,普遍联用就避免不了药物的相互作用。中西药结合不是中药与西药的简单相加,而是在

中西医结合理论指导下进行的中西药合理配伍应用。合理的中西药联用能取长补短,事半功倍。目前中西药相互作用也大多是基于 P-gp 等转运蛋白和 CYP450 酶等展开的研究,根据联用结果分析作用机制。中西药联用问题是当前中药研究的热点与难点,要加大科研力度,立足于国情,开展更为细致深入前瞻性、创新性的研究,出具更具权威性的合用指导原则,有利于指导临床合理用药,为药物治疗提供更多可能性。

中药的配伍禁忌遵循"十八反、十九畏",明确规定不宜进行配伍的中药,但为何不宜的配伍机制并不明确。中药配伍禁忌机制是中药研究的一大热点。在研究过程中应强调中医理论指导,采用适宜的剂量、剂型和给药方式,不能一味按西医理论研究中药,不能过度追求中药有效化学成分的分离纯化。对于药食两用性药(食)物,以"性-味-归经-功效"为主线的中药性效关系也是中药药性理论研究热点。研究过程中,应遵从中药传统理论,以食代药,药归于食,这样既可以发挥药效还可增强免疫。

二、中药药代动力学相互作用研究的未来趋势

(一)新思路和新策略

中药无论是和西药、食物还是内源性物质发生相互作用,多是研究中药单体的相互作用,但中药大多是以复方形式给药,中药单体不会发生的药物相互作用与西药配伍后可能产生中西药相互作用,或者是它的代谢产物会与其他药物发生药物相互作用。药物相互作用的体内、体外研究,动物与人体之间存在差异。例如,小檗碱可诱导许多肿瘤细胞的 P-gp,但人体长期使用小檗碱却抑制 P-gp 的功能[50]。设计不够科学、严谨的研究获得的药物相互作用结果有时难以应用于临床。这就要求我们采用更全面、更科学、更严谨的思路、方法和技术及更适合的模型进行研究。

中药相互作用研究大多聚焦代谢酶或转运蛋白展开,但药物一旦进入体内,会经历吸收、分布、代谢直至排出体外。中药在机体内的作用是相互联系的,不能只着眼于一个靶点,要尝试将代谢酶、转运蛋白等多个靶点之间的相互作用结合起来研究。关于中药可以调控血脑屏障通透性方面也缺乏深入研究,特别是临床证据。如果能进一步明确中药改善血脑屏障通透性作用机制,可以增加药物的脑组织靶向输送,提高疗效。

中西药联用的复杂性有时源于研究方法不当。中药与西药有各自的研究

方法和基本原则,目前大多数研究是将中药"西药化"。反之,如果尝试将西药"中药化"展开研究,也许会具有新的突破。

（二）新方法、新技术与新模型采用

中药药代动力学相互作用研究大多采用体外法、在体法和体内法。由于动物与人体之间存在种属差异,有时动物实验数据不能外推至人体。临床研究是评价药物相互作用最有效的方法。由于伦理原因,动物实验在国内外备受争议,应当尝试、建立更多的体外模型。临床上采用探针药物考察药物在体内的药代动力学行为,可以更加真实、直接的获得联用信息。多种探针同时使用可以观测中药与多个转运体代谢酶的关系,是研究中西药联用常用的方法。由于个体差异,以及探针药物之间会发生相互作用,应寻找新方法或进行科学合理的实验设计。

随着现代科技的迅猛发展和多学科交叉融合,中药研究的新理论、新方法、新技术和新模型不断被提出和建立,如基于整体观,符合中医药特点的中药多组分表征技术、中药生物体内动态药效物质研究技术、生物捕集-化学集成表征新技术、中药多成分整合作用研究技术、多指标质量控制技术、中药基因组学、转录组学、蛋白质组学、代谢组学、基于靶细胞的微观药代动力学研究等,为中药作用机制、药效物质基础及配伍组方机制研究提供了科学方法和技术支撑,也为中药药代动力学相互作用研究提供了新思路和新方法。[51]

近年来生理药代动力学模型在药物临床研究中取得了广泛运用。生理药代动力学模型是由各种独立的组织、器官等独立房室构成,能够模拟药物在体内的药代动力学过程,预测结果更加真实、可靠。中药的"归经"与生理药代动力学模型的组织分布十分相似,很适合于中药相互作用研究。目前的难点在于缺乏可靠的及特殊人群的生理参数,由于该模型在国外研发,在国内应用还存在人种差异。该模型的计算十分复杂,相关人才也较为缺乏。但是如果能将该模型在我国广泛应用,可以提高临床试验的效率,加快新药研发进程。

（马国,杜婉笛）

-------------------------------| 参考文献 |-------------------------------

［1］陈琼华,高士美,杜学芳,等.中药大黄的综合研究IV.大黄蒽醌衍生物在体内的吸收、

排泄和分布.药学学报,1963(9):525-530.

[2] 聂继红,王萍.中药药动学研究进展.中国药房,2007,18(6):470-472.

[3] 王停,周刚,赵保胜,等.中药新药研发策略分析.中国新药杂志,2017,26(8):865-871.

[4] 国家药品监督管理局.国家药品监督管理局关于发布古代经典名方中药复方制剂简化注册审批管理规定的公告(2018年第27号).

[5] 国家药监局综合司.国家药监局综合司公开征求古代经典名方中药复方制剂及其物质基准申报资料要求(征求意见稿)意见.

[6] 张倩,韩星星,毛春芹,等.中药复方制剂开发的机遇与挑战:古代经典名方研究开发的问题分析.中国中药杂志,2019,44(19):4300-4308.

[7] 李宇明,谭金华,陈捷,等.华法林配合复方丹参滴丸治疗老年非瓣膜性房颤合并血栓栓塞40例疗效观察.新中医,2006,38(11):23-24.

[8] 金锐,王宇光,薛春苗,等.中成药处方点评的标准与尺度探索(二):重复用药.中国医院药学杂志,2015,35(7):565-570.

[9] 屠鹏飞,史社坡,姜勇.中药物质基础研究思路与方法.中草药,2012,43(2):209-215.

[10] Xue T, Roy R. Studying traditional Chinese medicine. Science, 2003,300(5620):740-741.

[11] 李明会,阮玲玉,赵文龙,等.基于代谢组学/药动学整合策略的多组分中药药效物质基础研究.世界科学技术-中医药现代化,2018,20(8):1471-1475.

[12] 姜华,高原,杨景明,等.源于"整体观"思想的中药质量评价方法研究概述.中国中药杂志,2015,40(6):1027-1031.

[13] 陆茵,王爱云,韦忠红,等.基于"整体观"探讨中药的研究思维和方法.世界科学技术-中医药现代化,2019,21(1):1-7.

[14] 张伯礼,张俊华.中医现代化研究20年回顾与展望.中国中药杂志,2015,40(17):3331-3334.

[15] 田乐,狄留庆,周伟,等.中药多组分网络靶点效应PK-PD结合模型应用研究与思考.世界科学技术(中医药现代化),2012,14(4):1824-1830.

[16] 陈修平,钟章锋,徐曾涛,等.基于药效物质基础的中药药物代谢动力学.世界科学技术-中医药现代化,2011,13(1):137-142.

[17] 赫记超,周芳,张经纬,等.中西药相互作用的药代动力学机制研究进展.中国临床药理学与治疗学,2014,19(4):470-476.

[18] 杨珅珅,刘安丽,单兰兰,等.基于ABC外排蛋白介导的中药七情配伍的药动学机制研究进展.中国中药杂志,2018,43(4):676-683.

[19] 高旅,吴丽萍,史正刚,等.中药调控血脑屏障通透性的作用研究进展.中国实验方剂学杂志,2019,25(20):200-207.

[20] 王韵,柴逸峰,朱臻宇.基于疾病动物模型的中药药动学研究进展.药学实践杂志,2017,35(2):108-111,140.

[21] 陈秀霞.几种中草药活性成分与蛋白质相互作用的研究.南昌:南昌大学,2008.

［22］ 曾华平,陈红,陈丹,等.玳玳果黄酮降脂提取物效应组分血浆蛋白结合特性研究.中国中药杂志,2019,44(9):1911－1920.

［23］ 齐瑶,皮子凤,宋凤瑞,等.制川乌与川贝母、浙贝母配伍前后化学成分的变化研究.中草药,2011,42(12):2438－2441.

［24］ 刘淑琴.关于中药复方药动学的研究进展.民营科技,2016(3):68.

［25］ 吴金兰,赵云燕,李国忠.中药药动学的研究进展.中国医院药学杂志,2010,30(23):2017－2020.

［26］ 赵艳,杜冠华,王少华.中药复方药动学研究进展.中国药房,2009,20(36):2873－2876.

［27］ 吴宝剑,吴伟.中药药动学研究进展.中国临床药学杂志,2006(2):128－130.

［28］ 李煦颖.青藤碱的肠吸收特性及药动学研究.沈阳:中国医科大学,2010.

［29］ Chen Y, Li Y, Wang Y, et al. Comparative pharmacokinetics of active alkaloids after oral administration of Rhizoma Coptidis extract and Wuji Wan formulas in rat using a UPLC－MS/MS method. Eur J Drug Metab Pharmacokinet, 2015, 40(1):67－74.

［30］ 孙佳慧,赵海峰,郭兴蕾,等.中药有效成分血浆蛋白结合率的研究进展与相关规律探讨.实用药物与临床,2017,20(1):91－98.

［31］ 鲍红松,侯靖宇,胡贺佳,等.平衡透析法测定羊耳菊提取物中9个成分的血浆蛋白结合率.中国中药杂志,2019,44(7):1475－1484.

［32］ Zhou W, Di L Q, Shan J J, et al. Intestinal absorption of forsythoside A in different compositions of Shuang-Huang-Lian. Fitoterapia, 2011, 82(3):375－382.

［33］ Mao S, Zhang H, Lei L, et al. Rapid determination and pharmacokinetics study of lignans in rat plasma after oral administration of Schisandra chinensis extract and pure deoxyschisandrin. Biomed Chromatogr, 2011, 25(7):808－815.

［34］ 张宾,张临通.近年中药对 CYP450 酶系影响的研究进展.中药药理与临床,2005,21(6):92.

［35］ 左笑丛,刘玉兰,吴翠芳,等.银杏叶提取物对 CYP450 酶的影响及与其他药物的相互作用.中国新药与临床杂志,2008,27(1):64－69.

［36］ Gao J, Ajala O S, Wang C Y, et al. Comparison of pharmacokinetic profiles of Terminalia phenolics after intragastric administration of the aqueous extracts of the fruit of Terminalia chebula and a Mongolian compound medicine-Gurigumu-7. J Ethnopharmacol, 2016(185):300－309.

［37］ 王艳艳.马兜铃酸通过膜转运蛋白进入肾小管上皮细胞的研究.北京:中国协和医科大学,2009.

［38］ 李庆,戴岳.基于药动学研究中药多成分相互作用概述.海峡药学,2017,29(2):4－7.

［39］ 王丽霞.基于中西药相互作用研究的药学监护探讨.北京:北京中医药大学,2008.

［40］ 邢华英,唐媛媛,李丹明,等.抗氧化食物联合中药防治放射性口咽黏膜炎.护理学杂志,2015,30(5):14－16.

［41］ 严姝霞,陈仁寿,徐桂华,等.药食两用性药(食)物性效与病症宜忌探析.护理研究,

2016,30(10):3790-3792.

[42] 武彩莲,蔡缨,曾海娟.药膳食疗在临床营养治疗中的应用.中国疗养医学,2011,20(1):57-58.

[43] 佚名.服中药忌吃五类食物.中外女性健康(特别篇),2012(5):37.

[44] 牛晓颖,孙晓静,刘艳菊.双光谱法研究β-榄香烯甘氨酸与牛血清白蛋白的相互作用.中医学报,2019,34(3):581-586.

[45] 高洋,朱雯雨,穆祥.不同中药对脂多糖刺激 RIMVECs 后 PMNs 杀菌酶释放及内源性抗菌肽表达的影响.湖北畜牧兽医,2018,39(5):5-8.

[46] 张小飞,张彩萍,王耀勇.中药联合免疫球蛋白治愈新型冠状病毒肺炎重症型1例临床报道.中国民间疗法,2020,28(8):3-6.

[47] 刘备,马国.新生儿黄疸的治疗药物研究进展.中国医院药学杂志,2015,35(16):1515-1519.

[48] 刘梦光,肖丹,张玉萍,等.早安口服液对海洛因成瘾者血管活性肠肽、P 物质、生长抑素的影响.中国药物滥用防治杂志,2000(6):39-40.

[49] 李联社,蓝愈欣,徐敏妮,等.心复宁 V 号对急性心肌缺血大鼠血浆 TXA_2、PGI_2 及 NO、ET 的影响.河北中医,2009,31(8):1221-1224.

[50] 杨世磊,刘克辛.药物转运体介导的中药及单体药物相互作用的研究进展.药物评价研究,2019,42(1):197-206.

[51] 齐炼文,周建良,郝海平,等.基于中医药特点的中药体内外药效物质组生物/化学集成表征新方法.中国药科大学学报,2010,41(3):195-202.

时辰药代动力学

药代动力学是研究药物通过各种给药途径进入机体后的吸收、分布、代谢与排泄过程并定量阐述药物在机体内动态规律的一门学科。时辰药代动力学则研究药物及其代谢物在体内过程中的节律性变化和机制,是介于时辰生物学与药代动力学之间的一种新的学科分支。时辰药代动力学产生的基础是生物节律(昼夜节律)。

哺乳动物的许多生理(如血压、体温和心率)和行为(如睡眠-觉醒周期和进食)都具有昼夜节律。昼夜节律是由位于下丘脑的视交叉上核(SCN)的中枢生物钟和存在于外周组织中的外周生物钟共同驱动产生的。在分子水平,生物钟系统由一组保守的时钟基因/蛋白质组成,其中包括芳香烃受体核转位蛋白样1抗体(brain and muscle ARNT-like protein 1, BMAL1)、钟基因(circadian locomotor output cycles kaput, CLOCK)、隐花色素(cryptochrome, CRY)和周期蛋白(period, PER)等,这些时钟基因/蛋白质通过转录-翻译负反馈机制调控下游基因的节律表达。生物钟破坏/时辰节律紊乱可能导致各种各样的疾病(如肥胖、糖尿病和癌症等)[1]。

许多药物处置蛋白包括 I 相代谢酶[如细胞色素 P450 3A11(cytochrome P450 3A11, CYP3A11)、羧酸酯酶 2(carboxylesterase 2, CES2)和二甲基苯胺单加氧酶 5(flavin containing monooxygenase 5, FMO5)]、II 相代谢酶[如尿苷二磷酸葡萄糖基转移酶 1A1(UDP-glucosyltransferase 1A1, UGT1A1)和磺基转移酶 1A1(sulfotransferase 1A1, SULT1A1)]和转运蛋白(如 P-gp)的表达均具有时辰节律[2]。这些药物处置蛋白的时辰节律通常是由一个或多个时钟因子[如 BMAL1、白蛋白位点 D 结合蛋白(albumin D site-binding protein, DBP)、反红细胞增多病毒 α(reverse erythroblastosis virus α, REV-ERBα)和 E4 启动子

结合蛋白 4(E4 promoter binding protein – 4，E4BP4)]调控产生。临床上，某些药物于不同时间服用后，药物在血中的浓度水平及其在体内存留时间长短不同，药物疗效或不良反应也出现差异，如氟尿嘧啶(5 – fluorouracil，5 – FU)的服用时间不同，其抗癌效果存在差异；对乙酰氨基酚(paracetamol)的肝毒性在夜间比白天更高。基于代谢酶/转运蛋白时辰节律的时辰药代动力学，可以解释这种时辰依赖性的药物疗效或毒性[3]。

近年来在时辰药代动力学研究中，涉及的药物有激素类抗哮喘药物、抗生素、抗肿瘤药物、抗心绞痛药、抗高血压药、治疗胃肠病药、非甾体抗炎药、免疫抑制剂、鸦片制剂及治疗精神类疾病的药物等。时辰药代动力学的研究有助于选择与疾病治疗节律相适应的给药时间，为临床合理用药提供新思路，同时也为设计研制具有节律性给药特点的新剂型提供依据和方法。在临床实践中，医务人员应根据机体对药物反应的节律性等时间因素来确定最佳的给药时间和剂量，以提高疗效和减少毒性[4]。

第一节　生物钟系统

地球绕地轴自转的周期为 23 h 56 min 4 s，绕太阳公转的周期为 365.25 天。地球还有一个围着它绕转的卫星，即月球。月球公转的周期为 29.5 天(朔望月)。月球绕着地球转，地球和月球一起绕着太阳转，它们的旋转律动无时无刻不在影响和控制着地球上的生物。太阳是地球上所有生命的能源和动力，只有当生命的节奏与自然环境，特别是与能量供应的节奏吻合的时候，才能在生物演化的过程中被自然选择而存活下来[5]。

一、生物节律与生物钟

生物体内生理功能活动具有多种节律，按其周期长短可分为以下几类。① 超日节律：指周期短于 20 h、变动频率超过每日一次的生物节律，如机体电位变化和呼吸往复[6]。② 近似昼夜节律或近日节律：指周期约为 24 h 的生物节律，有人直接称为"昼夜节律"。但是按照时间生物学的定义，近似昼夜节律与昼夜节律并非同一概念。近似昼夜节律指在没有任何授时因子(光、温度和食物等影响)的条件下，机体表现出来的自身固有节律。它接近但往往并不恰好等于一昼夜的时间。而昼夜节律是指机体的近似昼夜节律与环境昼夜变动节律同步表现出来的节律,该节律具有与环境节律相同的周期,即一昼夜。哺乳动物的睡眠-觉醒、摄食、躯体活动、心率、血压、体温和激素等皆具有昼夜节律。③ 近似潮汐节律,指周期约为 12.4 h 的生物节律。海洋生物的生理功能和行为活动常具有这种节律。④ 亚日节律,指周期性变化频率少于每日一次的节律。一般周期长于 28 h 的节律属于亚日节律。例如,妇女月经周期节律、鸟类迁徙的季节律及动物的冬眠。以上这些节律都是生物为了适应地球自转和公转导致的自然环境周期性变化(如光照、温度、湿度和食物供应等)而形成的。生物节律是由体内存在的"生物钟"控制和调节的。生物钟是生物体内在的计时结构或时钟,启动和控制着所有生物节律[7]。

中国早在战国时期就有了关于生物钟的记载,中医经典《黄帝内经》云:"朝则人气始生,病气衰,故旦慧;日中人气长,长则胜邪,故安;夕则人气始衰,邪气始生,故加;夜半人气入脏,邪气独居于身,故甚也。"即疾病之普遍规律为白天向愈,夜晚加重,皆因昼则阳盛,人体抗邪能力趋强,夜则阳衰,人体抗邪能力向弱。《黄帝内经》详细描述了人的身体状况随环境变动而变化的周期性现象,提出"人与天地相应",主张"因时施治"。在日常生活中,几乎每个人都有这么一种感觉:有时体力充沛,情绪饱满,精神焕发,而有时却又感到浑身疲乏,情绪低落,精神萎靡。迥然不同的两种情况是怎么在同一个人身上发生的呢? 20 世纪初,德国内科医生 Wilhelm Fliess 和奥地利心理学家赫乐曼斯沃博达通过长期的临床观察,揭开了其中的奥秘。原来,在患者的病症、情感及行为的起伏中,存在着一个以 23 天为周期的体力盛衰(称为"体力钟")和以 28 天为周期的情绪波动(称为"情绪钟")。体力钟影响着人们的体力状况,包括对疾病的抵抗能力、肌肉收缩能力、身体各部位的协调工作能力、动作速度、生理变化适应能力及其他一些基本的身体功能和健康状况等。情绪钟影响着人们的创造力、对事物的敏感性和理解力及心理方面的一些功能等。

20 世纪中期,人们开始对生物钟进行广泛和深入的研究。德国生物学家本林、阿绍夫和美国生物学家皮登觉被认为是生物钟研究的开创者。本林研究的是植物的叶子开合活动的生物钟行为,阿绍夫研究的是人的体温、活动等和鸟类的一些生物钟行为,而皮登觉研究的则是果蝇运动的生物钟行为。随着生态学、动物行为学、原生动物学、进化生物学、哺乳动物生理学及人类生物医学、农学等学科的发展,人们发现生物钟是存在于包括人类在内的几乎所有生物体内的现象。这个时钟有助于我们为日常的生理功能做好准备,这种规律性的适应被称为"昼夜节律",但是人体内部生物钟的工作原理仍然是个谜。对于生物钟工作原理的探究直到 20 世纪 90 年代才取得了重大突破,科学家们至今仍在对生物钟的运行机制进行更为深入的研究和探讨。

在所有的生物节律中,昼夜节律与人类的关系最为紧密。地球上亿万年昼来夜往,永不停息,人体的各种生理功能随之建立了有规律的昼夜周期。人的体温早晨稍低,白天逐渐上升。新陈代谢活动,白天分解过程旺盛,晚间则同化过程增强。白天交感神经活动占优势,夜晚副交感神经活动占优势。人体的肾上腺素(epinephrine)含量在白天某一时刻达到最高水平,然后逐渐下降,12 h 后再度上升。正常情况下,这些生理变化在一天之中的波动幅度是基本恒定的。人的学习与记忆能力、情绪、工作效率等也有明显的昼夜节律波动。

扰乱生物钟会导致食欲下降、工作效率降低、事故增多。此外,还会引发许多疾病,如癌症、代谢综合征、心脏病、睡眠障碍和抑郁等[8]。对生物钟和节律深入认识并加以利用具有重要的意义。例如,参照人体周期节律性变化规律,可以预测生理功能的变化;发现人体节律紊乱,往往能提示某些疾病的发生,矫正节律则可以防治这些疾病;按照人的心理、智力和体力活动的生物节律,来安排作息制度,能提高工作效率和学习成绩、减轻疲劳、预防疾病及防止意外事故的发生;结合生理病理节律及药物作用节律,合理地选择最佳用药时间,可最大限度发挥药物疗效、规避药物不良反应[9]。

二、生物钟分子机制

生物钟系统由三部分组成:输入通路(input pathway)、中心起搏器/振荡器(central pacemaker/oscillator)和输出通路(output pathway)。输入通路感受外界信号(如光与温度等),并把这些信号加工成神经信号传递到中心起搏器/振荡器;中心起搏器/振荡器由一组时钟基因及其蛋白质组成,主要通过转录和翻译产生分子振荡;而输出通路则通过分子振荡调控下游各种生命过程,包括生理和行为等[10]。

目前普遍认为,哺乳动物的生物钟分为中枢生物钟和外周生物钟。中枢生物钟位于 SCN,而外周生物钟存在于外周组织器官如肝、肠、肾、肌肉、肾上腺和脂肪组织。SCN 是哺乳动物生物钟的主要振荡器,可接收来自视网膜神经节细胞的光信号（光性授时因子），以调整自身的振荡节律，从而维持与外部环境节律的同步。同时，它发出振荡信号包括周期性变化的神经信号和激素（或其他体液因素）信号，影响和调节外周生物钟功能，使他们的活动也按一定的节律进行。值得一提的是，生物钟具有自主发生节律性振荡的能力，即具有自动节律性。此外，其他授时因子如进食节律也可调节外周（如肝脏）生物钟的节律[11]。

在分子水平上，哺乳动物的生物钟是由转录激活因子和抑制因子组成的转录-翻译反馈回路系统（主要有3条反馈回路，图4-1）。在主回路（loop 1）中，转录激活因子 BMAL1 和 CLOCK［或神经元 PAS 结构域蛋白2（neuronal PAS domain protein 2，NPAS2）］形成异源二聚体，结合于时钟调控基因（CCG，包括 PER 和 CRY）启动子上的 E-box 元件，激活 CCG 的转录与表达。PER 和 CRY 蛋白累积到较高水平时，会抑制 BMAL1/CLOCK（NPAS2）复合物的活性，进而下调它们自身及其他 CCG 的表达。同时，酪蛋白激酶［casein kinase 1ε（CK1ε）和 CK1δ］和腺苷酸激酶［adenosine 5′- monophosphate（AMP）- activated protein kinase，AMPK］会分别作用于 PER 和 CRY 蛋白，促使其降解。随着 PER 和 CRY 蛋白水平下降，其不再抑制 BMAL1/CLOCK（NPAS2）复合物

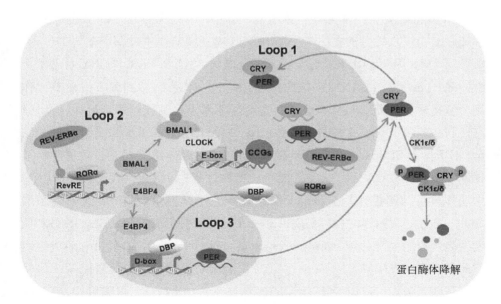

彩图4-1

图4-1　分子生物钟示意图（见彩图）

的活性。此时，将进入新一轮的转录-翻译循环。第二条回路（loop 2）由 BMAL1/CLOCK 的靶基因视黄酸相关孤儿受体（retinoid-related orphan receptor, ROR）和 REV－ERB 驱动。ROR 和 REV－ERB 竞争性结合于 *BMAL1* 启动子区域的 RORE（又称 RevRE）元件。前者激活 *BMAL1* 转录，而后者抑制 *BMAL1* 转录。BMAL1、REV－ERB 和 ROR 组成的回路 2 对维持生物钟系统的稳定性起到了重要作用。第三条回路（loop 3）由时钟因子 DBP 和 E4BP4 构成。DBP 和 E4BP4 竞争性结合靶基因的 D－box 元件，分别激活和抑制靶基因的转录，共同调控包括 PER 在内的靶基因表达。在生物钟系统中，时钟因子相互联系，此消彼长，共同控制和维持生物节律[12]。

三、时钟因子

生物钟基因普遍存在于生物界，生物钟基因及其编码的蛋白质（时钟因子）组成反馈回路，维持生物钟系统的持续振荡并与环境周期保持同步，各级进化水平物种的生物钟的基因组成和控制途径有同有异。下面我们对哺乳动物主要时钟因子进行简要介绍。

（一）BMAL1

BMAL1 基因位于 11 号染色体短臂，编码 BMAL1 蛋白。BMAL1 是生物钟系统中最为核心的因子之一，在维持哺乳动物昼夜节律中发挥了重要的作用。BMAL1 与分子伴侣 CLOCK 结合成异源二聚体，继而与 PER 与 CRY 启动子上游的 E－box 元件（CANNTG 序列）结合并将它们激活，达到调节昼夜节律作用。值得注意的是，BMAL1 也可独立发挥基因表达调控作用。例如，BMAL1 直接与 2 型碘甲状腺原氨酸脱碘酶（type 2 iodothyronine deiodinase）启动子结合（不依赖于 CLOCK），激活其转录及表达，调控锥体感光功能。除了生物节律调节功能，BMAL1 还可能在其他生理代谢过程（如脂肪、糖及胆固醇代谢）中发挥重要的调控作用。*Bmal1* 敲除会导致小鼠肥胖，使其血液中脂肪酸（fatty acid）[包括甘油三酯（triglyceride, TG）、游离脂肪酸（free fatty acid）和低密度脂蛋白胆固醇（low density lipoprotein cholesterin）]增加，肝脏和肌肉组织中的脂肪生成发生异常。另外，BMAL1 影响脂肪生成可能与其调控 Wnt 信号通路基因有关。BMAL1 对糖代谢的影响体现为，在 *Bmal1* 敲除鼠中，胰岛细胞增殖减少、胰岛素分泌减少和糖耐受量降低[13]。

（二） CLOCK

CLOCK 基因位于 4 号染色体长臂,编码的 CLOCK 蛋白是生物钟系统的核心因子之一,对维持哺乳动物昼夜节律具有重要作用。CLOCK 蛋白含有 846 个氨基酸,包含碱性螺旋-环-螺旋(basic helix-loop-helix, bHLH) 结构域、PER-AHR/ARNT-SIM(PAS)结构域、DNA 调节域及富含谷氨酰胺的结构域。CLOCK 几乎在所有组织器官中都有表达,作为 BMAL1 重要的分子伴侣,与 BMAL1 形成异源二聚体,结合于启动子区域的特异性反应元件(E-box 元件),激活下游基因的转录。在某些情况下,CLOCK 可不依赖于 BMAL1 而独立地发挥正向调控作用。例如,CLOCK 可作为核因子活化核因子 κB(nuclear factor kappa-B,NF-κB)的共调控因子,激活 NF-κB 介导的转录;还可作为组蛋白乙酰转移酶(histone acetyltransferase),调控线粒体蛋白的活性。*Clock* 基因缺陷小鼠会出现昼夜节律紊乱、肥胖、糖脂代谢异常,并伴随心律失常及躁狂。基于基因芯片技术,108 个基因被发现在 *Clock* 缺陷小鼠中的表达下降,这些基因参与脂质代谢、糖代谢、细胞增殖与分化、应激反应、免疫功能、蛋白修饰和信号转导等,提示 Clock 对多种生理功能包括糖脂代谢具有重要的调控作用[14]。

（三） NPAS2

NPAS2 基因是 *CLOCK* 的同源基因,位于 2 号染色体短臂,基因长度约为 176.68 kb。NPAS2 蛋白可与 BMAL1 结合形成异源二聚体,转录调控下游靶基因,在 SCN 和外周组织中可以补偿由 CLOCK 缺失所导致的节律异常现象。NPAS2 属于 PAS 转录因子家族,其结构域和 CLOCK 高度相似,两者都具有 basic helix-loop-helix/Per-Arnt-Sim (bHLH-PAS)结构域及与核受体相互作用结构域。bHLH 结构域特异性识别并结合特定序列的 DNA,招募相关转录因子,启动基因转录。NPAS2 在 SCN 及许多外周组织如肝脏、心脏中的表达具有明显的节律性。*NPAS2* 基因的启动子上含有 RORα 和 REV-ERBα 的应答元件,其节律表达受到 RORα 和 REV-ERBα 的调节。NPAS2 除了对节律具有调控作用之外,与高血压、代谢综合征及非酒精性脂肪性肝病等疾病也密切相关。在肿瘤方面,NPAS2 作为一个主要的生物标志物,参与调控众多与肿瘤相关的生理通路。*NPAS2* 基因的多态性与非霍奇金淋巴瘤(non-Hodgkin's lymphoma)、乳腺癌、肝癌和前列腺癌发病风险相关[15]。

(四) PER

时钟基因 *PER* 最早在果蝇中被发现,随后在哺乳动物中也克隆得到了该基因。哺乳动物的 *PER* 基因分为 *PER1*、*PER2* 和 *PER3* 三种亚型。*PER1* 及 *PER2* 作为生物钟系统的核心基因,广泛分布与机体各个脏器中,参与机体的各项生命活动、细胞周期及细胞凋亡的调控。*PER1*、*PER2* 和 *PER3* 的启动子上游均含有 E - box 元件,CLOCK - BMAL1 或 NPAS2 - BMAL1 可与 E - box 结合,激活这些基因的转录。*PER* 基因家族在生物节律的调控中起着关键作用。在小鼠中,同时敲除 *Per1* 和 *Per2* 会导致节律完全丧失,而单独敲除 *Per1* 或 *Per2*,节律并不会完全丧失,这表明 *Per1* 和 *Per2* 在某种程度上具有相同的功能。相比之下,仅敲除 *Per3* 的小鼠昼夜节律基本维持正常,表明 *Per3* 调控昼夜节律的功能可能相对较弱。除了调节机体的昼夜节律,*PER* 在其他方面也有着重要的作用,有研究发现,*Per1* 基因丢失的小鼠会出现磷脂类代谢异常;而 *Per2* 基因则被证实与受试动物的寿命及内脏功能有关[16]。

(五) CRY

CRY 最早是在植物中发现的,它能够感受蓝光信号,使植物能够根据太阳周期来调整生物钟。之后的研究发现,果蝇、小鼠及人类体内都存在 CRY 基因,分别简称为 dCRY、mCRY 和 hCRY。CRY 基因/蛋白是生物钟系统的核心组成部分之一,受 SCN 的支配与调控。在哺乳动物中,*CRY* 基因分为两个亚型 *CRY1* 和 *CRY2*。*CRY* 基因编码的蛋白是生物钟转录-翻译反馈回路系统的关键组分,该蛋白能够稳定另一时钟因子 PER 的蛋白结构,并与 PER 形成蛋白复合物,将其从胞质转运至胞核。在生物钟转录-翻译反馈回路系统中,时钟因子 CLOCK - BMAL1 形成的异二聚体可促进 CRY 表达上调,而 CRY 与 PER 形成的复合体又可以反过来抑制 CLOCK - BMAL1 的活性,从而抑制 CRY 和 PER 本身的转录。机体内 CRY 蛋白表达受阻或减少会导致机体昼夜节律紊乱,昼夜节律紊乱又会诱发免疫失调、代谢紊乱和肿瘤等疾病。研究证实,CRY 与机体炎症反应相关,CRY 的缺失会激活环磷酸腺苷(cyclic adenosine monophosphate, cAMP)/蛋白激酶 A(protein kinase A system, PKA)信号通路,进而活化下游 NF - κB 炎症信号通路,增加炎症因子的表达。又有研究发现,CRY 可能与肿瘤的发生发展、预后、患者的 DNA 损伤和化疗效果密切相关,在肿瘤中往往扮演着"抑癌"的作用,深入研究其中分子生物学机制有助于提高肿瘤治疗效果并改善患者预后[17]。

(六) REV – ERBα/β

REV – ERBα 是核受体超家族的成员,是可受配体调节的转录因子。*REV – ERBα* 于 1989 年被发现由甲状腺激素受体 α 基因的反向链编码。1994年,多个实验室又发现了其同源基因 *REV – ERBβ*。1998 年,研究者发现REV – ERBα 的转录本以细胞自主(即无授时因子存在)的方式呈现节律性表达,其节律幅度在节律表达基因中名列前茅。进一步的研究发现,小鼠多个组织中 *Rev-erbα* mRNA 呈现节律性表达。REV – ERBα 和 REV – ERBβ 蛋白表达的昼夜节律模式非常相似。在小鼠肝脏,两种蛋白质在 ZT10 左右表达达到峰值,其中 REV – ERBα 振幅较大。REV – ERBα 和 REV – ERBβ 在脂肪组织、骨骼肌、脑、肠和肝脏中均有表达,但是,其表达呈现不同的组织特异性。例如,*REV – ERBα* 在多个组织中均呈现相似的高表达,而 *REV – ERBβ* 则主要在脑和甲状腺等特定组织中表达较高。和 *Bmal1* 敲除鼠类似,*Rev-erbα/β* 双敲可扰乱小鼠的昼夜节律,表明 REV – ERBα/β 是生物钟系统的核心组成部分。虽然REV – ERBα 和 REV – ERBβ 均是生物钟系统的必要组成部分,但是 REV – ERBα 可能更为重要。*Rev-erbα* 敲除可显著改变小鼠的节律周期和时相,造成昼夜节律扰乱,而 *Rev-erbβ* 敲除对生物钟系统的影响较弱[18]。

血红素(Heme)是 REV – ERBα 的内源性配体。细胞内 Heme 水平的降低可显著抑制 REV – ERBα 与共抑制因子[核受体共抑制因子(nuclear receptor corepressor 1,NCoR1)和组蛋白去乙酰化酶 3(histone deacetylase 3,HDAC3)]之间的相互作用,从而减弱 REV – ERBα 对靶基因的转录抑制作用。在生物体内,Heme 和 REV – ERB 水平均呈现节律性,提示 Heme 的节律可能对REV – ERB 转录活性起重要的调控作用。Heme 同时也是许多蛋白质的辅助因子,其作为药物应用可能存在特异性问题[19]。

内源性配体血红素的发现推动了研究人员采用化学、生物学方法来设计和合成外源性配体。GSK4112 是第一代的 REV – ERB 激动剂。GSK4112 可促使 NCoR 结合到 BMAL1 启动子上,或促使 HDAC3 结合到葡萄糖 – 6 – 磷酸酶(glucose – 6 – phosphatase,G6PC)启动子上,进而影响 REV – ERB。尽管体外结果验证了 GSK4112 的重要药理活性(影响昼夜节律、诱导脂肪生成和抵抗糖尿病等），GSK4112 药代动力学较差的特征限制了其成药性。目前，经过体内验证的两个 REV - ERB 激动剂为 SR9009 和 SR9011。两种化合物都是以GSK4112 为结构骨架，并在此结构基础上进行修饰得到的，具有更好的药效和药代动力学特征。SR8278 是目前唯一的 REV - ERB 拮抗剂。SR8278 可拮抗REV - ERB，从而激活靶基因的表达。这些外源性配体可靶向 REV - ERB，具有治疗 REV - ERB 相关代谢性疾病的潜在性。

（七）ROR

ROR（包含 RORα、RORβ 和 RORγ）是类固醇激素受体超家族中的重要成员。ROR 参与昼夜节律及生理过程的调控。ROR 与 REV - ERB 竞争性地与下游基因（包括 BMAL1）启动子区的 RORE/REVRE 结合，对下游基因的节律性表达进行调控。ROR 自身表达的节律性则是由 BMAL1/CLOCK 异源二聚体进行调控。研究发现，ROR 与免疫相关疾病、肿瘤、代谢异常等疾病相关。与 REV - ERB 一样，ROR 有可能成为临床治疗的良好靶标，具有巨大的研究价值[20]。

（八）DBP

DBP 是 PAR 域基本亮氨酸拉链（PAR-domain basic leucine zipper，PAR bZIP）转录因子家族成员之一，在机体各组织器官中广泛表达。DBP 是生物钟转录-翻译反馈回路的重要组成部分：核心时钟因子 CLOCK - BMAL1 异源二聚体可结合于 DBP 启动子区域的 E - box 元件，调控 DBP 的表达节律；DBP 可通过结合于 PER 启动子区的 D - box 元件对 PER 的表达节律进行调控。*Dbp*敲除小鼠的昼夜节律发生紊乱，敲除鼠的运动和睡眠表达节律发生了改变。DBP 是体内重要的转录因子，DBP 的节律可能会对下游靶基因的节律产生影响。目前发现 DBP 可调控磷酸烯醇式丙酮酸羧激酶（phosphoenolpyruvate carboxykinase，PEPCK）、CYP2A4、CYP2A5、胰岛素样生长因子结合蛋白 1（insulin-like growth factor-binding protein - 1，IGFBP - 1）等多种基因的转录，并与炎症、代谢等疾病密切相关[21]。

（九）E4BP4

E4BP4 最初被发现能识别和抑制腺病毒 E4 启动子，并因此而得名。

E4BP4 蛋白由 462 个氨基酸构成,是 DNA 结合蛋白碱性亮氨酸拉链(basic region/leucine zipper motif, bZIP)转录因子超家族的成员之一。E4BP4 是一个转录抑制因子,可通过与下游基因启动子区域的 D-box 结合而抑制启动子的活性、下调基因的表达。在生物钟转录-翻译反馈回路中,E4BP4 和 DBP 竞争性结合 PER 的 D-box 元件,调控 PER 的节律性表达。E4BP4 的启动子区域含有 RORE 元件,REV-ERB 或 ROR 可结合于此元件并调控 E4BP4 的节律表达。E4BP4 在神经细胞的生长和存活、成骨细胞功能的表达、周期性排卵和胚胎着床等生物过程中有重要作用。免疫学家还发现 E4BP4 在免疫系统调节中也具有多种重要作用,如调节多种细胞因子的表达水平及介导生长因子依赖的造血细胞系存活等[22]。

第二节　药物体内过程时辰节律

药物体内过程受到生理昼夜节律的影响,可能使药物的临床疗效、毒性显示节律变化[23,24]。本节简要介绍药物体内过程(吸收、分布、代谢和排泄)的节律变化,以及影响时辰药代动力学的因素,阐述药物体内过程时辰节律在疾病治疗中的应用。

一、药物吸收的节律

影响药物口服吸收的因素如胃酸分泌、胃液 pH、胃肠蠕动强度、胃排空时间及胃肠血流量均具有昼夜节律性。这些影响因素的昼夜节律会导致某些药物吸收产生时辰差异。

研究发现,胃排空的速率在早晨快于晚上,且早晨胃肠道的血流灌注明显大于晚上。这就解释了为什么某些药物在早晨吸收快且能较快到达循环系统。人体对多数脂溶性药物[如吲哚美辛(indomethacin)、保泰松(butazodine)、呋塞米(furosemide)等]的吸收在清晨比傍晚强。健康人 7:00 服用吲哚美辛比 19:00 服用血药浓度值要高得多,考虑到机体对吲哚美辛感受性在晚间较差,为确保疗效,晚间宜酌情增加用量[25]。甲地高辛(medigoxin)在 10:00 口服,血浓度上升较慢,峰值较低,但可达最高生物利用度,如 15:00~16:00 给药,血药浓度峰值可达最高。服用铁剂(ferralia)的患者,19:00 给药较 7:00 给药吸收率可增加一倍。茶碱(theophylline)在凌晨 1:00 服用时吸收率最大,在 7:00 服用时血药浓度值最高[26,27]。

除口服外,其他给药方式如肌内注射、透皮给药、眼部给药的吸收也受到昼夜节律的影响。哌替啶(pethidine)在 6:00~10:00 肌内注射较 18:30~23:00 的吸收速率高出 3.5 倍。

二、药物分布的节律

药物分布过程的昼夜变化非常明显,这是因为影响药物分布的因素大都呈现昼夜节律变化,这些因素包括组织器官血流量、血浆及组织蛋白的结合率及药物穿过细胞膜的分配系数等。其中,影响药物与血浆蛋白结合的因素有温度、pH、药物的理化性质及血浆蛋白的浓度。

一般健康成人血浆蛋白水平有较大幅度的昼夜节律波动,在 16:00 达到峰值,在 4:00 降至谷值。而老年人稍有不同,血浆蛋白水平峰值大约在 8:00,谷值在 4:00,峰谷浓度相差约 20%。对于那些具有高结合率(>80%),而 V_d 小的药物,血浆蛋白结合率的昼夜节律变化将明显影响其治疗效果。例如,顺铂(cisplatin)与血浆蛋白的结合最高值在下午,最低值在上午,即药物在上午体内的游离浓度较高[28]。

一些酸性药物如磺胺二甲基嘧啶(sulfamethazine)、环己巴比妥(cyclobarbital)等,在夜间与血浆蛋白结合率低,分布容积明显提高。人体内 2:00~6:00 血浆游离苯妥英钠(phenytoinum natricum)或丙戊酸(valproic acid)含量最高,而血浆中游离型地西泮(diazepam)在早晨浓度最低。造成上述差异的主要原因是血浆蛋白水平在不同的时间段存在差异。至于药物对血浆蛋白亲和力(affinity)是否具有昼夜差异,目前还未见报道。昼夜节律变化对高结合率药物(结合率在 80% 以上)尤为重要[29]。

三、药物代谢的节律

药物在肝中的代谢取决于肝内药物代谢酶的活性和肝脏的血流量。一些消除速率高的药物[如利多卡因(lidocaine)、普萘洛尔(propranolol)]的代谢主要受肝血流量的影响,肝血流量的昼夜变化引起肝灌注的变化,从而使药物清除时间存在差异;另一些消除速率较低的药物其代谢主要与肝内药物代谢酶活性相关[30]。

肝血流量昼夜变化可导致药物清除率的昼夜差异。健康受试者仰卧位肝血流量呈昼夜节律性,8:00 肝血流量最高。咪达唑仑(midazolam)属苯并二氮䓬类药物,在人体的血浆清除率于早晨较高。硝苯地平(nifedipine)于 18:00 给药后,兔血中 AUC 值最小,这是因为兔肝血流量此时最大,硝苯地平口服后清除快[31,32]。

动物研究发现,肝、肾、肠等主要代谢器官中的许多代谢酶表达及活性存在昼夜节律变化,会导致药物的代谢存在昼夜差异。有研究发现大鼠肝中环己烯巴比妥氧化酶(cyclohexene barbiturate oxidase)的活性呈昼夜节律性,该酶在 22:00 活性最强,此时给予环己烯巴比妥(hexobarbital)诱导大鼠睡眠的时间最短。有研究认为参与代谢氨基比林(aminopyrine)、对硝基苯甲醚(4-nitroanisole)等药物的酶活性均存在昼夜节律性变化,在 2:00 达高峰,14:00 降到最低。此外,安定类药物脱羧(decarboxylation)和水解反应(hydrolysis)、去甲替林(nortriptyline)的羟化反应和吲哚美辛(indomethacin)去甲基化反应(demethylation)等皆具有昼夜节律性[33,34]。

四、药物排泄的节律

许多药物及其代谢物都由肾脏排泄,肾脏排泄率因肾血流量、肾小球滤过率和尿液 pH 的节律变化而呈明显昼夜节律性。在生物活动期肾功能比较高,因此人类在白天肾脏排泄率较高,而啮齿动物在晚上肾脏排泄率较高。例如,大鼠对亲水性药物[如索他洛尔(sotalol)、阿替洛尔(atenolol)]的肾脏排泄在夜晚较快。肾脏排泄在一定程度上也依赖于药物的离子化,会受尿液 pH 时间性变化的影响。例如,碱性药物苯丙胺(amphetamine)在夜间或清晨尿液 pH 较低(即偏酸性)时的肾脏排泄率高,而在白天因尿液 pH 高,其排泄率低。酸性化合物则相反,如二甲替嗪(dimethothiazine)在白天排泄率高而夜间排泄率低[35,36]。

五、影响时辰药代动力学研究的因素

食物的组成、数量及进食时间会对药物吸收产生影响,故在时辰药代动力学研究中,须严格控制膳食。可通过研究空腹受试者或患者(空腹时间间隔保持恒定),来减少食物因素的影响。

实验过程中药物剂型的选择会对时辰药代动力学研究结果产生影响。健康受试者早晨服用速释型单硝酸异山梨酯(isosorbide mononitrate)比傍晚服用的 T_{max} 明显短,而该药的缓释制剂则无这种差异[37]。

给药途径会对时辰药代动力学研究结果产生影响。动物研究结果显示,腹腔注射或静脉注射丙咪嗪(imipramine),其在靶器官的分布容积呈昼夜时间依赖性。静脉注射和口服缓释硝苯地平(nifedipine),药代动力学变化无昼夜时间依赖性,而口服速释硝苯地平后可观察到明显的时辰药代动力学变化。

多数时辰药代动力学评价以健康成人为研究对象。然而机体对某些药物如茶碱的处置与年龄有相关性,这种差异同时也依赖于药物的剂型。缓释茶碱在儿童和成人中均存在时间依赖的药代动力学差异,速释茶碱动力学昼夜时间依赖性差异更为明显。吲哚美辛在老年人和成人的时辰药代动力学行为不同。

性别会对某些药物的时辰药代动力学研究产生影响。一般情况下,时辰药代动力学研究主要选用男性作为研究对象。女性的生理周期对药物的体内过程有影响,如乙醇(ethanol)和水杨酸类(salicylate)药物在女性月经周期时吸收较慢、甲喹酮(methaqualone)代谢在排卵期会提高 2 倍及苯妥英(phenytoin)在女性癫痫患者月经周期末阶段消除较快。

疾病会改变机体的生物节律,从而影响药物的时辰药代动力学。例如,癌症和炎症会改变血浆蛋白结构的昼夜节律,从而影响药物蛋白结合率。

综上,时辰药代动力学的研究需考虑食物、给药剂型、给药途径、年龄、性别和疾病状况等的综合影响。

第三节　Ⅰ相代谢酶时辰节律

Ⅰ相代谢酶包括细胞色素 P450 酶、FMO、醌氧化还原酶 1 [NAD(P)H: quinine oxidoreductase 1, NQO1]、乙醇脱氢酶(alcohol dehydrogenase, ADH)、乙醛脱氢酶(acetaldehyde dehydrogenase, ALDH)及羧酸酯酶(carboxylesterases, CES)等,其中最重要的是 CYP450 酶超家族。Ⅰ相代谢酶能把各种内外源性物质氧化、还原和水解,在这些底物的体内处置过程中发挥极其重要的作用。

越来越多的研究表明,外源物解毒和药物代谢等过程受生物钟调控,而这些过程主要由药物代谢酶控制。目前,已经认识到一些药物代谢酶(如 CYP2B10、CYP2E1 和 CYP3A11 等)的表达呈现昼夜节律。药物毒性和疗效的时辰依赖性与药物代谢酶的昼夜节律表达相关。这些知识可用于给药方案优化,使药物疗效最大的同时毒性最小。时钟基因通过直接或间接的转录机制调控药物代谢酶的节律表达,有的调控途径单一,有的较为复杂,本节针对 I 相代谢酶的时辰节律研究做简要的介绍。

一、CYP450 酶的时辰节律

I 相代谢酶 CYP450 酶是肝脏药物代谢的关键酶,在药物代谢和解毒中起到重要作用。近年来人们发现许多 CYP450 酶的表达具有时辰节律性,且它们的节律性表达受到时钟因子/核受体的调控。大数据分析显示,小鼠肝脏中有节律特征的 CYP450 酶大部分在夜间或昼夜交替时具有更高的 mRNA 表达[图 4 - 2;Zeitgeber(ZT)表示授时因子时间,光照开始时间为 ZT0],这可能与小鼠在活动期需要更强的代谢解毒功能有关(小鼠为夜行动物,与人类的活动-睡眠周期相反)。目前,多个重要且有显著节律性的 CYP450 酶已被报道。以下进行简要介绍。

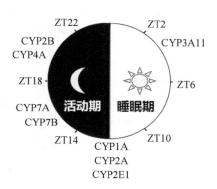

图 4 - 2　鼠节律性 CYP450 酶 mRNA 表达的趋势

(一) CYP1A1 和 CYP1A2 节律

小鼠 *Cyp1a1* 和 *Cyp1a2* mRNA 表达具有相似的时辰节律性(昼夜交替时表达高)。值得注意的是,其在雌雄小鼠体内节律性有所差别[38]。相比雌性小鼠,雄性小鼠的节律更加显著,峰谷比达到了 29.5(*Cyp1a1*)和 5.2(*Cyp1a2*)。小异源二聚体(small heterodimer partner,SHP)是时辰节律基因,其表达受核心时钟因子 BMAL1 和 CLOCK/NPAS2 的调控。小鼠敲除 *Shp* 基因后,体内 *Cyp1a2* 的 mRNA 表达明显下降、节律消失。进一步机制研究发现,转录因子碱性螺旋-环-螺旋家族成员 e41(basic helix-loop-helix family member e41,BHLHE41,又称 DEC2)抑制 *Cyp1a2* 的表达;而 SHP 通过拮抗 DEC2 的抑制作用,正向调控 CYP1A2[39,40]。

（二）CYP2A4 和 CYP2A5 节律

小鼠 *Cyp2a4* 和 *Cyp2a5* mRNA 表达具有显著的节律，且都在昼夜交替时达到最高峰。CYP2A5 的蛋白亦具有明显节律，其底物香豆素（coumarin）在体内的 7 -羟基化代谢（7 - hydroxylation metabolism）相对应地呈现出时辰依赖性。在 *Shp* 基因敲除小鼠中，*Cyp2a4* 和 *Cyp2a5* 的 mRNA 表达均显著下降。进一步研究发现，SHP 通过抑制负调控因子 E4BP4 的表达促进 *Cyp2a4* 和 *Cyp2a5* 的转录。

PAR bZip 转录因子具有强烈的节律性，直接受核心时钟因子调控，在机体节律振荡机制中起重要作用。它包含 3 名成员：DBP、促甲状腺素胚胎因子（thyrotropin embryonic factor，TEF）和肝细胞白血病因子（hepatic leukemia factor，HLF）。在 *PAR bZip* 基因敲除小鼠肝脏中，*Cyp2a4* 和 *Cyp2a5* 的 mRNA 表达明显降低，说明 PAR bZip 对二者有不可忽视的正向调控作用。

同时，研究人员发现节律基因过氧化物酶体增殖物激活受体 γ（peroxisome proliferator-activated receptor γ，PPAR-γ）的蛋白表达与 *Cyp2a5* mRNA 水平密切相关。在细胞水平上，激动/敲低 PPAR-γ 使得 *Cyp2a5* mRNA 表达上调/下调。且敲低 PPAR-γ 同时也削弱了 *Cyp2a5* mRNA 原本的节律波动。通过多种分子生物学技术[荧光素酶报告基因（luciferase reporter assay）、电泳迁移率变动分析（electrophoretic mobility shift assay）、染色质免疫共沉淀（chromatin immunoprecipitation）等]，验证了 PPAR-γ 是 *Cyp2a5* 的转录激活因子，PPAR-γ 节律性表达是 CYP2A5 节律产生的原因之一。此外，CYP2A5 的蛋白亦具有明显节律，其底物香豆素在体内的 7 -羟基化代谢相对应地呈现出时辰依赖性[41]。

（三）CYP2B10 节律

小鼠 *Cyp2b10* mRNA 在夜晚表达更高，具有显著的时辰节律，且雄性小鼠的节律波动更明显。CYP2B10 底物试卤灵（resorufin）在不同昼夜时点的代谢快慢与 CYP2B10 蛋白的节律相对应。研究发现在 *PAR bZip* 基因敲除小鼠中，核受体 *Car* 和代谢酶 *Cyp2b10* 的 mRNA 水平显著降低，且苯巴比妥（phenobarbitone，CYP450 酶诱导剂）诱导肝肠 *Cyp2b10* 表达的效果也大大减弱（相比野生型小鼠）。进一步研究发现，PAR bZip 通过激活 CAR 正向调控 CYP2B10 的节律性表达。*PAR bZip* 基因缺失小鼠对外源物的解毒功能减弱，对外源物产生的毒性更加敏感[42]。

另外,研究人员发现 *Shp* 基因敲除小鼠体内 *Cyp2b10* 的 mRNA 和蛋白水平显著降低。分子机制研究提示,SHP 通过对转录抑制因子 REV-ERBα 的拮抗作用激活 REV-ERBα 靶基因 *Cyp2b10* 的转录。

(四) CYP2E1 节律

小鼠肝脏 *Cyp2e1* mRNA 表达具有明显的节律,且于昼夜交替时达到最高。CYP2E1 的蛋白节律亦十分明显,相较于 mRNA 延迟了约 8 h。对应的,CYP2E1 活性具有显著的时辰节律性,其特异性底物对硝基苯酚的代谢在夜晚更强。然而,敲除 *Shp* 基因后,小鼠肝脏 *Cyp2e1* 的 mRNA 表达、蛋白水平和酶活性均显著下降,且节律波动幅度大大削弱或消失,说明 SHP 对 CYP2E1 有正向调控作用。基于分子生物学研究,证明 SHP 通过抑制 DEC2/HNF1α 作用,激活 *Cyp2e1* 的转录。

另外,小鼠 *Cyp2e1* mRNA 的表达受 HNF1α/CRY1 的调控。荧光素酶报告基因实验显示 *Cyp2e1* 的启动子活性受 HNF1α 激活,并被转录抑制因子 CRY1 抑制。采用血清休克法(serum shock)诱导细胞产生节律,分析细胞中 *Cyp2e1* mRNA 在 24 h 内的表达变化,发现敲低 *Hnf1α* 或 *Cry1* 抑制了 *Cyp2e1* mRNA 的振荡(即节律削弱)。小鼠染色质免疫沉淀实验表明,HNF1α 和 *Cyp2e1* 启动子的结合强弱与 *Cyp2e1* mRNA 节律性表达密切相关。由此可知,转录激活因子 HNF1α 周期性地激活 *Cyp2e1* 转录,而负反馈调节因子 CRY1 抑制 *Cyp2e1* 转录,两者共同参与调节 *Cyp2e1* 的节律性表达[43]。

CYP2E1 在肝脏外源物代谢与解毒中起重要作用,其时辰节律性特征也是影响外源物代谢与解毒功能的重要因素。例如,解热镇痛药对乙酰氨基酚的肝毒性具有时辰依赖性,小鼠夜晚服用过量乙酰氨基酚产生的肝毒性比白天服用产生的毒性更强。这是因为 CYP2E1 在夜晚表达更高,可催化产生更多的有毒代谢产物(醌类物质 NAPQI)。

(五) CYP3A11 节律

小鼠 CYP3A11 对应人的 CYP3A4,是最重要的药物代谢酶之一。研究发现,小鼠 *Cyp3a11* 的 mRNA 在白天表达较高、夜晚表达较低,其蛋白则在夜晚表达更高、白天较低,即 CYP3A11 蛋白节律表达相比 mRNA 推迟了约 12 h。敲除核心时钟基因 *Bmal1* 后,小鼠肝 *Cyp3a11* 的 mRNA 和蛋白表达均显著降低、节律消失,提示 *Bmal1* 在 CYP3A11 节律形成中起重要作用。

Cyp3a11 mRNA 在 ZT6~ZT10 时达到最高峰的节律与转录因子 DBP 的节律相似。DBP 直接受核心时钟因子 BMAL1 正向调控作用。研究表明,CYP3A11 的节律很大一部分来源于 DBP 与 E4BP4 的竞争性转录调控机制。DBP 作为转录激活因子,可以结合下游基因(*Cyp3a11*)启动子上的 D-box 序列,实现对 *Cyp3a11* 的转录激活作用。而 E4BP4 是转录抑制因子,与 DBP 竞争性结合下游基因的 D-box 序列,进而抑制 *Cyp3a11* 的转录。当 DBP 表达量升高时,*Cyp3a11* 表达随之升高;当 DBP 表达下降时,E4BP4 作用于 *Cyp3a11*,抑制其表达。此外,*BMAL1* 转录激活肝细胞核因子 4α(hepatocyte nuclear factor 4-alpha, HNF4α),而 HNF4α 正向转录调控 *Cyp3a11* 的表达。综上,*BMAL1* 分别通过 DBP/E4BP4 和 HNF4α 途径影响 *Cyp3a11* 的表达和节律。另外,时钟因子 NPAS2 也可正向转录调控 *Cyp3a11* 的表达。

乌头碱(aconitine)和雷公藤甲素(triptolide,TP)经由 CYP3A11 代谢解毒。这二者在小鼠体内的毒性呈现明显的时辰依赖性:白昼(ZT2)给药比夜晚(ZT14)给药产生的毒性更大。这是由于 CYP3A11 蛋白在夜晚表达更高、代谢更快,解毒功能更强。体外肝微粒体代谢实验也表明,乌头碱和雷公藤甲素在白昼时的代谢较夜晚时的弱[44]。

(六) CYP7A1 和 CYP7B1 节律

肝脏 CYP7A1、CYP7B1 和 CYP27A1 参与胆汁酸(bile acid)的合成,在维持胆固醇(cholesterol)代谢平衡中起到重要作用。其中,CYP7A1 是催化胆固醇在肝脏分解为胆汁酸的关键限速酶。研究发现,*Cyp7a1* 和 *Cyp7b1* 的 mRNA 和蛋白表达在临近黑夜时渐渐升高;二者在黑夜阶段的表达比白昼阶段高。而 *Cyp27a1* mRNA 振动幅度极弱,没有显现出明显的时辰节律性。胆汁酸的合成也被发现具有较为明显的时辰节律性,且节律特征与 CYP7A1 和 CYP7B1 十分相似。转录因子 KLF15(Kruppel-like factor 15) 是 Kruppel 样类因子家族中的一员。敲除 *Klf15* 基因后,小鼠肝脏中 CYP7A1 和 CYP7B1 的 mRNA 及蛋白表达显著降低、节律消失;胆汁酸合成也明显减少、节律性消失,说明 CYP7A1 和 CYP7B1 是造成胆汁酸合成节律性的原因,且 CYP7A1 和 CYP7B1 受转录因子 KLF15 的正向调控。进一步研究发现,KLF15 通过抑制负调控因子 FGF15,激活 CYP7A1 的表达,进而促进胆汁酸的合成[45]。

此外,REV-ERBα 和肝受体同系物 1(liver receptor homolog－1, LRH－1)等核受体也参与 *Cyp7a1* 的转录调控,进而影响胆汁酸的合成。胆汁酸能促进营养物质的消化和吸收,对外源物在体内的处置亦有影响。

(七)其他 CYP450 酶的节律

小鼠 *Cyp3a25* 的 mRNA 表达具有时辰节律性,且雌性小鼠的表达更高、节律更强。小鼠 *Cyp2c38* 的 mRNA 具有白天低、夜晚高的时辰节律;而敲除 *Shp* 后,*Cyp2c38* 表达白天升高,节律模式与原先相反。小鼠 *Cyp4a10* 和 *Cyp4a14* 的 mRNA 呈现夜晚表达更高的时辰依赖性,且 *Shp* 基因的敲除导致二者 mRNA 水平显著降低、节律消失。除了小鼠 CYP450 酶,一些人 CYP450 酶也呈现节律性,如 CYP1A2、CYP2B6、CYP2C8、CYP2D6、CYP2E1 和 CYP3A4。然而人 CYP450 酶节律性是基于体外细胞实验得出的,其是否真正具有节律性还有待进一步研究。

二、CES 的时辰节律

Ⅰ 相代谢酶 CES 是一个多基因家族,广泛分布于机体多种组织和器官的内质网中,可有效催化水解一系列内、外源性物质,包括含酯键(ester bond)、酰胺键(amido bond)和硫酯键(thioester bond)的化合物。CES 在药物[尤其是前药(prodrug)]的代谢动力学过程中发挥着重要作用。*Ces1b4*、*Ces1d1*、*Ces1e1*、*Ces2a6*、*Ces5b1* 和 *Ces6* 的 mRNA 表达具有昼夜波动,最高表达与最低表达相差约 1.5 倍,提示 CES 底物体内处置具有时辰节律的潜在性。

CES3 在野生型小鼠肾脏中呈节律性表达,PAR bZip 因子对小鼠肾脏中 *Ces3* 的表达具有调控作用。PAR bZip 因子作为核心时钟因子 CLOCK/BMAL1 的直接靶基因,在一天内的表达具有强烈的波动。PAR bZip 可以结合于启动子区域含有 PARRE(PAR bZip 反应元件)的下游基因,调控它们的表达。*PAR bZip* 基因敲除后,小鼠肾中 *Ces3* 的 mRNA 节律表达消失。进一步研究发现,*Ces3* 启动子区域含有 PARRE。PAR bZip 可结合于 *Ces3* 的 PARRE,从而调控 *Ces3* 的节律表达。

E4BP4 作为与 PAR bZip 蛋白竞争性结合 D－box 的时钟因子,对小鼠肝脏 CES2 具有调控作用。伊立替康(irinotecan, CPT－11)作为 CES 的底物在 *E4bp4* 敲除鼠中的代谢率降低,代谢物 SN－38 生成减少,说明 E4BP4 对 CES

底物的代谢具有一定的调控作用。研究人员使用 *E4bp4* 敲除鼠及野生型小鼠对肝脏各 *Ces* 的表达进行了检测,结果显示 E4BP4 缺失导致了小鼠 CES2 家族酶的表达量降低,即 E4BP4 对 *Ces2* 的表达具有正向调控作用。然而 *Ces2* 启动子区域并未发现含有 E4bp4 的结合元件 D－box,说明 E4BP4 可能通过间接途径对 *Ces2* 的表达进行调控。进一步研究发现,时钟因子 REV-ERBα 抑制 *Ces2* 的转录,后者为前者的直接靶基因。E4BP4 可与 REV-ERBα 发生蛋白－蛋白相互作用,拮抗 REV-ERBα 对 *Ces2* 的转录抑制作用,从而发挥对 *Ces2* 转录的正向调控作用[46]。

三、FMO 的时辰节律

Ⅰ 相代谢酶 FMO 是重要的肝内药物/化学异物代谢酶,可催化含氮、硫、磷、硒等亲核杂原子药物［如苄达明(benzidamine)、甲巯咪唑(thiamazole)和阿苯达唑(albendazole)］和化合物［如杀虫剂和涕灭威(aldicarb)］的氧化代谢。人类和小鼠都具有五种功能性 FMO 基因,即 *FMO1/Fmo1*、*FMO2/Fmo2*、*FMO3/Fmo3*、*FMO4/Fmo4* 和 *FMO5/Fmo5*。其中,FMO5/FMO5 在人类和小鼠的肝脏中高度表达。FMO5 在药物或某些代谢产物［如己酮可可碱(pentoxifylline,PTX)、萘丁美酮(nabumetone)、E7016 和 *S*－甲基－KE－298］的代谢中发挥重要作用。此外,FMO5 还能通过影响脂肪酸氧化及甘油三酯、脂质和胆固醇的生物合成等过程,调节生物体的代谢与衰老。

研究发现,小鼠肝脏 FMO5 的 mRNA 和蛋白表达均在昼夜交替时期(ZT10 或 ZT14)达到一天最高,呈现明显的时辰节律。由于 FMO5 可特异性地将 PTX 转化为氧化代谢物 PTX－M(拜耳-维利格氧化反应),PTX 被选为探测 FMO5 活性的底物。在小鼠体外肝微粒体孵育实验中,PTX－M 生成速率(即 FMO5 活性)在一天六个时间点的波动与 FMO5 蛋白表达的时辰节律一致。在小鼠体内药代动力学研究中,相比 ZT2,在 ZT14 给 PTX 的小鼠血浆、肝脏中 PTX－M 浓度和 *AUC* 均明显更高,提示小鼠体内 FMO5 活性具有与 FMO5 蛋白表达一致的时辰节律。此外,在血清刺激的 Hepa1－6 小鼠肝癌细胞中,*Fmo5* 的 mRNA 节律性表达也被证实。

FMO5 节律的形成源于多个时钟因子包括 BMAL1、DBP、REV-ERBα 和 E4BP4 的共同调控。在 *Bmal1* 基因敲除小鼠和 *Rev-erbα* 基因敲除小鼠肝脏中,*Fmo5* 的 mRNA 和蛋白表达均显著下降且节律消失。在 *E4bp4* 基因敲除小鼠肝脏中,*Fmo5* 的 mRNA 和蛋白表达均显著上升且节律消失。小鼠肝原代细胞和肝癌细胞模型实验中也证实了 BMAL1 和 REV-ERBα 对 *Fmo5* 的正调控作用,以及 E4BP4 对 FMO5 的负调控作用。进一步研究发现,BMAL1 可作用于 *Fmo5* 启动子上 E－box 元件直接激活 *Fmo5* 转录活性,或通过 BMAL1→DBP→FMO5 轴(时钟因子 DBP 为 BMAL1 代表性靶基因;DBP 作用于 *Fmo5* 启动子上 D－box 元件从而激活 *Fmo5* 转录活性)间接激活 *Fmo5* 的表达。此外,E4BP4 通过结合于 *Fmo5* 启动子上 D－box 元件转录抑制 FMO5 的表达。同时 REV-ERBα 又能转录抑制 *E4bp4* 的表达从而实现对 FMO5 的正调控作用。综上,BMAL1、DBP、REV-ERBα 和 E4BP4 协同调控小鼠肝脏中 FMO5 的表达及节律[47]。

除了 FMO5,小鼠肝脏中 FMO3 也被发现具有显著的时辰节律。*Fmo3* 的 mRNA 和蛋白均在昼夜交替时间段表达较高。FMO3 的时辰节律性可能导致其特异性底物普鲁卡因胺(procainamide)的时间依赖性代谢,实际结果有待进一步验证。

第四节　Ⅱ相代谢酶时辰节律

Ⅱ相代谢酶在内、外源性化合物的亲水性转化及药理活性物质的代谢失活中发挥着重要作用。Ⅱ相生物转化的目的主要是进行结合反应,包括葡萄糖醛酸化(glucuronidation)、硫酸化(sulfation)、乙酰化(acetylation)、甲基化(methylation)及谷胱甘肽结合(glutathione conjugation)等。Ⅱ相药物代谢酶主要是转移酶,包括 UGT、SULT、*N*－乙酰转移酶(*N*－acetyltransferase, NAT)、GST 和各种甲基转移酶[如硫嘌呤甲基转移酶(thiopurine *S*－methyl transferase, TPMT)和儿茶酚-*O*-甲基转移酶(catechol－*O*－methyltransferase, COMT)]等。其中,UGT 在临床使用药物的代谢中最为重要,其次为 SULT。

相比 CYP450 酶,Ⅱ相代谢酶在临床药理学上受到的关注度要低得多,Ⅱ相代谢酶节律性研究也鲜被报道。本节旨在介绍几个重要 Ⅱ 相酶的表达特征并讨论其节律性表达的分子调控机制。

一、UGT 的时辰节律

Ⅱ相代谢酶 UGT 催化尿苷二磷酸葡萄糖醛酸(UDP-glucuronic acid,

UDPGA)分子中的葡萄糖醛酸基(glucuronic group)转移到底物化合物分子上的结合反应,产生葡萄糖醛酸苷(glucuronide)代谢物,使底物失活、极性增加而易于排出体外。其中,UGT1A 和 UGT2B 对药物的葡萄糖醛酸化贡献最大。多种转录因子/核受体[包括雄烷受体(constitutive androstane receptor, CAR)、PXR、法尼醇 X 受体(farnesoid X receptor, FXR)、肝 X 受体(liver X receptor, LXR)、过氧化物酶体增殖物激活受体(peroxisome proliferator-activated receptor, PPAR)、糖皮质激素受体(glucocorticoid receptor, GR)、芳香烃受体(aryl hydrocarbon receptor, AHR)及核因子相关因子 2(nuclear factor erythroid-related factor 2, NRF2)]参与 UGT 亚型的表达调控,这些转录因子/核受体大多与生物钟相联系。

(一) UGT1A1 时辰节律

UGT1A1 在肝、肠、肾均有较高的表达,体现出其重要的代谢作用。小鼠 *Ugt1a1* 在肝脏中的 mRNA 表达呈现白天高夜晚低的时辰节律,而其蛋白表达则呈现昼夜交替时间段(ZT10 ~ ZT14)较高的时辰节律。小鼠雌二醇(estradiol)和 SN-38(UGT1A1 的两个特异性底物)肝微粒体孵育实验显示,二者的葡萄糖醛酸化代谢能力在 ZT14 时更高(相比 ZT2),与 UGT1A1 蛋白的节律一致。因此,作为伊立替康(抗结肠癌药)活性代谢物 SN-38 的主要解毒酶,UGT1A1 节律可能导致的 SN-38 在人体内暴露时间依赖性,或可用于优化伊立替康的给药方案[48]。

Bmal1 基因敲除小鼠肝脏中 *Ugt1a1* 的 mRNA 和蛋白表达显著降低且时辰节律近乎消失,揭示了 BMAL1 对 UGT1A1 表达和节律形成具有关键的调控作用。结合分子生物学技术(荧光素酶报告基因、凝胶迁移和染色质免疫沉淀)分析,研究人员发现 BMAL1 通过特异性结合于 UGT1A1 启动子上的 E-box 位点从而转录激活 *Ugt1a1* 的表达。*Bmal1* 基因敲除小鼠中,雌二醇和 SN-38 葡萄糖醛酸化代谢的时辰节律也消失了。

胆红素(bilirubin)是体内血红素分解代谢的毒性产物。高水平的游离胆红素(unconjugated bilirubin)可引起高胆红素血症/黄疸(hyperbilirubinemia/jaundice,常见于新生儿)并导致大脑损伤或者死亡。胆红素解毒主要在肝脏进行,涉及多个过程。其中 UGT1A1 通过将游离胆红素代谢成可排泄的结合胆红素(conjugated bilirubin)而发挥重要的解毒作用。早期临床研究显示,健康人群血浆中胆红素水平呈现昼夜节律波动,而睡眠异常人群的胆红素昼夜节律模式发生改变。动物研究发现,小鼠血浆中游离胆红素水平也呈现显著的节律变化——在昼夜交替时间段水平较低,这与 UGT1A1 蛋白表达及代谢游离胆红素能力的时辰节律相符合,说明 UGT1A1 时辰节律是造成游离胆红素昼夜节律波动的重要因素。此外,*Bmal1* 基因敲除小鼠体内血浆游离胆红素水平显著升高且节律消失,且 *Bmal1* 基因敲除小鼠对高胆红素血症的敏感性增加(与野生型小鼠相比,诱导的高胆红素血症更加严重)。以上研究揭示生物钟调控胆红素的解毒过程,且 UGT1A1 时辰代谢发挥了重要的作用[49]。

此外,人结肠癌细胞 Caco－2 中,UGT1A1 的表达也具有节律性。敲低 BMAL1 的 Caco－2 细胞中,*Ugt1a1* mRNA 表达的昼夜振荡消失,提示 BMAL1 调控 UGT1A1 的机制可能与小鼠相似,但有待进一步证实。

(二) UGT1A2、UGT1A5、UGT2A3 时辰节律

小鼠肝中 *Ugt1a2*、*Ugt1a5* 和 *Ugt2a3* 的 mRNA 表达具有节律性。*Ugt1a2* 的表达在临近夜晚时开始升高,*Ugt1a5* 在夜昼交替时表达最高,而 *Ugt2a3* 在昼夜交替时表达最高,振动幅度(表达最高和最低相比)均达到 1.8 倍。

(三) *Ugt1a9* 时辰节律

UGT1A9 在许多临床药物[如丙泊酚(propofol)、麦考酚酸(mycophenolic acid)和伊立替康]的代谢中起重要作用。动物研究发现,小鼠肝脏中 UGT1A9 的 mRNA 和蛋白表达呈现出明显的时辰节律:白天表达高于夜晚,在 ZT6 时表达最高。UGT1A9 时辰节律在血清诱导的小鼠肝癌细胞 Hepa－1c1c7 中也得到了证实。此外,小鼠体外肝微粒体孵育实验和体内药代动力学实验均显示丙泊酚(UGT1A9 特异性底物)的葡萄糖醛酸化代谢能力在 ZT6 时更高(相比于 ZT18),这与小鼠肝脏中 UGT1A9 蛋白的时辰节律一致。

时钟因子 REV-ERBα 在 UGT1A9 节律形成中起到重要作用。相比野生型小鼠,*Rev-erbα* 基因敲除小鼠肝脏中 *Ugt1a9* 的 mRNA 和蛋白表达均显著下降且节律消失;丙泊酚在 *Rev-erbα* 基因敲除小鼠中的葡萄糖醛酸化代谢速率降低、时辰节律消失。REV-ERBα 对 UGT1A9 的正向调控作用在小鼠肝癌细胞 Hepa－1c1c7 中也得到证实。结合双荧光素报告基因等分子生物学技术分析,研究者发现时钟因子 DEC2 通过结合于 *Ugt1a9* 启动子上 E－box 位点转录抑

制 *Ugt1a9* 的表达。同时,DEC2 受到 REV-ERBα 的负调控作用。当在细胞中沉默 DEC2 时,REV-ERBα 对 UGT1A9 的调控作用也随之消失。综上,DEC2 在转录抑制因子 REV-ERBα 正向调控 UGT1A9 的过程中起到不可或缺的作用,即 REV-ERBα 通过抑制同是转录抑制因子的 DEC2 表达从而正向调控 *Ugt1a9* 的表达及促使 UGT1A9 节律形成[50]。

(四) UGT2B 时辰节律

UGT2B 因参与内源性胆酸和类固醇激素[如猪去氧胆酸(hyodesoxycholic acid)和孕烷(pregnane)]的代谢而受到广泛重视。小鼠体内 *Ugt2b* 亚家族包含了 *Ugt2b1*、*Ugt2b5*、*Ugt2b34*、*Ugt2b35*、*Ugt2b36*、*Ugt2b37* 和 *Ugt2b38* 七位成员。研究发现,小鼠肝中除 *Ugt2b34* 外,其他 *Ugt2b* 亚酶的 mRNA 表达的最高峰出现在白昼,夜晚时段逐渐降至最低,呈现出白昼时点(ZT2/6/10)mRNA 水平更高,夜晚时点(ZT14/18/22)mRNA 水平更低的节律性特征。此外,小鼠 UGT2B 总蛋白的表达亦具有明显的节律性:夜晚升高,白昼降低。蛋白节律表达相比 mRNA 相移了约 12 h。

吗啡(morphine)在小鼠体内主要经由 UGT2B 酶(以 UGT2B36 为主)催化的葡萄糖醛酸代谢清除。因此,吗啡可作为 UGT2B 相对特异性底物,用于考察 UGT2B 代谢活性的节律性。根据 UGT2B 蛋白的节律表达特征,9:00(ZT2)和 21:00(ZT14)被选为代表性时间点进行体外代谢(肝微粒体孵育)和体内代谢(药代动力学)节律性的考察。小鼠体外肝微粒体孵育实验显示,吗啡-3-葡萄糖苷(M3G)和吗啡-6-葡萄糖苷(M6G)在 ZT2 时的生成速率较 ZT14 时的高。药代动力学结果显示,M3G 和 M6G 在 ZT2 给药时的 *AUC* 要明显高于 ZT14,揭示了吗啡在小鼠体内的葡萄糖醛酸化代谢具有时辰节律性。

进一步研究发现,生物钟核心时钟因子 REV-ERBα 在调控 UGT2B 的节律中起到重要的作用。在小鼠肝细胞中,高表达/敲低 REV-ERBα 造成 *Ugt2b* mRNA 和蛋白水平显著下降/上升。在 *Rev-erbα* 基因敲除小鼠中,*Ugt2b* 的 mRNA 和蛋白水平上升,且表达节律消失。双荧光素报告基因、EMSA 和 ChIP 等实验表明,REV-ERBα 通过结合于启动子中的 REV-ERBα 反应元件(RevRE)转录抑制 *Ugt2b* 的表达,进而调控 UGT2B 的节律[51]。

Shp 基因敲除后,小鼠对吗啡戒断症(morphine withdrawal)的敏感性增强。UGT2B36 是吗啡的主要代谢清除酶,吗啡戒断症与 UGT2B36 的表达及活性紧

密相关。SHP 能够正向调控 UGT2B36 的表达并影响其活性,这解释了为什么 *Shp* 敲除小鼠代谢清除吗啡的能力下降,对吗啡戒断症的敏感性增加。SHP在肝脏中表达丰富,并受时钟基因 *Bmal1* 和 *Clock/Npas2* 的调控,其表达具有节律性,是肝脏生物钟机制的重要组成部分。SHP 作为一种缺乏 DNA 结合域的非典型核受体,常通过与其他核受体(如 CAR、PXR、LRH－1 和 HNF4α)相互作用,下调基因的转录与表达。与常规的作用模式一致,SHP 通过抑制负调控因子 DEC2 和 REV-ERBα 的表达,实现对 UGT2B36 的正向调控。其中,DEC2 通过竞争 *Hnf1α* 与 *Ugt2b36* 启动子的结合位点抑制 UGT2B36 表达。SHP、REV-ERBα、DEC2 和 HNF1α 等转录因子共同参与调控 UGT2B36,是 UGT2B36 节律性表达形成的重要机制[52]。

二、SULT 的时辰节律

Ⅱ 相代谢酶 SULT 催化辅酶 3′－磷酸腺苷－5′－磷酰硫酸(3′－adenosine phosphate－5′－phosphorylsulfuric acid)中的磺酸基与底物(包括醇、酚、芳香胺类和固醇类物质)结合的反应,产生亲水性强的磺酸苷(sulfonate)代谢物。SULT 在内外源物质的代谢和解毒中扮演重要角色。磺酸化代谢/解毒的时辰依赖性对指导临床用药具有重要的参考意义。外源物磺酸结合反应的主要贡献者通常来自 SULT1 家族。

研究人员最早发现,小鼠 *Sult1d1* 和 *Sult5a1* 的 mRNA 表达具有时辰节律性,两个基因 mRNA 表达都是在昼夜交替时最高,节律波动(最高与最低点比较)达到 1.5 倍及以上。随后,研究发现小鼠 *Sult1a1* 的 mRNA 和蛋白具有夜晚表达更高的时辰节律性特征。SULT1A1 作为 SULT 家族最重要的成员,参与许多药物/化合物[如对乙酰氨基酚、高良姜精(galangin)和对硝基苯酚(*p*－nitrophenol)]的代谢和解毒。基于 SULT1A1 特异性底物(对硝基苯酚和高良姜精)体外 S9 孵育实验,研究者发现 SULT1A1 在夜晚(ZT14)代谢能力更高、活性更强。*Sult1a1* mRNA 和蛋白水平在 *Bmal1* 基因敲除小鼠中显著下降,SULT1A1 的节律消失,揭示了 BMAL1 对 SULT1A1 的正向调控效应,以及 BMAL1 在 SULT1A1 节律形成中的重要作用。基于多种细胞模型(如 *Bmal1* 高表达/敲低模型、血清诱导节律模型)和分子生物学手段(如双荧光素报告基因、凝胶迁移和染色质免疫共沉淀),发现 BMAL1 通过作用于 SULT1A1 启动子－571～－554 bp 区域(E－box 位点),激活 *Sult1a1* 的转录,从而调节 *Sult1a1* 的基因表达和时辰节律[53]。

除了 SULT1A1、SULT1D1 和 SULT5A1 外,小鼠 SULT 家族中其他成员,如受到时钟基因 *ROR* 调控的 SULT1E1(雌激素相关代谢酶)和 SULT2A1,也具有节律性表达的潜在性,具体的节律特征和作用机制需要进一步探索。

第五节　转运蛋白时辰节律

转运蛋白存在于大多数组织中,在药物的吸收、分布和排泄过程中发挥关键作用。其中,药效动力学和药代动力学的改变与两类转运蛋白超家族即 ATP 结合盒转运蛋白(ATP binding cassette, ABC 转运蛋白)和溶质载体(solute carrier, SLC)有关。ABC 转运蛋白家族(摄取转运蛋白)包括 MRP、P-gp、BCRP 和多药及毒性化合物外排转运蛋白(multidrug and toxic compound extrusion transporter, MATE)等。SLC 转运蛋白家族(外排转运蛋白)包括 OAT、OCT 及寡肽转运蛋白(H^+/peptide cotransporter, PEPT)等。

小肠是口服药物解毒的第一道防线(也是口服药物吸收的屏障)。肠道解毒系统主要由外源物代谢酶(如 CYP450 酶)和外排转运蛋白(也称为转运体)组成。前者将药物分子转化为无活性的代谢物(前药例外),而后者通过将药物底物外排回肠腔来阻止机体对药物的吸收。其中,一些药物转运蛋白的表达也存在昼夜节律,如 MRP2、P-gp 及 BCRP 等。本节对 MRP2 和 P-gp 的节律表达及其节律产生的分子调控机制进行介绍[54]。

一、MRP2 时辰节律

MRP 是一种具有耐药基因的跨膜糖蛋白,由 ABC 蛋白家族编码,包括 9 个成员,即 MRP1~MRP9。MRP 能介导多种抗肿瘤药物的转运,能将细胞内的药物泵到细胞外,降低药物在肿瘤细胞内的蓄积,使细胞内药物的有效浓度降低,从而导致肿瘤多药耐药。其中 MRP2 可介导许多抗肿瘤药物的转运,包括长春生物碱(vincristine)、紫杉烷(taxanes)、甲氨蝶呤(methotrexate, MTX)和喜树碱(camptothecin)等。MRP2 表达于肠细胞和肝细胞的顶端膜(apical membrane),在肠道抵御外源物威胁和药物胆汁消除中起到关键作用。

甲氨蝶呤是二氢叶酸还原酶(dihydrofolate reductase)的抑制剂,用于治疗癌症和自身免疫性疾病(如类风湿性关节炎和牛皮癣)。多种转运蛋白包括

MRP2 参与甲氨蝶呤在肠道的转运与处置。MRP2 阻止甲氨蝶呤进入肠细胞，限制甲氨蝶呤吸收。早期研究显示甲氨蝶呤的毒性和药代动力学行为具有昼夜节律。这种昼夜差异可能与 MRP2 的昼夜节律性相关。

近期研究显示，小鼠肠道 *Mrp2* 的 mRNA 和蛋白表达呈现时辰节律性：白天表达普遍高于夜晚，在 ZT6 左右达到峰值。*Bmal1* 肠特异性敲除小鼠肠道中，*Mrp2* 的 mRNA 和蛋白表达均显著下降且节律消失。血清诱导的小鼠结肠癌细胞模型中，MRP2 节律显著且在 *Bmal1* 敲低后节律消失。以上实验证明了 BMAL1 正调控 *Mrp2* 的 mRNA 和蛋白表达并影响 MRP2 节律的形成。

进一步研究发现，转录调控因子 DBP、REV-ERBα 和 E4BP4 都参与调控 MRP2。其中，DBP 转录激活 *Mrp2*，E4BP4 转录抑制 *Mrp2*。而 REV-ERBα 通过转录抑制 *E4bp4* 进而激活 *Mrp2* 转录活性。另外，*Dbp* 和 *Rev-erbα* 都受 BMAL1 的正向调控作用。综上，BMAL1 通过 DBP 和 REV-ERBα／E4BP4 轴正向调控 MRP2 的表达。这种调控作用在动物和细胞模型中都得到验证。例如，在 *Bmal1* 肠特异性敲除小鼠肠道中，DBP 和 REV-ERBα 表达显著下降，E4BP4 表达显著上升，MRP2 表达显著下降；另 E4BP4 在 *Rev-erbα* 敲除小鼠肠道中也显著上升。

鉴于 BMAL1 对 MRP2 的正调控作用，采用肠外翻（everted gut sac）实验和原位肠灌注（intestinal perfusion in situ）实验检测 BMAL1 影响下甲氨蝶呤（MRP2 底物）的吸收和转运情况。结果显示，*Bmal1* 基因缺失导致甲氨蝶呤从黏膜至血液侧的转运增加、甲氨蝶呤在肠内的蓄积增加，即 *Bmal1* 肠特异性敲除小鼠中甲氨蝶呤的吸收和组织蓄积水平明显高于正常小鼠。

小鼠体内甲氨蝶呤药代动力学进一步揭示了 BMAL1 对肠道 MRP2 表达和活性的影响。对照组小鼠中，甲氨蝶呤的药代动力学呈现给药时辰依赖性：与 ZT2 相比，ZT14 给药组的 AUC 值（代表系统暴露和药物吸收程度）及组织（肠和肠外）蓄积量更高；而在 *Bmal1* 肠特异性敲除小鼠中，ZT2 和 ZT14 给药时的 AUC 值和组织蓄积量都明显高于对照小鼠，且 ZT2 和 ZT14 组间无明显差异（即甲氨蝶呤药代动力学的时辰依赖性消失）。这是由于正常小鼠中肠 MRP2 表达和活性（抑制甲氨蝶呤吸收）在白天（ZT2）明显高于夜晚（ZT14）；*Bmal1* 敲除后 MRP2 表达和活性下降，甲氨蝶呤吸收和体内暴露程度增加且时辰节律性消失。

此外，甲氨蝶呤毒性（肝毒性和肾毒性）实验显示，正常小鼠 ZT14 给药时甲氨蝶呤毒性更严重、小鼠死亡率更高（相比 ZT2）；而 *Bmal1* 肠特异性敲除小鼠 ZT14 给药时甲氨蝶呤毒性与 ZT2 给药时相当(即无时辰依赖性毒性),且 *B*   *1* 肠特异性敲除小鼠的甲氨蝶呤毒性和小鼠死亡率均高于正常小鼠。这与 MRP2 活性时辰节律及其受 BMAL1 调控相符合。

综上所述,核心时钟因子 BMAL1 正向调控 MRP2 表达及驱动 MRP2 时辰节律的形成;MRP2 底物甲氨蝶呤的药代动力学和毒性具有时辰依赖性且受 BMAL1 调控[55]。

二、P‑gp 时辰节律

P‑gp 是 ABC 转运蛋白家族的 B 亚家族成员。P‑gp 由 *MDR* 基因编码,人类有两个成员(*Mdr1* 和 *Mdr3*),小鼠有三个成员(*Mdr1a*、*Mdr1b* 和 *Mdr2*)。*Mdr1*、*Mdr1a* 和 *Mdr1b* 所编码的 P‑gp 在药物转运和多药耐药性两方面具有重要作用,而 *Mdr3* 和 *Mdr2* 所编码的 P‑gp 不具有这方面的作用。小鼠肠上皮细胞主要含有 MDR1A,而几乎不表达 MDR1B。早期研究发现,小鼠小肠中 *Mdr1a* mRNA 和 P‑gp 的表达呈现昼夜节律性(昼夜交替时间段水平较高),且小肠对地高辛(digoxin)摄取的时辰差异与 P‑gp 节律表达相关[56]。

夹竹桃(nerium indicum)是治疗心脏病的知名中草药。尽管夹竹桃具有促进心肌收缩、抗癌、抗炎和保护神经等多种药理活性作用,其毒性也很明显。人类和动物摄入过量夹竹桃会引起急性心脏病甚至死亡。研究发现欧夹竹桃苷(oleandrin,从夹竹桃叶中提取的强心苷)是 P‑gp 的底物。P‑gp 可通过外排作用,抑制欧夹竹桃苷的吸收和降低欧夹竹桃苷在体内的暴露。

欧夹竹桃苷在野生型小鼠中产生的心脏毒性呈现时辰依赖性:相比夜→昼时间段(ZT22/ZT2),在昼→夜交替时间段(ZT10 左右)给药产生的毒性明显更弱。进一步,研究人员分析在 ZT2 和 ZT10 两个时间点的欧夹竹桃苷药代动力学,发现相比 ZT2,在 ZT10 给药的小鼠体内欧夹竹桃苷暴露更少。欧夹竹桃苷毒性水平与其在体内的暴露程度呈正相关,提示欧夹竹桃苷时辰药代动力学是造成欧夹竹桃苷时辰毒性的重要因素。结合 P‑gp 对欧夹竹桃苷的外排转运作用及小鼠小肠中 P‑gp 的时辰节律特征,推测 P‑gp 在昼夜交替时间段(ZT10 左右)较高的表达是该时间段小鼠体内欧夹竹桃苷暴露更少、欧夹竹桃苷毒性更弱的原因。

P‑gp 的时辰节律表达源于核心时钟因子 BMAL1 的正向调控。细胞实验显示 *Bmal 1* 沉默导致欧夹竹桃苷在细胞内蓄积量增加、细胞对欧夹竹桃苷毒性的敏感性增强。药代动力学和毒性实验显示,*Bmal1* 肠特异性基因敲除导致小鼠体内欧夹竹桃苷暴露增加、欧夹竹桃苷毒性增强,且欧夹竹桃苷暴露和毒性的时辰依赖性不复存在。

研究发现,相比正常小鼠,*Bmal1* 肠特异性敲除小鼠小肠中 *Mdr1a* mRNA 和 P‑gp 蛋白的表达显著下降且节律消失。类似的,在血清刺激的小鼠结肠癌细胞中,*Bmal1* 沉默导致 *Mdr1a* mRNA 表达下调且节律消失。同样,在人/小鼠结肠癌细胞模型中,*Bmal1* 过表达导致 *Mdr1a* mRNA 和 P‑gp 表达增加,而 *Bmal1* 敲低导致 *Mdr1a* mRNA 和 P‑gp 表达减少。以上揭示了 BMAL1 影响 P‑gp 节律表达,且 *Bmal1* 对 P‑gp 具有正向调控作用。

研究人员还发现时钟因子 BMAL1、HLF、REV‑ERBα 和 E4BP4 共同参与 *Mdr1a* 的转录调控。其中,HLF(PAR bZip 蛋白之一)为 *Mdr1a* 转录激活因子,又为 BMAL1 靶基因;E4BP4 为 *Mdr1a* 转录抑制因子,又受 REV‑ERBα 转录抑制作用,而 REV‑ERBα 为 BMAL1 靶基因。综上,BMAL1 通过 HLF 和 REV‑ERBα/E4BP4 轴实现对 *Mdr1a* 的转录激活作用,进而调控 P‑gp 表达和时辰节律[57]。

第六节　中药时辰药代动力学与毒性

由于独特的治疗作用,中药在世界各地的使用越来越普遍。雷公藤(thunder god vine)、附子和马钱子(*Strychnos nux-vomica* L.)等中药可用于治疗多种疾病,然而显著的不良反应极大地限制了它们在临床上的推广。如何规避毒性中药(如雷公藤和附子)的毒性、充分发挥其疗效,是中药研究亟须解决的关键科学问题之一。

中医自古便有不同药要在不同时辰使用(即"择时用药")的主张,如催吐药宜晨服,发汗药宜午前服用,泻下药宜晚服等。现代医学研究将中药与生物钟相联系,可有效解释中药时辰毒性和(或)时辰药效产生的机制。基于生物钟对药物代谢与转运潜在的调控能力,揭示了药代动力学是阐明中药时辰毒性和(或)时辰药效的关键环节。

一、雷公藤时辰毒性

雷公藤又名"雷神藤",是东亚地区广泛应用的一种中药草本植物。雷公藤具有抗炎和免疫抑制疗效,其可能通过抑制白介素－2(interleukin－2,IL－2)、干扰素－c(interferon－c)和环氧合酶－2(cyclooxygenase－2,COX－2)等促炎和免疫活性分子发挥药理活性。许多临床试验证实了雷公藤提取物在治疗类风湿性关节炎和慢性肾脏疾病中的关键作用。然而,因为狭窄治疗窗口和严重不良反应(包括肝毒性和肾毒性),雷公藤的应用受到限制。

二萜类化合物[如雷公藤甲素和雷公藤乙素(tripdiolide)]、三萜类化合物[如雷公藤红素(celastrol)和雷公藤内酯甲(wilforlide A)]和生物碱[如雷公藤新碱(euonine)和雷藤素(wilfornide)]是雷公藤的主要活性成分。同时,其活性成分如雷公藤甲素具有肝毒性和肾毒性。雷公藤或雷公藤甲素可显著增加肝毒性、降低小鼠存活率。近年来,人们致力于通过结构修饰和联合治疗等方法提高雷公藤甲素的安全性和有效性,然而这些策略的有效性暂不明确。

雷公藤甲素在小鼠体内主要通过 CYP3A11 代谢和解毒。研究发现雷公藤甲素诱导的肝毒性具有时辰依赖性:夜晚(ZT14/20)毒性比白天(ZT2/8)毒性明显减弱。雷公藤甲素时间依赖的肝毒性与 CYP3A11 时辰节律相关:CYP3A11 在夜晚的蛋白表达和活性更高,导致夜晚的雷公藤甲素代谢更快,雷公藤甲素组织蓄积减少、毒性减弱。而在 *Bmal1* 基因敲除小鼠中,CYP3A11在一天中的表达显著下降且节律消失,导致雷公藤甲素的整体代谢速率降低、毒性增加,雷公藤甲素毒性的时辰节律消失。证明 CYP3A11 受 BMAL1 正向调控。另外,大鼠中雷公藤甲素毒性也被发现具有时间节律性,心肌毒性和肾上腺皮质毒性都是夜晚低于早上。

继发现了单体化合物雷公藤甲素时辰毒性后,研究者又发现了中药材雷公藤在小鼠中于特定剂量下(0.45～1.35 mg/kg,口服)也显现时辰毒性:黑暗前期(ZT14)肝毒性比光照前期(ZT2)肝毒性减弱。小鼠分别在 ZT2 和 ZT14服用雷公藤后,雷公藤各主要活性成分[包括雷公藤甲素、雷公藤乙素、雷公藤红素、雷公藤内酯甲和雷藤素]的药代动力学分析显示,只有雷公藤甲素呈现了时辰药代动力学特征(相比 ZT2,ZT14 时雷公藤甲素的血浆浓度/系统暴露程度更低),说明雷公藤甲素药代动力学表现出来的时辰依赖性是造成雷公藤时辰毒性的主要因素。

核心时钟因子 CLOCK 调控雷公藤时辰毒性。相比野生型小鼠,*Clock* 基因敲除小鼠在 ZT14 时的雷公藤肝毒性增加,且在 ZT2 与 ZT14 给药雷公藤产生的肝毒性无明显差异,即时辰毒性消失。进一步分析发现,相比野生型小鼠,雷公藤甲素代谢物的生成在 *Clock* 基因敲除小鼠中显著减少(雷公藤甲素蓄积增多),雷公藤甲素系统暴露和雷公藤甲素代谢物系统暴露的时辰节律在 *Clock* 基因敲除小鼠中不复存在。以上研究提示 CLOCK 通过调节雷公藤甲素代谢从而影响雷公藤毒性。同时,人们验证了 CLOCK 对 *Cyp3a11* mRNA 的正调控作用,提示 CLOCK 可能通过调控 CYP3A11 节律表达影响雷公藤甲素代谢和雷公藤毒性[58]。

CYP3A11 代谢和雷公藤甲素主导的雷公藤时辰毒性的发现,可能有助于改善雷公藤的治疗,为明确中药雷公藤最佳服药时间提供科学依据。

二、附子时辰毒性

附子——毛茛科乌头属植物乌头的侧根,是中医临床应用较广、历史较悠久的药物之一。附子被广泛用作强心剂、镇痛剂、抗炎剂和利尿剂,多用于治疗感冒、多关节痛、腹泻、心力衰竭、脚气病和水肿。生附子的毒性很高,只有加工过的附子(如黑顺片、白附片和盐附子)才被允许在临床上使用。加工过的附子虽然毒性明显降低,但不良反应仍不可忽视。附子中毒引起严重室性心律失常等已被多次报道。C19 -二萜生物碱,如乌头碱、海帕乌头碱(hypaconitine)和中乌头碱(mesaconitine)等,是附子的主要药理活性成分。同时,乌头碱、海帕乌头碱和中乌头碱还是心脏毒素和神经毒素,被认为是附子的主要毒性成分。在加工过的附子中,这些有毒的乌头碱型生物碱含量减少,附子毒性减弱。

研究发现,小鼠口服附子呈现给药时间依赖的心脏毒性:光照后期(ZT10)毒性最高,黑暗后期(ZT22)毒性最低;ZT10 时小鼠的存活率最低。乌头碱型生物碱主要通过 CYP 代谢途径解毒。人类 CYP3A4/5 和小鼠 CYP3A11 被证明是负责乌头碱型生物碱代谢的主要酶。分析小鼠服用附子后各主要活性成分的药代动力学,发现乌头碱、海帕乌头碱和中乌头碱这三种生物碱在 ZT10 时的系统暴露更多(相比 ZT22),它们的 CYP 代谢物在 ZT10 时的生成减少(相比 ZT22);而其他 10 种活性成分[包括准噶尔乌头碱(songorine),新乌宁碱(neoline),乌头毒草(aconite)和苯甲酰新乌头原碱(benzoylmesaconine)等]则没有显示体内暴露的时辰节律。说明乌头碱、海帕乌头碱和中乌头碱在 ZT10 代谢减少是造成附子在 ZT10 毒性增强的重要因素[59]。

进一步研究发现,时钟因子 BMAL1 调控附子时辰毒性。相比野生对照小鼠,*Bmal1* 基因敲除小鼠在 ZT22 时附子的毒性更明显,而在 ZT10 给药时没有变化,且两个时间点给药均显示较高的毒性。即附子毒性的时辰节律在 *Bmal1* 基因敲除小鼠中不复存在。小鼠 *Bmal1* 基因的敲除导致 ZT22 给药时乌头碱、海帕乌头碱和中乌头碱的代谢物生成减少、系统暴露增加、在肝肠中蓄积增加、毒性增强。另外,野生小鼠和 *Bmal1* 基因敲除小鼠中,乌头碱、海帕乌头碱和中乌头碱在 ZT10 和 ZT22 经小肠转运的效果无明显差异,证明是药物代谢而非药物转运造成 BMAL1 调控的附子时辰毒性。

事实上,乌头碱和海帕乌头碱较早时候便被发现具有基于 CYP3A11 代谢和 BMAL1 调控的时间依赖性心脏毒性:白天(ZT2/8)毒性比夜晚(ZT14/20)毒性更高;*Bmal1* 敲除后心脏毒性增加且毒性时辰节律消失。相比单体研究,中药附子时辰毒性的发现更具有临床价值,因为附子是作为一个整体(而非单体)被用作疾病治疗的药物,且中药通常通过口服摄入体内(单体研究中采用腹腔注射)。中药附子时辰毒性的发现对临床"择时给药"治疗策略具有一定指导意义[60]。

三、马钱子时辰毒性

马钱子是一味中国传统中药,具有抗肿瘤、镇痛、抗炎等多种临床疗效。同时,马钱子的治疗剂量与中毒剂量接近,且不良反应(包括肝毒性、肾毒性和神经毒性等)较为严重,使其在临床上的应用受到限制。

马钱子碱(brucine,Bru)是马钱子主要药效和毒性成分之一。研究发现,小鼠马钱子碱的肝毒性具有时辰依赖性:白天(ZT2/ZT8)肝毒性比夜晚(ZT14/ZT20)肝毒性更明显。进一步研究发现,马钱子碱的时间依赖性肝毒性与小鼠肝药酶 CYP3A11 时辰节律有关。CYP3A11 的蛋白表达和活性皆呈现白天低夜晚高的时辰依赖性,CYP3A11 代谢其底物[咪达唑仑和睾酮(testosterone)]的能力在夜晚更强。CYP3A11 为马钱子碱代谢解毒的主要酶。夜晚 CYP3A11 代谢马钱子碱能力更强,导致马钱子碱体内蓄积减少、毒性降低。

CYP3A11 节律性表达受时钟因子 NPAS2 调控。*Npas2* 基因敲除小鼠中,*Cyp3a11* 的 mRNA 和蛋白表达皆显著下降且节律消失,咪达唑仑和睾酮的代谢速率显著下降且代谢的时辰节律不复存在。体外肝微粒体孵育和体内药代动力学实验显示,马钱子碱在野生型小鼠中具有白天代谢低夜晚代谢高的时辰节律,而在 *Npas2* 基因敲除小鼠中,马钱子碱代谢显著降低且代谢的时辰节律消失。毒性实验也显示,*Npas2* 基因敲除小鼠中,马钱子碱肝毒性的时辰依赖性消失。

此外,CYP3A11 被发现受 BMAL1、DBP、E4BP4、HNF4α 和 SHP 等多个节律因子的调控。*Dbp* 是 NPAS2 的靶基因和 CYP3A11 的转录激活因子,由此可推测 DBP 在 NPAS2 调控 *Cyp3a11* 中具有一定作用。NPAS2 调控 CYP3A11 表达和活性进而影响马钱子碱时辰毒性的发现,有力地支持了药物代谢和解毒受生物钟控制的观点。基于 CYP3A11 代谢的马钱子碱时辰毒性的发现,对通过优化给药时间来降低马钱子碱不良反应具有一定的意义。

马钱子另一主要药效和毒性成分是士的宁(strychnine,其含量占马钱子总生物碱的 35%~50%)。CYP3A11 同样是其主要代谢酶,这提示士的宁可能表现出与马钱子碱类似的基于 CYP3A11 代谢的时辰毒性。依此推测,中药马钱子在小鼠中也可能具有时辰毒性,但仍需进一步验证[61]。

值得注意的是,马钱子碱和士的宁在人体中主要通过 CYP3A4(小鼠 *Cyp3a11* 的同源基因)代谢。CYP3A4 具有显著的昼夜节律。基于 CYP3A4 代谢的中药马钱子时辰毒性也有待临床上进一步验证。

（吴宝剑）

------------------------------ 参考文献 ------------------------------

[1] Kelly R M, Healy U, Sreenan S, et al. Clocks in the clinic: circadian rhythms in health and disease. Postgrad Med J, 2018(94): 653−658.

[2] Zhang Y K, Yeager R L, Klaassen C D. Circadian expression profiles of drug-processing genes and transcription factors in mouse liver. Drug Metab Dispos, 2009, 37 (1): 106−115.

[3] Gachon F, Firsov D. The role of circadian timing system on drug metabolism and detoxification. Expert Opin Drug Metab Toxicol, 2011, 7(2): 147−158.

[4] Dong D, Yang D, Lin L, et al. Circadian rhythm in pharmacokinetics and its relevance to chronotherapy. Biochem Pharmacol, 2020(178): 114045.

[5] Roenneberg T, Kantermann T, Juda M, et al. Light and the human circadian clock. Handb Exp Pharmacol, 2013(217): 311−331.

[6] Mitsutake G, Otsuka K, Cornélissen G, et al. Circadian and infradian rhythms in mood. Biomed Pharmacother, 2001(55): 94−100.

［7］ 王正荣,陈善广,冀治鸿,等.时间生物学研究进展.航天医学与医学工程,2006, 19(4)：309-312.

［8］ 王春燕,廖萍,刘晓黎,等.生物钟紊乱与相关疾病关系的研究进展.临床与病理杂志, 2015,35(4)：676-680.

［9］ 丁英儿.时辰药理学与临床合理用药.中国医院药学杂志,2003,23(10)：626-628.

［10］ Morse D, Sassone-Corsi P. Time after time：inputs to and outputs from the mammalian circadian oscillators. Trends in Neurosciences, 2002, 25(12)：632-637.

［11］ Buhr E D, Takahashi J S. Molecular components of the Mammalian circadian clock. Handb Exp Pharmacol, 2013(217)：3-27.

［12］ Zhao M, Xing H, Chen M, et al. Circadian clock-controlled drug metabolism and transport. Xenobiotica, 2020, 50(5)：495-505.

［13］ Hatanaka F, Matsubara C, Myung J, et al. Genome-wide profiling of the core clock protein BMAL1 targets reveals a strict relationship with metabolism. Mol Cell Biol, 2010, 30(24)： 5636-5648.

［14］ Wilsbacher L D, Sangoram A M, Antoch M P, et al. The mouse clock locus：sequence and comparative analysis of 204 kb from mouse chromosome 5. Genome Res, 2000, 10(12)： 1928-1940.

［15］ Zhou Y D, Barnard M, Tian H, et al. Molecular characterization of two mammalian bHLH-PAS domain proteins selectively expressed in the central nervous system. Proc Natl Acad Sci U S A, 1997, 94(2)：713-718.

［16］ St John P C, Hirota T, Kay S A, et al. Spatiotemporal separation of PER and CRY posttranslational regulation in the mammalian circadian clock. Proc Natl Acad Sci U S A, 2014, 111(5)：2040-2045.

［17］ Ye R, Selby C P, Chiou Y Y, et al. Dual modes of CLOCK：BMAL1 inhibition mediated by cryptochrome and period proteins in the mammalian circadian clock. Genes Dev, 2014, 28(18)：1989-1998.

［18］ Zhang T, Guo L, Yu F, et al. The nuclear receptor Rev-erbα participates in circadian regulation of Ugt2b enzymes in mice. Biochem Pharmacol, 2019(161)：89-97.

［19］ Yin L, Wu N, Lazar M A. Nuclear receptor Rev-erbalpha：a heme receptor that coordinates circadian rhythm and metabolism. Nucl Recept Signal, 2010(8)：e001.

［20］ Duez H, Staels B. The nuclear receptors Rev-erbs and RORs integrate circadian rhythms and metabolism. Diab Vasc Dis Res, 2008, 5(2)：82-88.

［21］ Yamaguchi S, Mitsui S, Yan L,et al. Role of DBP in the circadian oscillatory mechanism. Mol Cell Biol, 2000, 20(13)：4773-4781.

［22］ Keniry M, Dearth R K, Persans M, et al. New Frontiers for the NFIL3 bZIP Transcription Factor in Cancer, Metabolism and Beyond. Discoveries (Craiova), 2014, 2(2)：e15.

［23］ Musiek E S, Fitzgerald G A. Molecular clocks in pharmacology. Handb Exp Pharmacol, 2013, 217(217)：243-260.

［24］房静,张媛,侯芳菲,等.时辰药理学研究进展.天津药学,2018,30(3):70-74,78.

［25］李振彬,郭静波,孙春霞,等.吲哚美辛致大鼠胃粘膜损伤的昼夜节律.全国时间生物医学学术会议,2004.

［26］Clench J, Reinberg A, Dziewanowska Z, et al. Circadian changes in the bioavailability and effects of indomethacin in healthy subjects. Eur J Clin Pharmacol, 1981, 20 (5): 359-369.

［27］Bélanger P M, Bruguerolle B, Labrecque G. Rhythms in Pharmacokinetics: Absorption, Distribution, Metabolism, and Excretion. Springer Berlin Heidelberg, 1997: 177-204.

［28］Angeli A, Frajria R, De Paoli R, et al. Diurnal variation of prednisolone binding to serum corticosteroid-binding globulin in man. Clin Pharmacol Ther, 1978, 23(1): 47-53.

［29］Baraldo M. The influence of circadian rhythms on the kinetics of drugs in humans. Expert Opin Drug Metab Toxicol, 2008, 4(2): 175-192.

［30］邓红苗.时辰对药物效应的影响.中外医疗,2009,32(10):106.

［31］Wee B E, Turek F W. Midazolam, a short-acting benzodiazepine, resets the circadian clock of the hamster. Pharmacol Biochem Behav, 1989, 32(4): 901-906.

［32］Lemmer B, Nold G, Behne, S, et al. Chronopharmacokinetics and cardiovascular effects of nifedipine. Chronobiology International, 1991, 8(6): 485-494.

［33］Labrecque G, Bélanger P M. Biological rhythms in the absorption, distribution, metabolism and excretion of drugs. Pharmacology & Therapeutics, 1991, 52(1): 95-107.

［34］Lu D, Zhao M, Chen M, et al. Circadian clock-controlled drug metabolism: implications for chronotherapeutics.Drug Metab Dispos, 2020, 48(5): 395-406.

［35］Tsimakouridze E V, Alibhai F J, Martino T A. Therapeutic applications of circadian rhythms for the cardiovascular system. Front Pharmacol, 2015(6): 77.

［36］Wilkinson G R, Beckett A H.Absorption metabolism and excretion of the ephedrines in man. I. the influence of urinary pH and urine volume output. J Pharmacol Exp Ther, 1968, 162(1): 139-147.

［37］Laufen H, Leitold M. The effect of food on the oral absorption of isosorbide-5-mononitrate. Br J Clin Pharmacol, 1984, 18(6): 967-968.

［38］Lu Y F, Jin T, Xu Y, et al. Sex differences in the circadian variation of cytochrome P450 genes and corresponding nuclear receptors in mouse liver. Chronobiol Int, 2013, 30(9): 1135-1143.

［39］Perera V, Gross A S, McLachlan AJ.Diurnal variation in CYP1A2 enzyme activity in South Asians and Europeans. J Pharm Pharmacol, 2013, 65(2): 264-270.

［40］Zhang T, Yu F, Guo L, et al. Small heterodimer partner regulates circadian cytochromes P450 and drug-induced hepatotoxicity. Theranostics, 2018, 8(19): 5246-5258.

［41］Deng J M, Guo L X, Wu B J. Circadian regulation of hepatic cytochrome P450 2a5 by peroxisome proliferator-activated receptor gamma. Drug Metab Dispos, 2018, 46(11): 1538-1545.

［42］ Gachon F, Olela F F, Schaad O, et al. The circadian PAR-domain basic leucine zipper transcription factors DBP, TEF, and HLF modulate basal and inducible xenobiotic detoxification. Cell Metab, 2006, 4(1): 25－36.

［43］ Matsunaga N, Ikeda M, Takiguchi T, et al. The molecular mechanism regulating 24-hour rhythm of CYP2E1 expression in the mouse liver. Hepatology, 2008, 48(1): 240－251.

［44］ Lin Y, Wang S, Zhou Z, et al. Bmal1 regulates circadian expression of cytochrome P450 3a11 and drug metabolism in mice. Commun Biol, 2019(2): 378.

［45］ Han S, Zhang R, Jain R, et al. Circadian control of bile acid synthesis by a KLF15－Fgf15 axis. Nat Commun, 2015(6): 7231.

［46］ Zhao M, Zhang T, Yu F, et al. E4bp4 regulates carboxylesterase 2 enzymes through repression of the nuclear receptor Rev-erbα in mice. Biochem Pharmacol, 2018(152): 293－301.

［47］ Chen M, Guan B, Xu H, et al. The molecular mechanism regulating diurnal rhythm of flavin-containing monooxygenase 5 in mouse liver. Drug Metab Dispos, 2019, 47(11): 1333－1342.

［48］ Ballesta A, Dulong S, Abbara C, et al. A combined experimental and mathematical approach for molecular-based optimization of irinotecan circadian delivery. PLoS Comput Biol, 2011, 7(9): e1002143.

［49］ Wang S, Lin Y, Zhou Z, et al. Circadian clock gene Bmal1 regulates bilirubin detoxification: a potential mechanism of feedback control of hyperbilirubinemia. theranostics, 2019, 9(18): 5122－5133.

［50］ Xu H, Chen M, Yu F, et al. Circadian clock component Rev-erbα regulates diurnal rhythm of UDP-glucuronosyltransferase 1a9 and drug glucuronidation in mice. Drug Metab Dispos, 2020, 48(8): 681－689.

［51］ Zhang T, Guo L, Yu F, et al. The nuclear receptor Rev-erbα participates in circadian regulation of Ugt2b enzymes in mice. Biochem Pharmacol, 2019(161): 89－97.

［52］ Chen M, Guo L, Dong D, et al. The nuclear receptor Shp regulates morphine withdrawal syndrome via modulation of Ugt2b expression in mice. Biochem Pharmacol, 2019(161): 163－172.

［53］ Guo L, Yu F, Zhang T, et al. The clock protein Bmal1 regulates circadian expression and activity of sulfotransferase 1a1 in mice. Drug Metab Dispos, 2018, 46(10): 1403－1410.

［54］ Zhao M, Xing H, Chen M, et al. Circadian clock-controlled drug metabolism and transport. Xenobiotica, 2020, 50(5): 495－505.

［55］ Yu F, Zhang T, Zhou C, et al. The circadian clock gene Bmal1 controls intestinal exporter MRP2 and drug disposition.Theranostics, 2019, 9(10): 2754－2767.

［56］ Oh J H, Lee J H, Han D H, et al. Circadian clock is involved in regulation of hepatobiliary transport mediated by multidrug resistance-associated protein 2. J Pharm Sci, 2017, 106(9): 2491－2498.

［57］Zhou C, Yu F, Zeng P, et al. Circadian sensitivity to the cardiac glycoside oleandrin is associated with diurnal intestinal P-glycoprotein expression. Biochem Pharmacol, 2019（169）: 113622.

［58］Zhao H, Tong Y, Lu D, et al. Circadian clock regulates hepatotoxicity of tripterygium wilfordii through modulation of metabolism. J Pharm Pharmacol, 2020, 72（12）: 1854－1864.

［59］Yang Z, Lin Y, Gao L, et al. Circadian clock regulates metabolism and toxicity of Fuzi（lateral root of Aconitum carmichaeli Debx）in mice. Phytomedicine, 2020（67）: 153161.

［60］Lin Y, Zhou Z, Yang Z, et al. Circadian Cyp3a11 metabolism contributes to chronotoxicity of hypaconitine in mice. Chem Biol Interact, 2019（308）: 288－293.

［61］Zhou Z, Lin Y, Gao L, et al. Cyp3a11 metabolism-based chronotoxity of brucine in mice. Toxicol Lett, 2019（313）: 188－195.

各　论

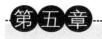

中药黄酮类成分的药代动力学研究

黄酮类化合物(flavonoids)主要是指基本母核为2-苯基色原酮(2-phenylchromone)的化合物,泛指两个苯环(A环与B环)通过三碳链连接而成的化合物。大多数黄酮类化合物具有C_6—C_3—C_6的基本骨架,其基本结构中含有1个酮式羰基,1位上的氧原子具有碱性。根据连接A环和B环的三碳链的氧化程度、三碳链是否成环、3位是否有羟基取代及B环连接的位置等差异,黄酮类化合物可细分为黄酮、黄酮醇、二氢黄酮、二氢黄酮醇、异黄酮和查尔酮等(表5-1)。中草药中的大部分天然黄酮类化合物通常与苷元(如葡萄糖和半乳糖)结合,以黄酮苷形式存在;小部分以游离苷元形式存在。黄酮类化合物母核与苷元通过"C—O"键连接的为"氧苷",通过"C—C"键连接的为"碳苷",其中以"氧苷"最常见。黄酮类化合物母核常连接一个或多个羟基,也常含有甲氧基等基团。

表5-1 黄酮类化合物苷元主要结构类型

类　型	基　本　结　构
黄酮 (flavone)	
黄酮醇 (flavonol)	

类　　　型	基　本　结　构
二氢黄酮 （flavanone）	
二氢黄酮醇 （flavanonol）	
异黄酮 （isoflavone）	
查尔酮 （chalcone）	

　　黄酮类化合物具有抗肿瘤、抗氧化、抗炎、抗菌抗病毒、杀虫、保肝等广泛的药理活性，是中药中一类重要的药效物质。但黄酮体内生物利用度低，口服黄酮或含黄酮中药后，黄酮原型化合物的血药浓度极低，有些甚至很难被检测到。因此，研究黄酮类化合物的药代动力学（即体内处置特征）及调控机制，可为中药黄酮类成分的药效作用方式及机制研究提供依据。

第一节　中药黄酮类成分药代动力学
特征及调控机制

　　大多数黄酮生物利用度低于 5%。研究表明，黄酮在体内的药代动力学特征受其自身膜渗透性（membrane permeation）、药物代谢酶（metabolic enzyme）和外排转运蛋白（efflux transporter）的影响。大多数黄酮苷在胃肠道水解成苷元后经被动扩散进入细胞内,少数经主动转运被吸收。黄酮在体内发生广泛的 II 相代谢,经 UGT、SULT 或 GST 代谢为极性大的 II 相代谢产物,血浆中代谢产物浓度远高于其原型浓度。黄酮 II 相代谢产物主要依赖细胞膜上的外排转运蛋白如 BCRP 和 MRP 清除出细胞。肝脏和小肠是黄酮代谢的主要部位,其原型和代谢产物主要经胆汁和尿液排出体外。黄酮体内动力学血药浓度-时间曲线呈双峰的特征,这是黄酮在体内经历肝肠循环(enterohepatic recycling)的结果。

近年来,许多学者围绕黄酮 UGT 代谢及其调控机制进行研究,形成了以"UGT 酶"和"外排转运蛋白"偶联调控的黄酮体内处置机制新理论,如"肠局部循环"和"肝肠三循环"理论。这些理论清晰阐明了黄酮体内动力学特征及调控机制,为黄酮药效作用机制解析,以及含黄酮中药的临床应用和研发提供了依据。目前,对中药黄酮单体成分的吸收和代谢研究相对较多,对提取物中黄酮的整体药代动力学研究较少。深入开展黄酮类化合物药代动力学及其调控机制研究,能为阐明以黄酮为主要药效成分的中药的药效物质基础及更好发挥其临床应用提供依据。

一、吸收

大多数黄酮以苷的形式存在。黄酮苷一般连接一个或多个糖,极性较大,难以经被动扩散透过细胞膜[1]。黄酮苷元较黄酮苷脂溶性大,分子量较小,一般经被动扩散吸收,其膜透过率受自身结构、pH 等因素的影响。黄酮苷一般被肠腔中的水解酶如根皮苷水解酶(lactase phlorizin hydrolase,LPH)、β-葡萄糖醛酸苷酶(β-glucuronide,β-GUS)或 β-葡萄糖苷水解酶(β-glucosidase)等水解生成苷元后经被动扩散吸收。例如,田蓟苷(tilianin)和汉黄芩苷(wogonoside)分别被水解成刺槐素(acacetin)和汉黄芩素(wogonin)后经被动扩散吸收[2]。黄酮苷的吸收差异主要取决于连接糖的数目、种类及连接位置。含糖数目少的吸收较好,如木犀草苷(luteoloside)的吸收比其水解产物木犀草素(luteolin)弱,槲皮素的 3-OH 被鼠李糖取代后的吸收量高于槲皮素-3-O 芸香糖苷(rutin),而槲皮素的 3-OH 被葡萄糖取代后生成的异槲皮苷(isoquercitrin,IQue)的吸收量远低于槲皮素-3'-葡萄糖苷(quercetin-3'-glucoside)。少数黄酮苷以原型形式通过主动转运或载体介导吸收。例如,毛蕊异黄酮苷(calycosin-7-glucoside)、槲皮素-4'-β-葡萄糖苷(quercetin-4'-

β - glucoside）和槲皮素 - 3 - 葡萄糖苷（quercetin - 3 - glucoside）通过肠壁上皮细胞膜上的 Na^+/葡萄糖协同转运蛋白（sodium/glucose cotransporter，SGLT）主动转运吸收[3,4]，如槲皮苷（quercitrin，Que）和异槲皮苷由葡萄糖转运蛋白 2（glucose transporter 2，GLUT2）介导吸收[5]。

　　黄酮成分主要经胃肠道吸收。小肠是黄酮吸收最重要的部位，各个肠段均有吸收，不同肠段的吸收量因不同成分而异。例如，槲皮素（quercetin）、山奈素（kaempferol）和异鼠李素（isorhamnetin）在十二指肠的累积吸收量最高[6]，芦丁和异槲皮苷分别在回肠和空肠吸收最好[7]，结肠是黄芩苷（baicalin）的最佳吸收部位[8]。不同黄酮苷元在不同肠段的吸收量不同可能与其母核上的羟基数目及 B 环的连接位置有关，如含 4 个羟基的木犀草素在肠道的吸收比含 2 个羟基的大豆苷元（daidzein）好[9]。黄酮类化合物具有弱酸性，因此一些黄酮苷元也可经胃部吸收，如槲皮素、大豆素和染料木素（genistein）等。

二、分布

　　黄酮在体内分布广泛，口服含黄酮的中药后，在各组织器官、血浆、尿液、胆汁和粪便中均可检测到其原型和代谢产物。例如，Sprague-Dawley（SD）大鼠单次灌胃菊花提取物后，木犀草素和芹菜素（apigenin）在大多数组织中分布迅速，在胃和小肠中浓度最高，其次是肝、肾、肺、脑、睾丸[10]。SD 大鼠口服枳壳总黄酮提取物后，柚皮苷（naringin）和新橙皮苷（neohesperidin）主要分布在小肠、胃、肺、脂肪中，表现出对肺和脂肪组织特殊的亲和性，这与枳壳止咳、化痰、降血脂等作用相呼应[11]。大量研究表明，黄酮在体内主要以 II 相代谢产物如葡萄糖醛酸苷和（或）磺酸苷形式存在，血浆中代谢产物浓度远高于原型浓度。如 SD 大鼠口服山奈酚后，血浆中葡萄糖醛酸苷和磺酸苷的浓度是其原型浓度的 50 倍以上[12]。SD 大鼠口服木犀草素后，在其血浆和胆汁中，4 种葡萄糖醛酸苷代谢产物浓度显著高于其原型浓度[13]。

三、代谢

　　黄酮在体内被广泛代谢，其主要发生水解、结合、裂解和氧化还原反应。肝脏和肠道是黄酮代谢的主要部位。黄酮苷一般在肠道中被 LPH 等水解酶水解成苷元，苷元经被动扩散吸收。被吸收的黄酮在肠细胞或肝细胞中，在 UGT 等 II 相代谢酶的作用下，生成葡萄糖醛酸化或磺酸化代谢产物，约 40%

的黄酮在体内经历Ⅱ相代谢反应[14]。黄酮Ⅱ相代谢反应具有如下几点特征：

（1）黄酮苷元比黄酮苷更容易发生Ⅱ相代谢：当苷元与糖基结合后，空间位阻变大，羟基数量变少，对Ⅱ相代谢酶的亲和力下降。例如，田蓟苷水解成苷元刺槐素后，其酶动学参数 K_m 显著降低，V_m 和清除率则显著升高[15]。

（2）含酚羟基数量越多，对Ⅱ相代谢酶的亲和力越高，较易发生Ⅱ相代谢反应，但Ⅱ相代谢产物主要以单个酚羟基的结合反应产物为主。例如，单酚羟基的田蓟苷，双酚羟基的毛蕊异黄酮（calycosin）和四酚羟基的木犀草素，在体内分别主要以5位，3′位和3′位的结合反应产物形式存在[13,15,16]。

（3）7-OH、3′-OH 和4′-OH 黄酮更容易发生Ⅱ相结合反应，且葡萄糖醛酸化代谢速率比磺酸化代谢快[17-19]；其中，3-OH 黄酮葡萄糖醛酸化反应最快[19-21]；5-OH 和6-OH 黄酮难以发生Ⅱ相结合反应[20]；3-OH 黄酮几乎不发生磺酸化反应，4′-OH 黄酮最容易发生磺酸化反应[20]，如木犀草素（3′,4′,5,7-四羟基黄酮）在体内能被 UGT 代谢为3′,4′和7位的葡萄糖苷[16]。此外，一部分在肠道中被水解生成的黄酮苷元可进一步发生开环裂解，生成"C_6—C_3"或"C_6—C_2"小分子酚酸类化合物或乙基酚衍生物后被吸收入血，如大豆苷元（7,4′-二羟基异黄酮）在体内能转化为牛尿酚（equol）和 O-去甲基安哥拉紫檀素（O-desmethylangolensin）。槲皮素在肠道细菌的作用下转化为3,4-二羟基苯乙酸（3,4-dihydroxyphenylacetic acid）、3-羟基苯乙酸（3-hydroxyphenylacetic acid）、原儿茶酸（protocatechuic acid）和马尿酸（hippuric acid）[22]。

四、排泄

黄酮在体内主要以Ⅱ相代谢产物形式存在。Ⅱ相代谢产物分子量和极性都较大，无法通过被动扩散透过细胞膜。因此，黄酮代谢产物主要依赖细胞膜上的转运蛋白如 BCRP 和 MRP 转运至体循环、肠腔、胆汁和尿液中[4]。其中，小肠上皮细胞膜基底侧（basolateral side）的 MRP1、MRP3 和 MRP4 等，将Ⅱ相代谢产物转运至血液中，如山奈酚-3-O-葡萄糖醛酸苷被 MRP1 转运至血液中。小肠上皮细胞膜顶侧（apical side）的 BCRP 和 MRP2，将Ⅱ相代谢产物外排至肠腔中。肝细胞胆小管侧的 BCRP 和 MRP2 将Ⅱ相代谢产物分泌至胆汁中，如 BCRP 和 MRP2 均参与了山奈酚-7-O-葡萄糖醛酸苷、刺槐素-7-O-

葡萄糖醛酸苷和刺槐素-5-O-葡萄糖醛酸苷在肠道的外排[12]。黄芪主要活性成分毛蕊异黄酮的磺酸化代谢产物主要被 BCRP 外排[23]。研究表明,在外排蛋白基因敲除小鼠(如 $Bcrp^{-/-}$ 或 $Mrp2^{-/-}$ 小鼠)血浆中,黄酮生物利用度显著提高,其葡萄糖醛酸苷和(或)磺酸苷的浓度较野生型 FVB 小鼠均显著升高,黄酮及其代谢产物排泄速率减慢。例如,较野生型 FVB 小鼠,染料木素磺酸苷和葡萄糖醛酸苷在 $Bcrp^{-/-}$ 小鼠上的血浆浓度增加了 7~10 倍[24]。刺槐素在体内主要被代谢生成 7 位葡萄糖醛酸苷(Aca-7-Glu)、5 位葡萄糖醛酸苷(Aca-5-Glu)和 7 位磺酸化代谢产物(Aca-7-S)。与野生型 FVB 小鼠比较,在 $Bcrp$ 和 $Mrp2$ 基因缺失小鼠体内,刺槐素 Ⅱ 相代谢产物的 AUC 均显著增加,同时,Aca-7-Glu 的肠道和胆汁排泄率显著减少[25]。体外实验中,当分别使用 20 μmol/L BCRP 抑制剂 Ko143 与 MRP 抑制剂 MK-571 后,甘草素磺酸化代谢物的外排速率和清除率显著下降;同样,采用瞬时转染法,分别敲低 HEK-SULT1A3 细胞中的转运蛋白 BCRP 与 MRP4 蛋白表达后,甘草素磺酸化代谢物的外排速率和清除率均有不同程度的下降,且甘草素(liquirtigenin)在该细胞中的总代谢程度(the fraction of dose metabolized, F_{met})分别降低了 20.6% 和 22.2%[26]。此外,研究人员还考察了 Ko143 对木犀草素在 Hela-UGT1A9 细胞上代谢和外排的影响,研究发现其能够显著降低木犀草素代谢物的外排速率,并增加细胞内代谢产物的累积量[27]。

五、中药黄酮类成分药代动力学调控理论

(一)"旋转门"调控理论

药物代谢酶和外排转运蛋白是机体生物利用度屏障的关键分子,在调控药物体内处置即药代动力学特征上发挥重要作用。基于黄酮被肝肠细胞内的 UGT 代谢及其代谢产物被外排转运蛋白外排,有学者提出一种类似"旋转门"的调控理论(图 5-1),并被同行学者证实。该理论认为,黄酮在体内被肝肠细胞内 UGT 代谢酶代谢生成葡萄糖醛酸苷(UGT 代谢物),UGT 代谢物主要依赖肝肠细胞膜上的外排转运蛋白(如 P-gp 和 BCRP)排出细胞,且外排转运蛋白在黄酮体内转化和处置中起限速作用,即当外排转运蛋白被抑制时,黄酮 UGT 代谢物生成显著减少,细胞内和血浆中原型和代谢物水平均显著升高[28]。例如,当阻断 Caco-2 细胞上外排转运蛋白时,山奈酚及其 UGT 代谢物在各亚细胞器的含量显著增加,此时山奈酚抑制活性氧

（reactive oxygen species，ROS）生成的能力亦显著增强[29]。较野生型 FVB 小鼠，山奈酚及其 UGT 代谢物在 *Mrp2*、*Bcrp* 和 *P-gp* 基因敲除小鼠的血浆暴露水平显著增加[12]。

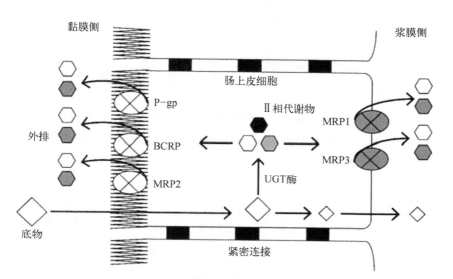

彩图 5-1

图 5-1　类似"旋转门"调控理论调控黄酮体内处置（见彩图）

（二）"肠局部循环"和"肝肠三循环"理论

中药黄酮类成分大多经口服吸收，小肠是黄酮吸收和代谢的最主要部位。肠局部循环是描述黄酮类成分肠道处置机制的新理论（图 5-2）。研究人员在研究黄芩活性成分汉黄芩苷及其苷元（汉黄芩素）的肝肠处置中发现：汉黄芩苷和汉黄芩素可在小肠上段（十二指肠）相互转化，这种转化不依赖细菌产生的 β-GUS，而主要由小肠细胞内 UGT 酶、外排转运蛋白和小肠细胞分泌的 β-GUS 共同介导。基于此，该研究团队提出了有关黄酮类成分肠道处置机制的"肠局部循环"理论[30]：即黄酮苷及其苷元被吸收入小肠后，经小肠细胞内 UGT 酶代谢生成葡萄糖醛酸苷，葡萄糖醛酸苷经小肠细胞黏膜侧外排转运蛋白转运至肠腔后，在小肠上段由肠细胞分泌的 β-GUS 水解成苷元，苷元再次被小肠细胞吸收，如此往复，形成肠局部循环。

肠局部循环与肝肠循环和肠肠循环（enteric recycling）一起被称为"肝肠三循环"，是目前系统描述黄酮肝肠处置特征及机制的主要理论（图 5-3）。

中药药代动力学理论与应用

彩图 5-2

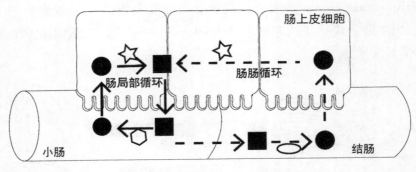

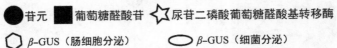

图 5-2　肠局部循环(见彩图)

● 苷元　■ 葡萄糖醛酸苷　☆ 尿苷二磷酸葡萄糖醛酸基转移酶

⬡ β-GUS（肠细胞分泌）　　⬭ β-GUS（细菌分泌）

研究人员采用田蓟苷及其苷元刺槐素为模型化合物,确证了黄酮体内处置同时经历由 UGT 酶、外排转运蛋白（如 BCRP 和 MRP）和 β-GUS 共同介导的"肝肠三循环"处置过程[31]。具体而言,当口服黄酮苷时,黄酮苷被肠腔中的 β-GUS 水解为苷元,苷元经被动扩散吸收进入肠细胞（若口服黄酮苷元,则无此过程,苷元直接经被动扩散进入肠细胞）。一部分苷元在肠细胞内被 UGT 酶代谢生成 UGT 代谢物（黄酮苷）,一部分 UGT 代谢物可被肠细胞膜黏膜侧外排转运蛋白外排转运至肠腔（另一部分 UGT 代谢物也可被肠细胞质膜侧上的外排转运蛋白转运至血液中）。肠细胞内未被完全代谢的苷元可再一次被动扩散进入血液,经体循环到达肝脏,在肝细胞中被代谢生成 UGT 代谢物,肝细胞中的 UGT 代谢物可被肝细胞膜上的外排转运蛋白转运至胆汁,随胆汁进入肠腔。重新进入肠腔的黄酮苷（UGT 代谢物）在小肠上段（十二指肠）被肠细胞分泌的 β-GUS 水解为苷元,或在结肠被细菌分泌的 β-GUS 水解为苷元,苷元再次被吸收进入肠细胞,随后在肠/肝细胞内再次发生葡萄糖醛酸化生成 UGT 代谢物,并再一次被外排至肠腔和（或）胆汁中。黄酮苷和苷元在肝肠细胞、肠腔和血液中周而复始的循环,每循环一次,有一部分苷和苷元经尿液和粪便排出体外,剩余大部分则继续参与该循环。在这些循环过程中,进入肝细胞,经胆汁排入肠腔的黄酮苷,在结肠被细菌产生的 β-GUS 水解成苷元,苷元再被重吸收,此过程为"肝肠循环";肠腔中被外排的 UGT 代谢物,在结肠经细菌分泌的 β-GUS 水解成苷元,苷元再被重吸收,经历的是"肠肠循环";

136

肠腔中被外排的 UGT 代谢物,在小肠上段(十二指肠)经肠细胞分泌的 β-GUS 水解成苷元,苷元再被重吸收的,经历的是"肠局部循环"。在肝肠三循环中,UGT 酶、外排转运蛋白和 β-GUS 是必不可少的三个因素。肝肠三循环延长了黄酮苷和苷元在体内的滞留时间;特别是肠局部循环和肠肠循环,延长了黄酮苷和苷元在肠道的暴露时间,同时也增加了它们在肠局部的暴露水平,是使黄酮血药浓度-时间曲线呈双峰的主要原因。黄酮苷和苷元在体内,特别是肠道的这种特殊的暴露特征及机制,很可能是其产生局部药效的药代动力学基础。

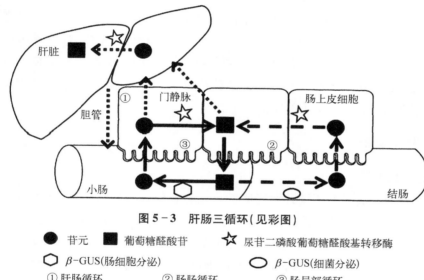

图 5-3　肝肠三循环(见彩图)

● 苷元　　■ 葡萄糖醛酸苷　　☆ 尿苷二磷酸葡萄糖醛酸基转移酶

⬡ β-GUS(肠细胞分泌)　　　　◯ β-GUS(细菌分泌)

① 肝肠循环　　　② 肠肠循环　　　③ 肠局部循环

彩图 5-3

目前,肝肠三循环理论已被学术界广泛认可,在肝肠三循环中,无论黄酮苷和苷元经历哪一种循环过程,药物代谢酶和外排转运蛋白的代谢-外排过程都是肝肠三循环发生的首要条件。而苷元是否进入肝脏,或 UGT 代谢物在小肠上段(十二指肠)依赖肠细胞分泌的 β-GUS 水解或依赖结肠细菌分泌的 β-GUS 水解,则决定了苷和苷元经历的是肝肠循环、肠局部循环或肠肠循环过程。因此,对药物代谢酶、外排转运蛋白和 β-GUS 的调控,则很可能改变黄酮苷和苷元在肝肠的暴露特征和药效。对黄酮肝肠处置的深入研究将为提高其生物利用度提供契机,也为其药效作用机制解析提供依据,具有重要的临床意义和应用价值。

第二节 影响中药黄酮类成分药代
动力学特征的因素

药代动力学特征是药物在体内经历吸收、分布、代谢和排泄等一系列复杂过程所表现出的结果。机体的生理因素和病理因素均对药物的药代动力学特征具有影响。药物代谢酶和外排转运蛋白是机体处置外源性化合物最重要的屏障,黄酮在体内发生广泛的代谢,其Ⅱ相代谢产物的清除主要依赖外排转运蛋白的外排。因此,基于药物代谢酶和外排转运蛋白的药物相互作用也将影响黄酮类成分在体内的药代动力学特征。黄酮主要经口服摄取,肠道菌产生的水解酶水解大多数黄酮苷成苷元,苷元再经被动扩散吸收。因此,饮食习惯和肠道菌群对黄酮类成分药代动力学特征也具有重要影响。此外,给药方式与剂型亦将对其药代动力学特征产生影响。

一、生理因素

(一) 种属

黄酮类化合物在不同种属之间的代谢存在较大差异,这种差异可分为以下两类:一是质的种属差异,这种差异大多是由于不同种属间参与药物代谢的某种酶的有无所致。例如,Gunn 大鼠体内缺乏 UGT1A 酶,染料木素在 Gunn 大鼠十二指肠的代谢速率显著低于野生型 Wistar 大鼠[32];二是量的种属差异,即不同种属间同种药物代谢酶与底物的亲和力存在差别,导致黄酮类成分在不同种属的代谢速率差异较大。例如,黄芩素(baicalein)在不同种属间的葡萄糖醛酸化速率表现出较大差异:在猪肝微粒体中的代谢速率最快,其次是犬、恒河猴、鼠和人[33]。大黄素(emodin)也具有相似的现象,其在豚鼠肝微粒体酶中的 UGT 代谢速率最快,其次是犬和大鼠,最慢的是人和小鼠[34]。

黄酮类化合物在同种属之间的代谢也存在明显差异,这种差异是由药物代谢酶在同种属生物之间广泛存在着遗传多样性所致[35]。例如,在日本和德国-高加索人群中,新鉴定出 6 个 UGT1A3 具单核苷酸基因多态性(single nucleotide gene polymorphisms, SNP),这些 SNP 共导致 1 个野生型(UGT1A3 * 1)和 4 个变异体(UGT1A3 * 2,UGT1A3 * 3, UGT1A3 * 4 和 UGT1A3 * 5)。而研究

发现 *UGT1A3* 变异体对槲皮素、木犀草素、水飞蓟宾(silymarin)、山奈酚、桑色素(morin)和异鼠李素这 6 种黄酮类化合物葡萄糖醛酸结合反应具有明显差异:UGT1A3 * 4 对所有这些黄酮类化合物的葡萄糖醛酸化代谢活性均显著增加,它们的清除率(V_{max}/K_m)是野生型 *UGT1A3* * 1 的 4~8 倍;*UGT1A3* * 2 和 *UGT1A3* * 3 则导致这些黄酮类化合物葡萄糖醛酸结合活性显著降低;而 *UGT1A3* * 5 只引起了微弱的活性差异[36]。

(二) 年龄

年龄亦影响黄酮在体内的药代动力学过程。儿童和老人的机体功能与成年人相比存在着很大差异。新生儿胃排空速率快而肠蠕动弱,因而对药物的吸收较慢,T_{max} 延长。老年人则因为胃肠道黏膜萎缩及胃肠细胞功能下降等原因导致胃排空速率减慢,小肠吸收延缓[37]。例如,山豆根主要活性成分染料木素在老龄(2 年)SD 大鼠肠道吸收明显较 1 年的成年大鼠减弱,在老龄大鼠中,其稳态浓度显著低于 1 年的成年大鼠,且在老年大鼠体内滞留时间延长,肠道代谢增加[38]。由于不同年龄段药物代谢酶系统的发育或代谢能力、肝脏血流灌注量和肝细胞量不同,其对黄酮体内清除的能力也表现出较大差异[39]。例如,在大鼠肝微粒体中,槲皮素的葡萄糖醛酸化会随年龄增长而产生变化:在 4 个月、18 个月和 28 个月的大鼠肝微粒体中,槲皮素 − 3 − O − 葡萄糖醛酸结合物的清除率(V_{max}/K_m)分别为 0.138 mL/(min · mg)、0.133 mL/(min · mg)和 0.088 mL/(min · mg),呈现出清除率随着年龄增长逐渐降低的规律[40]。

(三) 性别

黄酮类化合物的药代动力学特征存在较大的性别差异。目前认为这主要与雌雄间生理因素和甾体激素水平等方面有关[41]。通常雌性体内脂肪占比较高,肌肉比例相对较小,而雄性体重比雌性大,同时雄性肝肾血流量和肾小球滤过率较雌性高,因而导致雄性具有较大的分布容积和较快的清除率[42]。例如,口服大黄水提物后,大黄酸(rhein)在男性中平均 AUC 为 1 754.82 min · μg/mL,低于女性的 2 197.56 min · μg/mL,同时大黄酸在男性中的平均滞留时间(MRT)和药物 $t_{1/2}$ 也较女性更短[43]。此外,雌雄之间外排转运蛋白分布和代谢酶含量的差异也是影响黄酮药代动力学行为的重要因素。例如,SD 大鼠口服 8 mg/kg 大黄素后,其 *AUC* 在雌雄大鼠中分别为 33.82 min·μg/mL 和 65.76 min·μg/mL,雄性大鼠体内的大黄素暴露量是雌性的两倍,静脉给大黄素后也出现相似结果[34],造成这些结果的原因就是雌性大鼠上乳腺癌抗性蛋白、OATP1A1 和 UGT1A1 含量比雄性更高[44]。

二、病理因素

(一) 肝肠功能损伤

黄酮类化合物的药代动力学行为亦受到疾病因素的影响,其中肝肠疾病是最主要的影响因素[45]。肝肠作为黄酮类化合物代谢的主要器官,其病变会显著降低药物的代谢转化速率、药物代谢酶活性、血流灌注量和组织与药物结合能力等,导致体内总黄酮的吸收和代谢过程受到明显影响,生物利用度升高。例如,较正常大鼠而言,在肝纤维化大鼠中二氢槲皮素(taxifolin)的 *AUC* 和 C_{max} 显著升高 1.4 倍、*MRT* 延长 1.3 倍[46]。较正常大鼠而言,肝内胆汁淤积大鼠灌胃黄芩苷溶液后,其体内黄芩苷的体内暴露增加,$t_{1/2}$ 明显延长,清除率降至正常大鼠的 61.78%[47]。在细菌性腹泻的小型猪中,也观察到相似现象:给予葛根芩连汤后,腹泻小猪对葛根和黄芩主要活性成分葛根素(puerarin)、大豆苷元(daidzein)、黄芩苷的吸收速度明显快于正常组;同时,葛根素、大豆苷元、甘草素在肠道内的代谢显著减缓[48]。

(二) 其他疾病状态

许多非肝肠疾病,如心脑血管疾病、糖尿病和发热感染等也可影响黄酮类化合物的药代动力学特征。例如,槲皮素-3-*O*-槐糖苷(quercetin 3-*O*-sophoroside)在脑缺血再灌注损伤模型大鼠中的 *AUC* 较正常大鼠高 1.9 倍[49]。又如,较正常 SD 大鼠,糖尿病大鼠肝匀浆中槲皮素甲基化代谢物的生成速率显著下降[50];糖尿病肾病大鼠体内芦丁暴露量明显增加、*MRT* 显著延长、血浆消除半衰期($t_{1/2\beta}$)显著延长且血浆清除率显著减小[51]。此外,大鼠在发热状态下药代动力学行为也会受到明显影响。例如,与正常 Wistar 大鼠相比,黄芩中主要黄酮类成分黄芩苷、汉黄芩苷(wogonoside)、黄芩素、汉黄芩素在发热 Wistar 大鼠中吸收速率减缓、*MRT* 延长、清除率降低、C_{max} 和 *AUC* 增大[52]。

三、药物相互作用

当两种或两种以上的药物同时使用时,有发生药物相互作用的风险。中药之间的配伍使用、中药与西药合用均有可能影响黄酮类化合物药代动力学特征。例如,半夏泻心汤[由炙甘草、人参、大枣(甘补组),半夏、干姜(甘补辛开组)、黄芩、黄连(甘补苦降组)组成]及不同配伍组中甘草黄酮类化合物甘草苷(liquiritin)、甘草素(liquiritigenin)和异甘草素(isoliquiritigenin)在大鼠体内的入血吸收量呈现出:全方配伍组>甘补辛开组>甘补苦降组>甘补组,这就是由不同的组方配伍对这些成分口服后在肠道吸收、肠道和肝脏代谢及排泄等环节均有不同程度的影响引起的[53]。桔梗与甘草配伍后也发现类似的现象:由于桔梗中的桔梗皂苷等活性成分竞争性抑制葡萄糖苷酶等酶的代谢活性,导致甘草中的甘草苷和异甘草苷(isoliquiritin)的代谢减缓,AUC 增大 $2 \sim 4$ 倍,口服生物利用度显著提高[54]。又如,与单味枇杷叶水煎液相比,灌胃给予 SD 大鼠川贝-枇杷叶水煎液后枇杷叶中的槲皮素、芦丁和山奈酚的 C_{max}、CL 显著下降,在体内的 MRT 显著延长[55]。

四、饮食习惯

饮食习惯亦是影响药物体内处置的重要因素。食物中的乙醇对黄酮类化合物药代动力学特征有重要影响。例如,较饮用水,饮用乙醇后胃肠中的乙醇可增加儿茶素(catechin)的溶解度,同时减小其体内 $t_{1/2}$ 和加快尿排泄速度[56,57]。另外,饮食中的脂肪对于黄酮类化合物的吸收和代谢也有着重要的影响。例如,体外消化模型证实食物的脂质可有助于混合消化黄酮类化合物,同时使高亲酯性黄酮更容易溶解,导致高脂可可液(含 45% 脂肪)中槲皮苷、槲皮素和二氢槲皮素(dihydroquercetin)等黄酮类化合物进入体循环的量显著高于低脂可可液(含 15% 脂肪)[58]。体内实验也发现,猪在食用不同脂肪含量(3%、17% 或 32%)的饲料后,槲皮素的体内药代动力学行为发生明显改变:与 3% 脂肪饲料组对比,17% 和 32% 脂肪饲料组中槲皮素的消除时间明显延迟,生物利用率显著提高[59]。另一项在体研究也出现类似结果:食用高脂肪早餐的受试者血浆中槲皮素的总暴露量比食用无脂肪早餐的受试者高 45%[60]。此外,食物中的脂肪还会改变胃肠道运输时间从而影响黄酮类化合物的吸收。例如,与单食用 200 g 草莓相比,草莓与奶油一起食用时草莓中的花青素

(anthocyan)在血浆中的吸收明显延缓，T_{max}推迟及尿液中花青素代谢产物的排泄率显著减慢[61]。

五、肠道菌群

肠道菌群是人及动物肠道内生存的正常微生物，能够合成多种生长发育必需的维生素和氨基酸，它们的平衡与机体健康密不可分，同时也是影响黄酮类化合物体内过程的重要因素之一。例如，黄芩中的黄芩苷、黄芩素在正常大鼠和肠道菌群失调大鼠体内的药代动力学特征具有显著性差异：黄芩苷在正常大鼠血浆中的 AUC 为 40.72 h·μg/L，在肠道菌群失调大鼠中降低为 28.67 h·μg/L；而黄芩素在正常大鼠血浆中的 AUC 为 108.10 h·μg/L，在肠道菌群失调大鼠中降低为 33.14 h·μg/L[62]。最近的资料也显示，人肠道混合菌中分离得到 69 种不同的肠道细菌对枳实和陈皮等药用植物中的柚皮苷(naringin)、甘草苷、橙皮苷(hesperidin)、新橙皮苷、毛蕊异黄酮苷及芒柄花苷(ononin)这 6 种黄酮苷类成分均存在不同的代谢能力，表明不同的肠道细菌在黄酮苷类生物转化过程中扮演不同的代谢角色[63]。亦有研究发现肠道细菌还存在人种差异，导致大豆异黄酮(soy isoflavone)的体内代谢表现出较大差异：亚洲人群中 2/3 的人可将大豆异黄酮转化为雌马酚，少数转化为 O -脱甲基安哥拉紫檀素；而西方人群中却只有 1/3 的人可将大豆异黄酮转化为雌马酚，其余大多转化为 O -脱甲基安哥拉紫檀素[64-66]。

六、给药方式和剂型

给药途径对黄酮类化合物的药代动力学特征亦具有明显的影响，这种影响主要与是否存在首过效应有关。例如，静脉给药时双黄连粉针剂中黄芩苷的 AUC 比口服给药时升高 1.8 倍[67]。又如，相对于口服给药方式，葛根总黄酮滴鼻剂经鼻给药新西兰大白兔后其主要活性成分葛根素、大豆苷(daidzin)、大豆苷元的 AUC 和 C_{max} 分别显著升高 4.5 倍和 6.7 倍[68]。相同给药方式下，不同的制剂类型对黄酮类化合物的吸收过程也具有一定影响。例如，相较于使用 0.3% 羧甲基纤维素钠溶解形成的橘皮素(tangeretin)悬浮液，使用 β -环糊精溶解的橘皮素溶液灌胃大鼠后，橘皮素的体内生物利用度显著升高了 2 倍[69]。

第三节　中药黄酮类成分与药物代谢酶和
转运蛋白的相互作用

　　黄酮类化合物口服生物利用度普遍较低。肠上皮细胞膜上转运蛋白如
P－gp、BCRP 和 MRP2 对黄酮的外排,以及肝肠细胞内 Ⅱ 相代谢酶(UGT 等)
对黄酮的代谢,是影响黄酮生物利用度的主要分子因素。少部分黄酮也会被
CYP450 酶代谢,其 CYP450 酶代谢产物继续经 Ⅱ 相代谢排出体外。同时,黄酮
也影响药物代谢酶和转运蛋白的表达和活性,进而影响其他药物的体内过程。

一、中药黄酮类成分与药物代谢酶的相互作用

　　细胞色素 P450 酶(cytochrome P450, CYP450)是重要的 Ⅰ 相代谢酶,参与
大部分常用药物的代谢。CYP1、CYP2 和 CYP3 家族是主要的 CYP 代谢酶家族。
CYP1A2、CYP2A6、CYP2C8、CYP2C9、CYP2C19、CYP2D6、CYP2E1 和 CYP3A4
参与临床约 90% 药物的代谢[70],CYP3A 参与 50% 以上临床药物的代谢[71]。

　　CYP450 酶可通过催化黄酮发生水解、去甲基化和氧化反应,生成更易被
吸收或排泄的代谢产物。黄酮糖苷类化合物如灯盏乙素(scutellarin)口服后可
经肝脏 CYP450 酶介导水解为苷元,使其脂溶性增强,易透过生物膜而被机体
吸收[72]。橙皮素(hesperetin)和柽柳素(tamarixetin)可经 CYP450 酶介导生成
脱甲基化代谢产物圣草素(eriodictyol)和槲皮素[73]。此外,CYP450 酶亦是介
导黄酮类化合物氧化代谢的主要酶类,多种重组人源化肝脏 CYP450 酶亚型
能够选择性地、不同程度地氧化黄酮类化合物,如高良姜素可被 CYP1A2 和
CYP2C9 催化生成氧化代谢产物山柰酚[74]。芹菜素和柚皮素(naringenin)可经
CYP1A2 和 CYP3A4 氧化代谢为木犀草素和圣草素[74]。大豆苷元和染料木素在
重组人源化肝 CYP 恒温孵育体系中可被 CYP450 酶广泛代谢成羟基化代谢产物
如 7,3′,4′-三羟基异黄酮(7,3′,4′-trihydroxyisoflavone)和 6,7,4′-三羟基异黄酮
(6,7,4′-trihydroxyisoflavone),CYP1A2 是介导其氧化代谢的主要酶亚型[75]。

　　黄酮对 CYP450 酶的表达和活性亦有影响。体外研究发现甘草查尔酮 A
(licorice chalcone A)对 CYP1A2、CYP2C8、CYP2C9、CYP2C19 和 CYP3A4 具有
显著抑制作用。此外,它对 CYP2D6 和 CYP2E1 也有一定的抑制作用[76]。有

学者研究了 44 种黄酮类化合物对 CYP3A4 和另外几种重要的 CYP450 亚酶（CYP1A2、CYP2A6、CYP2C9、CYP2C19、CYP2D6 和 CYP2E1）的影响[77]（表5-2）。44 种黄酮类化合物对不同 CYP450 亚酶存在不同程度的抑制作用。化合物编号3、23、37、38、40、41 和 42 显著抑制 CYP3A4 的活性，使其活性低于 10%；化合物 5、8、9、14、17、20、21、25 和 34 呈现出中等强度的抑制能力；而化合物 6、7、18、19、24、26、27、29、31、32、35 和 36 对 CYP3A4 的抑制能力较弱。对于 CYP450 亚酶 CYP2E1、CYP2A6 和 CYP2D6，这 44 种黄酮类化合物呈现出较弱的抑制能力，而对于 CYP2C19、CYP1A2 和 CYP2C9，化合物 1、2、23、37~44 为一种有效的抑制剂。有研究表明，有 2 个羟基以上的黄酮可能抑制 CYP3A4 的活性，而在黄酮母环，A 环和 B 环缺乏羟基的黄酮如橘皮素，可能诱导 CYP3A4 的活性[78]。有研究人员考察了白黄杨素等 21 种黄酮在人肝微粒体中对 CYP1A2 的作用及其构效关系，结果显示白黄杨素的抑制作用最强，IC_{50} 值为 0.2 μmol/L。另外，芹菜素和桑色素也都是 CYP1A2 的抑制剂[79]。通过构效关系的分析，发现游离羟基数目的增多可减少对 CYP450 酶的抑制作用。

表5-2　44 种黄酮类化合物实测 IC_{50} 值（IC_{50}）和预测 IC_{50} 值（pIC_{50}）

化 合 物 名 称	化合物编号	IC_{50}（μmol/L）	pIC_{50}（μmol/L）	CoMFA	
				预测（Pred.）	残余（Res.）
山豆根素（sophoranone）	1[a]	3.98	5.4	4.75	0.65
山豆根黄酮 N（tonkinochromane N）	2	5.41	5.27	5.04	0.23
(2S)-7-hydroxy-2-(2-(2-hydroxypropan-2-yl)-7-(3-methylbut-2-en-1-yl)-2,3-dihydrobenzofuran-5-yl)-8-(3-methylbut-2-en-1-yl)chroman-4-one	3[a]	7.49	5.13	4.65	0.48
(2S)-farrerol	4	22.44	4.65	4.51	0.14
(2S)-pinocembrin	5	39.3	4.41	4.2	0.21
甘草素（liquiritigenin）	6	321.36	3.49	3.39	0.1
橙皮素（hesperitin）	7	453.17	3.34	3.44	-0.10
柚皮素（naringenin）	8	92.82	4.03	4.07	-0.03
木犀草素（luteolin）	9	127.01	3.9	4.25	-0.36
芹菜素（apigenin）	10	12.88	4.89	4.54	0.35
黄芩素（baicalein）	11[a]	23.25	4.63	4.26	0.37
甘草黄酮（licoflavone）	12	21.96	4.66	4.66	0
胡麻黄素（pedalitin）	13	31.74	4.5	4.39	0.11
5-hydroxy-6,7,8,3',4'-pentamethoxyflavone	14[a]	84.98	4.07	4.14	-0.06

续　表

化　合　物　名　称	化合物编号	IC_{50}（μmol/L）	pIC_{50}（μmol/L）	CoMFA 预测（Pred.）	残余（Res.）
5,4′-dihydroxy-3,6,7,8,3′-pentamethoxyflavone	15	6.43	5.19	5.27	-0.08
5,4′-dihydroxy-3,6,7-trimethoxyflavone	16	39.39	4.4	4.33	0.07
7-羟基黄酮（7-hydroxyflavone）	17	82.15	4.09	4.25	-0.17
水黄皮黄素（pongapin）	18	281.6	3.55	3.53	0.02
atalantoflavone	19	14 227.8	1.85	1.86	-0.01
7,8-dimethoxy-5-hydroxyflavone	20	273.27	3.56	3.77	-0.21
猫眼黄草素（chrysosplenetin）	21	265.91	3.58	3.66	-0.09
槲皮素（quercetin）	22	30.81	4.51	4.55	-0.04
杨梅黄酮（myricetin）	23[a]	10.14	4.99	4.13	0.86
6-methykaempferol	24[a]	569.89	3.24	3.66	-0.42
脱水淫羊藿素（anhydro icaritin）	25	168.8	3.77	3.81	-0.03
山柰酚（kaempferol）	26	555	3.26	3.19	0.07
黄酮醇（flavonol）	27[b]	9 919 950	-1.00	N/A	N/A
异鼠李素（isoliquiritigenin）	28[a]	20.26	4.69	4.11	0.58
奥卡宁（okanin）	29	603.97	3.22	3.12	0.1
德鸢尾素（irilone）	30	17.27	4.76	4.77	0
大豆苷元（daidzein）	31	872.75	3.06	2.87	0.19
染料木素（genistein）	32	38 499.6	1.41	1.62	-0.20
(-)-maackiain	33	52.91	4.28	4.48	-0.21
7,2′-dihydroxy-4′-methoxy-isoflavanol 4′-methoxy-isoflavanol	34	266.54	3.57	3.55	0.02
millpuline B	35[a]	219.8	3.66	3.92	-0.27
lonchocarpin	36	71 192.7	1.15	1.05	0.1
山豆根黄酮 F（tonkinochromane F）	37	2.77	5.56	5.48	0.08
苦参酚 K（kushenol K）	38	5	5.3	5.39	-0.09
(2S)-8-[2-(3-hydroxyisopropyl)-5-methyl-4-hexenyl]-2′-methoxy-5,7,4′-trihydroxyflavanone	39[a]	1.86	5.73	4.82	0.91
(2S)-6[2(3-hydroxyisopropyl)-5-methyl-4-hexenyl]-5-methoxy-7,2′,4′-trihydroxyflavanon	40	1.49	5.83	5.69	0.14
kosamol	41	1.79	5.75	5.78	-0.03
3,7,4′-trihydroxy-5-methoxy-8-prenylflavanone	42[a]	33.32	4.48	3.92	0.56
苦参酚 E（kushenol E）	43	8.85	5.05	5.32	-0.27
4′-O-methyl-8-isoprenylnaringenin	44[a]	11.2	4.95	4.6	0.35

注：a. 分子被适用于测试仪中；b. 分子未被适用于 3D-QSAR（定量构效关系）模型。

富含黄酮的印度仙人掌,其提取物口服能诱导卵巢切除大鼠肝脏中CYP2B1、CYP3A 和 UGT2B1 的表达,且体外实验也证明其能选择性诱导HepG2 细胞中 *Cyp2b6* 和 *Cyp3a4* 基因的转录活性[80]。有研究表明大鼠静脉注射槲皮素 $-O-\beta-D-$ 葡萄糖苷(quercetin $-3-O-\beta-D-$ glucoside)7 天后,能降低大鼠口服环孢素 A(cyclosporin A) 的生物利用度,且能抑制一些药物代谢酶和转运蛋白的表达,如 CYP3A1、CYP3A2、UGT1A1、SULT1A1、OATP2B1、OATP1B2、P - gp、BCRP 和 MRP2)[81]。

UGT 和 SULT 是主要的 Ⅱ 相代谢酶。大量研究表明大部分黄酮主要被UGT 和 SULT 酶代谢,而黄酮类化合物对 UGT 和 SULT 酶的活性和表达亦有影响。研究人员采用 HepG2 细胞模型,考察了 21 种黄酮类化合物对 UGT 和SULT 酶活性的诱导作用[82]。结果显示,包括木犀草素在内的 7 种黄酮类化合物对 UGT1A1 的活性都具有诱导作用。进一步对黄酮类化合物的结构与其对UGT 酶活性的诱导作用间的关系进行分析,发现黄酮 A 环的 5 位或 7 位只有一个羟基时,对 UGT 酶无诱导作用;如果 5 位或 7 位羟基被甲基化,则诱导活性减小。在 B 环上取代均对其诱导活性无影响。另外,在 C 环上的一些结构特征(如 3 -羟基黄酮醇)可阻滞诱导作用,而 2,3 -双氢黄酮也会影响诱导作用。有报道称木犀草素能上调 290 bp 远端增强子模块的受体活性,而该增强子模块又包含了 CAR、PXR、AhR 的 DNA 结合区域,使得核受体与 DNA 结合效率明显提高,从而促进了木犀草素对 UGT1A1 的诱导[83]。一些黄酮还可以对 Ⅱ 相代谢酶的活性起抑制作用,如槲皮素可对 Ⅱ 相代谢酶起抑制作用,抑制其脱氢酶的活性,表现为竞争性抑制作用。硫酸化反应也可被一些黄酮类化合物抑制,如漆黄素、高良姜黄素、槲皮素、山奈酚和染料木素都是硫酸转移酶的非竞争性抑制剂[4]。

二、中药黄酮类成分与转运蛋白的相互作用

转运蛋白根据转运方向的不同分为内流转运体(influx transporter) 和外排转运蛋白(efflux transporter) 两种。内流转运体主要负责将胞外物质转运进胞内,与外源性物质吸收有关,包括 OCT、OATP、SGLT 和葡萄糖转运蛋白(glucose transporter proteins, GLUT) 等。外排转运蛋白主要负责将胞内物质转运出胞,可降低细胞内的药物浓度,包括 BCRP、MRP、P - gp、OAT 等。这些转运蛋白广泛存在于肝、肠、血脑屏障中,它们介导了许多外源性化合物的摄取

和外排。黄酮类化合物Ⅱ相代谢产物分子量和极性大,无法通过被动扩散排出细胞外,因此,绝大多数黄酮的Ⅱ相代谢产物均是外排转运蛋白如 BCRP、MRP 和 P-gp 的底物[25]。这些转运蛋白将黄酮Ⅱ相代谢产物转运至血液、肠腔、胆汁和尿液中。例如,BCRP 对毛蕊异黄酮磺酸化代谢产物(calycosin-3′-sulfate,C-3′-S)[23]、7,4′-二羟基黄酮磺酸化代谢产物和甘草素磺酸化代谢产物(liquiritigenin-7-sulfate)的外排有重要作用[84]。又如,MRP1 可介导刺槐素 7 位磺酸化代谢产物[25]和芹菜素硫酸化代谢产物的转运[85];MRP2 对刺槐素葡萄糖醛酸苷(acacetin glucuronide)[86]和毛蕊异黄酮-3′-葡萄糖醛酸苷(calycosin-3′-glucuronide,C-3′-G)[3]的外排有重要影响。少数黄酮类化合物通过主动转运或载体介导吸收入血,是 SGLT 或 GLUT2 等的底物,如槲皮素-4′-β-葡萄糖苷(quercetin-4′-β-glucoside)、槲皮素-3-葡萄糖苷和毛蕊异黄酮葡萄糖苷(calycosin-7-O-β-glucoside,CG)[3]可通过肠壁上皮细胞膜上的 SGLT 主动转运吸收。又如存在于小肠上皮基底侧的 GLUT2 可介导槲皮苷(quercitrin,Que)和异槲皮苷(isoquercitrin,IQue)[5]的跨膜吸收过程。

黄酮类化合物对转运蛋白的表达和活性亦有影响。目前,有关黄酮类化合物通过抑制转运蛋白的表达或活性来降低肿瘤药物的外排,在一定程度上逆转肿瘤耐药,从而提高抗肿瘤效果的研究较多[87]。研究较多的是黄酮类成分对 P-gp 的影响,黄酮类化合物可与 P-gp 结合而抑制 P-gp 介导的转运。这些黄酮类化合物包括生物素 A、桑色素、染料木素、鹰嘴豆芽素 A、根皮素、水飞蓟宾、白杨黄素、橙皮素、柚皮素、绿茶多酚、表儿茶素没食子酸酯、儿茶素没食子酸酯和表没食子儿茶素没食子酸酯等[88-90]。低浓度的槲皮素能间接激活 P-gp 对长春新碱的外排活性,而高浓度的槲皮素能抑制其外排[90]。黄酮类化合物还有调节 P-gp 表达的功能,如圣草酚、杨梅素、紫杉叶素、柚皮素、忽布素Ⅱ、大豆黄酮、儿茶素、染料木素、白杨黄素、槲皮素和花青素均可增加 Caco-2 细胞上 P-gp 的表达(>2 倍)。大鼠体内实验也证明,口服黄酮 4 周后,能增加 P-gp 在各肠段的表达,其中空肠最明显。BCRP 不仅分布于多种肿瘤细胞中,还广泛分布于人体的各组织中,此外 BCRP 在肿瘤细胞的侧群细胞中高表达,可以作为干细胞检测的标记物[91]。研究发现芹菜素、鹰嘴豆芽素 A、5,7-二羟基黄酮、染料木素、山奈酚、橙皮素、柚皮素和水飞蓟宾均能抑制 BCRP 介导的米托蒽醌转运。其中,5,7-二羟黄酮和鹰嘴豆芽素抑制作用最强,而多种黄酮类化合物同时使用会产生协同效应,增强对 BCRP 介导的药物转运的抑制作用[92]。对于 MRP 家族,研究发现杨梅素和刺槐素可显著地抑制 MRP2 的活性,使其活性降低 50%,与 MRP2 经典抑制剂环孢霉素抑制能力相似[93]。有研究还发现,从苦参中提取的 5 个黄酮类化合物(三叶豆紫檀苷、高丽槐素-3-O-β-D-吡喃半乳糖苷、乙酰三叶豆紫檀苷、罗思菌素和芒柄花苷)对 SGLT2 的活性有抑制作用,且研究人员利用分子对接技术,证实了该类化合物都能与 SGLT2 同源蛋白 2XQ2 对接[94]。

三、含黄酮类成分中药相关的药物相互作用

药物相互作用是指患者在一定时间内同时服用两种或两种以上药物后所产生的综合效应。药物相互作用可使药效加强或不良反应减轻,也可使药效减弱或出现不应有的不良反应,甚至出现一些奇特的不良反应[95]。黄酮是很多中药的主要成分之一,部分含黄酮类化合物中药与其他药物合用时会发生药物相互作用。

(一)黄芩

研究表明,黄芩制剂可降低化疗药物如伊立替康对胃肠道的不良反应[96]。伊立替康的活性代谢物 SN-38 会损伤肠上皮细胞,引起肠道黏膜炎从而导致腹泻。SN-38 在 UGT 的作用下发生转化生成无活性的葡萄糖醛酸代谢产物(SN-38G),肠道中的 SN-38G 在 β-GUS 的作用下会重新生成有活性的 SN-38,黄芩中的主要活性成分黄芩苷可通过抑制 β-GUS 的活性而减少肠道中 SN-38 的生成,进而减少伊立替康对肠黏膜的损伤,降低腹泻的发生率。

(二)贯叶连翘

贯叶连翘的粗提取物是多种活性物质的复杂混合物,包括金丝桃素、槲皮素、异槲皮素、异黄酮、原花青素等。动物和人体的体内、体外研究显示,贯叶连翘提取物是 CYP3A4 的强效诱导剂,可降低多种药物的稳态血药浓度,包括阿米替林、环孢素、他克莫司、地高辛、美沙酮、咪达唑仑、伊立替康、苯丙香豆素、沙奎那韦、辛伐他汀、茶碱和华法林等,引起非常严重的植物药-化学药相互作用,导致多种药物治疗效果降低[97,98]。此外,也有研究报道贯叶连翘提取

物具有 P－gp 诱导作用,可使 P－gp 底物非索非那定口服清除率升高,使免疫抑制剂环孢素 A 的血药浓度降低[98-100]。

（三）银杏

银杏提取物中含有双黄酮、原花青素及多种黄酮类成分,如槲皮素、山奈酚、异鼠李糖等。临床试验表明健康志愿者连续服用银杏提取物 12 天后给予奥美拉唑,血浆中奥美拉唑及代谢物 5－奥美拉唑的 AUC 比值下降了67.5%[101]。亦有临床试验表明银杏提取物对 CYP3A4 有明显的抑制作用,能增加 CYP3A4 底物硝苯地平的血浆浓度[102]。

（四）水飞蓟

水飞蓟有效成分包括芹菜素、木樨草素、山奈酚、延胡索酸和水飞蓟宾等。文献报道水飞蓟可导致 P－gp 的 mRNA 表达显著增加[103],有临床研究表明水飞蓟与茚地那韦合用时能使后者在健康志愿者体内的血药浓度降低[104]。

第四节　中药黄酮类成分药理和毒性作用及与药代动力学的关联研究

黄酮类化合物是植物在自然选择过程中产生的次级代谢产物,广泛存在于植物中。迄今为止已发现 5 000 多种植物中含有黄酮类化合物,种类已达8 000 多种,其中中药中含有黄酮类成分已达 4 000 多种。由于结构中含有一个或多个羟基,黄酮类化合物具有很强的提供氢原子的能力,因此具有很强的清除自由基和抗氧化能力。含黄酮类成分中药具有抗肿瘤、抗氧化、抗炎、抗菌抗病毒、杀虫、保肝作用,同时对心脑血管、呼吸系统、神经系统、内分泌系统和消化系统均具有调节作用。

一、抗肿瘤、抗氧化和抗炎作用

中药黄酮类活性成分具有显著的预防和抗肿瘤作用,其作用机制涉及肿瘤发生、发展的各个阶段,包括阻断肿瘤细胞信号转导、抗氧化抗自由基、诱导肿瘤细胞凋亡、抑制肿瘤细胞增殖等各个方面[105]（图 5－4）。大部分黄酮类

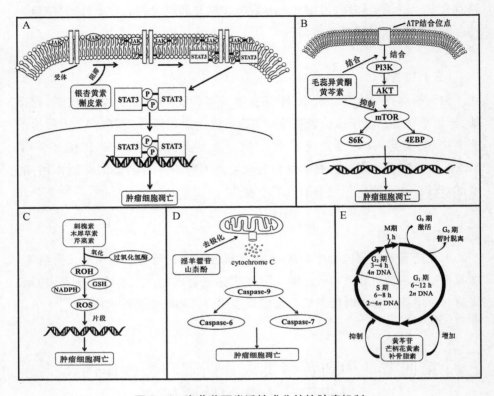

图 5-4 中药黄酮类活性成分的抗肿瘤机制

A. JAK/STAT3 信号通路机制；B. PI3K/AKT 信号通路机制；C. 抗氧化抗自由基机制；D. 线粒体诱导凋亡机制；E. 抑制细胞周期诱导凋亡机制。Caspase. 含半胱氨酸的天冬氨酸蛋白水解酶

成分主要通过干扰 JAK/STAT3 和 PI3K/AKT 通路抑制肿瘤的生长[106]。例如,银杏黄素(ginkgetin)[107] 和槲皮素[108]能阻滞 STAT3 的激活,同时下调STAT3 下游靶基因,进而诱导肿瘤细胞凋亡。毛蕊异黄酮、异甘草素(isoliquirtigenin)[109] 及黄芩素[110]均可通过抑制 PI3K/AKT 信号通路的激活进而上调促凋亡相关蛋白的表达,诱导癌细胞发生凋亡。黄酮类成分还可被过氧化酶氧化为酚自由基,这些酚自由基进而催化谷胱甘肽(GSH)或辅酶 I(NADH)共氧化并产生活性氧(reactive oxygen species, ROS),从而介导 DNA片段化并诱导肿瘤细胞凋亡[111]。例如,刺槐素[112]、木犀草素[113]和芹菜素[114]可显著提高癌细胞应对氧化应激的能力,促进细胞内 ROS 的产生,抑制细胞增殖并诱导其凋亡。黄酮类成分还作用于肿瘤细胞,引发线粒体跨膜电位消失,促使细胞色素 C 释放,进而发生含半胱氨酸的天冬氨酸蛋白水解酶

（cysteinyl aspartate specific proteinase，Caspase）联级反应,最终导致肿瘤细胞不可逆性凋亡。例如,淫羊藿素（icaritin）及山奈酚[115]均可通过降低线粒体膜电位,上调线粒体凋亡相关因子 Caspase － 9 和 Caspase － 3 的水平,进而促进肿瘤细胞凋亡[116]。黄酮类成分还可阻断和干扰肿瘤细胞的分裂周期进而抑制肿瘤细胞的增殖,且对正常细胞无毒性和致突作用[117]。例如,黄芩苷、芒柄花素（ormononetin）[118]及补骨脂素（psoralen）[119]均显著增加肿瘤细胞分裂的 G_1期并抑制其 S 期,阻滞细胞周期的运转,从而起到抑制肿瘤细胞增殖的作用[120]。

人体生命活动代谢过程中不断产生自由基,当体内自由基过多时,机体细胞的细胞膜会被破坏,进而损害核内 DNA 及 RNA,最后引起疾病。中药黄酮类成分有着良好的抗氧化活性,能减少自由基的产生并清除自由基[106]。其清除自由基的化学机制包括自由基加合、与金属离子络合、氢原子转移、质子偶合电子转移、电子转移、电子优先损失的质子转移和质子优先损失的电子转移等[121]（图 5 － 5）。例如,白藜芦醇（resveratrol）[122]和 α －倒捻子素（α － mangosteen）[123]可通过自由基加合反应进而清除自由基;槲皮素[124]可与体内游离的金属离子络合,拮抗金属离子对细胞的氧化损失作用;桑色素、木犀草素[125]和杨梅素

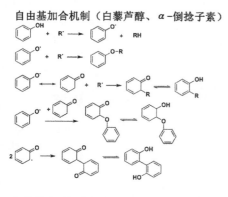

图 5 － 5　中药黄酮类活性成分的抗氧化化学机制（M 为金属离子）

（myricetin）[126]的清除自由基机制为氢原子转移；槲皮素[127]和异泽兰黄素（eupatilin）[128]的抗氧化机制为质子偶合电子转移；姜黄素（curcumin）[129]和茶黄素（theaflavins）[130]清除自由基的化学机制均为电子转移；黄芩素[131]和虾青素（astaxanthin）[132]的抗氧化机制均涉及电子优先损失的质子转移；山奈酚[133]、七叶亭（esculetin）和秦皮素（fraxetin）[134]的清除自由基机制均与质子优先损失的电子转移有密切关系。

中药黄酮类活性成分具有显著的抗炎活性（图5-6）。黄酮类成分可抑制膜脂上磷酸酶A_2（phospholipase A_2，PLA_2）的活性，进而抑制花生四烯酸（AA）的释放，同时也可以直接抑制AA下游的环氧合酶（COX）的活性，最终减少前列腺素（PG）等炎性因子的释放，起到抗炎作用。例如，山奈酚、槲皮素和杨梅素均可抑制膜脂上的磷酸酶A_2的活性，高良姜素和桑色素能直接抑制COX活性，从而发挥抗炎活性。细胞在外界刺激下可激活蛋白激酶C（PKC）和丝裂原活化蛋白激酶（MAPK），这些酶可以调控转录因子或活化蛋白-1的DNA结合能力。中药黄酮类活性成分可抑制这些蛋白激酶的活性，从而减少各种炎性因子的表达，最终抑制炎症反应。例如，槲皮素有显著的抑制蛋白激酶的活性，汉黄芩素可直接下调各种炎性因子的表达，表现出显著的抗炎活性[135]。

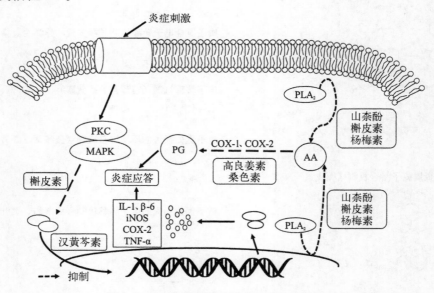

图5-6 中药黄酮类活性成分的抗炎机制

二、对心血管系统的作用

中药黄酮类活性成分不仅能直接扩张血管,还能直接影响心血管功能,其对心血管的保护主要体现在其具有显著的抗心肌缺血作用。其抗心肌缺血的机制包括降低心肌酶露出率、抗钙超载、抗氧化应激、抗脂质过氧化、扩张血管和抑制心律失常、抗心肌细胞凋亡和抑制金属蛋白酶等。例如,木犀草素可通过多途径改善心肌缺血损伤:① 通过上调 AKT、增加 Bcl-2 蛋白和降低 Bax 蛋白来抑制细胞凋亡从而减轻心肌缺血损伤;② 通过激活 PI3K/AKT 信号通路使 SERCA2a(参与胞质吸收 Ca^{2+} 关键蛋白)的活性提高,同时作为 p38 通路的抑制剂,通过抑制 PLN 的磷酸化,提高 SERCA2a 的活性,减少 Ca^{2+} 超载,减轻心肌缺血损伤;③ 通过 HO-1 的表达,阻断氧化应激,增强 Nrf2 与 ARE 的结合亲和力,防止心肌细胞的凋亡;④ 抑制 JUK,增加 p-ERK1/2 的磷酸化,显著增强心肌细胞收缩,改善心功能,缩小梗死面积,同时激活心肌 eNOS 途径,抑制线粒体通透性转换孔,增加 mPTP 的开放性,阻抗心肌细胞凋亡,进而保护心脏免受心肌缺血损伤[136](图 5-7)。

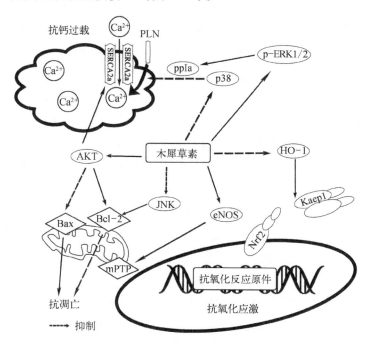

图 5-7　中药黄酮类活性成分木犀草素的抗心肌缺血机制

黄芪总黄酮可显著降低心肌酶漏出率,减少心肌梗死面积,降低心肌组织丙二醛(malondialdehyde, MDA)的含量,提高内源性氧自由基清除剂 SOD 活力,减轻体外培养心肌细胞的缺血再灌注损伤。姜黄素可减轻脂质过氧化导致的心肌细胞损伤,对心肌细胞有保护作用[137]。槲皮素具有改善内皮功能、调节血管平滑肌收缩性的作用[138]。甘草中的总黄酮可以延长乌头碱诱发的小鼠心律失常潜伏期,减少氯仿诱发的小鼠心室纤颤阳性率[139]。葛根素(puerarin)和金丝桃苷(hyperin)均可降低心肌缺血再灌注损伤所致的心肌细胞凋亡[140]。表儿茶素(epicatechin)可降低大鼠心肌梗死区域的金属蛋白酶浓度,发挥心肌保护作用[141]。

三、对呼吸系统、神经系统和内分泌系统的作用

中药黄酮类活性成分对呼吸系统有着重要作用,主要表现为抗哮喘作用,其抗哮喘机制包括抑制炎症因子释放、降低气道高反应性、恢复 T 淋巴细胞1(Th1)和 T 淋巴细胞 2(Th2)平衡、增强抗氧化能力等。例如,香青兰总黄酮可显著降低哮喘大鼠体内的炎症因子,从而减轻哮喘症状[142]。槲皮素具有显著的抗哮喘活性,可以抑制肥大细胞脱颗粒,降低气道高反应,减少嗜酸性粒细胞和中性粒细胞的堆积,恢复 Th1 和 Th2 平衡并且抗纤维化[143]。气道高反应性是哮喘的重要特征之一,香青兰总黄酮可降低哮喘大鼠的呼吸频率和呼吸间期,延长豚鼠引喘潜伏期,可改善气道高反应性。免疫失衡是哮喘的发病机制之一,香青兰总黄酮可恢复 Th1 和 Th2 的平衡,通过恢复免疫平衡而起到抗哮喘的目的。银杏叶总黄酮可增强支气管哮喘小鼠的抗氧化能力,减少自由基的产生[142]。中药黄酮类活性成分对肺和支气管损伤也有保护作用,可抗肺部纤维化、抗呼吸道病毒。例如,枇杷叶中的总黄酮具有良好的止咳作用,临床上常用于治疗急慢性呼吸道疾病[144]。槲皮素能通过抑制 P−选择素的释放、NF−κB 的表达和增加血红素加氧酶−1 蛋白的表达,从而起到保护肺和支气管的作用[145]。黄芩苷可以抑制博来霉素诱导的肺纤维化大鼠肺内结缔组织生长因子的表达上调,进而发挥抗肺部纤维化作用[146]。

中药黄酮类活性成分具有显著的抗帕金森综合征活性。帕金森综合征是一种慢性并且衰弱性的神经退行性疾病,其发病机制是中脑多巴胺神经元的进行性变性。在外界刺激的作用下,神经细胞的氧化还原敏感因子(NF−κβ)

会从细胞质内转移到细胞核内与 DNA 形成加合物,从而激活各种促炎性基因
(iNOS、TNF - α、IL - 1β 和 PGE$_2$),导致神经元变性。中药黄酮类活性成分如
非瑟酮(fisetin)和山柰酚能抑制 NF - κβ 与 DNA 加合,发挥抗帕金森综合征活
性。黄酮类成分还可以通过调节 MAPK 信号通路来保护神经细胞。例如,芹
菜素能抑制 MAPK 磷酸化,减少其磷酸化产物(MKK4 和 MKK7),杨梅素能抑
制 MKK4 和 MKK7 对下游信号因子等的调控,进而减少促炎症介质的释放,拮
抗神经元病变,从而对抗帕金森综合征。另外,在 ROS 的刺激下,神经细胞的
抗氧化酶表达量会下降,促使细胞内脂质过氧化,进而导致神经元变性,中药
黄酮类活性成分如异槲皮苷,能上调神经细胞内抗氧化酶的表达量,进而保护
神经元,起到抗帕金森综合征的作用。同时,ROS 能干扰神经细胞线粒体功
能,使抗凋亡因子二聚体(Bcl - Bax)合成速率下降,细胞逐渐进入凋亡状态。
染料木素能上调 Bcl - Bax 的合成速率,拮抗神经细胞凋亡和神经元变
性[147]。黄酮类活性成分通过对神经系统的调节,还表现出显著的镇痛作
用、抗抑郁作用和抗衰老作用。例如,槲皮素能减轻链脲佐菌素诱发的糖尿
病大鼠的神经性疼痛[148]和抗肿瘤药物紫杉醇引起的神经性疼痛[149]。连翘
总黄酮对于脑缺血再灌注实验动物模型有抗抑郁作用,能明显缩短小鼠绝
望模型悬尾试验和强迫游泳试验的不动时间,表现出抗抑郁的活性[150]。淫
羊藿总黄酮能显著降低脑组织 NO 含量,提高急性热应激下的应激能力,达
到抗衰老的目的[151]。

　　中药黄酮类活性成分对内分泌系统的作用主要体现在降血糖作用和雌激
素样作用。黄酮类成分可作为胰岛素增敏剂来减轻胰岛素抵抗,除此之外还
可通过抑制葡萄糖转运蛋白 2(GLUT2)、葡萄糖激酶、糖原磷酸化酶和葡萄糖
转运蛋白 4(GLUT4)的表达来改善胰岛素抵抗细胞的糖代谢。例如,枳壳中黄
酮类活性成分橙皮苷[152]通过升高 IRS - 1 mRNA、降低 GLUT2 mRNA 的表达
发挥降糖作用。异黄酮在结构上与雌激素十分相似,能与机体的雌激素受体
结合,产生类雌激素或抗雌激素的生理作用[61,62]。异黄酮通过不同的转导途
径抑制破骨细胞增殖分化,促进成骨细胞生成,在雌激素缺乏时可减少骨质丢
失,提高骨密度和骨矿含量。槐角中的活性成分染料木素[153,154]可通过旁分泌
刺激成骨细胞生成骨保护素(OPG),激活碱性磷酸酶(ALP)和抑制 NF - κB 受
体活化因子配体(RANKL)的表达,NF - κB 信号通路被 RANKL 激活后,能够诱
导破骨基因分化,延长破骨细胞寿命并增加骨吸收。

四、中药黄酮类成分毒性研究

研究表明绝大多数黄酮类化合物安全,属于无毒或微毒(小鼠一次经口 LD_{50} > 15 000 mg/kg)、低毒化合物(小鼠一次经口 LD_{50} 为 5 001~15 000 mg/kg),无急性毒性和遗传毒性,如黄芩苷、黄芩素、汉黄芩素、水飞蓟宾、金丝桃苷和表儿茶素等。以黄酮类化合物和酚酸为主要成分的竹叶多酚类提取物作为食品中的抗氧化剂,已获得我国国家卫生健康委员会的批准。但也有一些实验提示某些黄酮类化合物可能存在潜在的不良反应,如过量摄入时会产生不良反应,或在高剂量下可能成为致突变剂或促氧化剂[155]。例如,口服 5% 的桑色素会明显降低 F344 小鼠的心指数、胸腺指数和肾指数。槲皮素在体内发挥抗氧化作用的同时,自身可能被氧化生成甲基醌(quinone methide),甲基醌可与蛋白质的巯基反应,从而产生细胞毒性。研究发现大鼠长期服用较高剂量的槲皮素,在雄性大鼠的肾脏中显示出致癌活性[156]。芹菜素对 UGT1A1 具有中等强度的竞争性抑制作用(IC_{50} = 12.40 μmol/L,K_i 为 4.08 μmol/L),可阻碍内源物胆红素代谢,导致肝损伤;同时也可引起药物-药物相互作用导致药物毒性[157]。芹菜素还具有遗传毒性,能损伤睾丸组织[158],改变精子的质量与形态[159,160]。长期大量摄入儿茶酚,会使啮齿类动物血浆中谷丙转氨酶(alanine aminotransferase,ALT)增多,造成肝损伤。过量的柚皮素可使南美蟾蜍(bufoarenarum)胚胎畸变甚至死亡[155]。研究发现,染料木素能诱导体外仓鼠胚胎细胞分化,且有一定的致突变作用[161]。高剂量的染料木素将导致动物的性功能和繁殖能力下降,也会促进人体乳腺癌和生殖管道癌的高发[162]。给生后 1~5 天的 CD-1 雌性幼鼠注射染料木素[50 mg/(kg·d)],染料木素组的乳腺癌发病率为 35%,提示在发育的关键时期长期服用染料木素有提高乳腺癌发生率的风险[163]。研究还发现,某些黄酮类化合物如槲皮素、非瑟酮和木犀草素等在无氧或不激活的条件下,会降低体内谷胱甘肽的浓度,削弱机体的氧化防御能力,过量或不当地摄取黄酮类化合物会造成机体激素代谢紊乱及内分泌失调。

五、中药黄酮类成分 PK-PD 模型研究

PK-PD 模型不仅能阐明药物在体内随时间动态变化的规律,还能揭示药物随浓度变化在效应部位作用的特性,客观地表述血药浓度、时间和药效三者

之间的联系,在指导临床用药、减少毒性及提高疗效等方面具有重要意义。目前已经有学者开始结合 PK - PD 模型来研究中药黄酮类成分,这对于阐明中药黄酮类成分的作用机制及作用的物质基础提供了新的研究理论和新的研究方法。

黄芩苷灌胃给药后在大鼠体内的血药浓度-时间曲线呈现双峰或三峰,这与黄芩苷在胃肠道存在双吸收部位及黄芩苷的肠道代谢转化有关,根据这一吸收机制,采用含肝肠循环的双部位吸收药代动力学模型、Sigmoid -最大效能(I_{max})药效动力学模型,并以效应室抑制产热的方式联结了药代动力学和药效动力学模型,形成最终 PK - PD 模型来解析黄芩苷血药浓度与其对炎症大鼠解热作用的相互关系,以定量评价黄芩苷在整体炎症动物体内的量效、效能及作用特点。拟合结果表明,黄芩苷对体温的作用主要体现在对产热因子 K_{in} 的抑制,黄芩苷解热作用的 I_{max} 为 0.56℃,药效动力学形状参数(H)为 10.67,即黄芩苷对抗角叉菜胶致发热作用的量效关系范围窄,效能低[164]。另外,在研究黄芩苷对氧化应激损伤 PC12 细胞的保护作用时,研究者通过观察给药后不同时间点所取得含药血清对于氧化应激损伤 PC12 细胞模型的保护作用,获得药效动力学参数,同时监测血清样本中黄芩苷的浓度变化,建立药代动力学模型,进而对药效动力学、药代动力学参数进行相关性分析,建立黄芩苷 PK - PD 模型。结果表明,黄芩苷溶液与含药血清对体外 H_2O_2 造成的 PC12 细胞氧化应激损伤有明显的保护作用,而两者的抗氧化效应与黄芩苷浓度均呈正相关,但比较两者的量效关系可以发现,黄芩苷溶液的保护作用明显低于含药血清,提示除黄芩苷本身的直接作用以外,可能还与黄芩苷在体内形成的某种活性物质或存在特殊药效机制有关。在进行血药浓度检测时,发现了数种代谢物的存在,同时比较血药浓度-时间曲线和效应-时间曲线发现,在取血时间为 4 h 内的样本中黄芩苷的浓度较低,而药效却保持在较高水平上,这也提示黄芩苷的体内抗氧化作用可能是黄芩苷和其他活性代谢物(包括体内被激活的内源性物质)共同作用的结果[165]。

枳实黄酮类成分柚皮苷、橙皮苷、新橙皮苷在肝郁脾虚型(IBS)大鼠体内的药代动力学参数与正常大鼠相比有显著性差异,3 个黄酮苷的 AUC 和 C_{max} 均远低于正常对照组,消除速率(k)和血浆清除率也显著高于正常对照组。这与 IBS 大鼠肠道菌群代谢紊乱所导致黄酮类成分被加快水解有关。根据这一特征,结合 PK - PD 模型,进行 Sigmoid -最大效应值(E_{max})模型拟合,把这种消除滞后关系转变为效应室药物浓度与效应之间的正变关系。拟合结果表明，橙皮苷 E_{max} 均较正常组明显提高，新橙皮苷和柚皮苷与正常组相比差别不大，且模型组中 3 个黄酮苷的 EC_{e50} 值（引起最大效应一半时效应室的药物浓度）较正常组小，提示枳实总黄酮在模型大鼠体内药效较正常大鼠中强；模型组中橙皮苷和新橙皮苷的药物从效应室中消除的速率常数（k_{eo}）值均比正常组大，可见枳实总黄酮在 IBS 大鼠体内总体更快达到效应部位[166]。

六、中药黄酮类成分药代动力学研究热点和难点

目前中药黄酮类成分药代动力学主要研究中药中黄酮类活性成分体内吸收、代谢、分布和排泄特征及其调控机制。中药大多经口服给药，胃肠道特别是小肠是其吸收的主要部位。黄酮类成分在体内的生物利用度低，绝大多数黄酮类成分在体内经历广泛的代谢。因此，对中药黄酮类单体成分吸收和代谢的研究是中药黄酮类成分药代动力学研究的热点。随着细胞和分子生物学技术的发展，基因敲除、基因重组或化学物质诱导手段对 Caco－2 细胞内代谢酶和转运蛋白表达的改良使其能更科学有效地模拟中药黄酮类化合物在体内的转运及肠道的吸收代谢情况。此外，有研究发现中药黄酮类化合物对药物代谢酶如 CYP450 酶、UGT 及外排转运蛋白等具有抑制或诱导作用，具有潜在引发药物间的相互作用的风险。中药成分复杂，深入研究中药对药物代谢酶和外排转运蛋白的影响，发现它们的影响规律，对解释中药与中药、中药与化学药相互作用的机制具有重要作用，也是中药黄酮类成分药代动力学研究的重要方向。也有研究者采用 PK－PD 模型定量评价黄酮类成分作用效能、量效关系和维持时间，但对黄酮类单体成分和黄酮提取物的 PK－PD 研究成果均较少。

中药成分复杂，各成分含量差异大；不同来源、不同批次中药的质量差异大，导致其有效成分含量差异也大；许多微量活性成分提取和分离困难，有些黄酮类成分溶解度低；这些都给黄酮类成分药代动力学研究带来许多困难、问题和挑战[167-169]。目前单体活性成分药代动力学研究已较成熟，然而这种按天然产物的单体化合物的研究模式，却不能完全表征中药的药代动力学，由于中药成分复杂，其作用的靶点和靶器官复杂，导致单体给药和提取物的体内药代动力学行为存在显著差异甚至得出矛盾结论。因此，有必要将临床确证有效的中药提取物作为一个整体进行药代动力学研究。中药作用往往是多方面

的,不同药理效应指标测出的药代动力学参数往往不同,某一药理作用并不能代表全部药理作用的体内动态过程。因此,要采用多种方法/多指标的研究相结合以得出更为准确的结果,开展更深层次的中药黄酮类成分 PK - PD 模型,深入研究中药黄酮类单体成分或提取物的体内动力学和代谢情况,可指导中药黄酮类成分的药物筛选和结构改造,为研制开发高效的黄酮类化合物制剂,在临床发挥更大的药效作用奠定基础。

(朱丽君,刘中秋)

参考文献

[1] 曾晓丽,谢燕,袁秀荣.黄酮类化合物体内过程的研究进展.中国新药杂志,2010,19(9):750 - 754.

[2] 周乐,赵晓莉,狄留庆,等.黄酮类化合物口服吸收与代谢特征及其规律分析.中草药,2013,44(16):2313 - 2320.

[3] 石剑.黄芪中异黄酮成分的药代动力学特征及肝肠处置机制研究.广州:南方医科大学,2016.

[4] 王亚之,欧喜笑,郑颖.外排转运体和代谢酶与黄酮的相互作用及其对黄酮肠吸收影响的研究进展.中草药,2009,40(10):1659 - 1663.

[5] 李素云,李峥,高薇娜,等.葡糖转运蛋白 1 和葡糖转运蛋白 2 在槲皮苷和异槲皮苷跨膜吸收中的作用.中国药理学与毒理学杂志,2018,32(3):192 - 200.

[6] 王俊,任飞亮,裴元英.银杏总黄酮苷在大鼠体内的肠吸收动力学特征.中国临床药学杂志,2005,14(2):91 - 94.

[7] 李芳.白花蛇舌草总黄酮提取物肠道菌群代谢及药代动力学的初步研究.济南:山东中医药大学,2015.

[8] 张华,安叡,徐冉驰,等.葛根芩连汤及不同配伍组中黄酮类成分的肠外翻吸收研究.中国中药杂志,2011,36(23):3332 - 3337.

[9] 陈丙銮,李松林,李萍,等.黄酮类化合物在 Caco - 2 细胞模型中的吸收规律.中国天然药物,2006,4(4):299 - 302.

[10] 陈婷.菊花提取物效应成分在大鼠体内的分布和排泄研究.杭州:浙江大学,2007.

[11] 陈海芳,张武岗,袁金斌,等.枳壳总黄酮提取物中柚皮苷和新橙皮苷在大鼠体内的组织分布.中国新药杂志,2014,23(1):86 - 90.

[12] 郑亮.Ⅱ相代谢酶与外排转运蛋白在山奈酚体内暴露中的调控作用及机制.广州:南方医科大学,2016.

[13] Wang L, Chen Q, Zhu L, et al. Metabolic disposition of luteolin is mediated by the interplay of UDP-glucuronosyltransferases and catechol-O-methyltransferases in rats. Drug Metab Dispos, 2017, 45(3):306 - 315.

［14］ Liu Y, Hu M. Absorption and metabolism of flavonoids in the caco-2 cell culture model and a perused rat intestinal model. Drug Metab Dispos, 2002, 30(4): 370 – 377.

［15］ Dai P, Luo F F, Wang Y, et al. Species- and gender-dependent differences in the glucuronidation of a flavonoid glucoside and its aglycone determined using expressed UGT enzymes and microsomes. Biopharm Drug Dispos, 2015, 36(9): 622 – 635.

［16］ Yu J, Zhu L, Zheng H, et al. Sulfotransferases and breast cancer resistance protein determine the disposition of calycosin in vitro and in vivo. Mol Pharm, 2017, 14(9): 2917 – 2929.

［17］ Li Q, Wang L, Dai P, et al. A combined strategy of mass fragmentation, post-column cobalt complexation and shift in ultraviolet absorption spectra to determine the uridine 5′-diphospho-glucuronosyltransferase metabolism profiling of flavones after oral administration of a flavone mixture in rats. J Chromatogr A, 2015(1395): 116 – 128.

［18］ Fan Y, Tang L, Zhou J, et al. Simultaneous determination of sulfation and glucuronidation of flavones in FVB mouse intestine in vitro and in vivo. J Appl Toxicol, 2013, 33(4): 273 – 280.

［19］ Tang L, Feng Q, Zhao J, et al. Involvement of UDP-glucuronosyltranferases and sulfotransferases in the liver and intestinal first- pass metabolism of seven flavones in C57 mice and humans in vitro. Food Chem Toxicol, 2012, 50(5): 1460 – 1467.

［20］ Tang L, Ye L, Singh R, et al. Use of glucuronidation fingerprinting to describe and predict mono- and dihydroxyflavone metabolism by recombinant UGT isoforms and human intestinal and liver microsomes. Mol Pharm, 2010, 7(3): 664 – 679.

［21］ Tang L, Zhou J, Yang C H, et al. Systematic studies of sulfation and glucuronidation of 12 flavonoids in the mouse liver S9 fraction reveal both unique and shared positional preferences. J Agric Food Chem, 2012, 60(12): 3223 – 3233.

［22］ Murota K, Nakamura Y, Uehara M. Flavonoid metabolism: the interaction of metabolites and gut microbiota. Biosci Biotechnol Biochem, 2018, 82(4): 600 – 610.

［23］ 喻佳.磺酸化转移酶和外排转运蛋白在调控毛蕊异黄酮肠道处置中的作用及机制.广州：广州中医药大学,2017.

［24］ Álvarez A I, Vallejo F, Barrera B, et al. Bioavailability of the glucuronide and sulfate conjugates of genistein and daidzein in breast cancer resistance protein 1 knockout mice. Drug Metab Dispos, 2011, 39(11): 2008 – 2012.

［25］ 张淇淞.刺槐素磺酸化代谢处置的机制研究.广州：南方医科大学,2017.

［26］ 刘彤.甘草素磺酸化代谢及代谢物外排机制的研究.开封：河南大学,2019.

［27］ 李烨.木犀草素、荭草苷和异荭草苷的 UGT 代谢机理及 BCRP 外排转运蛋白调控其代谢的机制研究.广州：南方医科大学,2013.

［28］ Wei Y, Wu B, Jiang W, et al. Revolving door action of breast cancer resistance protein (BCRP) facilitates or controls the efflux of flavone glucuronides from UGT1A9-overexpressing HeLa cells. Mol Pharm, 2013, 10(5): 1736 – 1750.

［29］Wang L, Sun R, Zhang Q, et al. An update on polyphenol disposition via coupled metabolic pathways. Expert Opin Drug Metab Toxicol, 2019, 15(2): 151−165.

［30］Xia B, Zhou Q, Zheng Z, et al. A novel local recycling mechanism that enhances enteric bioavailability of flavonoids and prolongs their residence time in the gut. Mol Pharm, 2012, 9(11): 3246−3258.

［31］Dai P, Zhu L, Luo F, et al. Triple recycling processes impact systemic and local bioavailability of orally administered flavonoids. AAPS J, 2015, 17(3): 723−736.

［32］Seppen J. A diet containing the soy phytoestrogen genistein causes infertility in female rats partially deficient in UDP glucuronyltransferase. Toxicol Appl Pharmacol, 2012, 264(3): 335−342.

［33］吴媛,董瑞华,高欣,等.黄芩素在人及不同种属肝微粒体中 UDP-glucuronosyltransferase 代谢差异.肿瘤药学,2013(5): 400.

［34］刘薇.大黄素肝肠代谢特征及性别差异研究.广州:南方医科大学,2010.

［35］Cassidy A, Minihane A M. The role of metabolism (and the microbiome) in defining the clinical efficacy of dietary flavonoids. Am J Clin Nutr, 2017, 105(1): 10−22.

［36］陈亚坤.UGT1A3 和 UGT1A9 的异源表达与黄酮类代谢及 UGT1A3 基因多态性研究.杭州:浙江大学,2007.

［37］谢卫红,庞国勋,冯洪声.年龄对药代动力学的影响.河北医药,2006(7): 646−647.

［38］Chen C Y, Bakhiet R M. Age decreased steady-state concentrations of genistein in plasma, liver, and skeletal muscle in Sprague-Dawley rats. Mech Ageing Dev, 2006, 127(4): 344−348.

［39］Bolling B W, Court M H, Blumberg J B, et al. The kinetic basis for age-associated changes in quercetin and genistein glucuronidation by rat liver microsomes. J Nutr Biochem, 2010, 21(6): 498−503.

［40］张松波,周宏灏.药物代谢性别差异及与核受体的关系.中国药理学通报,2007,23(3): 292−294.

［41］钟晓雨,彭庆庭,柴金珍,等.不同受试对象和取血时间影响药代动力学结果的现状分析.中成药,2014,36(9): 1937−1940.

［42］Koup J R, Abel R B, Smithers J A, et al. Effect of age, gender, and race on steady state procainamide pharmacokinetics after administration of procanbid sustained-release tablets. Ther Drug Monit, 1998, 20(1): 73−77.

［43］朱伟,阮新民,陈可冀.性别差异对大黄酸在人体内药动学过程的影响.中国临床药理学与治疗学,2006,11(2): 223−236.

［44］Kawase A, Ito A, Yamada A, et al. Age-related changes in mRNA levels of hepatic transporters, cytochrome P450 and UDP-glucuronosyltransferase in female rats. Eur J Drug Metab Pharmacokinet, 2015, 40(2): 239−244.

［45］王利娜,林晓,沈岚,等.临床常见疾病对中药药代动力学的影响.中国实验方剂学杂志,2015,21(18): 206−210.

［46］Wei F, Guo L, Xu Y S, et al. Comparative pharmacokinetic study of taxifolin after oral administration of fructus polygoni orientalis extract in normal and fibrotic rats by UPLC-MS/MS. Evid Based Complement Alternat Med, 2019(4): 1 - 10.

［47］张程亮.黄芩苷在雌激素诱导肝内胆汁淤积大鼠中的干预机制和药动学研究.武汉:华中科技大学,2018.

［48］项煜强.葛根芩连汤主要功效成分在大肠杆菌致泻小型猪肠道吸收及代谢的研究.广州:南方医科大学,2017.

［49］李欢欢,孙江兵,周军.槲皮素-3-O-槐糖苷在正常和脑缺血再灌注大鼠体内的药代动力学研究.西北国防医学杂志,2016,37(7): 421 - 424.

［50］石荣,马越鸣,方圆圆,等.槲皮素在糖尿病模型大鼠肝脏甲基化代谢的研究.中药药理与临床,2011,27(5): 34 - 38.

［51］刘晓,汤道权,印晓星,等.芦丁在正常及糖尿病肾病大鼠体内药代动力学研究.徐州医学院学报,2009,29(11): 708 - 712.

［52］李涛,王怡薇,王彦礼,等.黄芩汤在大鼠发热状态下药效学及药代动力学特征研究.药学学报,2014,49(10): 1418 - 1425.

［53］王莹,袁瑾,肖娟,等.大鼠口服半夏泻心汤及不同配伍组中甘草活性成分的药代动力学研究.药物分析杂志,2012,(8): 1331 - 1338,1361.

［54］邹葭霜.基于药代动力学的桔梗汤配伍机制研究.南京:南京中医药大学,2014.

［55］李天雪,胡玉涛,韦笑,等.川贝母-枇杷叶配伍对枇杷叶中 3 种黄酮成分血浆药动学的影响.中国现代应用药学,2018,35(12): 1865 - 1869.

［56］Donovan J L, Kasim-Karakas S, German J B, et al. Urinary excretion of catechin metabolites by human subjects after red wine consumption. Br J Nutr, 2002, 87(1): 31 - 37.

［57］Bell J R, Donovan J L, Wong R, et al. (+)-Catechin in human plasma after ingestion of a single serving of reconstituted red wine. Am J clin Nutr, 2000, 71(1): 103 - 108.

［58］Ortega N, Reguant J, Romero M P, et al. Effect of fat content on the digestibility and bioaccessibility of cocoa polyphenol by an in vitro digestion model. J Agric Food Chem, 2009, 57(13): 5743 - 5749.

［59］Lesser S, Cermak R, Wolffram S. Bioavailability of quercetin in pigs is influenced by the dietary fat content. J Nutr, 2004, 134(6): 1508 - 1511.

［60］Guo Y, Mah E, Davis C G, et al. Dietary fat increases quercetin bioavailability in overweight adults. Mol Nutr Food Res, 2013, 57(5): 896 - 905.

［61］Mullen W, Edwards C A, Serafini M, et al. Bioavailability of pelargonidin-3-O-glucoside and its metabolites in humans following the ingestion of strawberries with and without cream. J Agric Food chem, 2008, 56(3): 713 - 719.

［62］顾腾,张硕,张敏,等.菌群失调大鼠体内 PEG400 对黄芩苷和黄芩素药代动力学的影响.中国中药杂志,2019,44(5): 1034 - 1040.

［63］张蔚.二氢黄酮苷及异黄酮苷与人体肠道细菌的相互作用研究.南京:南京中医药大学,2014.

［64］Setchell K D R, Brown N M, Lydeking-Olsen E. The clinical importance of the metabolite equol-a clue to the effectiveness of soy and its isoflavones. J Nutr, 2002, 132(12): 3577 - 3584.

［65］Setchell K D R, Brown N M, Summer S, et al. Dietary factors influence production of the soy isoflavone metabolite s-(−)equol in healthy adults. J Nutr, 2013, 143(12): 1950 - 1958.

［66］Lampe J W. Is equol the key to the efficacy of soy foods. Am J Clin Nutr, 2009, 89(5): 1664S - 1667S.

［67］刘美玲,陈浩,刘梦,等.不同给药途径对双黄连粉针剂中黄芩苷药代动力学的影响.中药新药与临床药理,2019,30(3): 339 - 343.

［68］郑彩美,卢毅,张彤,等.葛根总黄酮经鼻与口服给药的药代动力学研究.中成药,2009, 31(8): 1194 - 1198.

［69］Mai E, Hai-Shu L. Determination of tangeretin in rat plasma: assessment of its clearance and absolute oral bioavailability. Pharmaceutics, 2017, 10(1): 3.

［70］Paine M F, Shen D D, Kunze K L, et al. First-pass metabolism of midazolam by the human intestine. Clin Pharmacol Ther, 1996, 60(1): 14 - 24.

［71］Thummel K E, Kunze K L, Shen D D. Enzyme-catalyzed processes of first-pass hepatic and intestinal drug extraction. Adv Drug Deliv Rev, 1997, 27(2 - 3): 99 - 127.

［72］郝秀华.灯盏乙素大鼠体内生物药剂学与药物动力学研究.沈阳:沈阳药科大学,2005.

［73］Breinholt V M, Offord E A, Brouwer C, et al. In vitro investigation of cytochrome P450-mediated metabolism of dietary flavonoids. Food Chem Toxicol, 2002, 40(5): 609 - 616.

［74］张文静,黄启来,华子春.高良姜素的生物学活性研究进展.中国医药生物技术,2012,7 (4): 294 - 297.

［75］Atherton K M, Mutch E, Ford D. Metabolism of the soyabean isoflavone daidzein by CYP1A2 and the extra-hepatic CYP 1A1 and 1B1 affects biological activity. Biochem Pharmacol, 2006, 72(5): 624 - 631.

［76］He W, Wu J J, Ning J, et al. Inhibition of human cytochrome P450 enzymes by licochalcone A, a naturally occurring constituent of licorice. Toxicol In Vitro, 2015, 29 (7): 1569 - 1576.

［77］Li Y, Ning J, Wang Y, et al. Drug interaction study of flavonoids toward CYP3A4 and their quantitative structure activity relationship (QSAR) analysis for predicting potential effects. Toxicol Lett, 2018(294): 27 - 36.

［78］Quintieri L, Palatini P, Nassi A, et al. Flavonoids diosmetin and luteolin inhibit midazolam metabolism by human liver microsomes and recombinant CYP 3A4 and CYP3A5 enzymes. Biochem Pharmacol, 2008, 75(6): 1426 - 1437.

［79］Lee H, Yeom H, Kim Y G, et al. Structure-related inhibition of human hepatic caffeine N3-demethylation by naturally occurring flavonoids. Biochem Pharmacol, 1998, 55(9): 1369 - 1375.

［80］ Jeong H, Kim S, Kim M Y, et al. Inhibitory and inductive effects of opuntia ficus indica extract and its flavonoid constituents on cytochrome P450s and UDP-glucuronosyltransferases. Int J Mol Sci, 2018, 19(11)：3400.

［81］ 杨婷玉,刘亚妮,师少军.槲皮素对药物代谢酶调控作用的研究进展.中国药师,2016, 19(3)：555－559.

［82］ Walle U K, Walle T. Induction of human UDP-glucuronosyltransferase UGT1A1 by flavonoids-structural requirements. Drug Metab Dispos, 2002, 30(5)：564－569.

［83］ 应景艳,顾少君,姚彤炜.木犀草素(苷)与药物代谢酶相互作用的研究进展.药学学报,2008,43(4)：335－342.

［84］ 刘彤.甘草素磺酸化代谢及代谢物外排机制的研究.开封：河南大学,2019.

［85］ Hu M, Chen J, Lin H. Metabolism of flavonoids via enteric recycling：mechanistic studies of disposition of apigenin in the Caco-2 cell culture model. J Pharmacol Exp Ther, 2003, 307(1)：314－321.

［86］ 戴佩旻.UGT 酶与外排转运蛋白在田蓟苷与刺槐素的肠道循环处置中的作用及机制. 广州：南方医科大学,2015.

［87］ 曹晓孚,孟路华,闫春章.黄酮类化合物逆转肿瘤多药耐药的研究进展.中国医院药学杂志,2018,38(5)：570－574.

［88］ Zhang S Z, Morris M E. Effects of the flavonoids biochanin A, morin, phloretin, and silymarin on P-glycoprotein-mediated transport. J Pharmacol Exp Ther, 2003, 304(3)：1258－1267.

［89］ Jodoin J, Demeule M, Beliveau R. Inhibition of the multidrug resistance P-glycoprotein activity by green tea polyphenols. Biochim Biophys Acta, 2002, 1542(1－3)：149－159.

［90］ Mitsunaga Y, Takanaga H, Matsuo H, et al. Effect of bioflavonoids on vincristine transport across blood-brain barrier. Eur J Pharmacol, 2000, 395(3)：193－201.

［91］ 应帅,郑婷婷,陈培远,等.BCRP/ABCG2 的结构功能及相关抑制剂研究.中国医药生物技术,2013,8(3)：201－205.

［92］ Zhang S Z, Yang X N, Morris M E. Flavonoids are inhibitors of breast cancer resistance protein (ABCG2)-mediated transport. Mol Pharmacol, 2004, 65(5)：1208－1216.

［93］ van Zanden J J, Wortelboer H M, Bijlsma S, et al. Quantitative structure activity relationship studies on the flavonoid mediated inhibition of multidrug resistance proteins 1 and 2. Biochem Pharmacol, 2005, 69(4)：699－708.

［94］ 崔海东,马玉卓,戴雪娥,等.苦参黄酮类化合物与 SGLT2 同源蛋白 2XQ2 的分子对接研究.广东药学院学报,2015,31(1)：31－35.

［95］ 刘治军,傅得兴,孙春华,等.体内药物相互作用研究进展.药物不良反应杂志,2006,8 (1)：33－38.

［96］ Mori K, Kondo T, Kamiyama Y, et al. Preventive effect of Kampo medicine (Hangeshashin-to) against irinotecan-induced diarrhea in advanced non-small-cell lung cancer. Cancer Chemother Pharmacol, 2003, 51(5)：403－406.

［97］ Durr D, Stieger B, Kullak-Ublick G A, et al. St John's Wort induces intestinal P-glycoprotein/MDR1 and intestinal and hepatic CYP3A4. Clin Pharmacol Ther, 2000, 68 (6): 598 – 604.

［98］ Markowitz J S, DeVane C L. The emerging recognition of herb-drug interactions with a focus on St. John's wort (Hypericum perforatum). Psychopharmacol Bull, 2001, 35(1): 53 – 64.

［99］ Ruschitzka F, Meier P J, Turina M, et al. Acute heart transplant rejection due to Saint John's wort. Lancet, 2000, 355(9203): 548 – 549.

［100］ Breidenbach T, Kliem V, Burg M, et al. Profound drop of cyclosporin A whole blood trough levels caused by St. John's wort (Hypericum perforatum). Transplantation, 2000, 69(10): 2229 – 2230.

［101］ Yin O Q P, Tomlinson B, Waye M M Y, et al. Pharmacogenetics and herb-drug interactions: experience with Ginkgo biloba and omeprazole. Pharmacogenetics, 2004, 14 (12): 841 – 850.

［102］ Ohnishi N, Kusuhara M, Yoshioka M, et al. Studies on interactions between functional foods or dietary supplements and medicines. I. effects of Ginkgo biloba leaf extract on the pharmacokinetics of diltiazem in rats. Biol Pharm Bull, 2003, 26(9): 1315 – 1320.

［103］ Patel J, Buddha B, Dey S, et al. In vitro interaction of the HIV protease inhibitor ritonavir with herbal constituents: changes in P-gp and CYP3A4 activity. Am J Ther, 2004, 11(4): 262 – 277.

［104］ Piscitelli S C, Formentini E, Burstein A H, et al. Effect of milk thistle on the pharmacokinetics of indinavir in healthy volunteers. Pharmacotherapy, 2002, 22(5): 551 – 556.

［105］ 陈秋荣.黄酮类化合物药理作用的分析.中国实用医药,2012,7(21): 254 – 255.

［106］ 石元英,徐勤.黄酮类化合物抗肿瘤作用机制的研究与靶向治疗策略.华夏医学, 2017,30(2): 164 – 168.

［107］ Jeon Y J, Jung S N, Yun J, et al. Ginkgetin inhibits the growth of DU-145 prostate cancer cells through inhibition of signal transducer and activator of transcription 3 activity. Cancer Sci, 2015, 106(4): 413 – 420.

［108］ Qin Y, He L Y, Chen Y, et al. Quercetin affects leptin and its receptor in human gastric cancer MGC-803 cells and JAK-STAT pathway. Xi Bao Yu Fen Zi Mian Yi Xue Za Zhi, 2012, 28(1): 12 – 16.

［109］ 牛琼,刘方康,王爱丽,等.异甘草素通过 PI3K/Akt 通路诱导人胃癌 SGC7901 细胞凋亡.世界华人消化杂志,2015,23(33): 5342 – 5347.

［110］ 王健,李健,王勇,等.黄芩素通过抑制 PI3K/AKT/mTOR 通路诱导膀胱癌细胞凋亡. 山东大学学报(医学版),2019,57(9): 74 – 82.

［111］ Pan M H, Lai C S, Hsu P C, et al. Acacetin induces apoptosis in human gastric carcinoma cells accompanied by activation of caspase cascades and production of reactive oxygen species. J Agric Food Chem, 2005, 53(3): 620 – 630.

[112] Prasad N, Sharma J R, Yadav U C S. Induction of growth cessation by acacetin via β-catenin pathway and apoptosis by apoptosis inducing factor activation in colorectal carcinoma cells. Mol Biol Rep, 2020, 47(2): 987 – 1001.

[113] Imran M, Rauf A, Abu-Izneid T, et al. Corrigendum to "Luteolin, a flavonoid, as an anticancer agent: A review" [Biomed. Pharmacother. 112 (2019) 108612]. Biomed Pharmacother, 2019(116): 109084.

[114] Lu H F, Chie Y J, Yang M S, et al. Apigenin induces caspase-dependent apoptosis in human lung cancer A549 cells through Bax- and Bcl-2-triggered mitochondrial pathway. Int J Oncol, 2010, 36(6): 1477 – 1484.

[115] 李瑞君,梅家转,刘桂举.山奈酚诱导人食管鳞癌 Eca – 109 细胞凋亡及其机制.南方医科大学学报,2011,31(8): 1440 – 1442.

[116] 刘伟桥,于澎.中药黄酮类化合物的抗肿瘤机制.长春中医药大学学报,2015,31(2): 254 – 255.

[117] 徐方野,高苗苗,木合布力·阿布力孜.天然黄酮类化合物的抗肿瘤作用机制研究进展.新疆医科大学学报,2013,36(2): 171 – 176.

[118] 盛佳钰,陈红凤.芒柄花素联合 MK2206 对不同亚型乳腺癌细胞增殖和凋亡的影响.中华肿瘤防治杂志,2015,22(13): 998 – 1003.

[119] 芦艳丽,孟庆才,方锐,等.补骨脂素对人成骨肉瘤 MG – 63 细胞增殖的影响.新疆中医药,2009,27(4): 7 – 9.

[120] Li-Weber M. New therapeutic aspects of flavones: the anticancer properties of Scutellaria and its main active constituents wogonin, baicalein and baicalin. Cancer Treat Rev, 2009, 35(1): 57 – 68.

[121] 谢虹.黄酮类化合物的 RAF 抗氧化机制.广州: 广州中医药大学,2019.

[122] Li D D, Han R M, Liang R, et al. Hydroxyl radical reaction with trans-resveratrol: initial carbon radical adduct formation followed by rearrangement to phenoxyl radical. J Phys Chem B, 2012, 116(24): 7154 – 7161.

[123] Martínez A, Galano A, Vargas R. Free radical scavenger properties of α-mangostin: thermodynamics and kinetics of HAT and RAF mechanisms. J Phys Chem B, 2011, 115(43): 12591 – 12598.

[124] Ren J, Meng S, Lekka C E, et al. Complexation of flavonoids with iron: structure and optical signatures. J Phys Chem B, 2008, 112(6): 1845 – 1850.

[125] Jiang Q, Li X, Tian Y, et al. Lyophilized aqueous extracts of Mori fructus and Mori ramulus protect mesenchymal stem cells from OH-treated damage: bioassay and antioxidant mechanism. BMC ComPlement Altern Med, 2017, 17(1): 242.

[126] Li X, Mai W, Chen D. Chemical study on protective effect against hydroxyl-induced DNA damage and antioxidant mechanism of myricitrin. J Chin Chem Soc, 2014, 61(3): 383 – 390.

[127] Foti M C, Daquino C, DiLabio G A, et al. Kinetics of the oxidation of quercetin by 2,2-diphenyl-1-picrylhydrazyl (dpph). Org Lett, 2011, 13(18): 4826-4829.

[128] Li M, Liu W, Peng C, et al. A DFT study on reaction of eupatilin with hydroxyl radical in solution. Int J Quantum Chem, 2013, 113(7): 966-974.

[129] Barzegar A. The role of electron-transfer and H-atom donation on the superb antioxidant activity and free radical reaction of curcumin. Food Chemistry, 2012, 135(3): 1369-1376.

[130] 谢虹,罗志聪,李熙灿.茶黄素抗氧化化学机制研究.食品与机械,2018,34(3): 23-26.

[131] Marković Z S, Marković S, Marković J M D, et al. Structure and reactivity of baicalein radical cation. Int J Quantum Chem, 2012, 112(8): 2009-2017.

[132] Ligia F A, Pan S, Kispert L D. Electrochemical study of astaxanthin and astaxanthin n-octanoic monoester and diester: tendency to form radicals. J Phys Chem B, 2014, 118(9): 2331-2339.

[133] Marković J M D, Milenković D, Amić D, et al. Energy requirements of the reactions of kaempferol and selected radical species in different media: towards the prediction of the possible radical scavenging mechanisms. Struct Chem, 2014, 25(6): 1795-1804.

[134] Medina M E, Galano A, Alvarez-Idaboy J R. Theoretical study on the peroxyl radicals scavenging activity of esculetin and its regeneration in aqueous solution. Phys Chem Chem Phys, 2014, 16(3): 1197-1207.

[135] Son K H, Kim H P, Kang S S, et al. Anti-inflammatory plant flavonoids and cellular action mechanisms. J Pharm Sci, 2004, 96(3): 229-245.

[136] Luo Y Y, Shang P P, Li D Y, et al. Luteolin: a flavonoid that has multiple cardio-protective effects and its molecular mechanisms. Frant Pharmacol, 2017(8): 692.

[137] 卓建仪.广藿香醇抗抑郁作用及其机制研究.广州: 广州中医药大学,2019.

[138] Maaliki D, Shaito A A, Pintus G, et al. Flavonoids in hypertension: A brief review of the underlying mechanisms. Curr Opin Pharmacol, 2019(45): 57-65.

[139] 胡小鹰,彭国平,陈汝炎.甘草总黄酮抗心律失常作用研究.中草药,1996(12): 733-735.

[140] 张文艳.植物来源的抗氧化物对 CD34$^+$ 细胞体外扩增的影响.上海: 华东理工大学,2018.

[141] 陈秋红,李钦,杨伟俊,等.黄酮类化合物抗心肌缺血再灌注损伤的相关机制研究进展.中国临床药理学杂志,2013,29(12): 958-960.

[142] 阿依先木·他西,麦合苏木·艾克木,阿不都热依木·玉苏甫.黄酮类化合物防治哮喘作用机制研究进展.亚太传统医药,2014,10(17): 43-45.

[143] 彭炜,王为,赵艾君,等.槲皮素对大鼠变应性鼻炎血清 Th1/Th2 细胞因子表达的影响.中国耳鼻咽喉颅底外科杂志,2018,24(6): 557-560.

[144] 毛延妮.植物枇杷叶黄酮类化合物提取与抑菌性研究.福州: 福建农林大学,2010.

［145］杜丽娜,单进军,汪受传.槲皮素在呼吸系统疾病中的应用研究进展.上海中医药杂志,2012,46(8)：93-95.

［146］贾慧.黄芩苷对实验性肺纤维化大鼠肺内 CTGF 表达的影响.石家庄：河北医科大学,2009.

［147］Magalingam K B, Radhakrishnan A K, Haleagrahara N. Protective mechanisms of flavonoids in Parkinson's disease. Oxid Med Cell Longev, 2015(2015)：314560.

［148］Anjaneyulu M, Chopra K. Quercetin attenuates thermal hyperalgesia and cold allodynia in STZ-induced diabetic rats. Indian J Exp Biol, 2004, 42(8)：766-769.

［149］Gao W, Zan Y, Wang Z J, et al. Quercetin ameliorates paclitaxel-induced neuropathic pain by stabilizing mast cells, and subsequently blocking PKCε-dependent activation of TRPV1. Acta Pharmacologica Sinica, 2016, 37(9)：1166-1177.

［150］石永平,汪海.高度富集黄酮类成分的贯叶连翘提取物抗抑郁作用.中药新药与临床药理,2006,17(1)：4-7.

［151］蔡外娇.淫羊藿总黄酮延缓秀丽线虫衰老的实验研究.上海：复旦大学,2008.

［152］蒲鹏.橙皮苷改善肥胖小鼠糖脂代谢的机制研究.中国中药杂志,2016,41(17)：3290-3295.

［153］龚凌霄,迟海林,曹文燕,等.黄酮类物质预防骨质疏松症的研究进展.现代食品科技,2017,33(7)：328-335,341.

［154］赖文秀,杨亚军,崔燎.染料木素抗骨质疏松研究进展.中国药理学通报,2016,32(10)：1345-1348.

［155］张华峰.黄酮类化合物人体代谢与毒性研究的一些进展.中国食品添加剂,2007(3)：106-109,1050.

［156］Dunnick J K, Hailey J R. Toxicity and carcinogenicity studies of quercetin, a natural component of foods. Fundam Appl Toxicol, 1992, 19(3)：423-431.

［157］马鹏凯,苗培培,陈宁,等.芫花及其主要黄酮类成分对 UGTs 活性的影响及其毒性机制初探.天津：中国毒理学会中药与天然药物毒理专业委员会第一次(2016 年)学术交流大会,2016.

［158］寇咏梅,郭晓霞.芹菜素对生殖系统及其内分泌影响的研究进展.国际生殖健康/计划生育杂志,2013,32(4)：305-308.

［159］吴双,陈文材,刘玲飞,等.芹菜素对大鼠精子质量及性激素的影响.毒理学杂志,2014,28(5)：385-389.

［160］张晓晶.芹菜素对小鼠睾丸氧化还原平衡及功能的影响.兰州：兰州大学,2013.

［161］龚金炎,洪辉,吴晓琴,等.黄酮类化合物的促氧化作用及其细胞毒性研究进展.中草药,2008,39(12)：1905-1909.

［162］陆柏益,张英,吴晓琴.黄酮类化合物的潜在毒性作用.中国中药杂志,2006,31(7)：533-537.

［163］Newbold R R, Banks E P, Bullock B, et al. Uterine adenocarcinoma in mice treated neonatally with genistein. Cancer Res, 2001, 61(11)：4325-4328.

[164] 于宜平,张艳,李红,等.黄芩苷对角叉菜胶致热大鼠解热作用的 PK - PD 模型研究.中草药,2014,45(4):527 - 531.

[165] 宋珏,路通,谢林,等.黄芩苷及其含药血清在大鼠体内的药动学、药效学相关性研究.中国临床药理学与治疗学,2006,11(12):1350 - 1354.

[166] 陈家仪.枳实总黄酮在 IBS 模型大鼠体的药动学—药效学研究.广州:广州中医药大学,2014.

[167] 李慧芳,张冬,曲文君,等.4 种黄酮类中药有效成分 BCS 分类及吸收机制的初步研究.中国中药杂志,2016,41(7):1198 - 1203.

[168] 夏彦铭,陈慧,叶天健,等.黄酮类中药活性成分晶型研究进展.药学学报,2019,54(7):1190 - 1199.

[169] 延玺,刘会青,邹永青,等.黄酮类化合物生理活性及合成研究进展.有机化学,2008(9):1534 - 1544.

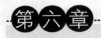

中药蒽醌类成分的药代动力学研究

蒽醌类化合物（anthraquinone）是中药中一类具有醌式结构的重要化学成分,根据母核的结构通常分为单蒽核和双蒽核两大类,其中单蒽核类蒽醌主要包括蒽醌及其苷类、蒽酚或蒽酮衍生物;双蒽核类蒽醌主要包括二蒽酮类、二蒽醌类、去氢二蒽酮类、日照蒽酮类及中位萘骈二蒽酮类(图6-1)。蒽醌类成分在植物界中分布广泛,通常分布于高等植物的蓼科、豆科、茜草科和低等植物地衣类及菌类的代谢产物中,多数存在于植物的根、皮、叶,也存在于茎、果实和种子。

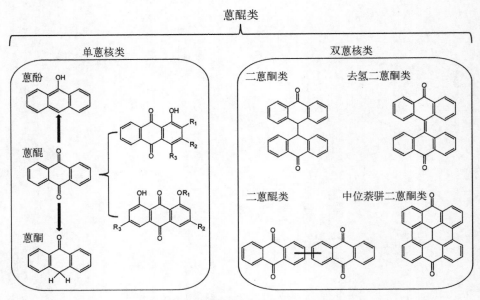

图6-1 蒽醌类化合物的化学结构

蒽醌类化合物具有多种生物活性,主要包括止血、抗菌、泻下、利尿等药理作用,因此,含蒽醌类化合物的中药制剂在临床上应用广泛,如可治疗冠心病、黏膜溃疡、淋巴结核、烧烫伤、慢性胃炎、急性胆囊炎、伤骨科疾病、急性脑血管病等。蒽醌类化合物经口服给药后,由小肠黏膜吸收入血,在肝脏和肠道常与葡萄糖醛酸或硫酸结合,并发生氧化、甲基化、酯化及糖苷化反应,再由血液循环输送至全身各组织器官,从而发挥多种药理作用。蒽醌类化合物虽在体外的生物活性良好,但其溶解度一般较差,消除快,口服吸收生物利用度较低。所以,阐明蒽醌类化合物的药代动力学行为及其调控机制将为其毒效作用提供理论依据,从而确保其在临床应用的安全性和有效性。

第一节 中药蒽醌类成分的药代动力学 特征及调控机制

药物在体内处置过程包括吸收、分布、代谢和排泄过程。药代动力学采用动力学原理和数学模型方法,研究药物通过各种途径给药后,其在体内吸收、分布、代谢和排泄过程的量变规律,致力于阐明不同部位药物浓度与时间之间的关系。中药蒽醌类成分的体内吸收、分布、代谢和排泄过程受到多种转运蛋白和药物代谢酶的作用。据报道,蒽醌类成分在体内发生广泛的 I 相(cytochrome P450 proteins,细胞色素 P450 超家族)和 II 相(UGT 和 SULT)代谢。此外,蒽醌类原型药物和相关代谢产物的体内处置(转运和分布)通常涉及多种转运蛋白的作用,如 MRP、BCRP 和 P‑gp。目前,中药蒽醌类成分的药代动力学及其调控机制的相关研究仍不充分,因此,探索和阐明蒽醌类成分的药代动力学及其调控机制,不仅有助于阐释中药蒽醌类成分的药效物质基础及其作用机制,指导其临床用药,还有益于中药蒽醌类成分的成药性评价和新药开发。

一、吸收

生物膜转运作为一种重要的生命活动,在药物的体内吸收、分布和排泄中发挥关键作用,绝大部分药物的吸收依赖于肠道的生物膜转运作用。理化性质不同的化合物,其被机体吸收进入体内的形式存在明显差异。此外,生物膜复杂的分子结构和生理功能也是导致药物跨膜吸收多样性的重要因素。根据转运机制不同,药物的转运形式主要分为被动转运、主动转运和膜动转运三种形式。天然的蒽醌类成分主要以苷类形式存在,分子极性较大,因此其吸收转运通常需要转运蛋白的介导。口服大黄蒽醌后大鼠血浆中可检测到 6 种主要的蒽醌类成分:大黄酸(rhein)、大黄素(emodin)、大黄酚(chrysophanol)、芦荟大黄素(aloe-emodin)、大黄素甲醚(physcion)和番泻苷 A(sennoside A),其中大黄酸在体内被迅速吸收,0.5 h 内达到 C_{max}。另 3 种蒽醌类成分大黄素、芦荟大黄素和大黄酚的 T_{max} 相对较长。4 种成分 C_{max} 和 AUC 均随剂量的增加而增加,呈现剂量依赖性。未检测到大黄素甲醚和番泻苷 A,大黄素甲醚可能由于其在提取物中含量较低或是吸收较差,故在大鼠血浆样品中未检测到;而番泻苷 A 以结合型蒽醌的形式存在和被吸收,其在体内能被 β-葡萄糖苷水解酶代谢为蒽酮,再氧化得到其苷元大黄酸[1],可能因此导致其未被检测到。大黄提取物中,除大黄酸外,蒽醌类物质主要以结合型糖苷形式存在。口服大黄提取物后,大鼠血浆中未检测到大黄素、芦荟大黄素、大黄酸、大黄素和大黄酚的苷类成分,提示蒽醌主要以游离形式被吸收。血浆样品经 β-GUS 处理后,5 种游离形式的蒽醌浓度均显著升高,说明大黄蒽醌类化合物主要以 II 相结合物的形式存在于血浆中,而大黄酚和大黄素甲醚在 β-GUS 处理后才能被测定出,提示其在体内主要以结合的形式存在[2]。另外以大黄酚为指标评价中药大黄附子汤和大黄的药代动力学研究中,相比口服大黄组,口服大黄附子汤组的大黄酚和大黄素甲醚的 C_{max} 和 AUC 降低,以及大黄酚和大黄素甲醚的 T_{max} 均显著延迟,表明中药复方能调节影响药物 I 相代谢的 CYP450 酶作用,大黄附子汤中附子或者细辛的成分可诱导 P-gp 和 CYP3A/CYP3A4 的表达,从而导致大黄酚、大黄素甲醚的生物利用度和吸收速率降低[3]。大黄酚和大黄素的峰值滞留时间(RT_{max})和 C_{max} 降低减缓了大黄的强效和速效,符合中医理论中附子/细辛可调和大黄的苦寒性,减少患者服用后的副作用。

此外,蒽醌类成分大黄素大部分在肠道内被吸收,只有少量在胃内快速吸收,且随着药物在肠道内尤其是回肠和空肠内滞留时间的延长,大黄素的吸收量增加。回肠可能是大黄素在胃肠道内的主要吸收段,大黄素回肠给药的 AUC 和 C_{max} 值均高于其他部位[4]。大鼠口服芦荟素 A(aloin A)后的达到 C_{max} 的时间为 0.25 h,口服绝对生物利用度仅为 5.79%,表明芦荟素 A 口服吸收不良,但能被快速吸收进入血液循环系统。此外,蒽醌苷可被肠道细菌迅速水解为蒽醌苷元,这也可能是芦荟素 A 生物利用度低的原因之一[5]。

二、分布

药物经吸收进入机体后,在血液与组织及组织与组织间进行转运分布,只有药物在靶器官、靶组织和靶细胞进行分布和富集才能产生相应的药效和不良反应。药物的理化性质和机体组织部位的生理病理特征是决定药物分布的主要因素,如化学结构、脂溶性、组织亲和性及相互作用、血液循环及血管通透性、不同的组织结构特性等。化合物的结构与其体内分布密切相关。化学结构类似的药物,通常由于局部功能基团的变化,导致其脂溶性和立体构型等理化特性的改变,从而影响转运蛋白和受体对其的亲和力和识别,进而显著改变药物在体内的分布特征。大黄蒽醌类化合物给药后主要分布于肾脏、肝脏、心脏组织和血液中,分布含量在上述组织中依次减少[6]。血浆蛋白结合率(plasma protein binding,PPB)是药代动力学和药效动力学中的一个重要参数,它主要影响药物的生物利用度、代谢和组织分布。用 GC – MS 方法测定大鼠血浆及组织中大黄酚含量及其在大鼠血浆、人血浆及 BSA 中的血浆蛋白结合率,结果显示大鼠口服大黄酚后,蒽醌类成分有效分布于心脏、肾脏、脾脏、肝脏和肺组织,浓度从高到低不等,但大黄酚不易通过血脑屏障,因此,脑组织中的大黄酚含量较低。血浆蛋白结合率测定结果表明大黄酚具有潜在的蛋白结合能力,这可能有助于药物在体内组织的分布[7]。大鼠口服大黄汤剂后,在肝脏、肾脏、肺组织中检测到游离芦荟大黄素和游离大黄酚,这些器官的细胞膜上存在结合酶,可将循环中的这几类蒽醌类成分从其葡萄糖醛酸苷/硫酸酯结合物(G/S)转化成游离状态,使分子亲脂性增强。游离态芦荟大黄素、大黄酸、大黄酚在肾脏中的分布最高,肝脏次之,肺中的分布最少。肾脏、肝脏、肺组织中蒽醌葡萄糖醛酸苷/硫酸酯结合物含量明显低于血清,表明代谢物在血管与肾脏、肝脏、肺组织之间不具有渗透性。蒽醌经大黄汤剂给药后不能穿过血脑屏障,故大鼠脑内未检测到蒽醌的游离态或是葡萄糖醛酸苷/硫酸酯结合物[8]。芦荟大黄素 A 经口服后,其在大鼠体内的 V_d 远大于总血容量,推测芦荟素 A 在组织中的分布比血浆中广泛[5]。

三、代谢

药物被机体吸收后,在体内各种代谢酶及体液环境的作用下,其化学结构可发生改变,进而产生代谢作用。代谢作用主要在肝脏进行,也可发生在肠道、血液、肾脏等。通常情况下,药物代谢作用的产物极性都比原型药物要大,从而有利于机体的排泄。根据化合物代谢作用后其结构变化的情况,可分为Ⅰ相和Ⅱ相代谢反应,其中前者包括氧化、还原和水解反应,是机体初次发挥作用并将化合物排出体外的代谢反应;后者包括硫酸化结合、葡萄糖醛酸结合及谷胱甘肽结合反应等,是机体真正的解毒途径,所产生的代谢产物具有更好的水溶性,因此,更容易排出体外。蒽醌类化合物芦荟大黄素、大黄酸、大黄素和大黄酚在体内迅速广泛地代谢为葡萄糖醛酸苷/硫酸酯结合物,其中以葡萄糖醛酸苷为主[9]。大黄素在体内发生广泛而迅速的代谢,静脉注射大黄素后,血清大黄素浓度迅速下降,大黄素的葡萄糖醛酸苷/硫酸酯结合物和 ω-羟基大黄素的葡萄糖醛酸苷/硫酸酯结合物迅速出现,主要的代谢产物是大黄素葡萄糖醛酸苷,表明大黄素在肝脏中被Ⅰ相代谢酶和Ⅱ相代谢酶迅速代谢。而口服大黄素后,血清中只检测到大黄素葡萄糖醛酸苷,未检测出大黄素、ω-羟基大黄素和 ω-羟基大黄素葡萄糖醛酸苷/硫酸酯结合物,提示大黄素可在肠道内主要发生的葡萄糖醛酸化反应,使口服大黄素后的血清代谢物具有更强的清除自由基活性。口服大黄素后,大黄素葡萄糖醛酸苷可经历更广泛的肠肝循环,大黄素葡萄糖醛酸苷在体内的 MRT 约为 20 h,比静脉注射大黄素葡萄糖醛酸苷延长 18 h[10]。静脉注射芦荟大黄素时,循环系统中出现最多的代谢产物是芦荟大黄素葡萄糖醛酸苷,其次是大黄酸硫酸酯结合物、芦荟大黄素、大黄酸和大黄酸葡萄糖醛酸苷。而口服芦荟大黄素后,芦荟大黄素的原型没有被吸收,其代谢产物主要是芦荟大黄素葡萄糖醛酸苷、大黄酸葡萄糖醛酸苷和大黄酸。芦荟大黄素在第一次通过肠道/肝时迅速而广泛的代谢可能是芦荟大黄素无口服生物利用度的主要原因。芦荟大黄素的代谢产物在体内发挥着比原型更为重要的生物活性[11]。UGT 代谢是大黄素在体内的主要代谢途径,UGT1A1、UGT1A8、UGT1A9、UGT1A10 是主要的几种大黄素代谢酶。UGT1A1 分布于肝脏、肠道,UGT1A9 仅在肝脏表达,UGT1A10、UGT1A8 只在肠道中表达,UGT1A10 能最快地代谢大黄素。大黄素在肠道内易被 UGT 代谢为葡萄糖醛酸结合产物,这种产物作为转运蛋白 MRP 家族的底物,易被肠道细胞膜上的外排蛋白排出,故大黄素的生物利用度较低[12]。

四、排泄

药物经机体吸收进入体内后经过一系列的生理过程(吸收、分布和代谢),最终以原型或者代谢产物的形式排出体外,该生物转化过程统称为药物消除。肾脏排泄和胆汁排泄是机体最为重要的排泄途径。药物的排泄作用与药效及其作用时间,以及药物的不良反应密切相关。当药物排泄量增大时,血药浓度降低,药效也将降低甚至无药效。而当药物的排泄作用减少时,血药浓度升高,容易造成药物的体内蓄积,进而产生不良反应。大部分药物均经肾脏排泄,肾功能减退或者药物的相互作用等因素抑制肾脏的排泄作用,将导致药物及其代谢产物在体内蓄积从而引发相关的不良反应。蒽醌类化合物主要经肾脏排泄[6]。在对桃核承气汤的研究中发现,其中的蒽醌类有效成分芦荟大黄素、大黄酸、大黄素和大黄酚主要经肾脏排泄,大黄酸和大黄酚还可经胆汁排泄。大黄酸在大鼠体内存在着非线性动力学过程,随着给药剂量的增加,大黄酸的吸收增多、吸收过程延长,而 $t_{1/2\beta}$ 变化不明显[13]。肝脏和肾脏是大黄酚代谢和清除的主要器官,肾脏中大黄酚的含量高于肝脏,大部分大黄酚可能通过肾脏的排泄消除[7]。大黄蒽醌类化合物在正常大鼠和糖尿病肾病大鼠之间的药代动力学没有显著的差异,而在正常大鼠与 CCl_4 诱导的大鼠肝损伤间有显著性差异。究其原因,可能是 6 种大黄蒽醌的清除与肝内 CYP450 酶和 UGT 代谢及胆汁排泄有关,尤其是 UGT 代谢。大黄蒽醌类化合物从肾脏直接排泄量较低,因此肾损伤对大黄蒽醌类化合物的药代动力学影响不明显[14]。中药的配伍使用对蒽醌类化合物活性成分的代谢也有重要影响。口服大承气汤(大黄、厚朴、枳实、芒硝组成)时,大黄酚和芦荟大黄素在雄性大鼠体内的消除均明显减慢[15]。脑麦通(大黄、人参、当归和葛根组成)中大黄酚、大黄酸的 $t_{1/2}$ 较单用大黄时延长[16],表明药物的相互作用也会显著影响药物的消除(代谢和排泄)。

五、中药蒽醌类化合物药代动力学的调控理论/机制

随着药代动力学理论与技术的发展,药物代谢酶与转运蛋白的协同作用对药物体内处置和药代动力学特征的影响逐渐获得深刻认识。与许多中药成分的药代动力学调控理论相似,蒽醌类化合物体内的药代动力学吸收、分布、代谢、排泄过程也主要受到药物代谢酶和转运蛋白的协同调控。通常,大黄素在不同浓度下从肠腔侧(aipcal)到基底肠系膜侧(basolateral)或者从基底肠系

膜侧到肠腔侧的吸收特征以浓度依赖性的方式增加,表现为被动扩散;大黄素的代谢物大黄素葡萄糖醛酸苷和磺酸酯结合物优先从基底肠系膜侧排泄,表明基底肠系膜侧的外排转运蛋白与大黄素葡萄糖醛酸苷的亲和力强于肠腔侧的外排转运蛋白,并且大黄素葡萄糖醛酸苷吸收到门静脉的速度比排泄到肠腔的速度快,细胞内大黄素葡萄糖醛酸苷增加。大黄素葡萄糖醛酸苷的肠腔侧外排主要由外排转运蛋白 MRP2 介导,MK - 571(MRP2、MRP3 和 MRP4 的化学抑制剂)使大黄素葡萄糖醛酸苷向基底肠系膜侧的细胞清除率显著下降。BCRP 外排转运蛋白没有参与大黄素及其葡萄糖醛酸苷在肠系膜的转运,双嘧达莫(BCRP 化学抑制剂)加载到肠腔侧后,大黄素及其葡萄糖醛酸苷的排泄或细胞清除率没有显著变化(图 6 - 2)[17]。

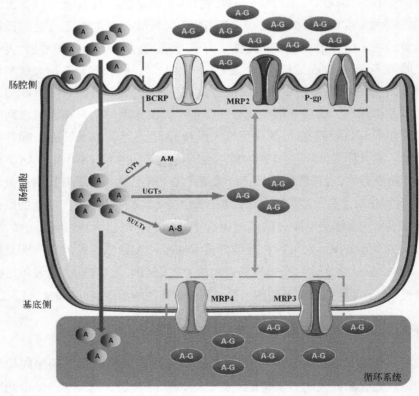

彩图 6-2

图 6-2 蒽醌类成分的药代动力学调控机制(见彩图)

A 蒽醌   A-M 蒽醌 I 相代谢物

A-S 蒽醌硫酸酯结合物   A-G 蒽醌葡萄糖醛酸苷

总之,转运蛋白 MRP 和 P-gp 与 UGT 的偶联作用共同调控蒽醌类成分在肠道排泄并导致肠再循环,从而参与中药蒽醌类成分的药代动力学调控机制。

第二节 影响中药蒽醌类成分药代动力学特征的因素

中药蒽醌类成分的药代动力学特征主要受机体生理因素、病理因素、药物因素、肠道菌群、给药方式和剂型因素的影响。由于药物体内的药代动力学过程主要依赖机体的生物系统,因此机体的生理和病理状态均对药物的药代动力学特征产生重要影响。药物体内的吸收、分布、代谢、排泄过程主要依靠药物代谢酶和转运蛋白,二者介导的药物相互作用也会对药物的药代动力学特征产生影响。肠道菌群作为除机体肠细胞外主要的生物转化主体,参与多种中药成分的生物转化,其对药物的药代动力学特征亦具有重要影响。另外,给药方式和剂型同样影响药物的药代动力学特征,相同的药物采用不同给药方式和剂型通常呈现出不同的药代动力学特征。基于以上药代动力学的影响因素,重点讨论生理因素、病理因素、药物相互作用、肠道菌群、给药方式和剂型因素对中药蒽醌类成分药代动力学特征的影响。

一、生理因素

(一)种属

由于不同种属间,药物代谢酶和转运蛋白的表达量及活性不同,从而导致同一种药物在不同种属间的药代动力学特征可能存在明显差异。通常情况下,不同种属在蛋白结构和催化能力方面高度一致的药物代谢同工酶,其底物的药代动力学特征呈现相似性,然而表达量或活性不一致的同工酶,其底物的药代动力学特征则表现出种属差异性。CYP450 酶是一种在机体中含量最多、作用最广泛的药物代谢酶。CYP3A4 和 CYP2D 是 CYP450 酶的两种重要的亚型,它们在不同种属间活性和表达量较一致,因此,其底物在不同种属间的药代动力学特性具有相似性;然而,对于 CYP2C,它在种属间差异较大,在犬体内缺乏相关酶的表达,因此不能对相关的底物进行有效代谢。此外,不同转运蛋白在不同种属间也存在明显差异。研究发现,蒽醌类单体大黄酸在比格(Beagle)犬体内的药物吸收量和生物利用度高于大鼠,可能与相关吸收转运蛋白的种属差异有关[18]。在不同种属及性别的肝微粒体中,大黄素的葡萄糖醛酸转化率存在显著差异[19],雄性动物肝微粒体低底物浓度组中,大黄素葡萄糖醛酸转化率顺序为小鼠≈犬>豚鼠>大鼠≈人;中底物浓度组中,趋势略有变化,顺序为豚鼠>大鼠≈小鼠≈犬>人;高底物浓度组中的趋势与低底物浓度组相同。雌性动物肝微粒体低底物浓度组中,大黄素葡萄糖醛酸转化率顺序为豚鼠>犬≈大鼠>人≈小鼠;中底物浓度组中,趋势明显不同,顺序为犬≈大鼠≈豚鼠>小鼠>人;高底物浓度组中的趋势与中底物浓度组相同,表明大黄素的代谢特征存在种属差异,但并未呈现出良好的底物浓度依赖性。

(二)性别

性别对药代动力学的影响主要受激素的调控。药物代谢酶活性存在着性别差异,大约 50% 以上的治疗药物都是由 CYP3A4 参与代谢,该酶在女性体内的代谢活性比男性高,然而男性体内 CYP2C19、CYP2D6、CYP2E1 对其底物药物的催化活性比女性高。蒽醌类化合物的药代动力学参数在性别方面同样存在显著差异。口服大黄素,大黄素葡萄糖醛酸苷的药代动力学参数存在显著的雌雄差异[12],雄鼠的大黄素葡萄糖醛酸苷 C_{max} 和 AUC 均显著高于雌鼠。此外,雄性组中,大黄素在豚鼠肝微粒体中的代谢符合经典的 Michaelis – Menten 方程,在小鼠和犬肝微粒体中的代谢符合双相抑制模式,在大鼠肝微粒体中代谢呈自身激活模式。而在雌性组中,小鼠、大鼠、豚鼠肝微粒体中大黄素的代谢均符合简单 Michaelis – Menten 方程,犬肝微粒体中的代谢符合自身激活模式[20],提示大黄素的代谢特征存在性别和种属差异。另外,大鼠灌胃大承气汤后,大黄素在雄鼠中的代谢速率明显高于雌鼠,而大黄酸的代谢速率则没有呈现性别差异[21],表明大黄素的代谢特征存在明显的性别差异。

二、病理因素

机体的疾病状态会对药物的药代动力学特征产生影响,如肝病、肾病、代谢性疾病及感染等。肝脏是机体最为主要的代谢器官,肝脏在病理状态下必然会导致药物的生物转化能力下降,同时还会影响药物的消除。肝病状态下,多种 CYP450 酶的活性及表达受到影响,如 CYP1A、CYP2C19、CYP3A 等,其代谢底物的药代动力学特征相对正常情况下将可能出现显著的差异。此外,肾脏是药物及其代谢产物排泄的主要器官。当肾功能受损时,药物的排泄消除将减少,严重者可导致药物的体内蓄积中毒。尽管大多数药物的代谢产物具有较低的药理活性,但其在体内的积累可能会影响原药物与血浆蛋白的结合,从而导致原药物分布特征发生改变,且不能有效及时地排泄。另外,代谢物还可反向抑制药物的进一步代谢,对药物的代谢速率产生影响;而活性代谢物的体内蓄积将导致药物的药效增强甚至产生不良反应。内毒素诱导的炎症模型大鼠灌胃大黄水煎液后,大黄酸的体内 AUC、C_{max}、$t_{1/2}$ 均显著增加[22]。然而,慢性肾衰竭可显著降低大黄酸在大鼠体内 AUC;大黄酸、芦荟大黄素和大黄素在大鼠组织中的分布由于肝损伤而明显增高,这可能与大黄的肝毒性表现密切相关[23, 24]。胆汁淤积性肝损伤大鼠灌服栀子大黄汤后,大黄酸和大黄素的药代动力学特征发生明显改变,大黄酸吸收显著减少,而大黄素的吸收显著增加[25]。便秘大鼠模型中,大黄素的 C_{max} 和 AUC 比正常大鼠均增加约 10 倍,而 $t_{1/2}$ 显著降低;芦荟大黄素和大黄酸的 AUC 值与正常组比较亦明显降低[26]。血栓性脑缺血大鼠灌胃大黄游离蒽醌后,游离蒽醌比正常大鼠吸收迅速,消除减缓,其中芦荟大黄素、大黄酸、大黄素的 C_{max}、$t_{1/2}$ 和 AUC 增加 1 倍,而消除速率常数显著降低[27]。急性血瘀模型兔灌胃祛瘀清热颗粒后,大黄酸和大黄酚的吸收速率明显加快且吸收量显著增加[16]。所以,不同病理状态下,蒽醌类化合物的药代动力学特征会受到不同程度的影响。

三、药物相互作用

药物相互作用广泛存在于中药单体、单味药材提取物、复方配伍、复方制剂及药物配伍的临床应用实践中。药物的相互作用根据作用结果可分为药代动力学相互作用和药效动力学相互作用,其中前者是主要的药物相互作用类型,主要影响药物的吸收、分布、代谢和排泄;后者则主要改变药物的药效作用。有关蒽醌类成分的药物相互作用,目前已有较多研究报道,主要包括蒽醌类成分间的药代动力学相互作用及蒽醌类成分与其他药物的相互作用。大鼠灌胃给予大黄附子汤后,与灌胃大黄提取物比较,血浆中的大黄酸、芦荟大黄素和大黄素的 T_{max} 明显延长,且大黄酸和大黄素吸收量显著减少[28]。通过比较灌服单味大黄与大黄牡丹汤,单味大黄、芦荟大黄素、大黄提取物与中药三黄片后,同一蒽醌成分在动物体内的药代动力学存在差别,均发现复方给药能促进蒽醌类成分的吸收,在一定程度上阐明了中药配伍的合理性[29-31]。与单服大黄相比,大黄-黄芩联合给药可降低芦荟大黄素的 AUC 和大黄酸的 C_{max};大黄-黄连联合给药可降低大黄素、大黄酸、大黄酚、芦荟大黄素、大黄素甲醚的 C_{max} 和大黄素、大黄酸、大黄酚、芦荟大黄素的 AUC。另外,黄芩可减弱黄连抑制蒽醌吸收的作用,泻心汤(大黄-黄芩-黄连)中大黄素、大黄酸、大黄酚、大黄素甲醚的 AUC 高于大黄-黄连组和单独大黄组,且体内大黄酸的 C_{max}、AUC明显高于大黄素、大黄酚、芦荟大黄素和大黄素甲醚[32, 33]。大黄与甘草配伍后,由于甘草中的皂苷类成分对 CYP450 酶有激活作用,从而使大黄中的大黄酸被广泛代谢而致其血药浓度显著降低[34]。此外,蒽醌类成分与其他药物之间的药物相互作用也广泛存在。胃肠安组方中大黄与枳壳配伍后,血浆中蒽醌类成分含量不同程度的增加[35]。依据中药复方君、臣、佐、使理论,探究大承气汤中大黄蒽醌的大鼠体内药代动力学特征,结果发现大黄配伍臣药芒硝后,芦荟大黄素的吸收减少而消除延缓;佐使药厚朴和枳实可促进芦荟大黄素的吸收;全方给药,与去枳实组比较,芦荟大黄素的 T_{max} 延迟;大承气汤中不同配伍对大黄酸、大黄酚、大黄素的 C_{max}、T_{max}、$t_{1/2}$ 和 AUC 均有显著的影响[36]。与单味大黄给药相比,桃核承气汤中大黄酸的吸收增快,C_{max} 显著提高[37]。三黄泻心汤浸渍法提取物较煎煮法提取物可促进蒽醌类化合物的吸收,大黄酸的 C_{max} 和 AUC 均显著高于煎煮法提取物,其中 AUC 的增幅高达 7.1 倍[38]。因此,药物的相互作用不仅发生于西药间,也广泛存在于西药与中药及中药与中药间。不同药物配伍对其不同活性成分或药效物质基础的体内药代动力学影响也不同,充分认识和利用这些作用机制,才能为阐明中药复方配伍理论奠定基础。

四、肠道菌群

除了机体内的药物代谢处置过程外,肠道菌群也广泛参与药物在肠道内的生物转化。肠道菌群能够产生多种代谢酶,主要包括多种药物代谢酶和水解酶,在药物肠道首过效应中起着重要作用,也是影响蒽醌类成分体内代谢过程的重要因素之一。研究表明乙醇可以引起肠道菌群的过度生长。乙醇亦能够改变小肠的吸收功能。酒精性肝损伤大鼠血浆中大黄酚、大黄酸、芦荟大黄素和大黄素甲醚生物利用度降低,与疾病状态下药物在肠道中首过效应增强及肠道吸收能力降低有关。此外,结合蒽醌进入体内后,须经过肠道菌群代谢为游离蒽醌进而发挥作用,最后进行羟基化生物转化[39]。据报道,蒽醌糖苷的分子量大,极性强,跨肠道黏膜的运输比游离蒽醌困难。利用大鼠肠道菌群研究大黄提取液的代谢,发现 14 个成分被转化,包括芦荟-大黄素-O-葡萄糖苷、大黄素-O-葡萄糖苷、大黄酚-O-葡萄糖苷、大黄素-O-葡萄糖苷及相应的游离蒽醌[40]。采用大鼠粪便悬浮液孵育大黄溶液后,芦荟大黄素、大黄酸、大黄素、大黄酚和大黄素甲醚的浓度增加。结合蒽醌的主要代谢路径为糖苷键水解后,蒽醌上加氢和(或)乙酰化,进而经肠道菌群转化为游离蒽醌,随后进入肠壁并进入肠系膜血液,被 UGT 酶代谢为蒽醌葡萄糖醛酸苷[41]。

五、给药方式和剂型

给药方式不同通常导致药物表现出不同的吸收和分布特性,同时还会影响药物的代谢特征,因此,药物随着给药途径的不同通常呈现出不同的药代动力学特性。例如,口服给药途径较其他给药途径通常更容易产生首过效应,而药物首过效应的程度会直接影响药物的代谢。常用的给药途径主要包括口服给药、注射给药、黏膜给药及经皮给药等。其中注射给药吸收和分布最为迅速,其次是黏膜给药,然后是口服给药,最后是经皮给药。家兔耳缘静脉注射大黄酚单体后,药代动力学特征符合二室开放模型;而腹腔注射在体内吸收较慢,拟合不到有意义的隔室模型;肌内注射的情况下未发现 T_{max}[42]。大黄素经不同途径给药后,其入血形式存在明显差异。大鼠静脉注射给予大黄素时,大黄素迅速代谢为大黄素葡萄糖醛酐、ω-羟基大黄素及 ω-羟基大黄素硫酸酯结合物/葡萄糖醛酸苷;而当灌胃给予大黄素时,大黄素的代谢产物只有大黄素葡萄糖醛酸苷,表明不同给药方式影响药物的代谢特征。此外,给药方式不同还影响药物的药代动力学过程,大鼠静脉注射后大黄素的药代动力学过程符合二室模型,而灌胃给药后大黄素在体内的血药浓度变化则无法用隔室模型模拟[10]。健康男性志愿者交叉接受灌肠和口服给予大黄提取物,口服给药的大黄酸 C_{max}、AUC 均明显高于灌肠给药,而 V_d 明显低于灌肠给药[43]。

同时,药物的剂型对药物在机体内的吸收和代谢及生物利用度有重要影响。从吸收层面来看,药物的不同剂型其给药部位和吸收途径各异,药物的吸收速率和量亦是如此,而剂型中药物的吸收和生物利用度取决于其释放药物的速度和数量。一般而言,口服剂型生物利用度的顺序为溶液剂>混悬剂>颗粒剂>胶囊剂>片剂>包衣片剂;从代谢层面来看,由于不同剂型其药物的溶出及释放速率不同,药物的代谢特征也会受到影响。例如,混悬剂和溶液剂口服后,药物与消化道直接接触,当影响吸收的代谢酶有限时,容易出现饱和现象。而服用颗粒剂或者片剂时,药物需要溶出释放后才能被代谢,不容易出现饱和现象。蒽醌类成分水溶性差,体内吸收不完全,生物利用度较差,所以应根据临床需要将其制备成不同的剂型。此外,剂型不同也会影响药物的药代动力学过程。三黄片中大黄素的血浆生物利用度较大黄药材提高,大黄素的吸收显著增加,分布和 T_{max} 延长,清除速率降低[30]。大黄游离蒽醌纳米乳(RhA-NE)制剂中大黄游离蒽醌(RhA)的血浆 C_{max} 和 AUC 分别为其混悬液的 1.2 倍和 2.6 倍;MRT、T_{max} 和 $t_{1/2\beta}$ 分别为混悬液的 1.9 倍、2.2 倍和 1.8 倍;而血浆清除率和 V_d 分别为混悬液的 0.4 和 0.7 倍[44]。大黄酚制成微囊后,能显著提高大黄酚的稳定性,并能有效提高大黄酚的体内生物利用度,家兔经大黄酚微囊灌胃给药后,大黄酚的 AUC 提高 2.3 倍[45]。由此可见,药物的剂型因素主要影响药物在机体内的生物利用度和代谢消除。

第三节　中药蒽醌类成分与药物代谢酶和转运蛋白的相互作用

药物代谢酶与转运蛋白主要参与药物在体内的代谢、分布和排泄过程,对药物的生物利用度具有重要影响。口服蒽醌类化合物的生物利用度较低,与其体内的代谢处置密切相关。通常情况下,中药蒽醌类成分作为底物被相关药物代谢酶和转运蛋白进行代谢处置,同时,蒽醌类成分可能会对相关药物代谢酶和转运蛋白产生诱导或是抑制的作用,影响其蛋白的表达和活性,从而反作用于与其合用药物的体内代谢与处置过程。Ⅰ相代谢和Ⅱ相代谢是蒽醌类成分的主要代谢方式,MRP、BCRP 和 P-gp 是主要参与蒽醌类成分的吸收与转运的转运蛋白。

一、中药蒽醌类成分与药物代谢酶的相互作用

许多药物不仅能被药物代谢酶广泛代谢,还会对药物代谢酶的表达和活性具有一定的诱导及抑制作用,进而影响药物的药代动力学特征和毒效作用,

该现象被称为药物与代谢酶的相互作用。这类对药物代谢酶具有诱导作用的药物称为酶诱导剂;反之,对酶具有抑制作用的药物称为酶抑制剂。Ⅰ相代谢和Ⅱ相代谢作为药物代谢的重要形式,主要负责药物的生物转化。研究表明蒽醌类化合物可发生广泛的Ⅰ相代谢和Ⅱ相代谢。肝微粒体中的Ⅰ相代谢CYP450酶可催化大黄中蒽醌类化合物产生多种代谢产物,且代谢反应类型呈现骨架取代基的依赖性与选择性[46]。通过体外肝和肠微粒体孵育实验比较发现,Ⅱ相代谢是大黄素的主要代谢反应,其UGT代谢产物为大黄素-3-O-β-D-葡萄糖醛酸苷,这可能是导致大黄素生物利用度低的主要原因[20]。相似地,虎杖蒽醌类提取物在大鼠体内的代谢产物主要以葡萄糖醛酸苷及硫酸酯结合物的形式存在,提示UGT和SULT是蒽醌类化合物的重要代谢形式[47]。另外,通过考察大黄中5种蒽醌类成分(大黄芦荟大黄素、大黄酸、大黄素、大黄酚、大黄素甲醚)在4种大鼠肝微粒体中的体外代谢,以及不同CYP450酶抑制剂(CYP3A4、CYP2A6的特异性抑制剂苯巴比妥钠、地塞米松)对其代谢的影响,发现CYP3A4和CYP2A6的特异性抑制剂可以显著抑制大黄蒽醌类成分的代谢,表明这两种CYP450酶主要参与大黄蒽醌类成分的代谢[48]。

蒽醌类化合物被广泛代谢的同时也可以影响相关药物代谢酶的表达和活性。酶诱导剂能诱导某些代谢酶的表达和活性,从而促进自身或其他药物的代谢,尤其对合并或联合用药具有较大影响。此外,与药物诱导剂类似,酶抑制剂可抑制代谢酶的作用进而减慢底物药物的代谢,使其作用时间延长,从而导致药物的药效和毒性作用增强。蒽醌类大黄苷元对CYP2A6、CYP3A4有诱导作用,并且随着大黄苷元剂量的增加,其对CYP2A6、CYP3A4诱导作用增强,因此,临床上应密切关注含大黄制剂对CYP2A6和CYP3A4的诱导作用,避免药物相互作用的发生,减少药物不良反应[49]。另外,萘醌类、茜草素型蒽醌类及二蒽酮类化合物对人Ⅰ相代谢酶羧酸酯酶2(humancarboxylesterase 2,hCE2)具有较强的活性抑制作用,其中金丝桃素和紫草素抑制作用较显著[50]。运用大鼠肝细胞"三明治"模型,考察3种大黄蒽醌类化合物(大黄素、大黄酚和大黄素甲醚)对胆酸转运蛋白和代谢酶的影响,发现三种蒽醌类化合物均可影响胆汁酸相关转运体和代谢酶功能和表达,进而导致胆汁酸平衡的紊乱[51]。此外,何首乌中的蒽醌类成分大黄素、大黄酸、大黄酚、芦荟大黄素、大黄素甲醚均可对CYP3A4产生抑制或激活效应,且蒽醌类成分对CYP3A4的诱导作用是通过PXR实现的[52]。

二、中药蒽醌类成分与转运蛋白的相互作用

转运蛋白对其底物药物的吸收、分布和排泄具有决定性作用,从而对药物的生物利用度和药效作用产生重要影响。同时,药物同样会对转运蛋白的活性和表达具有一定诱导或者抑制作用。蒽醌类化合物由于自身的理化性质特点及作为多种转运蛋白的底物,其在机体内的代谢处置通常需要转运蛋白的参与。运用灌流室(ussing chamber)技术研究药物与转运蛋白的相互作用,发现大黄素的肠道吸收不受 P-gp 转运作用的影响,但却受 MRP2 的影响,因此推测大黄素是 MRP2 的底物,同时还发现大黄素不是 P-gp 和 MRP2 的抑制剂或诱导剂[53]。采用 Caco-2 细胞转运模型结合转运蛋白抑制剂考察大黄蒽醌类成分的吸收,发现 BCRP 的特异性抑制剂 Ko143 可以显著增加大黄酸的吸收摄取,证实 BCRP 在大黄酸的外排中起到主导作用[54]。

除此之外,蒽醌类化合物还能影响相关药物转运蛋白的活性和表达。蒽醌类成分,主要包括大黄酸、大黄素、芦荟大黄素、大黄酚和大黄素甲醚,是人有机阴离子转运蛋白 1(human organic anion transporter 1,hOAT1)和人有机阴离子转运蛋白 3(human organic anion transporter 3,hOAT3)的抑制剂,可引起大鼠转运蛋白介导的药物相互作用[55]。药物外排转运蛋白可维持细胞体内稳态,但也是多药耐药性现象发展的主要因素。蒽醌类成分具有调节体内或体外 P-gp 活性的能力[56]。蒽醌类化合物在生理条件下是 P-gp 的潜在抑制剂,可以作为对抗各种抗肿瘤药物耐药性的潜在保护因素[57]。蒽醌类成分的抗炎作用与 P-gp 有关,蒽醌类化合物通过抑制 COX-2 活性和表达,进而调节 P-gp 的功能和表达,从而产生抗炎作用[58]。芦荟大黄素能抑制 MRP2 转运活性,下调 MRP2 的表达并改变细胞内氧化还原平衡,增强细胞内氧化应激和细胞死亡,此外,其还通过诱导自噬促进 MRP2 降解,从而诱导小鼠肝毒性[59]。

三、含蒽醌类成分中药/蒽醌类单体与药物的相互作用

药物相互作用是两种或两种以上的药物同时应用时所发生的药动或药效变化,在临床用药和个体化治疗时应引起充分重视。药物相互作用的主要作用机制为在药物相互作用下,其药代动力学行为发生可逆性和不可逆性的相互影响,从而导致药效动力学上的改变。目前,有关蒽醌类成分的药物相互作用主要集中在蒽醌类成分之间,而与其他药物相互作用的报道较少。含蒽醌

类成分中药大黄与甲氨蝶呤存在明显的药物相互作用,其可抑制 MRP2 介导的甲氨蝶呤排泄,从而显著增加其全身暴露水平[60]。大黄素与二苯乙烯苷存在药物相互作用,二苯乙烯苷通过下调 UGT1A8 的表达抑制大鼠大黄素的葡萄糖醛酸化代谢,进而影响大黄素的体内药代动力学[61]。

据报道,芦荟大黄素和大黄素甲醚同时给药抗缺血作用明显增强。大黄素、大黄酸、大黄酚和大黄素甲醚都会增加芦荟大黄素的血浆暴露水平,而芦荟大黄素则会降低它们的血浆暴露水平。因此,大黄蒽醌类的主要单体成分芦荟大黄素与大黄素、大黄酸、大黄酚和大黄素甲醚之间存在一定的药物相互作用[62]。5 种主要的大黄蒽醌类成分(大黄酸、大黄素、芦荟大黄素、大黄酚、大黄素甲醚)能抑制 hOAT1 和 hOAT3,但这些化合物并未被 hOAT1 或 hOAT3 转运。当大黄蒽醌类成分与 hOAT1 或 hOAT3 的底物共同给药时,可能引起药物间相互作用[63]。由化学反应和 CYP450 酶介导的药物相互作用一定程度上可阐释大黄蒽醌类配伍后的药代动力学特征变化[64]。此外,大鼠的药代动力学研究揭示反式 $-2,3,5,4'-$ 四羟基二苯乙烯 $-2-O-\beta-D-$ 吡喃葡糖苷与大黄素之间的药物相互作用,可导致何首乌的特异性肝毒性[65]。

鉴于以上有关中药蒽醌类成分与机体代谢处置体系或其他药物间的相互作用,与含蒽醌类成分中药联合用药时,需要注意其与药物代谢酶、转运蛋白或者其他药物间的相互作用对药物药效和毒性的影响,从而有效地指导临床合理安全用药。

第四节　中药蒽醌类成分药理和毒理作用及与药代动力学的关联研究

一、药代动力学关联的中药蒽醌类成分的药理作用

现代药理学研究表明,蒽醌类化合物具有抗氧化、抗炎、神经保护、抗衰老、肝保护等多种药理活性。药代动力学主要研究药物在机体内的代谢处置过程,是决定药物药效作用的基础。蒽醌类药物的药理特性与其在体内的药代动力学特征密切相关,尤其在疾病模型中的药代动力学特征可为蒽醌类物质对于特定疾病的治疗应用提供相应的理论参考。

（一）通便作用

《神农本草经》记载中药大黄具有"荡涤肠胃，推陈致新，通利水谷，调中化食"的功效。大黄中的蒽醌类成分是泻下通便作用的主要成分，其可通过增加肠道黏膜蠕动，抑制肠内水分吸收，从而促进排便，发挥防治便秘的药理作用。大黄中蒽醌类成分对胃肠道具有兴奋和抑制的双重效用。当大黄中的醌苷成分进入大肠时，可被肠道菌群分解成大黄酸蒽酮，从而兴奋大肠肠道平滑肌上 M 受体，增强肠道蠕动，促使排便。与此同时，醌苷成分进入大肠后还可抑制肠细胞膜上 Na^+/K^+-ATP 酶的产生过程，阻碍上皮细胞离子主动转运，降低 Na^+ 转运吸收程度，增加肠腔容积，使大肠内渗透压升高，储存水分增加，促进肠道蠕动，从而起到泻下的作用。另外，不同的肠道生理情况也会影响蒽醌类成分的药代动力学特性，从而影响其泻下通便的药理作用，如便秘可增加大黄甘草汤中主要蒽醌类成分的吸收。便秘小鼠模型中，大黄甘草汤中主要生物活性成分大黄酸、芦荟大黄素、大黄酸-8-O-β-D-葡萄糖苷（rhein-8-O-β-D-glucoside）、番泻叶苷 A 和甘草酸（glycyrrhizic acid）的 C_{max}、AUC_{0-t} 和 MRT_{0-t} 显著升高，与正常小鼠相比，大黄甘草汤通过增加粪便排泄量和缩短首次通便时间，从而加速排泄，发挥较强的通便作用。另外，分析便秘小鼠肝内物质含量发现，生物活性成分浓度明显高于正常小鼠，其中大黄酸>大黄-8-O-β-D-葡萄糖苷>芦荟大黄素>甘草酸>大黄素。大黄酸主要在肝脏代谢并通过胆汁排泄，因此，便秘小鼠体内大黄酸的肝肠循环时间延长及其代谢物浓度增加，可能导致大黄酸的累积，从而促进大黄酸更好地发挥泻下通便的作用[66]。

（二）神经保护作用

近来，大量研究报道大黄及其活性成分具有神经保护作用。作为一种天然的抗氧化剂，大黄主要活性成分为蒽醌类化合物，其作用机制与抗炎、抗氧化及抑制神经细胞凋亡密切相关，包括增强抗炎作用、提高抗氧化酶活性、清除 ROS自由基及抑制神经细胞死亡等（表6-1）。通过研究5种蒽醌苷在脑缺血再灌注模型大鼠体内的药代动力学特征发现，芦荟大黄素在血药浓度-时间曲线上呈现出不同程度的吸收双峰，药代动力学特征符合二室模型；其余4种苷元（大黄素、大黄酸、大黄酚和大黄素）的分别加入能延长芦荟大黄素的 T_{max}，增加 C_{max}，降低消除率，并延长 $t_{1/2}$，促进 AUC 的增加，而芦荟大黄素的吸收增加、消除减慢和作用时间延长，使其血浆暴露水平增加、V_d 减小，从而使药物集中分布于病变部位，减少在其他组织的副作用。4 种苷元中,大黄素的加入对芦荟大黄素的药代动力学影响最大,芦荟大黄素与大黄素联合应用抗缺血作用增强最显著,这可能与两者之间相互作用引起的药代动力学改变密切相关。此外,大黄素与大黄酸在治疗脑缺血时,作用靶点重叠,表现出一定的竞争性抑制作用,且大黄酸能引起大黄素吸收减少、清除加速和分布广泛[62]。口服大黄素后,与正常大鼠相比,脑缺血大鼠血浆中大黄素的 T_{max} 无明显差异,均为 0.75 h,表明药物吸收快且相对规则[67];而大黄素的 AUC、C_{max}、$t_{1/2}$、MRT 均有所增加,表明在脑缺血的病理条件下大黄素吸收增加,分布范围较广;同时,大黄素的表观清除率显著减小,表明病理条件下大黄素的消除减慢。因此,在脑缺血再灌注大鼠体内,大黄素的生物利用度明显高于正常大鼠,这为大黄素治疗脑缺血疾病而发挥神经保护作用提供重要的理论依据。另有研究探讨大黄提取物在正常大鼠和血栓型局灶性脑缺血(thrombotic focal cerebral ischemia,TFCI)模型大鼠中的药代动力学特性,发现TFCI 大鼠模型对蒽醌类药物的吸收和生物利用度明显优于正常大鼠,证实蒽醌类药物用于脑血管病治疗的合理性[27]。蒽醌类成分及代谢物在神经系统疾病状态下的药代动力学特性改变,有利于其药效的发挥和神经疾病的治疗。

表 6-1　蒽醌类成分及代谢物的神经保护作用

蒽醌类成分及代谢物	疾病	作　用　机　制
大黄素	缺血性脑卒中	抑制连接蛋白 43(connexin 43,Cx43)和水通道蛋白 4(aquaporin 4,AQP4)的表达,降低神经功能缺损评分(neurological deficit scores,NDS),降低血脑屏障通透性并减少梗死面积[68]
		提高转化生长因子-β(transforming growth factor-β,TGF-β)水平和降低 TNF-α/IL-1β/细胞间细胞黏附分子-1(intercellular cell adhesion molecule-1,ICAM-1)水平来抑制级联性炎症反应,从而明显改善神经系统症状评估评分,降低脑水比率和脑梗死面积[69]
		增加 Bcl-2、BDNF 表达,促进 Akt/CREB 的磷酸化,减少 Caspase-3、BAX 表达,抵抗细胞凋亡,增强行为功能[70]
		抑制 H_2O_2 诱导的大鼠原代皮质神经元凋亡[71]
		增加激活素 A 的表达,抑制神经元凋亡,减轻神经细胞的损伤[72]
	脑出血	降低 TNF-α 和 IL-1β 的水平、诱导 TRB3 的表达、增加 Caspase-3/7 的活性,从而促进活化的小胶质细胞凋亡[73]
	创伤性脑损伤	抑制 iNOS 的表达和活性、减少 NO 的产生,减少脑损伤,改善行为[74]
		抑制兴奋性突触后电位(excitatory postsynaptic potential,EPSP),增加 EPSP 的成对脉冲(拍热度色 facilitation,PPF),并降低谷氨酸兴奋性毒性[75]
		调节大脑细胞内 Ca^{2+} 水平[76]

蒽醌类成分及代谢物	疾　病	作　用　机　制
大黄素	阿尔茨海默病	显著降低 $A\beta_{25-35}$ 诱导神经元死亡和抑制 JNK 过度磷酸化,提高 Akt 磷酸化和 Bcl-2 表达水平[77]
		抑制细胞活力和 LC3-Ⅰ/LC3-Ⅱ 的转化率;降低 LDH 水平;降低 APP/PS1 小鼠皮质中 LC3-Ⅱ 阳性细胞的水平;提高 Bcl-2 表达并降低 Beclin-1 和磷酸肌醇-3-激酶3(PIK3C3/hVps34)的表达[78]
		减少 BACE1 水平,降低 Aβ 聚集;增加 PP2A 活性,抑制 tau 蛋白磷酸化;增加海马神经元数量和提高突触相关蛋白表达;下调 MDA 和上调 SOD1,抑制氧化应激;降低 DNA 甲基转移酶(DNA methyltransferase enzyme, DNMT)1/3β 水平;降低白介素-6(IL-6)、TNF-α 水平,抑制小胶质细胞活化,增强脑微血管完整性,改善认知功能[79]
	抑郁症	降低血清皮质酮水平,增加 BDNF 和 GR 的表达,从而改善快感缺乏症[80]
	癫痫	减弱 MDR1、COX-2、NMDA 受体和 P-gp 的表达,改善脑电图变化,减轻行为障碍[81]
大黄酚	缺血性脑卒中	减弱 NOx⁻、3-NT 的水平,抑制 NO 诱导的神经元死亡;降低剪切型 Caspase-3 的表达;增加总 SOD、MnSOD 活性,抑制 ROS 生成[82]
		减少 IL-1β、Caspase-1 和 NALP3 的表达,抑制炎症反应,减少神经功能缺损、梗死体积、脑水肿和血脑屏障通透性[83]
		降低 TNF-α、IL-1β 和 NF-κB p65 的表达,减少脑组织损失,改善神经学评估和运动功能,提高存活率[84]
		减弱 ER 应激相关的因素,包括 GRP78、CHOP、Caspase-12 和 IκB-α 的表达,抑制炎症反应与细胞凋亡[85]
	阿尔茨海默病	增加 Bcl-2 的表达,降低 Bax 和 AIF 的表达,从而抑制细胞凋亡,增加神经元细胞的活力;抑制 Drp1 的去磷酸化,降低 ROS 水平,防止线粒体裂变[86]
	抑郁症	降低 P2X7/NF-κB 信号通路相关蛋白的表达,包括 P2X7、p-IKKα、p-IKKβ、p-IκBα 和 p-NF-κBP65,减少 IL-1β/6 和 TNF-α 的水平,缓解神经炎症[87]
大黄酸	缺血性脑卒中	降低 MDA 含量,增强 SOD、CAT、谷胱甘肽过氧化物酶(glutathione peroxidase, GSH-Px)的活性;增加 Bcl-2 的表达,降低 BAX、Caspase-9/3 和剪切型 Caspase-3 的表达,减少梗死面积,提高神经功能评分(NFS)[88]
大黄蒽醌	缺血性脑卒中	增加血浆中脂质、磷酸肌酸/肌酸的水平,降低血浆中乳酸、牛磺酸、谷氨酸、甘氨酸、蛋氨酸/葡萄糖水平;增加尿液中牛磺酸、酪氨酸、α-酮戊二酸/肌酐水平,降低尿液中胆碱水平;抑制神经元凋亡,减轻神经功能障碍和脑梗死区域[89]
		降低血清 IgG 水平,提高血清Ⅳ型胶原(Col Ⅳ)、层黏蛋白(LN)水平,减少脑微血管基膜损伤,降低颅内出血率和死亡率[90]
	脑出血	增强 ZO-1 表达,减弱血脑屏障通透性,缓解神经系统症状[91]

蒽醌类成分 及代谢物	疾 病	作 用 机 制
大黄	缺血性脑卒中	增加 SYN1 和 ERK1/2 蛋白的表达[92]
	脑出血	抑制 AQP-4 表达,维持血脑屏障完整性,减少星形胶质细胞末端足突肿胀[93]
	创伤性脑损伤	阻止 NADPH 氧化酶催化亚基 gp91phox 活化,降低 ROS 的产生;抑制 ERK/MMP-9 途径,减轻脑水肿和血脑屏障渗透性[94]
		抑制 ERK 信号通路,下调 MMP-9 和上调 ZO-1[95]
		提高 SOD、过氧化氢酶(catalase,CAT)酶活性及谷胱甘肽含量,减少 MDA、氧化型谷胱甘肽(GSSG)含量,降低 GSH/GSSG 的比率[96]
丹蒽醌	脑肿瘤	降低线粒体膜电位水平,从线粒体释放细胞色素 C、凋亡诱导因子(AIF)和核酸内切酶(Endo G),增加 Caspase-9/3 水平和 ROS 产生[97]
		降低黏着斑激酶(FAK)、MMP-7、MMP-9、尿激酶型纤溶酶原激活物(uPA)和 Rho 相关卷曲螺旋形成蛋白激酶 1(ROCK-1)的表达,抑制胶质母细胞瘤 GBM 8401 的入侵和迁移[98]
		增加 ROS、胞质 Ca^{2+},降低线粒体膜电位水平和 Pro-Caspase-8/9 的表达,提高 Caspase-8/9 和 Bax 蛋白水平并激活 Caspase-3/8/9,诱导 GBM 8401 细胞凋亡[99]
		降低 DNA 损伤和修复基因如 ATM、ATR、BRCA-1、DNA-PK 和 MGMT 的表达,诱导 GBM 8401 细胞的 DNA 损伤[100]
	阿尔茨海默病	减少膜脂质过氧化,抑制氧化损伤,减轻神经元损伤[101]
芦荟大黄素	脑肿瘤	增加 p53/p21 的蛋白水平,降低 AKT 磷酸化,减少 CDK2 表达使细胞阻滞在 S 和 G$_2$/M 期,从而抑制 U87MG 人脑胶质瘤细胞生长;激活重组核纤层蛋白 A(Lamin A),减少多聚二磷酸腺苷核糖聚合酶(PARP)表达,提高 P53 和 Caspase 8/3 的水平,从而诱导 U87MG 凋亡,降低 U87MG 细胞密度和肿瘤大小[102]
大黄素甲醚	脑肿瘤	通过 ERK 和 p38 MAPK 途径增加 SK-N-BE(2)-C 人神经母细胞瘤细胞中唾液酸转移酶(human α2,8-sialyltransferase,hST8Sia Ⅵ)的表达[103]

(三)保肝作用

大黄蒽醌类成分可促进胆汁、胆汁酸和胆红素分泌,解除胆道括约肌痉挛,增强十二指肠和胆管舒张,疏通胆道和微细胆小管内淤积的胆汁,呈现明显的保肝利胆作用。栀子大黄汤中 4 种蒽醌物质(芦荟大黄素、大黄酸、大黄酚及大黄素甲醚)在酒精肝损伤模型大鼠中的吸收程度明显减少,吸收速度减慢,血浆中的暴露程度降低,代谢速度加快,提示在酒精肝损伤病理状态下,栀子大黄汤中蒽醌类成分的药代动力学特征发生改变,究其原因可能是乙醇影响相关药物代谢酶,如 CYP2E1、CYP3A、CYP1A,进而影响蒽醌类物质在体内的消除过程,从而影响其在体内的吸收和代谢。另外,乙醇导致了肠道菌群的改变,由于肠道菌群能分泌多种代谢酶,对于药物在肠道的首过效应起着重要作用,从而引起相关代谢的变化[104]。这些药代动力学差异与栀子大黄汤在急性酒精肝损伤时发挥保肝疗效密切相关,为指导临床合理用药提供了重要依据。大黄素可通过抑制 NF-κB 介导的炎症通路干扰胆汁酸合成和肝肠循环,从而降低血液中总胆汁酸的含量,减轻异硫氰酸-α-萘酯(ANIT)诱导的小鼠肝内胆汁淤积。正常小鼠中,大黄素通过磷酸化激活 AMPK 进而抑制 FXR 的表达,抑制胆酸主要外排蛋白(bile salt export pump, BSEP)的表达而促进胆汁淤积的风险;而在胆汁淤积小鼠中对 BSEP 的上调作用并非通过 FXR 进行调控。胆汁淤积情况下,BSEP 的表达被炎症因子所抑制,大黄素通过调节抗炎活性介导 BSEP 表达的上调,从而促进胆酸的外排,发挥减轻肝脏胆汁淤积的保肝作用(图 6-3)[105]。

彩图 6-3

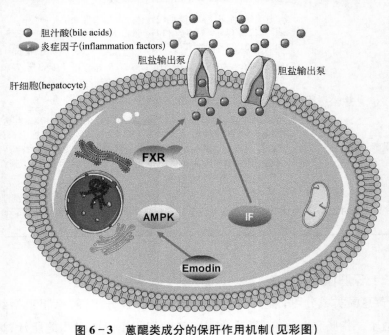

图 6-3　蒽醌类成分的保肝作用机制(见彩图)

(四) 活血作用

据《神农本草经》记载,大黄具有"下瘀血,血闭,寒热,破癥瘕积聚"的功效,具有较好的活血逐瘀通经作用,既可下瘀血,又能清瘀热,为中医治疗瘀血证的常用药物。现代药理研究显示,大黄可升高血浆渗透压,降低血液黏稠度,有效改善血栓素与前列腺素的比值,起到血管扩容、改善微循环及增加局部血流供应的作用。此外,正常和急性血瘀模型兔分别口服祛瘀清热颗粒后,急性血瘀模型兔中大黄酚及大黄酸的吸收时间增快、吸收量增加,提示大黄酸和大黄酚可能是大黄治疗血瘀证的药效物质基础,大黄蒽醌类成分具有活血化瘀的药理活性[16]。

二、药代动力学关联的中药蒽醌类成分的毒性作用

虽然中药蒽醌类成分表现出多种药理活性,但是临床应用时仍需密切关注其安全性。含蒽醌类成分中药导致的药物性肝损伤大多由何首乌引起,导致的肾毒性主要由大黄引起,导致的免疫系统毒性则主要由决明子引起[106]。

蒽醌类成分的肝毒性主要与大黄素、大黄素甲醚、大黄酸、大黄酚等相关,这些成分在一定浓度范围内会抑制肝细胞生长[107]。较高浓度的大黄素具有潜在的肾毒性,可导致肾脏近曲小管损伤;大黄素可降低 HK-2 细胞线粒体膜电位,诱导细胞凋亡,抑制细胞增殖[108]。大黄酸是一种潜在的肝毒性物质,它的细胞毒性与血药浓度和每日摄入量相关[109]。大黄素对肝细胞的作用具有双重性,低剂量大黄素能促进肝细胞生长,而高剂量大黄素则抑制肝细胞生长,且可诱导人肝 L02 细胞凋亡[110],提示过量大黄素在体内的累积效应从而导致其肝毒性。此外,何首乌引起的肝损害亦有累积效应,大剂量短时间和小剂量长时间服用何首乌或含何首乌制剂时,体内大黄素血药浓度累计超过一定阈值,可引起急性肝损伤。当患者患有家族性相关代谢酶缺失、功能障碍或属于敏感体质的情况下,肝损害更容易发生[111]。大黄和大黄总游离蒽醌的口服结肠靶向给药颗粒,经大鼠灌胃给药后,几种主要蒽醌类成分(芦荟大黄素、大黄酸、大黄素和大黄酚)的 AUC、C_{max}、$t_{1/2}$ 显著降低,T_{max} 显著延长,尿和粪中蒽醌原型排泄率显著增加,提示口服结肠靶向给药技术使蒽醌苷元在口服后向结肠靶向释放,使得蒽醌不仅能起到相应的通便作用,而且能避免肠道吸收,促进排泄,从而大大降低大黄的肝肾毒性,实现大黄减毒增效的新突破[112]。何首乌的不同提取组分口服后,出现不同程度的肝损伤。大黄素-十六-O-硫酸盐、大黄素和其他游离蒽醌可能是何首乌导致体内肝毒性的主要物质。何首乌提取物对药物代谢酶产生抑制作用,包括 CYP3A4、CYP2C19、CYP2E1、UGT1A1 等 CYP450 酶系统和 UGT 酶系统,导致药物和胆红素代谢

异常,从而造成肝脏损伤,这可能是何首乌产生肝毒性的主要原因[113]。

因此,基于药代动力学关联的蒽醌类成分与其药效和毒性作用密切相关,阐明中药蒽醌类成分的药代动力学特性,将为指导其临床合理用药,发挥增效减毒效用提供理论依据。

第五节　中药蒽醌类成分的 PK‐PD 模型研究

药代动力学与药效动力学是按时间同步进行的两个密切相关的动力学过程,前者考察药效分子基础;后者研究作用位点(受体靶点)药物浓度与药理效应之间的关系。药物只有在靶部位达到一定的药物浓度并与靶受体结合才能发挥相应的药效。PK‐PD 模型可揭示血药浓度-时间-效应三者之间的内在关系,更明确地阐述药物效应随血药浓度及时间的变化规律,推导出药效部位的药物浓度并定量反映其与药效的关系[114]。因此,PK‐PD 模型研究对于新药的研发、活性药物的筛选、给药方案的优化、联合用药的评估等均具有重要的参考意义。对于中药而言,在中医药整体观思想指导下,首先将中药在体内药效成分及体内效应各作为一个整体,进而将药物与效应两种不同形式的研究过程整合成一体,构建 PK‐PD 模型,以此作为现代药物研究中评价中药作用的一个重要手段[115]。基于中药系统研究原则建立大黄治疗阳虚便秘大鼠的整合 PK‐PD 模型,采用 HPLC 分别测定芦荟大黄素、大黄酸、大黄素及大黄酚的大鼠药代动力学参数和采用 ELISA 法测定大鼠血浆中胃动素、胃泌素、内皮素及血管活性肠肽的活性,并用 WinNonlin 6.30 软件进行整合并与 PK‐PD 模型拟合,发现机体对大黄蒽醌类成分的吸收和分布与生理、病理状态无明显关系;与正常大鼠的药代动力学参数比较,大黄素在模型大鼠体内表现出吸收好、消除慢的特点;正常大鼠对大黄效应灵敏度强于模型大鼠,机体对药物的灵敏度是大黄在正常和疾病状态下泻下作用表现出差异的潜在因素。另外,主成分分析得到浓度和效应的综合值以有滞后时间的 Sigmoid‐E_{max}模型连接。PK‐PD 模型为大黄治疗阳虚便秘的物质基础和作用机制提供新的研究方向[116]。采用高效液相色谱-荧光法(HPLC‐FLD)考察大黄酸的大鼠药代动力学,同时检测大鼠的体温和血浆一氧化氮(NO)浓度。以

Kinetica 5.0.11 软件,对大黄酸平均血药浓度与体温及 NO 降低值进行 PK - PD 模型拟合,评价大黄的作用特点及分子机制。结果表明大黄能够抑制大鼠体温及血浆 NO 浓度的升高;PK - PD 模型均以效应室联结的无滞后时间二房室- Sigmod - E_{max} 拟合较优;大黄酸在内毒素(LPS)大鼠体内的 $t_{1/2}$、C_{max}、AUC 与正常大鼠比较显著增大;大黄解热及降低血浆 NO 浓度的半数有效浓度(median effective concentration,EC_{50})较为接近;解热作用 E_{max} 存在显著差异;两药效指标的药效动力学曲线均较为陡峭。大黄在正常及内毒素大鼠体内的药代动力学过程存在差异;解热及降低血浆 NO 浓度的作用靶点可能处于同一部位;大黄解热作用机制除通过降低血浆 NO 浓度外,应具有其他微观作用机制;大黄解热和降低血浆 NO 浓度作用的量效关系范围较窄,效能较低[22]。另外,在肠黏膜损伤动物模型中,以芦荟大黄素、大黄酸、大黄素和大黄酚为药代动力学指标,以 TNF - α、内毒素、二胺氧化酶(DAO)为药效动力学指标,通过实验所得模型组数据建立较优药效动力学模型并引入药物的干预作用,以最大效应模型、线性模型和零级模型连接药代动力学数据和药效动力学模型,建立新的微分方程与动力系统,通过对该方程求解和模型判别,得到最优模型,即非直接响应药效动力学模型。结果显示大黄酸对 DAO 和内毒素的影响依从零级动力学过程,随大黄酸浓度的增加,内毒素浓度增加约 2.7 倍,而 DAO 浓度降低约 1.7 倍。大黄素对 TNF - α 的影响可用非直接响应的模型描述,大黄素通过抑制细胞核中的蛋白质合成,从而间接降低血清中 TNF - α 的量。大黄酸和大黄素为保护大黄肠屏障的主要成分[117]。

第六节　中药蒽醌类成分药代动力学研究展望

鉴于中药成分及其理化性质的复杂性,以及其药代动力学的相关研究起步较晚,中药的药代动力学研究成果相对匮乏。随着先进仪器分析技术和方法在药代动力学中的应用,中药成分的体内代谢过程研究也逐步深入。蒽醌类化合物由于溶解度低、消除迅速的药代动力学特性,导致其口服生物利用度低,在体外表现出多种生物学活性,体外与体内的药效研究结果并不完全一致,原因在于体内存在多种复杂的调控机制及相互作用共同影响其药效作用,因此,蒽醌类的体内药代动力学研究仍是今后蒽醌类药物研究的重点。另外,中药成分、作用靶点及药物的相互作用复杂,活性单体成分的药代动力学特征并不能代表中药的整体药代动力学特征,常常会出现单体给药和中药提取物给药的体内药代动力学特征差异显著,甚至出现相违背的结果。因此,中药药代动力学研究亟待行之有效的技术手段。"血清药物化学"主要用于发现并观测血清中外源性生物活性物质及这些物质的作用和代谢规律,"经时"采集给药后含药血清,分析、分离制备中药血中移行成分,并分析其活性与药效的相关性。近来,已有部分中国学者将其成功应用于中药活性成分及药效的关联分析,同时也为中药活性成分体内代谢过程的研究提供了新的思路和方法,为进一步明确中药产生作用的有效成分奠定基础。通过建立系统且有效的中药药代动力学评价体系,将有助于促进中药现代化发展。

由于中药成分的药代动力学多样性及相互作用,中药的生物活性作用往往也表现为多方面,所以单一成分的评价指标不足以全面评价中药的药效作用,建议采用多种评价指标或模式相结合进行考察和评价。另外,开展并挖掘深层次的 PK - PD 模型,研究中药蒽醌类单体或提取物的体内动力学和代谢情况,可指导中药蒽醌类药物先导化合物的筛选和结构改造,为研制开发高效的蒽醌类药物制剂,发挥更大的临床药效作用奠定基础。同时,近年相继出现含蒽醌类化合物的中药致肝肾损伤的报道,表明蒽醌类化合物在体内的蓄积可能是导致肝肾毒性的主要原因[118,119]。蒽醌类成分在体内的药代动力学过程受到动物种属、性别、给药途径、给药方式、给药剂量、成分本身的理化性质等多方面的影响。因此,将蒽醌类成分在动物中的代谢动力学数据外推至人体时,应注意不同种属、性别、机体状态对蒽醌类成分吸收代谢的影响。所以,基于体内代谢处置过程的角度研究蒽醌类化合物的药效/毒效双向作用及其物质基础,对于确保相关中药临床使用的安全与有效具有重要意义。

除了在体内经历广泛的代谢,绝大多数中药成分也可被肠道菌群所代谢,而代谢途径与机制及产物的结构鉴定是研究的关键。然而,由于代谢物含量少、分离技术及鉴定技术的限制,阐明中药的药效物质基础及体内代谢途径仍受到很大的挑战。随着细胞和分子生物学技术的发展,越来越多的细胞和动物模型被改良和开发,用于研究蒽醌类化合物的代谢、转运及其调控机制。但是目前仍缺乏科学有效的研究模型用于真实模拟中药体内的药代动力学过程。此外,中药成分间相互作用、中药成分与药物代谢酶及转运蛋白间的相互作用均十分复杂,尚缺乏有效的研究手段深入而全面地评价药物间潜在相互作用的风险及发现其中的影响规律,因此,这也是未来中药蒽醌类成分药代动力学研究的重要方向。

(张荣,张淇淞)

参考文献

[1] 于飞,李苏宁.大黄蒽醌在大鼠体内的药动学研究.现代药物与临床,2017,32(12):2313－2320.

[2] Wu W, Yan R, Yao M. Pharmacokinetics of anthraquinones in rat plasma after oral administration of a rhubarb extract. Biomedical Chromatography:BMC, 2014, 28(4):564－572.

[3] Liu X, Li H, Wu L, et al. Simultaneous quantification of chrysophanol and physcion in rat plasma by ultra fast liquid chromatography-tandem mass spectrometry and application of the technique to comparative pharmacokinetic studies of Radix et Rhei Rhizoma extract alone and Dahuang Fuzi Decoction. Journal of Chromatography B, Analytical Technologies in the Biomedical and Life Sciences, 2015(980):88－93.

[4] Kong W J, Xia X H, Wang J B, et al. Solid-phase extraction and ultra high-performance liquid chromatography tandem mass spectrometry analysis of the gastrointestinal absorption of emodin in different digestive segments of rats. J Sep Sci, 2011, 34(3):260－267.

[5] Niu C, Ye W J, Cui X, et al. UHPLC－MS/MS method for the quantification of aloin-A in rat plasma and its application to a pharmacokinetic study. J Pharm Biomed Anal, 2020(178):112928.

[6] 崔婷,周岐新,张丹,等.五种大黄蒽醌类化合物在家兔和大鼠体内的分布和药代动力学(英文). Journal of Chinese Pharmaceutical Sciences, 2017, 26(2):115－123.

[7] Chen Q H, He H S, Luo S W, et al. A novel GC-MS method for determination of chrysophanol in rat plasma and tissues:Application to the pharmacokinetics, tissue distribution and plasma protein binding studies. Journal of Chromatography B, Analytical Technologies in the Biomedical and Life Sciences, 2014(973c):76－83.

[8] Shia C S, Tsai S Y, Lin J C, et al. Steady-state pharmacokinetics and tissue distribution of anthraquinones of Rhei Rhizoma in rats. J Ethnopharmacol, 2011, 137(3):1388－1394.

[9] Shia C S, Juang S H, Tsai S Y, et al. Metabolism and pharmacokinetics of anthraquinones in Rheum palmatum in rats and ex vivo antioxidant activity. Planta Medica, 2009, 75(13):1386－1392.

[10] Shia C S, Hou Y C, Tsai S Y, et al. Differences in pharmacokinetics and ex vivo antioxidant activity following intravenous and oral administrations of emodin to rats. J Pharm Sci, 2010, 99(4):2185－2195.

［11］Yu C P, Shia C S, Lin H J, et al. Analysis of the pharmacokinetics and metabolism of aloe-emodin following intravenous and oral administrations in rats. Biomedical Chromatography：BMC, 2016,30(10)：1641－1647.

［12］刘薇.大黄素肝肠代谢特征及性别差异研究.广州：南方医科大学,2010.

［13］马越鸣,赵阳,谢华,等.大鼠体内桃核承气汤蒽醌类药代动力学研究.中国药理学通报,2005(10)：1267－1270.

［14］Li P, Lu Q F, Jiang W J, et al. Pharmacokinetics and pharmacodynamics of rhubarb anthraquinones extract in normal and disease rats. Biomedicine & pharmacotherapy, 2017 (91)：425－435.

［15］Tang W F, Yu Q, Wan M H, et al. Simultaneous determination and pharmacokinetic studies of aloe emodin and chrysophanol in rats after oral administration of Da-Cheng-Qi decoction by high-performance liquid chromatography. Biomedical Chromatography, 2007, 21(7)：701－707.

［16］Wu C, Zhao L, Rong Y, et al. The pharmacokinetic screening of multiple components of the Nao Mai Tong formula in rat plasma by liquid chromatography tandem mass spectrometry combined with pattern recognition method and its application to comparative pharmacokinetics. J Pharm Biomed Anal, 2016(31)：345－354.

［17］Liu W, Feng Q, Li Y, et al. Coupling of UDP-glucuronosyltransferases and multidrug resistance-associated proteins is responsible for the intestinal disposition and poor bioavailability of emodin. Toxicol Appl Pharm, 2012,265(3)：316－324.

［18］张锦雯,孙建国,王广基,等.大黄酸在大鼠和比格犬体内的吸收动力学研究.中国临床药理学与治疗学,2010,15(5)：511－518.

［19］Liu W, Zheng Z, Liu X, et al. Sensitive and robust UPLC-MS/MS method to determine the gender-dependent pharmacokinetics in rats of emodin and its glucuronide. J Pharm Biomed Anal, 2011, 54(5)：1157－1162.

［20］Liu W, Tang L, Ye L, et al. Species and gender differences affect the metabolism of emodin via glucuronidation. AAPS J, 2010, 12(3)：424－436.

［21］Gong H L, Tang W F, Wang H, et al. Effects of food and gender on the pharmacokinetics of rhein and emodin in rats after oral dosing with Da-Cheng-Qi decoction. Phytother Res, 2011, 25(1)：74－80.

［22］李红,张艳,于宜平,等.大黄解热作用与降低血浆一氧化氮作用的 PK－PD 研究.中国中药杂志,2013,38(8)：1231－1236.

［23］Wang J B, Zhao Y L, Xiao X H, et al. Assessment of the renal protection and hepatotoxicity of rhubarb extract in rats. J Ethnopharmacol, 2009, 124(1)：18－25.

［24］Fang F, Wang J B, Zhao Y L, et al. A comparative study on the tissue distributions of rhubarb anthraquinones in normal and CCl_4-injured rats orally administered rhubarb extract. J Ethnopharmacol, 2011, 137(3)：1492－1497.

［25］Zhu H, Bi K, Han F, et al. Simultaneous determination of two iridoid glycosides, two anthraquinones and four flavonoid glycosides of Zhi-Zi-Da-Huang decoction in rat plasma by UFLC-MS/MS: application to a comparative pharmacokinetic study in normal and cholestatic liver injury rats. J Chromatogr B Analyt Technol Biomed Life Sci, 2014(960): 116 - 125.

[26] Gong X H, Li Y, Zhang R Q, et al. The synergism mechanism of Rhubarb anthraquinones on constipation elucidated by comparative pharmacokinetics of Rhubarb extract between normal and diseased rats. Eur J Drug Metab Ph, 2015, 40(4): 379 - 388.

[27] Feng S X, Li J S, Qu L B, et al. Comparative pharmacokinetics of five rhubarb anthraquinones in normal and thrombotic focal cerebral ischemia-induced rats. Phytother Res, 2013, 27(10): 1489 - 1494.

[28] Li H, Guo H, Wu L, et al. Comparative pharmacokinetics study of three anthraquinones in rat plasma after oral administration of Radix et Rhei Rhizoma extract and Dahuang Fuzi Tang by high performance liquid chromatography-mass spectrometry. J Pharm Biomed Anal, 2013(76): 215 - 218.

[29] Zhang Y X, Li J S, Peng W W, et al. Comparative pharmacokinetics of aloe-emodin, rhein and emodin determined by liquid chromatography-mass spectrometry after oral administration of a rhubarb peony decoction and rhubarb extract to rats. Pharmazie, 2013, 68(5): 333 - 339.

[30] 周彩虹,姚永中,张毕奎,等.三黄片及大黄中大黄素大鼠体内药动学研究.实用预防医学,2010,17(6): 1193 - 1195.

[31] Qin F, Huang J, Huang X, et al. Simultaneous determination and pharmacokinetic comparisons of aloe-emodin, rhein, emodin, and chrysophanol after oral administration of these monomers, rhei rhizoma and Chaiqin-Chengqi-Tang, to Rats. J Liq Chromatogr R T, 2011, 34(14): 1381 - 1390.

[32] Yan D M, Ma Y M, Shi R, et al. Pharmacokinetics of anthraquinones in Xiexin decoction and in different combinations of its constituent herbs. Phytother Res, 2009, 23(3): 317 - 323.

[33] Yan D, Ma Y. Simultaneous quantification of five anthraquinones in rat plasma by high-performance liquid chromatography with fluorescence detection. Biomed Chromatogr, 2007, 21(5): 502 - 507.

[34] 韩刚,王彦雪,康欣,等.18β-甘草酸对大黄酸在大鼠体内药物动力学的影响.中药新药与临床药理,2010,21(3): 273 - 275.

[35] 王磊,张静泽,高文远,等.胃肠安丸组方中枳壳大黄配伍的化学成分研究.中成药,2012,34(10): 1949 - 1954.

[36] 武琴园.大黄蒽醌类成分大鼠体内药代动力学研究.兰州:兰州大学,2010.

[37] 谢华,马越鸣,王天明,等.桃核承气汤及单味大黄中大黄酸在家兔体内的药代动力学.中药药理与临床,2005,21(2): 1 - 3.

[38] Qian Z, Ma Y M, Wang Z T, et al. Differences in pharmacokinetics and anti-inflammatory effects between decoction and maceration of Sanhuang Xiexin Tang in rats and mice. Planta

Medica, 2013, 79(17):1666-1673.

[39] 门薇,陈颖,李玉洁,等.肠道菌群对中药有效成分的生物转化研究进展.中国实验方剂学杂志,2015,21(2): 229-234.

[40] Song R, Xu L, Xu F G, et al. Metabolic analysis of rhubarb extract by rat intestinal bacteria using liquid chromatography-tandem mass spectrometry. Biomedical Chromatography, 2011, 25(3): 417-426.

[41] Yan D M, Ma B L, Shi R, et al. Involvement of herb-herb interactions in the influences of Radix Scutellaria and Coptis Chinensis on the bioavailability of the anthraquinones form Rhei Rhizoma in rats. Eur J Drug Metab Pharmacokinet, 2015, 40(1): 103-110.

[42] 谭晓虹,田嘉铭,信秀玲,等.大黄酚的分离纯化及其在兔体内药动学及组织分布.中国新药与临床杂志,2013,32(7): 555-560.

[43] Zhu W, Wang X M, Zhang L, et al. Pharmacokinetic of rhein in healthy male volunteers following oral and retention enema administration of rhubarb extract: a single dose study. Am J Chin Med, 2005, 33(6): 839-850.

[44] 李金成.大黄游离蒽醌自纳米乳化递释系统的构建及评价.兰州:兰州大学,2017.

[45] 严春临.大黄酚微囊的制备及其兔体内生物利用度研究.石家庄:河北医科大学,2008.

[46] Song R, Lin H, Zhang Z J, et al. Profiling the metabolic differences of anthraquinone derivatives using liquid chromatography/tandem mass spectrometry with data-dependent acquisition. Rapid Communications in Mass Spectrometry: RCM, 2009, 23(4): 537-547.

[47] 康威,沈咏梅,邓巧虹,等.虎杖灌胃大鼠血尿中蒽醌类代谢物的 LC-MS 分析.吉林大学学报(理学版),2013,51(5): 969-972.

[48] 冯素香,王蒙蒙,吴兆宇,等.大黄5种蒽醌类成分在大鼠肝微粒体中的代谢及酶促反应动力学.暨南大学学报(自然科学与医学版),2015(5): 383-391.

[49] 冯素香,王蒙蒙,吴兆宇,等.大黄苷元对大鼠药物代谢酶 CYP2A6、CYP3A4 活性的影响.暨南大学学报(自然科学与医学版),2014(6): 513-518.

[50] 李佳男.醌类化合物对人羧酸酯酶2水解活性抑制的研究.锦州:锦州医科大学,2019.

[51] 康丽.基于胆汁酸转运体和代谢酶的何首乌致肝损伤机制研究.武汉:华中科技大学,2017.

[52] 张照研,杨亮,黄小燕,等.何首乌中 THSG 和蒽醌类成分对人孕烷 X 受体介导的 CYP3A4 的调控作用.中国中药杂志,2017,42(24): 4827-4833.

[53] 郭兰.Ussing chamber 技术研究大黄素与大鼠肠黏膜 P-gp、MRP2 相互关系.广州:广州中医药大学,2015.

[54] 范敏.基于大黄蒽醌类成分的胃肠道代谢、转运研究调胃承气汤中甘草配伍解毒的本质.上海:上海交通大学,2017.

[55] Ma L P, Qin Y H, Shen Z W, et al. Time-dependent inhibition of hOAT1 and hOAT3 by anthraquinones. Biological & Pharmaceutical Bulletin, 2015, 38(7): 992-995.

[56] Silva N, Salgueiro L, Fortuna A, et al. P-glycoprotein mediated efflux modulators of plant

origin: a short review. Natural Product Communications, 2016, 11(5): 699 – 704.

[57] Jeremic S, Amic A, Stanojevic-Pirkovic M, et al. Selected anthraquinones as potential free radical scavengers and P-glycoprotein inhibitors. Organic & Biomolecular Chemistry, 2018, 16(11): 1890 – 1902.

[58] Choi R J, Ngoc T M, Bae K, et al. Anti-inflammatory properties of anthraquinones and their relationship with the regulation of P-glycoprotein function and expression. European Journal of Pharmaceutical Sciences, 2013, 48(1 – 2): 272 – 281.

[59] Liu D M, Yang D, Zhou C Y, et al. Aloe-emodin induces hepatotoxicity by the inhibition of multidrug resistance protein 2. Phytomedicine, 2020(68): 153148.

[60] Shia C S, Juang S H, Tsai S Y, et al. Interaction of rhubarb and methotrexate in rats: in vivo and ex vivo approaches. The American Journal of Chinese Medicine, 2013, 41(6): 1427 – 1438.

[61] Ma J, Zheng L, Deng T, et al. Stilbene glucoside inhibits the glucuronidation of emodin in rats through the down-regulation of UDP-glucuronosyltransferases 1A8: Application to a drug-drug interaction study in Radix Polygoni Multiflori. Journal of Ethnopharmacology, 2013, 147(2): 335 – 340.

[62] Li R R, Liu X F, Feng S X, et al. Pharmacodynamics of five anthraquinones (aloe-emodin, emodin, rhein, chysophanol, and physcion) and reciprocal pharmacokinetic interaction in rats with cerebral ischemia. Molecules, 2019, 24(10): 1898.

[63] Ma L P, Zhao L, Hu H H, et al. Interaction of five anthraquinones from rhubarb with human organic anion transporter 1 (SLC22A6) and 3 (SLC22A8) and drug-drug interaction in rats. Journal of Ethnopharmacology, 2014, 153(3): 864 – 871.

[64] Li Y X, Gong X H, Li Y, et al. The influence of aconitum carmichaelii debx. on the pharmacokinetic characteristics of main components in rheum palmatum L. Phytotherapy Research, 2015, 29(8): 1259 – 1264.

[65] Xing Y C, Wang L L, Wang C X, Zhang Y, et al. Pharmacokinetic studies unveiled the drug-drug interaction between trans-2, 3, 5, 4′-tetrahydroxystilbene-2-O-beta-d-glucopyranoside and emodin that may contribute to the idiosyncratic hepatotoxicity of Polygoni Multiflori Radix. Journal of Pharmaceutical and Biomedical Analysis, 2019 (164): 672 – 680.

[66] Chen Y Y, Cao Y J, Tang Y P, et al. Comparative pharmacodynamic, pharmacokinetic and tissue distribution of Dahuang-Gancao decoction in normal and experimental constipation mice. Chin J Nat Med, 2019, 17(11): 871 – 880.

[67] 冯素香,李蒙蒙,李晨,李先贺,王哲,张蕾,等.HPLC – MS 法测定大鼠体内大黄素血药浓度及药动学研究.中草药,2017,48(10): 1971 – 1976.

[68] Li Y, Xu Q Q, Shan C S, et al. Combined use of emodin and ginsenoside Rb1 exerts synergistic neuroprotection in cerebral ischemia/reperfusion rats. Front Pharmacol, 2018 (9): 943.

［69］Lu J S, Liu J X, Zhang W Y, et al. Preventive effects of emodin on cerebral ischemia injury and expression of the inflammatory factors in rats with cerebral ischemia. Zhongguo Zhong Yao Za Zhi, 2005, 30(24)：1939 – 1943.

［70］Ahn S M, Kim H N, Kim Y R, et al. Emodin from Polygonum multiflorum ameliorates oxidative toxicity in HT22 cells and deficits in photothrombotic ischemia. J Ethnopharmacol, 2016(188)：13 – 20.

［71］Liu T, Hu H T, Sun Q R. Neuroprotective effects of emodin on primary rat cortical neurons apoptosis induced by hydrogen peroxide. Zhong Yao Cai, 2010, 33(7)：1116 – 1119.

［72］Guo H L, Shen X R, Xu Y, et al. Emodin prevents hypoxic-ischemic neuronal injury：Involvement of the activin A pathway. Neural Regen Res, 2013, 8(15)：1360 – 1367.

［73］Zhou X P, Wang L L, Wang M Y, et al. Emodin-induced microglial apoptosis is associated with TRB3 induction. Immunopharm Immunot, 2011, 33(4)：594 – 602.

［74］Ma Y, Xia X, Cheng J M, et al. Emodin inhibits inducible nitric oxide synthase in a rat model of craniocerebral explosive injury. Neurochem Res, 2014, 39(9)：1809 – 1816.

［75］Gu J W, Hasuo H, Takeya M, et al. Effects of emodin on synaptic transmission in rat hippocampal CA1 pyramidal neurons in vitro. Neuropharmacology, 2005, 49(1)：103 – 111.

［76］Lin X Z, Jin Z H. Effects of sennosides, rhubarb polysaccharides and emodin on the cytoplasmic free calcium in isolated rat brain cells. Yao Xue Xue Bao, 1995, 30(4)：307 – 310.

［77］Liu T, Jin H, Sun Q R, et al. Neuroprotective effects of emodin in rat cortical neurons against beta-amyloid-induced neurotoxicity. Brain Res, 2010(1347)：149 – 160.

［78］Sun Y P, Liu J P. Blockade of emodin on amyloid-beta 25 – 35-induced neurotoxicity in AbetaPP/PS1 mice and PC12 cells through activation of the class Ⅲ phosphatidylinositol 3-kinase/Beclin-1/B-cell lymphoma 2 pathway. Planta Med, 2015, 81(2)：108 – 115.

［79］Zeng P, Shi Y, Wang X M, et al. Emodin Rescued Hyperhomocysteinemia-Induced Dementia and Alzheimer's Disease-Like Features in Rats. Int J Neuropsychopharmacol, 2019, 22(1)：57 – 70.

［80］Li M, Fu Q, Li Y, et al. Emodin opposes chronic unpredictable mild stress induced depressive-like behavior in mice by upregulating the levels of hippocampal glucocorticoid receptor and brain-derived neurotrophic factor. Fitoterapia, 2014 (98)：1 – 10.

［81］Yang T, Kong B, Kuang Y, et al. Emodin plays an interventional role in epileptic rats via multidrug resistance gene 1 (MDR1). Int J Clin Exp Pathol, 2015, 8(3)：3418 – 3425.

［82］Zhao Y M, Huang Y Y, Fang Y L, et al. Chrysophanol attenuates nitrosative/oxidative stress injury in a mouse model of focal cerebral ischemia/reperfusion. J Pharmacol Sci, 2018, 138(1)：16 – 22.

［83］Zhang N, Zhang X J, Liu X X, et al. Chrysophanol inhibits NALP3 inflammasome activation and ameliorates cerebral ischemia/reperfusion in mice. Mediators Inflamm, 2014 (2014)：370530.

［84］ Zhao Y M, Fang Y L, Li J C, et al. Neuroprotective effects of chrysophanol against inflammation in middle cerebral artery occlusion mice. Neurosci Lett, 2016(630): 16 – 22.

［85］ Zhao Y M, Fang Y L, Zhao H P, et al. Chrysophanol inhibits endoplasmic reticulum stress in cerebral ischemia and reperfusion mice. Eur J Pharmacol, 2018(818): 1 – 9.

［86］ Chae U, Min J, Leem H H, et al. Chrysophanol Suppressed Glutamate-Induced Hippocampal Neuronal Cell Death via Regulation of Dynamin-Related Protein 1-Dependent Mitochondrial Fission. Pharmacology, 2017,100(3 – 4): 153 – 160.

［87］ Zhang K, Liu J, You X, et al. P2X7 as a new target for chrysophanol to treat lipopolysaccharide-induced depression in mice. Neuroscience Letters, 2016 (613): 60 – 65.

［88］ Zhao Q P, Wang X B, Chen A L, et al. Rhein protects against cerebral ischemic/reperfusioninduced oxidative stress and apoptosis in rats. Int J Mol Med, 2018, 41(5): 2802 – 2812.

［89］ Guan Q X, Liang S W, Wang Z H, et al. ^{1}H NMR-based metabonomic analysis of the effect of optimized rhubarb aglycone on the plasma and urine metabolic fingerprints of focal cerebral ischemia-reperfusion rats. J Ethnopharmacol, 2014, 154(1): 65 – 75.

［90］ Li J S, Liu J X, Wang D, et al. Effects of rhubarb aglycone combined with thrombolysis on brain microvascular basement membrane impairment in rats with thrombus-occluded cerebral ischemia. Zhongguo Zhong Yao Za Zhi, 2010, 35(21): 2908 – 2911.

［91］ Wang Y, Peng F, Xie G, et al. Rhubarb attenuates blood-brain barrier disruption via increased zonula occludens-1 expression in a rat model of intracerebral hemorrhage. Exp Ther Med, 2016, 12(1): 250 – 256.

［92］ Lin X P, Liu T, Li P F, et al. iTRAQ-based proteomics analysis reveals the effect of rhubarb in rats with ischemic stroke. Biomed Res Int, 2018(2018): 6920213.

［93］ Tang Y P, Cai D F, Liu J. Research on acting mechanism of rhubarb on aquaporin-4 in rats with blood-brain barrier injury after acute cerebral hemorrhage. Zhongguo Zhong Xi Yi Jie He Za Zhi, 2006, 26(2): 152 – 156.

［94］ Wang Y, Fan X G, Tang T, et al. Rhein and rhubarb similarly protect the blood-brain barrier after experimental traumatic brain injury via gp91[phox] subunit of NADPH oxidase/ROS/ERK/MMP-9 signaling pathway. Sci Rep, 2016(6): 37098.

［95］ Yang Z Y, Fan R, Sun P, et al. Rhubarb attenuates cerebral edema via inhibition of the extracellular signal-regulated kinase pathway following traumatic brain injury in rats. Pharmacogn Mag, 2018, 14(53): 134 – 139.

［96］ Xu X, Lv H Y, Xia Z, et al. Rhein exhibits antioxidative effects similar to Rhubarb in a rat model of traumatic brain injury. BMC Complement Altern Med, 2017, 17(1): 140.

［97］ Lu H F, Wang H L, Chuang Y Y, et al. Danthron induced apoptosis through mitochondria- and caspase-3-dependent pathways in human brain glioblastoma multiforms GBM 8401 cells. Neurochem Res, 2010, 35(3): 390 – 398.

［98］Lin C C, Chen J T, Yang J S, et al. Danthron inhibits the migration and invasion of human brain glioblastoma multiforme cells through the inhibition of mRNA expression of focal adhesion kinase, Rho kinases-1 and metalloproteinase-9. Oncol Rep, 2009, 22(5): 1033 - 1037.

［99］Arcella A, Oliva M A, Staffieri S, et al. Effects of aloe emodin on U87MG glioblastoma cell growth: In vitro and in vivo study. Environ Toxicol, 2018, 33(11): 1160 - 1167.

［100］Lu H F, Lai T Y, Hsia T C, et al. Danthron induces DNA damage and inhibits DNA repair gene expressions in GBM 8401 human brain glioblastoma multiforms cells. Neurochem Res, 2010, 35(7): 1105 - 1110.

［101］Kwon Y S, Koh J Y, Song D K, et al. Danthron inhibits the neurotoxicity induced by various compounds causing oxidative damages including beta-amyloid (25 - 35) in primary cortical cultures. Biol Pharm Bull, 2004, 27(5): 723 - 726.

［102］Arcella A, Oliva M A, Staffieri S, et al. Effects of aloe emodin on U87MG glioblastoma cell growth: In vitro and in vivo study. Environmental Toxicology, 2018, 33(11): 1160 - 1167.

［103］Yoon H K, An H K, Ko M J, et al. Upregulation of Human ST8Sia VI (α2, 8-Sialyltransferase) Gene Expression by Physcion in SK - N - BE (2) - C Human Neuroblastoma Cells. Int J Mol Sci, 2016, 17(8): 1246.

［104］邵明晶,冯芳.蒽醌在正常及酒精肝损伤大鼠的药动学比较.广州化工,2015,43(6): 53 - 56.

［105］王雪.基于跨膜转运蛋白的决明子在汞致肾毒性和胆汁淤积性肝损伤中的药理和毒理研究.天津:天津大学,2018.

［106］陶明宝,张乐,刘飞,等.含蒽醌类成分中药的安全性研究进展.中药药理与临床, 2016,32(6): 238 - 243.

［107］贺嫣然,宋美珍,王万根,等.何首乌对大鼠的长期毒性试验研究.中国药学(英文版),2016,25(1): 46 - 56.

［108］王青秀,吴纯启,周莉,等.大黄素诱导 HK - 2 细胞凋亡的机制探讨.中国新药杂志, 2010,19(22): 2034 - 2038,2044.

［109］Liu Y T, Mapa M S T, Sprando R L. Liver toxicity of anthraquinones: a combined in vitro cytotoxicity and in silico reverse dosimetry evaluation. Food Chem Toxicol, 2020(140): 111313.

［110］张瑞晨,刘斌,孙震晓,等.何首乌提取物对人正常肝细胞 L02 周期阻滞及凋亡的影响.中西医结合学报,2010,8(6): 554 - 561.

［111］王晓仙,鄢友娥.何首乌致肝损害相关文献回顾性分析及其预防措施初探.中国民族民间医药,2016,25(20): 117 - 119.

［112］Zhang L, Chang J H, Zhang B Q, et al. The pharmacokinetic study on the mechanism of toxicity attenuation of rhubarb total free anthraquinone oral colon-specific drug delivery system. Fitoterapia, 2015(104): 86 - 96.

［113］Zhang M, Lin L F, Lin H M, Qu C, Yan L, Ni J. Interpretation the hepatotoxicity based on pharmacokinetics investigated through oral administrated different extraction parts of polygonum multiflorum on rats. Front Pharmacol, 2018(9): 505.

［114］Sheiner L B, Stanski D R, Vozeh S, et al. Simultaneous modeling of pharmacokinetics and pharmacodynamics: application to d-tubocurarine. Clin Pharmacol Ther, 1979, 25(3): 358 - 371.

［115］李萍,齐炼文,闻晓东,等.中药效应物质基础和质量控制研究的思路与方法.中国天然药物,2007,5(1): 1 - 9.

［116］龚小红,周忆梦,郑立,等.大黄治疗阳虚便秘模型大鼠的整合 PK/PD 研究.药学学报,2018,53(4): 561 - 566.

［117］杨永茂.大黄蒽醌保护肠粘膜屏障损伤的 PK - PD 结合模型研究.成都:成都中医药大学,2011.

［118］王伽伯,马永刚,张萍,等.炮制对大黄化学成分和肝肾毒性的影响及其典型相关分析.药学学报,2009,44(8): 885 - 890.

［119］张瑞晨,刘斌,孙震晓,等.何首乌提取物对人正常肝细胞 L02 周期阻滞及凋亡的影响.中西医结合学报,2010,8(6): 554 - 561.

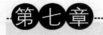

中药多糖及苷类成分的
药代动力学研究

多糖(polysaccharide)是由十个以上单糖通过糖苷键连接而成的多聚糖类大分子化合物。苷类(glycoside)是由糖或糖的衍生物的半缩醛羟基与非糖类物质部分的羟基或羧基脱水形成的化合物,是糖在生物体内存在的主要形式。多糖及苷类成分广泛地存在于如人参、灵芝、当归、黄芪、铁皮石斛等中药中,具有免疫调节、抗肿瘤、抗氧化、降血糖、抗炎等药理活性。中药传统的给药方式为水煎煮后口服,经过水煎煮后的中药水提液中不仅含有不同种类的小分子有效成分,还含有大量的可溶性多糖。糖链作为生物信息分子在物质运输和信息传递等过程中发挥着至关重要的作用,而中药中的多糖及苷类成分由于单糖数量、种类、连接方式及苷元结构的不同均可能导致理化性质、药理活性及药代动力学特征存在差异。因此,开展中药多糖及苷类成分的药代动力学研究对阐明中药药效物质基础及研发基于多糖及苷类成分的中药创新药物具有重要意义。

第一节　中药多糖及苷类成分
药代动力学特征

据统计,国家卫生部药品标准《中药成方制剂》《国家中成药标准汇编》和中国食品药品监督管理局《国家中药保护品种》载有 27 个含多糖的中成药,其中 22 个制剂为口服剂型[1],可见,目前我国上市的多糖类药物以口服剂型为主。传统的药代动力学理论认为药物口服后经过胃肠道吸收进入血液循环从而发挥药效。但多糖类成分普遍分子量大、亲水性强,它们口服后能否通过胃肠道被吸收入血？多糖类成分进入体内后是如何分布的？又是以怎样的方式被机体代谢及排泄的？这些问题尚不完全清楚。因此，开展对中药多糖及苷类成分的药代动力学研究可以为中药更好地发挥药效及其临床合理应用提供依据。

一、吸收

多糖类成分结构复杂、分子量大且亲水性强，这使其具有较低的口服生物利用度。经典生物化学理论认为，能量供应类的多糖进入体内，首先经胃肠道水解生成一系列单糖或低聚糖，然后再以单糖的形式被肠道吸收。但人体基因组编码的水解酶有限，胃肠道缺乏能够降解多糖的酶，所以大多数中药多糖口服后并不能够在胃肠道被降解，而是进入结肠供肠道共生菌利用，因此与以上观点相违。目前，中药多糖类成分的吸收机制研究仍处于起步阶段，属于多糖研究领域的前沿。而针对中药多糖及苷类成分口服吸收展开的研究提出了至少三种吸收方式：口服直接吸收、口服通过肠道微生物群转化介导吸收、口服通过派尔集合淋巴结（Peyer's patches，PP）吸收[2]。

（一）口服直接吸收

虽然多糖的分子量普遍较大，但某些中药及中药制剂中的多糖类成分在口服后依然可以原型的方式透过小肠壁被直接吸收。郑年新考察了六味地黄多糖（CA4-3）在小鼠体内的吸收特征，发现小鼠口服 CA4-3 后，生物利用度为 35.9%，C_{max} 为 67.1 mg/L，T_{max} 为 1.00 h，MRT 为 3.30 h；而且 CA4-3 在十二指肠和空肠上段、空肠下段及回肠均可以被吸收，吸收率分别为 16.5%、6.32% 和 3.09%，但其在大肠中不吸收，表明 CA4-3 口服后可以大分子形式被肠道吸收，其主要吸收部位在小肠上段[3]。陈地灵采用大鼠在体小肠灌注模型研究巴戟多糖的小肠吸收机制，发现巴戟多糖在大鼠小肠中以被动扩散的方式被吸收，吸收促进剂十二烷基硫酸钠和吐温-80 均可以促进巴戟多糖的在小鼠小肠内吸收[4]。Wang 等采用尤斯灌流室模型、结扎肠循环模型研究当归多糖（ASP）的口服吸收特征，发现 ASP 在回肠段吸收最好，P_{app} 为 4.56×10^{-6} cm/s，并推测回肠中高度表达的胆汁酸转运蛋白可能对 ASP 的运输起到了主要的作用。其继续采用 Caco-2 细胞模型进行 ASP 的吸收机制研究，发现被标记的当归多糖（cASP）进入上皮细胞的内吞过程是由大型胞饮作用、网格蛋白和小窝等相关途径介导的,肌动蛋白丝参与了上皮细胞对 cASP 的内吞,且具有时间和能量依赖性[5]。对灵芝多糖(GLP)吸收转运研究发现,GLP 在 Caco-2 细胞中通过大型胞饮作用途径被摄取,且吸收效果好,低质量浓度 GLP(50 μg/mL)可由 SGLT1 介导转运吸收,高质量浓度 GLP(100 μg/mL)由 SGLT2 介导转运吸收,且 GLP 可以被吸收进入细胞核[6]。Ren 等研究猴头菌多糖(HEP)的吸收及转运,通过比较 Caco-2 细胞基顶侧(AP)、基底侧(BL)侧的 P_{app} 发现,HEP 通过被动转运的方式经肠道吸收入血[7]。卢智玲等研究麦冬多糖抗心肌缺血活性成分 MDG-1 的转运情况,发现荧光标记 FITC 的麦冬多糖 MDG-1(100 μmol/mL)在 Caco-2 细胞模型中从 AP 侧至 BL 侧的 P_{app} 为 $1.18×10^{-6}$ cm/s,表明麦冬多糖 MDG-1 可以未降解药物的形式转运且吸收能力较弱,其转运机制以被动扩散为主,且无 P-gp 外排转运蛋白参与[8]。齐云等考察了肉苁蓉多糖(CDPS)在 Caco-2 细胞模型中的吸收转运,发现当 GDPS 的浓度在 1.87~40 mg/mL 时,转运量随 AP 侧浓度的增加而增大,不同浓度的肉苁蓉多糖从 AP→BL 侧的 P_{app} 均小于 $1×10^{-7}$ cm/s,表明肉苁蓉多糖口服吸收率低。王翔岩采用 Caco-2 细胞模型证实了肉苁蓉多糖属于吸收不良药物的事实[9,10]。曹楠研究了茯苓多糖在大鼠体内的消化吸收情况,通过体外模拟人体胃肠道环境及在体循环肠灌流过程,发现茯苓多糖在人工胃液中 0.5 h 内可以被降解完全,生成许多在胃液中稳定存在的片段,但其在肠液中几乎不被降解,茯苓多糖的吸收部位主要在肠道,且初始浓度越大,吸收百分率越大;不同初始浓度的茯苓多糖溶液其吸收速率常数(K_a)均呈现先增加后降低趋势[11];丁涛采用 Caco-2 细胞模型考察了 FITC 荧光标记灰树花多糖(GRN)的吸收与转运,发现 GRN-Tyr-FITC 在 AP 侧可能存在主动转运机制,4 h 内 Caco-2 细胞对其的摄入量还未达到饱和,而在 BL 侧 GRN-Tyr-FITC(600~1 000 μg/mL)在 180 min 后出现了饱和现象[12]。史文涛发现太子参均一多糖的 P_{app} 大于 $1×10^{-6}$ cm/s,且其吸收过程没有受外排转运蛋白 P-gp 的影响[13]。

(二)口服通过肠道微生物群转化介导吸收

某些中药多糖类成分口服后,无论是在实验动物的血液中还是组织中均未能检测到多糖分子,但却观察到实验对象的肠道微生物群的组成发生了明显改变。研究发现,多糖到达结肠后,会通过不同的肠道菌群降解系统将外源性或宿主来源的多糖降解成单糖或低聚糖,再经过不同的转运系统将单糖或低聚糖转运至细胞内进行进一步的降解和发酵[14]。Li 等[15]采用高效凝胶渗透色谱法(HPGPC)和 FITC 标记的近红外示踪法研究铁皮石斛多糖(DOP)的口服吸收过程,发现小鼠口服 DOP 后几乎不能被肠道吸收,而是通过盲肠降解成乙酸、丙酸、丁酸、异戊酸等短链脂肪酸(SCFA)后才能够被机体吸收利用。肖霄研究了非淀粉类多糖(NSP)在大鼠体内的转化吸收,发现 NSP 经过大鼠肠道消化及微生物发酵后可以被降解并被肠道共生菌利用[16]。大多数中药多糖口服后并不能被人体肠道的水解酶降解,而是在肠道中细菌的作用下将这些不易消化的多糖转化为短链脂肪酸,为大肠细胞和其他肠道上皮细胞提供营养。肠道中存在着种类繁多、数量庞大的微生物群即肠道菌群,肠道菌群可以编码成千上万个碳水化合物酶类(CAZymes),它们负责多糖类成分的降解和利用。研究发现,不同肠道微生物降解多糖的能力存在差异,这种差异与细菌的种属有关,也与肠道微生物所编码的 *CAZymes* 基因数量有关。此外,肠道中某些种类的细菌对多糖的降解具有通用性,有些则具有专属性。拟杆菌门(*Bacteroidetes*)及厚壁菌门(*Firmicutes*)为人体结肠中的优势菌群,拟杆菌门中的菌属平均编码 137.1 个 *CAZymes* 基因。有研究发现,拟杆菌具备高效的多糖降解系统及大量生产短链脂肪酸的能力,因此成为在多糖转运利用方面研究最多的菌种,拟杆菌基因组中约有 20% 的基因用来完成多糖的分解,这也是其能够成为肠道优势菌种的可能原因[17]。而厚壁菌门中的菌属平均编码 39.6 个 *CAZymes* 基因,因此只能降解少部分特异性多糖。此外,同一菌门不同菌种对多糖的利用能力亦有差异,如同在拟杆菌门中的溶纤维拟杆菌和多毛拟杆菌,分别编码了 421 个和 43 个 *CAZymes* 基因,所以它们降解多糖的能力存在显著差异[18]。肠道微生物可介导多糖类成分的口服吸收,而多糖类成分通过保持肠道微生物的共生或拮抗关系,维持机体微生态的平衡。

(三) 口服通过派尔集合淋巴结吸收

肠道是口服药物吸收的主要场所,也是机体重要的免疫器官。肠道的免疫屏障不仅可以防御外来病原体的入侵,阻挡大分子抗原的通过,而且能够防止异源性抗原引起的变态反应,保持肠道的完整性,从而保障机体对营养物质或药物的正常吸收和转运。派尔集合淋巴结(Peyer's patches, PP)是小肠黏膜内的一组淋巴滤泡,位于远端小肠,分布在黏膜固有层并深入黏膜下层,是肠黏膜免疫系统的重要组成部分。研究发现,大分子多糖类成分口服后不易被肠道吸收进入血液循环,但其却能够与 PP 中的免疫细胞发生相互作用,即多糖类成分在进入 PP 后可引发免疫反应从而激活先天免疫细胞,而不需要进入血液或淋巴循环即可发挥药理作用[19]。Rice 等[20]给予小鼠荧光标记的葡聚糖后,从小鼠 PP 中分离出肠相关淋巴组织(GALT)细胞,经流式细胞分析发现 GALT 细胞能够识别并结合葡聚糖,葡萄糖被摄取后可以从胃肠道转移到体循环中。Masuda 等[21]通过测量骨髓细胞增殖活性确定胞外多糖(EPS)的肠免疫活性,发现在 EPS 培养的贴片细胞培养基环境中,PP 可以刺激骨髓细胞增殖。这些证据表明,多糖类成分口服后可通过 PP 介导的方式调节全身免疫系统。PP 中含有多种免疫细胞,如 T 淋巴细胞、树突细胞和巨噬细胞,有学者提出这些免疫细胞均有可能成为多糖类成分的靶标,而天然活性多糖口服后很可能是遵循通过 PP 吸收的方式被胃肠道吸收。这些多糖进入派尔集合淋巴结发挥免疫调节作用,则可能与肠道微生物菌群的成熟度有关,因为肠道 PP 免疫系统的发育成熟程度依赖于肠道微生物群。目前,中药多糖通过 PP 调节免疫性相关肠病及功能失调的研究已获得一些成果,如复方四君子汤总多糖、玉屏风多糖,单味药黄芪多糖、茯苓多糖、苍术多糖等中药多糖类成分均可通过调节 PP 的数量、大小、细胞种类或细胞因子表达等途径发挥药理作用[22]。现已证实多糖及苷类成分可通过被动转运、主动转运、胞吞、胞吐及细胞旁路等途径被吸收。但不同来源的物质其各自的吸收方式、吸收能力及优势吸收肠段不尽相同。而且,大量的药物代谢酶、外排转运蛋白及肠道微生物等共存于肠道中,形成了复杂的肠道微生态环境,因此,在评价中药多糖经胃肠道上皮吸收时,需同时考虑是否由肠道微生物、药物转运蛋白等多种转运方式共同参与,并找到最为主要的介导方式。

二、分布

药物从吸收部位进入血浆后,在血液和组织之间的转运过程称为药物分布。研究发现,多糖及糖苷类成分口服后可广泛分布,在各组织器官、血浆、尿液、胆汁和粪便中均可检测到其原型和代谢产物。师志强等用荧光标记红芪多糖 3(HPS－3),观察其在小鼠体内的分布特征,发现在小鼠心脏、肝脏、脾脏、肺、肾脏、胃、肠和脑中均可检测到 HPS－3,且绝大多数 HPS－3 聚集在肾脏和肝脏,说明 HPS－3 有明显肾、肝靶向性[23]。赵娴等比较了天麻多糖对天麻钩藤水煎液中天麻素在高血压模型大鼠体内的组织分布影响,发现天麻钩藤水煎液去除天麻多糖后,无论是 C_{max}、K_a 还是肝脏和肾脏中天麻素的 AUC 均显著下降,且肾脏中下降最为明显,表明天麻多糖可促进天麻素在肝脏和肾脏的分布,且促进肾脏分布的作用更显著[24]。郝冉等发现霍山石斛多糖(DHP)在体外和小鼠体内均可以通过 PP 细胞被小肠吸收并分布于固有层内[25]。鲍小强等研究红景天苷在小鼠体内的药代动力学特征,发现红景天苷在血浆中浓度较高,在给药 0.5 h 后血药浓度达到最大值,给药 6 h 后血浆中检测不到红景天苷,且其在肝和肾组织中浓度较高,表明红景天苷吸收快、清除也快,其可通过肝肾代谢和排泄[26]。多糖在组织器官中的分布可能主要存在两种形式,即"主动"靶向和"被动"靶向。"主动"靶向即组织细胞的摄取,以吞噬和胞饮为主要方式,而肝脏和脾脏常作为首要的靶向器官。研究发现,阿拉伯半乳聚糖通过唾液酸糖蛋白受体介导的胞吞作用主要分布于肝实质细胞中,而实质细胞对^{125}I-葡聚糖的摄取为胞饮作用。葡聚糖在肝脏和脾脏中的分配容积由单核巨噬细胞、肝脏血小板及脾脏和肾脏对多糖的摄取所决定[27,28]。银耳多糖(Tp)经静脉注射后主要通过大鼠肝脏库普弗细胞吞噬摄取[29]。除肝实质细胞和库普弗细胞外,肺和脾脏中的吞噬细胞及肝脏上皮细胞也能特异性摄取多糖,但多糖被摄取前需要先经血管转移到组织,因毛细血管内皮会阻碍其被摄取,因此可能选择性地分布在毛细血管及有孔或不连续的组织中,如肝脏、脾脏、骨髓和肾脏,存在靶向被动性。肝脏不连续内皮毛细血管的孔径约 100 nm,且孔率达 6%~8%,因此部分多糖不需要与实质细胞表面结合就能进入血液循环[30]。

三、代谢

药物被机体吸收后,在体内多种酶及体液环境下化学结构发生改变的过程为药物代谢。多糖类成分口服后在胃肠道酶系作用下水解生成单糖或低聚糖被机体吸收,但人体缺乏多糖水解酶(HP),因此,大部分多糖不能被人体直接消化和吸收。研究发现,肠道菌群参与了大部分多糖及苷类成分的体内代谢转化,同时,多糖类成分又会通过调节肠道菌群的比例,如增加有益菌、减少有害菌的种类及数量,起到调节机体功能的作用。多糖在体内被降解成单糖或低聚糖后,经过细菌的不同代谢途径继续酵解可转化为一类含有 1~6 个碳原子的短链脂肪酸类代谢终产物,主要包括乙酸、丙酸和丁酸等[31]。研究发现,肠道内乙酸、丙酸、丁酸的比例通常为 3∶1∶1,不同短链脂肪酸的分布、去向及对宿主细胞代谢的影响各不相同[32]。乙酸是肠道中含量最丰富的短链脂肪酸,是大多数肠道细菌的净发酵产物,也是胆固醇和脂肪酸合成的重要底物,乙酸由单糖降解为丙酮酸后经乙酰辅酶 A 和 Wood-Ljungdahl 途径产生,并在肌肉中被代谢,大部分乙酸可被吸收进入血液循环。丙酸是肝脏中葡萄糖合成的前体物质,主要是由肠道中的优势菌拟杆菌门参与代谢生成的,丙酸经结肠吸收以后由肝脏代谢并参与糖异生作用。丁酸是由乙酸、乳酸、氨基酸和各种碳水化合物通过不同途径的糖酵解产生的。丁酸可通过线粒体中的 β-氧化途径被氧化,是肠上皮细胞的主要能量来源。丁酸有提高胰岛素敏感性、抑制结肠癌细胞的生长、诱导分化肠上皮细胞、刺激细胞骨架形成及改变基因表达等作用。Chen 等研究发现,中药葛根与川芎的合煎液可以显著增加缺血性脑卒中大鼠肠道中丁酸的含量,且口服给予丁酸后可以有效治疗缺血性脑卒中,其机制可能与中药葛根与川芎合煎液中的多糖等成分重塑肠道菌群,生成丁酸进而修复肠屏障和血脑屏障有关[33,34]。此外,四君子汤多糖经肠道菌群发酵后乙酸和总酸含量均显著增加,而且与之相关的肠球菌、萨特菌属和链球菌丰度也增加,这可能与其提高免疫的能力相关[35]。在独参汤中,人参多糖可以增加肠道中乳酸菌和拟杆菌的数量,恢复被破坏的肠道菌群,同时提高肠道对特定人参皂苷的代谢和吸收行为[36]。

四、排泄

药物经机体吸收、分布及代谢等一系列过程,最终被排出体外。排泄即为体内药物或其代谢产物排出体外的过程,它与生物转化统称药物消除。肾脏排泄与胆汁排泄是最重要的排泄途径。药物的排泄与药效、药效维持时间及药物不良反应关系密切。李克剑等[37]采用凝胶色谱法测定大鼠口服麦冬多糖 MDG-1 后的尿液及粪便,发现给予麦冬多糖 MDG-1(150 mg/kg)后尿液中含量在给药 3 h 后可达到最大量(0.31 mg);粪便中含量则在给药 2 天后达到最大量(5.70 mg)。谢华通等[38]研究发现,大鼠单次口服麦冬多糖 MDG-1(300 mg/kg)后,尿液中的含量在给药 12 h 后达到最大排泄量(0.81 mg),随后逐渐减少,至 72 h 最低为 0.105 mg;而粪便中的含量在给药 12 h 后达到最大排泄量(21.33 mg),而后逐渐减少,至 72 h 最低为 0.506 mg,表明麦冬多糖 MDG-1 基本不被人体吸收,其主要经粪便排泄。周玉燕等[39]灌胃给予大鼠高、中、低三个剂量（28 mg/kg、14 mg/kg、7 mg/kg）的 Fe－玉米多糖铁,发现其主要通过粪便排出体外,三个剂量组的主要药代动力学参数: $t_{1/2}$（214 min、231 min、181 min）, $AUC_{(0-\infty)}$［1 986.3 min·mg/L、737.0 min·mg/L、315.1 min·mg/L］,其在所测的 13 种组织中均有分布,但在胃肠道和造血器官及血流丰富器官中放射性浓度最高。高其品等[40]研究银耳多糖（Tp）在大鼠体内的吸收、分布和排除,发现 Tp 口服后仅 0.4% 能够通过胃肠道吸收入血,口服和静脉给药后在肝脏、肾脏中分布;静脉给药后 Tp 在血中清除的速率较慢,且绝大部分由肾脏排出体外,但排入尿中的 Tp 分子量未发生改变。研究发现,分子质量为 44 kDa 的葡聚糖灌胃 12 h 后,在小鼠体内以完全解聚或降解的形式由粪便排出[41]。分子质量为 4.8 kDa 的麦冬多糖经静脉注射后由大鼠肾脏快速排除,且肾脏中的多糖蓄积量显著高于其他组织[42]。可见,多糖类成分主要经肾脏排泄和粪便排泄排出体外。

第二节　影响中药多糖及苷类成分
药代动力学特征的因素

药物的药代动力学特征受机体生理因素和病理因素的影响较大。中药中多糖及苷类成分分子量大、结构复杂,往往难以直接被胃肠道消化吸收,但当其到达结肠后,会在肠道菌群的作用下经过不同的降解系统降解成单糖或低聚糖,然后再通过不同转运系统转运至细胞内进行降解和发酵,最终转化为短链脂肪酸等代谢产物发挥药理作用。因此,中药多糖及苷类成分的药代动力学研究必须关注肠道菌群在体内处置过程中所起的作用。而肠道中的细菌与宿主之间存在一种互利共生的关系。宿主的肠型、年龄、疾病及饮食习惯等都会对肠道菌群产生影响,也会因此影响中药多糖及苷类成分的药代动力学行为。

一、生理因素

（一）肠型

肠道为口服药物吸收的主要场所,肠道中存在种类繁多、数量庞大的微生物群即肠道菌群。由于大部分多糖类成分口服后不能直接被人体消化吸收,但却可以在肠道菌群的作用下被分解、发酵转化为不同类型的单糖、糖苷及具有生物活性的代谢产物最终被机体吸收。因此,肠道菌群在中药多糖及苷类成分的吸收、代谢等方面发挥着重要的作用。研究发现,不同宿主肠道微生物的组成存在差异,这种差异直接导致肠道微生物功能的不同。随着人们对肠道菌群结构和功能认识的不断深入,有学者发现人体肠道中的拟杆菌属、普氏菌属和瘤胃菌属在不同人群中的相对丰度存在显著差异,于是将人体肠道微生物的特征集群称为肠型。基于此,研究人员将成年人的肠道分为3种肠型:拟杆菌型(肠型1)、普氏菌型(肠型2)和瘤胃菌型(肠型3),并发现每种肠型都有特定的代谢特征和功能,如以拟杆菌和瘤胃菌为核心微生物群的肠型1和肠型3的肠道细菌主要负责降解黏蛋白,而以普氏菌为核心微生物群的肠型2的肠道细菌则主要通过糖酵解和戊糖磷酸途径从碳水化合物中获取能量。由此可见,不同肠型对多糖类成分的降解方式可能存在差异[43]。机体的肠型由肠道细菌的组成决定,但重要的功能却不一定由量大的物种决定。

(二) 年龄

药物口服后经胃肠道吸收进入体循环发挥药效,因此,胃肠道生理环境对口服药物的吸收和代谢影响较大。新生儿与老年人的胃肠道微环境明显不同,新生儿尤其是早产儿其肠道中的药物代谢酶、药物转运蛋白和肠道微生态系统尚未发育完全,而老年人体内药物代谢酶活性随着年龄的增长逐渐减低,导致药物代谢速度减慢,耐受性减弱。由此可见,不同年龄人群对药物的清除能力存在很大差异。此外,近来研究发现肠道菌群与人体健康、衰老及疾病的发生发展关系密切。婴幼儿时期是肠道菌群建立的关键时期,这一阶段婴幼儿的肠道菌群正处于动态的发展过程中,而婴幼儿时期肠道菌群的分布特征对于其生长发育及体内药物处置过程至关重要。王军波等[44]对6~8月龄婴儿肠道菌群特征及影响因素进行研究,发现6~8月龄婴儿肠道菌群的主要成分为双歧杆菌属,且平均丰度占比45.0%。有研究人员绘制了发育中的婴幼儿肠道微生物群落的16S rRNA基因图谱,发现2.5~3岁的幼儿的肠道菌群已具有许多成人菌群的功能属性,如以拟杆菌门、厚壁菌门、变形菌门为三大优势菌群[45]。已知健康成年人肠道内双歧杆菌和拟杆菌各占50%,乳杆菌、大肠杆菌和链球菌总数<10%,其他变形杆菌、葡萄球菌、梭菌、假单胞菌等有害

或致病菌则<0.1%。这种肠道菌群的比例构成了健康成年人肠内平衡的微生态体系。但当机体进入老年期,由于胃酸分泌减少、肠蠕动减慢,肠道菌群构成也随之发生变化。之前在肠道中占优势的双歧杆菌逐渐减少甚至消失,进而导致肠杆菌、链球菌及其他有害菌取而代之并定植于肠黏膜开始大量繁殖,而有益菌的数量显著减少,作用明显减弱。此外,肠道腐败菌(如梭菌、肠杆菌科细菌等)的代谢产物如酚、吲哚、硫化氢等能够被机体吸收,进而破坏肠道的微生物屏障。老年人因肠道微生物屏障结构和功能的生理性改变,可导致肠道消化、吸收、代谢等生理生化及免疫功能明显减弱[46]。

（三）食物

食物是人体营养物质的来源。食物的摄入不仅可以改变胃排空速率,影响口服药物的吸收,还能在很大程度上影响肠道菌群的组成和功能。肠道菌群作为胃肠道消化的关键调节因子,在营养物质、药物及其代谢产物的吸收、代谢及生物转化过程中起着至关重要的作用。有研究发现,膳食组成与不同肠型中的优势菌群之间存在密切的关联,如高脂肪和高蛋白质饮食可以促进以拟杆菌和瘤胃菌为核心微生物群的肠型1和肠型3优势菌群的生长。而高碳水化合物饮食则能够促进以普氏菌为核心微生物群的肠型2优势菌群的生长。这表明不同的肠道细菌偏爱不同的食物,如碳水化合物类食物被普氏杆菌喜爱,而以蛋白质和动物脂肪为主的食物则被拟杆菌偏爱[43]。由于食物底物的不同,肠道内由细菌产生的代谢产物也不尽相同,短链脂肪酸类代谢产物可以改变肠道的pH,而某些肠道菌群变化则可以导致肠道炎症的发生,使肠黏膜通透性增加从而影响宿主的功能,如营养、代谢和免疫等多方面,进而影响药物的药代动力学特征。

二、病理因素

疾病状态下机体生理功能紊乱,药物血浆代谢轮廓发生显著变化,而体内代谢通路的改变可在很大程度上影响药物的吸收、分布、代谢和排泄等体内过程。当机体发生病理性改变时,各组织器官血流量也随之发生改变,药物代谢酶活性、药物转运蛋白功能及血浆蛋白结合率等均会发生变化,这些因素均可影响组织与药物的结合能力,从而导致药物的生物转化能力升高或降低。而肾脏是药物及其代谢产物排泄的主要器官,当机体肾功能受损时,原来主要通过肾脏清除的药物如抗生素的排泄减少,进而导致药物在体内蓄积,诱发毒性反应。多糖类药物口服后通常在肠道中内源性酶或微生物(酶)的作用下经历降解或酵解等过程,完成生物转化,因此,其在体内的药代动力学行为亦受到肠道微生物组成、肠道屏障功能等因素的影响。

(一) 缺血再灌注损伤

缺血可诱发机体组织器官损伤,组织器官损伤程度与缺血时间长短及残存血流量多少有关。短时间、不完全性缺血可造成可逆性损害,而长时间、完全性缺血则可导致器官或组织的梗死。肠道缺血时,液体通过毛细血管滤出导致肠壁出现间质性水肿,肠道黏膜损伤,而再灌注时,肠道毛细血管的通透性升高,使肠道屏障功能部分丧失,进而导致药物吸收的增加,此时,很多正常生理状态下无法透过肠道的大分子物质也可以被吸收入血。有研究发现,肠外营养及饮食等因素也可以增加肠上皮对细菌的通透性,但添加了纤维素或者不能被吸收的水溶性高分子,如羟乙基纤维素乙基醚则可以维护肠屏障功能,防止细菌移位。此外,通过肠内营养的方式也可维护肠黏膜的完整性与屏障功能。李欢欢[47]比较了正常及脑缺血再灌注大鼠静脉注射槲皮素$-3-O-$槐糖苷(20 mg/kg)后的药代动力学特征,发现两组的药代动力学模型符合二室模型,其$t_{1/2\alpha}$、$t_{1/2\beta}$分别为 12.7 min、242.3 min 和 27.3 min、634.5 min;AUC_{0-t}分别为 3.49 h·mg/mL 和 6.25 h·mg/mL;V_d分别为149.7 L/kg 和 433.5 L/kg;MRT分别为 33.8 min 和 41.3 min。槲皮素$-3-O-$槐糖苷在脑缺血再灌注状态下,AUC显著增加,V_d减小,$t_{1/2\alpha}$、$t_{1/2\beta}$都显著延长,这表明脑缺血再灌注损伤可改变槲皮素$-3-O-$槐糖苷体内药代动力学行为。胡霞敏[48]研究$\beta-$七叶皂苷钠在脑缺血再灌注大鼠体内的药代动力学规律,发现脑缺血再灌注及正常大鼠静脉注射$\beta-$七叶皂苷钠(5 mg/kg)后,药代动力学模型符合二室模型。正常大鼠在静脉注射$\beta-$七叶皂苷钠后,血药浓度迅速下降,给药 20 min 后,其血浆药物浓度已下降 50%,$t_{1/2\alpha}$为 0.343 h,$t_{1/2\beta}$为23.325 h。约 2 h 后,血浆药物浓度下降速率减慢。而脑缺血再灌注大鼠静脉注射$\beta-$七叶皂苷钠后,药物的代谢速率明显减慢,且在 3 h 出现一个较低的C_{max},随后血药浓度下降,表明$\beta-$七叶皂苷钠在脑缺血再灌注大鼠体内的消除较正常大鼠慢,在体内停留的时间较长。

（二）肠屏障功能损伤

肠屏障是存在于肠道内的具有高效选择性功能的屏障系统,主要由四个部分组成:机械屏障、生物屏障、免疫屏障和化学屏障。在病理情况下,缺氧、损伤、氧自由基、炎性介质等因素均可能导致肠黏膜屏障的损伤而引起肠黏膜通透性增加,进而诱发肠道内细菌易位,引发肠源性感染,加重原发疾病形成恶性循环。炎症性肠病(inflammatory bowel disease, IBD)是一种病因尚不明确的慢性非特异性肠道炎症性疾病,包括溃疡性结肠炎(ulcerative colitis, UC)和克罗恩病(crohn disease, CD)。炎症性肠病患者的肠黏膜一般均有通透性增加的变化,免疫功能失调及肠黏膜通透性失调可诱导炎症反应出现组织损伤,进而导致非病变肠段的黏膜通透性也增高。有研究显示,人参多糖可以改善葡聚糖硫酸钠(DSS)诱导的以肠道菌群失调为特征的结肠炎模型,恢复肠道的菌群平衡,同时还可以增强人参皂苷的肠内暴露,增加生物活性分子的吸收[49]。此外,许多非消化系统疾病,如心脑血管疾病、糖尿病和发热感染等也可影响中药多糖及苷类成分的药代动力学特征。孙岩[50]比较研究人参皂苷Re(GRe)在正常大鼠和UVB辐射损伤模型大鼠体内的药代动力学行为,发现两组大鼠分别单次口服人参皂苷Re(50 mg/kg)后,体内代谢过程表现皆符合二室模型特征,正常大鼠和UVB辐射损伤模型大鼠的$t_{1/2\alpha}$分别为0.21 h和0.69 h,$t_{1/2\beta}$分别为17.08 h和21.40 h,AUC_{0-t}分别为321.91 h·mg/L和474.99 h·mg/L,除$t_{1/2\alpha}$外,人参皂苷Re在正常大鼠和UVB辐射损伤大鼠体内的药代动力学参数具有显著差异。程瑶等[51]考察了芍药甘草汤在正常生理状态和多囊卵巢综合征(PCOS)疾病状态下大鼠体内的药代动力学行为和药物代谢途径的变化,发现与正常大鼠相比,多囊卵巢综合征大鼠体内芍药苷、羟基芍药苷的$t_{1/2}$增加、C_{max}降低、AUC_{0-t}和$AUC_{0-\infty}$减少,芍药内酯苷的$t_{1/2}$减短、C_{max}降低,甘草苷的C_{max}降低、AUC_{0-t}减少,甘草次酸的$t_{1/2}$、C_{max}、AUC_{0-t}和$AUC_{0-\infty}$均增加,甘草酸和甘草素的C_{max}降低、AUC_{0-t}和$AUC_{0-\infty}$减少。而且,正常大鼠口服芍药甘草汤后血浆、尿液、粪便中共检测到确定的代谢物43个,多囊卵巢综合征大鼠共检测到确定的代谢物52个,且代谢主要以Ⅰ相代谢(如氧化、还原反应等)、Ⅱ相代谢(如葡萄糖醛酸化、磺酸化反应等)及结合相(先发生Ⅰ相代谢,后发生Ⅱ相代谢)代谢为主。可见,大鼠处于多囊卵巢综合征疾病状态时,芍药甘草汤主要成分的药代动力学参数发生了显著变化,甘草次酸的生物利用度提高;芍药苷、氧化芍药苷、甘草酸和甘草素的生物利用度则显著下降。此外,芍药甘草汤的代谢产物在多囊卵巢综合征状态下呈现多样化趋势。

三、药物相互作用

吴晶晶等[52]采用 Caco-2 单细胞层模型和小肠 M 细胞模型研究黄连多糖对小檗碱经小肠吸收转运的影响。发现黄连多糖可通过增加细胞膜通透性和降低紧密连接蛋白 ZO-1 的表达来促进小檗碱经小肠 M 细胞模型的转运,并推测这可能与黄连多糖经 M 细胞摄取后对小肠相关免疫的调节作用有关。杨景明等[53]通过测定 Caco-2 单层细胞模型顶侧端与底侧端升麻素含量的变化,研究防风多糖对升麻素在小肠中吸收和转化的影响,发现防风多糖对升麻素的吸收无明显影响,但防风多糖能够促进升麻素向结构稳定的升麻苷转化,并有效抑制色原酮类成分降解。吴向东等[54]研究天麻多糖对天麻素吸收的影响。发现去除了多糖的水煎液组中天麻素的吸收速率常数(K_a)、消除速率系数(K_e)大于含有多糖的天麻水煎液组,天麻水煎液组的 $t_{1/2\alpha}$、$t_{1/2\beta}$ 和 T_{max} 大于去多糖组,表明在去天麻多糖后天麻素的吸收速度和代谢速度明显增加,但天麻水煎液组的 AUC 和 C_{max} 大于去多糖组,表明天麻多糖对天麻素的吸收具有促进作用。夏毅伟等[55]采用 Caco-2 细胞模型研究桃胶多糖对葡萄糖吸收的影响,桃胶多糖能够竞争性抑制葡萄糖的吸收,但桃胶多糖是否通过影响或者占据肠道刷状缘侧 SGLT1 上葡萄糖的吸收位点达到降血糖目的,其机制尚有待进一步研究。李瑞刚等[56]研究了人参多糖对肠道菌群转化人参皂苷 Re 的影响,考察了人参皂苷 Re 的代谢产物 Rg_1 在口服人参多糖大鼠体内的药代动力学,并与正常大鼠体内 Rg_1 的药代动力学参数进行了比较。发现人参多糖能促进人参皂苷 Re 转化为人参皂苷 Rg_1,进而提高胃肠道对人参皂苷 Rg_1 的吸收,并可能增强人参的药理作用。

四、肠道菌群

肠道菌群在中药多糖及苷类化合物与人体相互作用的过程中发挥了重要的作用。肠道菌群可以介导多糖类成分的吸收及生物转化并将其降解为短链脂肪酸、CO_2 等代谢产物,参与机体的能量代谢、免疫应答等。同时,多糖作为益生菌的碳源又可以促进其生长并抑制有害菌增殖,在平衡肠道微生物结构、改善其功能及维持肠道屏障作用等方面均起到很好的调节作用。肠道菌群主要由厚壁菌门（60%~65%）、拟杆菌门（20%~25%）、变形菌门（5%~10%）、放线菌门（3%）组成。肠道菌群分泌糖苷水解酶（GH）、裂解酶和酯酶等来切割糖链获取能量，而多糖能够通过上调与其降解或吸收相关的酶、荚膜多糖合成相关蛋白、细胞表面碳水化合物连接蛋白、环境感应和信号转导蛋白等基因的表达，降解多糖链产生短链脂肪酸等生物活性物质，减少内毒素的产生，抑制炎症因子表达，调控细胞紧密连接等从而改善屏障完整性，促进肠黏膜恢复，调节肠黏膜对大分子物质或移位菌群的通透性等[57]。高启禹等[58]用100 mg/kg、200 mg/kg、400 mg/kg山药多糖灌胃健康小鼠一段时间后，发现小鼠盲结肠内的双歧杆菌、乳酸菌均增殖，肠杆菌、肠球菌数量均减少，高剂量组与空白对照组存在显著差异。长期灌胃山药多糖对小鼠的生长性能和肠道菌群有显著影响。郭健壮等[59]用盐酸林可霉素诱导小鼠肠道菌群失调，检测到石斛多糖与丽珠肠乐相比能够明显提高菌群丰度与均匀度。石丹等[60]研究了7组不同分子量段的蒲公英多糖发现，其均能改善林可霉素灌胃导致的小鼠菌群失调，显著增加双歧杆菌和乳酸杆菌数量，减少肠杆菌和肠球菌数量，其中分子量>100 000、6 000~10 000者作用最明显。王艳等[61]采用相同模型，发现50 g/kg、100 g/kg山茱萸多糖对小鼠肠道菌群也有类似的调节效果但并无量效关系，150 g/kg时其调节肠道菌群失调作用则受到抑制，这可能是与药物浓度过高导致机体出现消化不良、胃腹胀气等症状有关。金樱根多糖可有效恢复盐酸林可霉素导致肠道菌群失调小鼠体内主要菌群的数量，使肠球菌、肠杆菌、双歧杆菌数量明显高于自然恢复组；而金樱茎多糖仅使模型小鼠体内双歧杆菌的数量高于自然恢复组[62]。陈涟昊等[63]采用变性梯度凝胶电泳法研究相对分子量 $1.12 \times 10^5 \sim 1.22 \times 10^5$ 桑叶多糖对盐酸林可霉素诱导的肠道菌群失调小鼠的作用，发现桑叶多糖组及乳酶生组菌群结构与空白对照组菌群结构较接近，表明该成分对肠道菌群有一定调节作用。

中药多糖类成分是天然高分子多聚物，是植物细胞内除蛋白质和核酸外重要的组成部分，是由葡萄糖、果糖、半乳糖、阿拉伯糖、木糖、鼠李糖、岩藻糖、甘露糖、糖醛酸等单糖以 α-或 β-糖苷键连接所组成的化合物，广泛存在于中药中，如人参多糖、枸杞多糖、灵芝多糖及天然植物胶、淀粉、纤维素、菊粉等[64]。中药水煎液中多糖类成分占比非常大，而随着肠道菌群研究技术和方法的进步，越来越多的研究已证明了植物多糖在调节肠道菌群结构和功能方面发挥着重要作用，其与肠道微生态存在相互作用，进而可影响人体的健康状态。但因为多糖类成分分子量大、结构复杂，且没有紫外吸收等限制，对中药多糖类成分药代动力学及其调控机制的研究远不如黄酮类、生物碱类等活性成分，因此，这也需要越来越多的研究者关注多糖的药代动力学研究。

第三节　中药多糖及苷类成分与药物代谢酶和转运蛋白的相互作用

药物代谢酶和外排转运蛋白是影响药物体内处置的关键因素，二者表达和功能的变化常常引起药物药代动力学特征的改变，因此，它们也是药物发生相互作用的主要靶点。据统计，临床超过 30% 的药物不良反应由药物相互作用引起，而基于药物代谢酶和外排转运蛋白研究中药多糖及苷类成分的药代动力学特征有助于阐明其药理学作用机制并预防药物相互作用的发生。药物代谢酶包括细胞色素 P450 超家族（CYP450 酶）、UGT 及 SULT 等，主要负责药物代谢清除。外排转运蛋白包括 P－gp、MRP 和 BCRP 等，主要参与口服药物的吸收、分布及排泄。多糖及苷类成分是中药汤剂水溶性活性物质的主要组成部分，它们能否通过影响药物代谢酶和外排转运蛋白改变药物在体内的药代动力学特征进而介导药物相互作用？值得我们关注。

一、中药多糖及苷类成分与药物代谢酶的相互作用

CYP450 酶是 Ⅰ 相反应重要的代谢酶，在外源性物质生物转化过程中起着至关重要的作用。其中，CYP3A 是最重要的 CYP 亚酶，可参与 50% 以上临床药物的代谢，而 CYP1A2、CYP2A6、CYP2C8、CYP2C9、CYP2C19、CYP2D6、CYP2E1 和 CYP3A4 则参与约 90% 药物的代谢[65]。可见，CYP450 酶参与绝大多数内源性和外源性分子的代谢过程，并因此介导药物相互作用。药物联合使用时能够通过诱导或抑制药物代谢酶的表达和功能等改变药物血药浓度，并产生增强或减弱药效的情况，进而诱发药物不良反应。目前已发现人参、葛根、甘草等提取物及其化学成分可通过抑制 CYP450 酶活性减缓与之共服药物的代谢速率。对于治疗窗狭窄的药物，这会使药物在体内的蓄积量增加，引发严重的不良反应[66-68]。而中药成分复杂，研究中药对 CYP450 酶系的影响对保证临床药物的安全性和有效性具有非常重要的意义。刘艳等[69]研究发现，急性肝

损伤大鼠经过粗叶悬钩子粗多糖治疗后，其肝脏中药物代谢酶 CYP2E1 的含量及活性均显著降低，同时谷丙转氨酶（alanine transaminase，ALT）、谷草转氨酶（aspartate transaminase，AST）也不同程度地降低了，认为粗叶悬钩子粗多糖可抑制药物代谢酶 CYP2E1 并发挥保护大鼠急性肝损伤的作用。夏雪雁等[70]考察了当归总多糖（ASP）对正常及泼尼松龙所致肝损伤小鼠肝脏药物代谢酶活性的影响，并发现灌胃给予 ASP 对正常小鼠肝微粒体的 CYP450 酶有诱导作用，肝微粒体及线粒体 GST 活性升高，肝线粒体谷胱甘肽含量、谷胱甘肽还原酶活性无明显改变，认为 ASP 具有调节肝脏 CYP450 酶活性作用。张国伟等[71]研究发现，猪苓多糖可降低 CYP450 酶活性、升高 NQO1 酶活性并起到抗癌作用。三七总皂苷被证明能够诱导 CYP1A2、CYP2E1 活性，但抑制 CYP3A4 活性；而三七皂苷 R_1 可抑制 CYP1A2、CYP3A4 活性；人参皂苷 Rg_1、Rb_1 对 CYP1A1 有诱导作用，而人参皂苷 Rb_1 对 CYP2C9、CYP3A4 则起到抑制作用；人参皂苷 Rd 能够诱导 CYP2C19、CYP2D6；人参皂苷 Re 对 CYP2C11、CYP2J3 均有诱导作用，而对 CYP4A1 则起到抑制作用。人参皂苷 Rc、Rf、Rb_2、Rg_2、F_2、F_1、Re 可以激活 PXR-CYP3A4。人参皂苷 Rc、Rf、Rb_2、F_2、F_1 显著提高 CYP3A4 的活性[72]。目前，对中药-药物相互作用的研究主要集中在中药的化学成分对 CYP450 酶等Ⅰ相代谢酶的表达及功能的调控方面，对于由Ⅱ相代谢酶介导的中药-药物相互作用研究相对较少。但部分Ⅱ相代谢酶如 UGT 在内源性毒物如胆红素及治疗窗狭窄的药物的代谢清除中发挥了重要的作用。中药成分复杂，无论是单味中药、方剂配伍抑或是现代中药制剂中的某些活性物质作为Ⅱ相代谢酶底物，极有可能通过竞争 UGT 酶而干扰药物的药代动力学过程，进而引发中药-药物相互作用发生。因此，基于Ⅱ相代谢酶研究中药-药物相互作用不可忽视。研究人员考察了人参皂苷类成分对 UGT 的影响，发现人参皂苷 CK 和原人参三醇型对 UGT1A1 具有中等强度的抑制作用，而其他人参皂苷类成分对 UGT1A1 的抑制作用并不显著[73]。因此，临床上将药物与人参、三七等中药及其主要成分联合使用时，可能因药物代谢酶的变化引发代谢异常，进而影响药物的药代动力学行为，导致药物相互作用的发生，因此，应注意在临床合并用药时可能存在相互作用[74]。

二、中药多糖及苷类成分与外排转运蛋白的相互作用

中药多糖类成分结构中含有数量庞大的糖链，多糖连接位点、糖环结构、

异头构型及分支的不同均会导致糖链的差异,这种结构上的复杂性和多变性使其药代动力学研究相比于黄酮类、皂苷类、生物碱类等活性成分相对滞后。作为中药主要的活性成分群,多糖及苷类到达结肠后会在肠道菌群的帮助下被不同的降解系统降解成单糖或低聚糖,然后再通过转运系统将降解后的单糖或低聚糖转运至胞内进行降解和发酵。除了纤维素之外,所有进入肠道的多糖都有与之对应的转运系统,称为淀粉利用系统(starch utilization system, Sus)。Sus 由负责多糖运输、分解并对此过程进行调控的功能蛋白组成,当SusR 检测到多糖分解时,外膜蛋白表达水平会显著升高,*SusR* 基因可调控*SusA - SusG* 基因的表达[75]。有学者以人类肠道中拟杆菌为例观察多糖的分解过程,发现多糖先在表面与 SusE、SusF 蛋白结合,在外膜表面 GH 的作用下将多糖分解为多个低聚糖后再由 SusD 蛋白结合绑定,由 TonB 依赖性转运蛋白提供运输低聚糖所需的能量,再通过 SusC 蛋白从外膜转运进周质空间[76]。这些低聚糖通过壁膜间隙的 GH 或 PL 进一步分解为更小的低聚糖,再通过内膜的转运蛋白将酶解产物转运至细胞内。研究发现,来源于厚壁菌门的一些革兰氏阳性菌编码较少的碳水化合物降解酶,但编码了更多的 ABC 转运蛋白来运输碳水化合物[77]。放线菌中也发现了类似的 ABC 转运系统,最具代表性的为双歧杆菌[78]。研究发现,单糖或低聚糖可通过四种不同的系统进入双歧杆菌细胞质,包括 ABC 转运系统、磷酸烯醇丙酮酸-磷酸转移酶转运系统(PEP - PTS)、主要促进因子超家族(MFS 超家族)和其糖苷-戊糖苷-己二酸酯(GPH)阳离子转运蛋白家族。其中最主要的碳水化合物转运系统即为 ABC 转运系统[79]。

刘莹[80]考察了食用酸枣仁多糖(ZSSP)的小鼠肠道菌群培养上清液对Caco - 2 细胞中外排转运蛋白、紧密连接蛋白和 Ⅱ 相代谢酶的表达水平的影响。发现灌胃酸枣仁多糖水溶液[100 mg/(kg·d)]14 天后,C57BL/6 小鼠肠道菌群培养上清液能明显降低 Caco - 2 细胞中外排转运蛋白 P - gp 和 MRP2的表达水平,但却显著升高 UGT 的表达水平,而对于紧密连接蛋白 Occludin、Claudin - 1 和 SULT 则无显著影响。由此可知,酸枣仁多糖可影响肠道菌群进而调节 Caco - 2 细胞中的外排转运蛋白和 Ⅱ 相代谢酶的表达水平。邓耒娇[81]考察茯苓多糖(PPC)对大鼠慢性高尿酸血症的治疗效果及其对肾脏尿酸相关转运蛋白有机阴离子转运蛋白 1(rOAT1)、尿酸转运蛋白 1(rURAT1)及肌酐相关转运蛋白有机阳离子转运蛋白 2(rOCT2)表达的影响。发现茯苓多糖可能通过上调 rOAT1、下调 rURAT1 的表达增加尿酸的排泄,具有明显的抗高尿酸血症作用。此外,有研究发现低浓度($0.3\mu mol/L$)的薯蓣皂苷下调 MDR1 的表达,恢复多药耐药的 K562/ADR 细胞对多柔比星(doxorubicin)的敏感性[82]。而葛根素能够抑制 P-gp 和 MRP 表达而增加甲氨蝶呤的肠道吸收,提高甲氨蝶呤的生物利用度,延长其作用时间[83]。

三、含多糖及苷类成分的中药与药物的相互作用

体内药物暴露异常可引起药理效应发生改变,进而引发药代动力学相互作用并导致不良反应。随着中草药的广泛应用,中药-西药相互作用(herb-drug interaction, HDI)问题正日益凸显。人参、三七、葛根等中药应用广泛且常与西药联合应用,其有效成分可能会介导药物代谢酶及转运蛋白的表达进而诱发药代动力学相互作用[84]。

（一）葛根

中药葛根常用于心脑血管系统疾病的辅助治疗,葛根素作为葛根的主要活性成分本身毒性较小,但当葛根素与其他药物特别是不良反应较大的药物联合使用时,可能会产生不良的用药后果。研究发现,单硝酸异山梨酯、地尔硫䓬、尼非地平、阿司匹林等药物与葛根素注射液合用后,临床疗效均显著提高。而且,葛根提取物可增加与之合用的甲氨蝶呤的大鼠体内曝光,并呈现出剂量依赖的增加甲氨蝶呤的毒性,严重时甚至会导致大鼠死亡[85]。此外,格列苯脲或天麻素与葛根素联合使用时,两者的生物利用度可显著升高[86,87]。葛根素诱导药物相互作用可能是因为其能够抑制多种药物代谢酶和药物转运蛋白的活性,导致药物清除率降低,体内蓄积增加,产生不良反应。研究发现,葛根素或葛根提取物可诱导 CYP1A1、CYP1A2、CYP2A1、CYP2C11 并抑制 CYP2B1、CYP2D6、CYP2E1 和 CYP3A 的活性,改变探针底物的体内清除[88]。葛根素口服后,代谢产物主要为葡萄糖醛酸结合产物,而葛根素等葛根黄酮能够与 CYP、UGT 等代谢酶发生相互作用,改变与之合用的代谢酶底物药物的药代动力学行为,从而发生代谢酶诱导的药物相互作用,引起药物治疗效果的改变。有研究发现,葛根素与三七总皂苷合用后,葛根素及其代谢产物的药代动力学行为均发生显著的变化,提示两药在代谢酶水平发生了药物相互作用[89]。此外,Chiang 等发现联合使用葛根提取物可增加甲氨蝶呤的毒性,其

机制可能是葛根素抑制了甲氨蝶呤经 OAT 和 MRP 等转运蛋白的清除,导致蓄积产生毒性[86]。Liu 等对葛根素合用甲氨蝶呤的药物相互作用进行了深入研究,发现与葛根素合用后甲氨蝶呤在大鼠体内的生物利用度提高,肾脏清除率显著下降,靶点为肠道 P-gp 和肾脏 OAT,转染人 MDR1 和 OAT 的转染细胞转运实验结果也提示葛根素与甲氨蝶呤或其他 P-gp 及 OAT 底物合用时,可能发生潜在的中药-西药相互作用。这提示在临床应用葛根素时需要特别注意合用药物特别是治疗窗较窄、不良反应较大的化疗药的血药浓度变化,确保安全合理用药。体外和大鼠体内实验证明,葛根素可抑制 OAT/Oat 的功能,导致合用的甲氨蝶呤血药浓度增加,产生肝毒性[90]。

(二) 人参

人参的主要有效成分为人参多糖、人参皂苷及多种活性肽,具有改善内分泌系统和心血管系统、促进机体代谢、抗肿瘤和抗氧化等作用,作为一种膳食补充剂和营养添加剂,应用非常广泛。研究发现,服用人参不会影响 CYP3A4、CYP1A2 及 CYP2E1 的表达及功能,仅对 CYP2D6 有较小的影响[91,92],而且人参对 UGT2B7 的影响也十分有限。Yang 等[93]的研究结果也证实了服用人参 7 天不改变华法林的药代动力学和药效动力学。但有研究发现人参皂苷 Rh$_2$ 是 ABC 家族转运蛋白的抑制剂,其可通过非竞争性抑制的方式下调外排转运蛋白 P-gp 的表达[94]。Jiang 等发现人参皂苷类成分可抑制肝脏 OATP1A3 和肠道 OATP2B1 的转运活性[95],因此,药物与人参合用时需留意转运蛋白介导的中药-西药相互作用。

(三) 茯苓

黄松[96]通过体内外抑菌试验评价了茯苓多糖和恩诺沙星联合抗菌的生物活性。发现茯苓多糖能够在体外协同恩诺沙星清除细菌生物膜,也可以在治疗小鼠腹腔感染时增强恩诺沙星抗菌作用,有效减少恩诺沙星的使用剂量。兰量园[97]探索茯苓多糖对产前对乙酰氨基酚致胎鼠肝损伤的保护作用及分子机制。发现茯苓多糖对产前对乙酰氨基酚暴露所致肝损伤胎鼠具有细胞保护的药理活性,其作用机制与介导肝脏细胞 AKT 信号通路活化而改善肝细胞功能有关。彭尹宣[98]研究天麻多糖对天麻钩藤药对效应成分天麻素吸收的影响。

（四）天麻

发现天麻钩藤水煎组中天麻素的 K_a 和 C_{max} 明显高于去多糖组,且天麻素的 T_{max} 更短,同时 $t_{1/2}$ 明显增加,AUC 更大。这说明天麻钩藤水煎组在去除天麻多糖后,天麻素的吸收效率明显降低,天麻多糖对天麻钩藤药对中的效应成分天麻素的吸收具有促进作用。此外,有研究发现防风多糖对升麻素吸收无明显影响,但能够促进升麻素向结构稳定的升麻苷转化,有效抑制色原酮类成分降解[99]。

中药及其活性成分对药物代谢酶和转运蛋白的调控是复杂且多样的。同一种中药能够对多种药物代谢酶亚型产生调控作用。而不同的中药也可以对同一种药物代谢酶和药物转运蛋白表现为诱导或抑制作用。另外,一些临床常用中药能够通过激活核受体 PXR 和 CAR 来调控相关代谢酶和转运蛋白的表达和活性,这也提示对 PXR、CAR 和相关代谢酶的诱导活化可能是某些中药介导药物代谢酶的机制之一。由于中药及其有效成分在临床实践中常按照传统君臣佐使配伍原则组成方剂,或作为替代疗法与化学药物联合应用,因此,深入研究中药与药物代谢酶及转运蛋白的相护作用,关注中草药的安全使用,避免核受体、药物代谢酶及转运蛋白介导的药物间相互作用,对促进临床合理用药、提高中药使用的有效性和安全性、推动中药研究的现代化进程具有重要的意义。

第四节　中药多糖及苷类成分药理和毒性作用及与药代动力学的关联研究

多糖是一类结构复杂、功能多样的生物大分子,近年来,随着分子生物学、细胞生物学和糖生物学的发展,人们发现中药中多糖及苷类成分具有极其广泛的生物活性,如免疫调节、抗氧化、抗衰老、降血糖、降血脂等。由于糖苷键具有多种立体连接方式,可以形成复杂的空间结构,使多糖的结构与蛋白质和核酸相比更具柔性,这也为研究多糖类成分的药理作用机制、毒性及药代动力学特征带来很大挑战。中药多糖及苷类成分具有降血压、降血糖、降血脂、抗凝血、抗炎等作用,同时又可以改善机体肠道的微生态环境,对心血管系统、中枢神经系统、消化系统和内分泌系统均具有良好的调节作用。

一、对心血管系统的调节作用

研究发现,当人体的脂质代谢出现异常时,血脂浓度会持续升高,进而导致高脂血症。高脂血症是诱发动脉粥样硬化、冠心病等心血管疾病的重要危险因素。目前,他汀类药物被广泛应用于调节血脂,但其具有肝、肾及肌肉毒性,甚至会导致横纹肌溶解。药理研究显示,多糖类成分降血脂作用显著,且不良反应小,可以通过调控脂肪细胞增殖分化及脂质代谢相关酶活性,减少体内游离脂肪酸的生成,促进胆固醇向胆汁酸的转化与排泄,抑制胆酸与脂类物质结合及减少肠道对脂类物质的吸收等过程进而发挥降脂功效,对心血管系统具有很好的保护作用。徐思源等[100]采用高脂诱导 C57BL/6j 小鼠高脂血症模型,同时灌胃给予云芝多糖进行干预,发现云芝多糖可以减少血浆中 IFN-γ、IL-6、IL-1β 的表达水平,同时上调 IL-10 和白介素-13(IL-13)的表达,表明云芝多糖通过调节炎症因子起到预防高脂血症的作用。血压是反映血管功能非常重要的生理指标。过高的血压会引起心、脑、肾等器官的损伤,高血压也是诱发脑卒中发病率升高最重要的危险因素,陆积新等[101]研究发现,石斛多糖可有效缓解自发性高血压大鼠(SHR)的炎症因子功能紊乱,降低 AGE 水平,提高 sRAGE 水平,降低 RAGE 基因的活化,对缓解 SHR 的血管重塑有积极的作用。钟宇晨等[102]发现,生当归多糖和酒炙后的当归多糖均可改善急性血瘀大鼠血流变性、凝血系统功能,而酒当归多糖效果优于生当归多糖,并发现多糖组分为中药当归发挥活血祛瘀作用的药效物质基础。血管内皮细胞衰老是心血管疾病主要的危险因素之一。有研究发现,多糖可调节离子转运,减轻 Ca^{2+} 超载,减轻炎症反应发生。多糖也能调节细胞凋亡相关因子表达,抑制心肌细胞凋亡,改善内皮功能。研究发现,中药黄芪中的多糖类成分具有保护血管的作用。朱潇潇[103]等利用高糖诱导建立内皮细胞衰老模型,考察黄芪多糖对血管内皮细胞衰老的影响。发现黄芪多糖可以延缓血管内皮细胞衰老、抑制炎症,且该作用可能依赖于 NCLX 的调节,通过 LC3-p62-Atg7 促进自噬体形成,保证自噬通量,达到延缓血管内皮细胞衰老的效果。李琴等[104]研究发现,黄芪多糖可有效减小血管紧张素Ⅱ诱导的 H9c2 心肌细胞的表面积,并显著下调心肌细胞肥大相关基因的 mRNA 水平,且明显提升心肌细胞存活率,抑制心肌细胞肥大。韩琳等[105]发现黄芪多糖对脂多糖(lipopolysaccharide,LPS)诱导的小鼠心肌细胞凋亡有明显的保护作用,其作用机制与抑制 NF-κB 和 JNK 信号传导通路有关。胡小辉等[106]建立了大鼠力竭运动氧化应激模型和体外大鼠胸主动脉内皮细胞(RTAEC)氧化应激模型,研究枸杞多糖(LBP)对过度氧化应激诱导的心血管内皮细胞损伤的保护作用及其分子机制。发现枸杞多糖通过改善内皮细胞的氧化应激状态及炎症反应,增强内皮细胞中 Keap1/Nrf2 抗氧化应激信号通路的表达,进而提高内皮细胞的抗氧化应激能力,缓解机体的氧化应激状态和血管心肌的损伤与细胞凋亡,最终起到保护心血管系统的功能。刘婷婷[107]研究发现,太子参多糖可降低 RIPK3 蛋白水平,在缺氧/复氧诱导的心肌程序性坏死中起保护作用。徐繁等[108]发现,灵芝多糖可通过抑制心肌细胞凋亡减轻蒽环类药物所致的心肌细胞损伤。可见,中药多糖类成分可以有效调节心血管系统相关疾病。

二、对中枢神经系统的调节作用

冯晨等[109]研究发现,枸杞多糖可以抑制由 LPS 激活的 BV2 小胶质细胞引起的炎症反应,同时能抑制小胶质细胞中 ROS 的含量发挥抗氧化应激作用,并且有效抑制 LPS 刺激后细胞内 p-TAK1、iκB、p-iκB 及 p-p65 的表达,明显保护 LPS 激活的 BV2 小胶质细胞。房东东[110]研究发现,肉苁蓉多糖可改善实验性自身免疫性脑脊髓炎(EAE)小鼠临床症状,其作用途径可能与 Shh 信号通路有关。沈骅睿等[111]进行了补肾类中药巴戟天促进成骨细胞分化为神经元细胞的研究,发现巴戟天总多糖能够促进体外培养的成骨细胞向神经元细胞分化。钟晶[112]从治疗阿尔茨海默病(AD)常用的中药石菖蒲及远志中提取多糖类成分,并研究石菖蒲精多糖 ATP50-3 和远志精多糖 PTP70-2 体外抗神经炎活性及作用机制。发现石菖蒲各多糖部位均具备抗阿尔茨海默病活性,且石菖蒲多糖 ATP50-3 作为 AT50 的活性成分能够通过调控 TLR4-MyD88/PI3K-Akt/NF-κB 信号通路发挥抗神经炎作用,有效抑制小胶质细胞炎性浸润引起的神经元损伤,进而发挥神经保护作用;而远志多糖 PTP70-2 则是通过调节 TLR4-My D88/NF-κB 信号通路来发挥抗神经炎作用;认为 ATP50-3、PTP70-2 有望成为潜在的治疗神经炎症的神经保护剂。因此,叶妮等[113]发现黄芪多糖(APS)可抑制 C17.2 神经干细胞向星形胶质细胞的定向分化,促进向少突胶质细胞及神经元的定向分化,认为黄芪多糖有可能成为治疗神经退行性疾病的潜在药物。此外,黄连多糖通过减少线虫阿尔茨海默病模型中 Aβ 积累,上调 HSP 起到保护作用。党参多糖具有一定的镇痛、解热作用,可抑制中枢神经系统[114]。

三、对消化系统的调节作用

石玉祥等[115]给健康 C57BL/J 小鼠灌服枸杞多糖连续 7 天,发现小鼠肠黏膜上的小肠上皮内淋巴细胞和杯状细胞的数量均明显增加,且有向肠内层移动趋势,同时肠黏膜 IL-2 水平升高,说明枸杞多糖可促进小鼠小肠黏膜屏障结构趋于完整并提高其免疫功能。茯苓羧甲基多糖被证实在氟尿嘧啶干预的 CT-26 结肠肿瘤细胞中,可通过提高拟杆菌门、乳酸菌门及产生丁酸、乙酸的细菌丰度从而重塑其肠道菌群,起到改善肠道炎症、缓解肿瘤的作用[116]。梁桐尔等[117]研究发现,中药茯苓多糖对溃疡性结肠炎具有明显的治疗作用,茯苓多糖可通过抑制 IL-33/ST2 信号通路的激活,减少大鼠肥大细胞活化,抑制炎症因子的表达,降低结肠炎症浸润程度。黄忠义[118]研究发现,黄芪多糖对梗阻性黄疸(OJ)大鼠肠损害有治疗作用,其可通过 TLR4/NF-κB P65 通路维持抗炎与促炎平衡,保护大鼠肠黏膜屏障及抗小肠上皮细胞凋亡。钱峻[119]考察了甘草多糖(GPS)对萎缩性胃炎胃黏膜细胞的保护作用,发现甘草多糖可促进 Bcl-2/Bax 值升高,抑制细胞凋亡,通过提高胃黏膜组织中 SOD 和谷胱甘肽含量及降低 MDA 的含量发挥抗氧化的作用。此外,马齿苋多糖、黄芩多糖等已被证实可通过调节肠道菌群发挥治疗溃疡性结肠炎的作用[120]。

四、对内分泌系统的调节作用

糖尿病是一种严重的慢性代谢性疾病,是血管发生动脉粥样硬化病变的重要危险因素,糖尿病患者长期使用胰岛素会导致机体胰岛素受体敏感性降低,产生胰岛素抵抗,加重病情。近来研究发现许多中药的多糖类成分均有良好的降血糖活性,如人参、灵芝、当归、枸杞、茶叶、南瓜、海带、黑木耳多糖等。研究发现,多糖降血糖机制主要包括调节血糖激素水平;增强胰岛素敏感性与改善胰岛素抵抗;调节糖代谢酶活性;保护与修复胰岛 B 细胞;抗炎、抗氧化和免疫调节作用及调节肠道菌群等[121]。

丁婷等[122]证实桃胶多糖对糖尿病小鼠有降血糖作用,高剂量(800 mg/kg)与阳性药二甲双胍效果相当。李丹丹等[123]发现,黄芪多糖联合二甲双胍可以改善衰老 2 型糖尿病小鼠肾组织细胞超微结构,影响其糖原代谢,对衰老糖尿病肾脏病变具有保护作用。汪光军等[124]通过灌胃小鼠黄精多糖干预,然后采用高脂饮食联合低剂量链脲佐菌素诱导小鼠糖脂代谢紊乱,发现黄精多糖可以有效保护小鼠的糖脂代谢功能,从而有效预防小鼠糖尿病的发生与发展,且该作用可能与增强 PI3K、AKT 信号分子的表达水平有关。史湘铃等[125]研究发现,枸杞多糖主要组分甘露糖及其潜在靶标代谢物肌醇可通过改善 GLUT4 mRNA 表达水平,从而提高外周细胞对葡萄糖的摄取。此外,肌醇可以通过上调 GK mRNA 表达水平以提高胰岛素敏感性,改善葡萄糖代谢。汤卓红[126]发现,当归多糖通过阻断内外源性凋亡途径,抑制胰岛 B 细胞凋亡,从而促进 2 型糖尿病小鼠胰岛结构破损和胰岛素分泌功能障碍的修复。此外,玄参多糖[127]能够活化 IRS – 2/PI3K/Akt 信号通路,升高 PPARγ、GLUT4 表达水平,改善 2 型糖尿病大鼠糖脂代谢,其机制可能跟调控肝胰岛素信号通路有关。许梦丽等[128]研究发现,灵芝多糖可有效降低妊娠糖尿病(GDM)大鼠血糖水平,改善胰岛素抵抗与肝功能指标水平,从而保护肝脏,其作用机制可能与下调肝组织中 PEPCK、G – 6 –Pase 蛋白表达相关。

五、中药多糖类成分药代动力学研究热点和难点

中药及其方剂成分复杂。采用传统水煎煮法获得的中药水提液中含有大量的小分子活性成分及水溶性多糖类成分。在中药研究工作者多年的努力下,中药中的小分子活性成分的药代动力学研究已取得了巨大进步,然而,多糖类成分作为中药汤剂中的主要水溶性成分,由于结构上具有微观不均一的特点及单糖组成的多样性,导致其分离、纯化与结构鉴定等方面都存在许多挑战。而且,多糖类成分在溶液状态下柔性大,不易结晶,且绝大多数天然活性多糖既缺乏光吸收基团又缺乏发色团,测定受样品中生物源成分干扰,从而使其定量检测难度大,这些因素均导致对中药多糖药代动力学特征研究的相对滞后。

目前,中药多糖研究的热点主要涉及分离纯化、结构解析、功能活性评价和作用机制探析等,然而与天然的黄酮、生物碱、内酯类活性成分相比,多糖的药代动力学研究无论是深度还是广度都较为不足,且目前的研究主要以多糖作为载体对小分子药物药代动力学的影响为主。鉴于天然植物多糖来源广泛、作用温和、依赖性低、无不良反应,开发利用潜力巨大,对天然活性多糖进行药代动力学研究对于揭示其药理学作用机制,开发功能产品,制订改性及应

用方案等均具有重要现实意义。中药多糖疗效好且安全性高,但其难以被人体直接消化吸收,需经肠道菌群降解后才能被机体吸收并发挥药理活性。随着高通量测序技术的发展,基于转录组学、蛋白质组学、代谢组学和微生物组学的研究发现多糖可以通过调节肠道菌群、保护肠黏膜屏障、增加短链脂肪酸的含量发挥益生元作用,维持机体健康或辅助治疗。多糖既是特殊的功能因子,又是重要的功能载体,因此受到生物医药和功能食品领域学者的高度关注,然而其药代动力学研究却相对薄弱,相比其他功能小分子,中药多糖类成分药代动力学研究存在的主要挑战在于:首先,大部分中药多糖的提取纯化工艺、表征方法的重复性不高,很难得到均一的多糖组分;其次,多糖结构的特殊性导致其定量检测难度大,且灵敏度往往难以满足生物样品检测分析;此外,多糖在体内的代谢清除过程十分复杂,即使是均一多糖也只是分子量相对集中的一类多糖混合物,仍然可能存在不同的电荷性质、糖苷键链接和分子构象等,并因此表现出完全不同的药代动力学特征。此外,多糖的药代动力学不仅与自身的理化性质、给药方式及剂量密切相关,还可能受其他物质如肠道吸收促进剂等制剂因素的影响。总之,中药多糖的药代动力学研究是一项复杂的系统研究,而后期的研究重点可能将主要集中在 3 个方面。首先,研究如何建立灵敏度高的生物样品中原型多糖的定量和定性检测方法。其次,结合多糖的改性技术,深入探究其理化特征与药代动力学和生物功效之间的关联性,为指导多糖的分子修饰及应用方案制订奠定理论基础。再次,确证中药多糖调节肠道菌群发挥药理作用的因果关系,深入挖掘多糖与肠道菌群的相互作用机制,以期将多糖类成分开发成为益生元产品提供理论依据。中药多糖及苷类成分的研究仍面临着巨大的机遇和挑战,这需要科研工作者不断的探究,为中药多糖及苷类成分的成药性研究提供实验依据。

(赵洁)

参考文献

[1] 刘小林,金晨,程磊,等.含多糖制剂的剂型及其质量标准分析.江西中医药大学学报,2018,30(1):117-120.

[2] Han Q B. Critical problems stalling progress in natural bioactive polysaccharide research anddevelopment. J Agric Food Chem, 2018, 66(18):4581-4583.

[3] 郑年新,阮金秀,张永祥,等.六味地黄多糖在小鼠体内的吸收.中国药理学通报,2000,

16(4)：403－405.

[4] 陈地灵,陈振兴,林励,等.巴戟多糖在体肠吸收机制的研究.中药新药与临床药理, 2012,23(1)：61－64.

[5] Wang K P, Cheng F, Pan X L, et al. Investigation of the transportand absorption of Angelica sinensis polysaccharidethrough gastrointestinal tract both in vitro and in vivo. Drug Deliv, 2017, 24(1)：1360－1371.

[6] Wang Z C, Zhang H R, Shen Y B, et al. Characterization of anovel polysaccharide from Ganoderma lucidum and itsabsorption mechanism in Caco-2 cells and mice model. Int J Biol Macromol, 2018, 118(Pt A)：320－326.

[7] Ren Z, Qin T, Liu X P, et al. Optimization of hericium erinaceus polysaccharide-loaded poly (lactic-co-glycolicacid) nanoparticles by RSM and its absorption in Caco-2 cell monolayers. Int J Biol Macromol, 2018, 118(Pt A)：932－937.

[8] 卢智玲,林晓,徐德生,等.麦冬多糖 MDG－1 在 Caco－2 细胞模型中转运机制研究.中国现代应用药学,2006,23(6)：452－454.

[9] 齐云,蔡润兰,王翔岩,等.用生物测定法研究肉苁蓉多糖在体外的吸收转运.中国药学杂志,2010,45(7)：527－530.

[10] 王翔岩.肉苁蓉多糖的免疫调节活性及吸收特性研究.北京：中国协和医科大学,2009.

[11] 曹楠,赵珍,赵雨彤,等.茯苓多糖在人工胃液、肠液中的降解及其在体肠吸收研究.食品工业科技,2020,41(21)：299－303.

[12] 丁涛.灰树花多糖的 FITC 荧光标记及 Caco－2 细胞模型对其的吸收与转运研究.徐州：江苏师范大学,2014.

[13] 史文涛.太子参抗 T2DM 多糖及递药轨迹研究.福州：福建中医药大学,2015.

[14] Dalile B, van Oudenhove L, Vervliet B, et al. The role of short-chain fatty acids in microbiota-gut-brain communication. Nature Reviews Gastroenterology & Hepatology, 2019, 16(8)：461－478.

[15] Li L F, Yao H, Li X J, et al. Destiny of dendrobium officinale polysaccharide after oral administration：Indigestible and nonabsorbing, ends in modulating gut microbiota. J Agric Food Chem, 2019, 67(21)：5968－5977.

[16] 肖霄.NSPs(非淀粉类多糖)在大鼠体内转化吸收机制的研究.福州：福州大学,2014.

[17] Singh R P. Glycan utilisation system in Bacteroides and Bifidobacteria and their roles in gut stability and health. Applied Microbiology and Biotechnology, 2019, 103(18)：7287－7315.

[18] 唐圆,谢果珍.多糖与肠道菌群的相互作用研究进展.现代农业科技,2020(9)：225－227.

[19] Chen M C, Mi F L, Liao Z X, et al. Recent advances inchitosan-based nanoparticles for oral delivery of macromolecules. Adv Drug Deliv Rev, 2013, 65(6)：865－879.

[20] Rice P J, Adams E L, Ozment-Skelton T, et al. Oral deliveryand gastrointestinal absorption of soluble glucansstimulate increased resistance to infectious challenge. JPharmacol Exp Ther, 2005, 314(3)：1079－1086.

［21］Masuda Y, Nakayama Y, Tanaka A, et al. Antitumor activity of orally administered maitake α-glucan by stimulating antitumor immune response in murine tumor. PLoS One, 2017, 12(3): e0173621.

［22］刘昭曦, 王禄山, 陈敏. 肠道菌群多糖利用及代谢. https://doi.org/10.13343/j.cnki. wsxb.20200478［2020-11-05］.

［23］师志强, 张雪梅, 薛志远, 等. 红芪多糖3的荧光标记及其组织分布研究. 西北药学杂志, 2018, 33(5): 611-615.

［24］赵娴, 彭尹宣, 王兴, 等. 天麻钩藤药对去天麻多糖前后天麻素的肝、肾组织分布研究. 中药药理与临床, 2017, 33(4): 102-105.

［25］郝冉, 王正明, 查学强, 等. 霍山石斛多糖的肠黏膜免疫调节活性及在小肠中的吸收分布. 食品科学, 2014, 35(9): 256-259.

［26］鲍小强, 吴海楠. 红景天苷在小鼠体内药代动力学及组织分布特征研究. 中国中药杂志, 2020, 45(18): 4466-4471.

［27］Tanaka T, Fujishima Y, Hanano S, et al. Intracellular disposition of polysaccharides in rat liver parenchymal and nonparenchymal cells. Int J Pharm, 2004, 286(1-2): 9-17.

［28］Rice P J, Lockharta B E, Barkerb L A, et al. Pharmacokinetics of fungal (1-3)-β-D-glucans following intravenous administrationin rats. Int Immunopharmacol, 2004, 4(9): 1209-1215.

［29］Yi Y M, Yang T Y, Pan W M. Studies on distribution of ^{125}I bovine serum albumin Astragalus polysaccharide nanoparticle in vivo. Acta Univ Med Tongji, 1999, 28(3): 244-246.

［30］Nishikawa M, Takakura Y, Hashida M. Pharmacokinetice valuation of polymeric carriers. Adv Drug Deliv Rev, 1996, 21(2): 135-155.

［31］Koh A, De Vadder F, Kovatcheva-Datchary P, et al. From dietary fiber to host physiology: short-chain fatty acids as key bacterial metabolites. Cell, 2016, 165(6): 1332-1345.

［32］Sleeth M L, Thompson E L, Ford H E, et al. Free fatty acid receptor 2 and nutrient sensing: a proposed role for fibre, fermentable carbohydrates and short-chain fatty acids in appetite regulation. Nutrition Research Reviews, 2010, 23(1): 135-145.

［33］Chen R Z, Xu Y, Wu P, et al. Transplantation of fecal microbiota rich in short chain fatty acids and butyric acid treat cerebral ischemic stroke by regulating gut microbiota. Pharmacological Research, 2019(148): 104403.

［34］Chen R Z,, Wu P, Cai Z, et al. The combination of Puerariae Lobatae Radix and Chuanxiong Rhizoma enhanced the absorption and pharmacokinetics of puerarin by modulating the intestinal barrier and influenced gut microbiota. Journal of Functional Foods, 2018(47): 72-82.

［35］Gao B B, Wang R J, Peng Y, et al. Effects of a homogeneous polysaccharide from Sijunzi decoction on human intestinal microbes and short chain fatty acids in vitro. J Ethnopharmacol, 2018(224): 465-473.

［36］Zhou S S, Xu J, Zhu H, et al. Gut microbiota-involved mechanisms in enhancing systemic exposure of ginsenosides by coexisting polysaccharidesin ginseng decoction. Sci Rep, 2016 (6)：22474.

［37］李克剑,谢华通,王硕,等.荧光凝胶色谱法测定大鼠口服麦冬多糖 MDG-1 排泄变化. 当代医学,2013(24)：17-19.

［38］谢华通,王硕,阮克峰,等.荧光凝胶色谱法测定大鼠单次口服麦冬多糖 MDG-1 排泄变化.中国实验方剂学杂志,2012,18(17)：152-156.

［39］周玉燕,廖建民,沈子龙,等.^{59}Fe-玉米多糖铁复合物在大鼠体内吸收、分布及排泄研究.南方医科大学学报,2013,33(11)：1638-1642.

［40］高其品,陈慧群,王坤,等.银耳多糖在大鼠体内的吸收、分布和排除.中国药学杂志, 2002,37(3)：205-208.

［41］Kaneo Y, Uemura T, Tanaka T, et al. Polysaccharides as drug carriers：biodisposition of fluorescein-labeled dextrans in mice. Biol Pharm Bull, 1997, 20(2)：181-187.

［42］Lin X, Wang Z J, Sun G L, et al. A sensitive and specific HPGPC-FD method for the study of pharmacokinetics and tissue distribution of Radix Ophiopogonis polysaccharide in rats. Biomed Chromatogr, 2010, 24(8)：820-825.

［43］程茜.食物营养与辅食对肠道菌群的影响.中国儿童保健杂志,2020,28(10)：1069-1071,1087.

［44］王军波,刘欣然,麻慧娟,等.6-8月龄婴儿肠道菌群特征及影响因素.中国营养学会会议论文集,2019.

［45］赵婷.3 岁儿童肠道菌群分布与神经发育表型的关联分析.青岛：青岛大学,2019.

［46］秦环龙.肠屏障功能的基础与临床.上海：上海交通大学出版社,2007.

［47］李欢欢,孙江兵,周军.槲皮素-3-O-槐糖苷在正常和脑缺血再灌注大鼠体内的药代动力学研究.西北国防医学杂志,2016(7)：421-424.

［48］胡霞敏,曾繁典.β-七叶皂苷钠在脑缺血再灌注大鼠体内药代动力学的研究.中国临床药理学与治疗学,2005,10(7)：828-831.

［49］Shen H, Gao X J, Li T, et al. Ginseng polysaccharides enhanced ginsenoside Rb1 and microbial metabolites exposure through enhancing intestinal absorption and affecting gut microbial metabolism. J Ethnopharmacol, 2018(216)：47-56.

［50］孙岩,肖楠,李光,等.人参皂苷 Re 在正常和中波紫外线辐射损伤模型大鼠体内药代动力学比较研究.分析化学,2018,46(5)：678-683.

［51］程瑶.芍药甘草汤在正常及多囊卵巢综合征大鼠体内的药代动力学比较及药物代谢研究.太原：山西医科大学,2019.

［52］吴晶晶,袁秀妍,杨晔,等.基于小肠 M 细胞模型研究黄连多糖对小檗碱经小肠吸收的影响及相关机制.中南药学,2020,18(4)：525-530.

［53］杨景明,姜华,王紫玮,等.防风多糖对升麻素在 Caco-2 细胞模型中吸收、转化的影响.北京中医药大学学报,2016,39(6)：456-460.

［54］吴向东,王兴,杨娟,等.天麻多糖对天麻素吸收的影响.成都医学院学报,2012,7(4)：

551－553.

［55］夏毅伟,韦莉萍,谷豪,等.桃胶多糖对 Caco－2 细胞模型吸收葡萄糖的影响.世界科学技术-中医药现代化,2013,15(2)：228－232.

［56］李瑞刚,朱娜,赵幻希,等.人参多糖对人参皂苷 Re 体内代谢和体外转化的影响.高等学校化学学报,2018,39(10)：2192－2197.

［57］Zhao R Q, Ji Y, Chen X, et al. Effects of a beta-type glycosidic polysaccharide from flammulina velutipes on anti-inflammation and gut microbiota modulation in colitis mice. Food Funct, 2020, 11(5)：4259－4274.

［58］高启禹,赵英政,张凌波,等.山药多糖对昆明种小鼠生长性能及肠道菌群的影响.中国老年学杂志,2015,35(20)：5685－5687.

［59］郭建壮,成正祥,祁冬冬,等.应用 PCR－DGGE 法评价石斛多糖对肠道微生态失调的调节作用.中国微生态学杂志,2012,24(10)：873－875.

［60］石丹,张宇.蒲公英多糖对小鼠肠道微生态的调节作用.微生物学免疫学进展,2016,44(3)：49－53.

［61］王艳,杨静,沈媛珍.山茱萸多糖调节小鼠肠道菌群失调的作用.华西药学杂志,2014,29(4)：390－392.

［62］王艳,张立,沈媛珍,等.金樱根、金樱茎多糖对小鼠肠道菌群失调的调整作用.中国实验方剂学杂志,2012,18(20)：270－272.

［63］陈涟昊,张霞,孙世芳,等.桑叶多糖调节小鼠肠道菌群失调的研究.现代药物与临床,2015,30(6)：633－636.

［64］李茜,吴涛,刘锐,等.植物多糖与肠道菌群互作及其对代谢综合征的影响.食品安全质量检测学报,2020,11(21)：7649－7655.

［65］Davydov D R, Davydova N Y, Sineva E V, et al. Interactions among cytochromes P450 in microsomal membranes：oligomerization of cytochromes p450 3A4, 3A5, and 2E1 and its functional consequences. J Biol Chem, 2015, 290(6)：3850－3864.

［66］何薇,宁静,吴敬敬,等.甘草化学成分与细胞色素 P450 酶间的相互作用研究进展.中草药,2016,47(11)：1974－1981.

［67］孙佳.基于 CYP450 酶探讨人参、炙甘草减轻附子毒性的机制.大连：辽宁师范大学,2019.

［68］刘自华,安叡,张艺竹,等.HPLC－MS/MS 测定葛根芩连汤对大鼠肝脏细胞色素 P450 酶的影响.中国中药杂志,2015,40(15)：3072－3080.

［69］刘艳,李天骄,赵锦燕,等.粗叶悬钩子粗多糖对模型大鼠急性肝损伤药物代谢酶的影响.福建中医学院学报,2008,18(2)：13－15.

［70］夏雪雁,彭仁琇,孔锐,等.当归总多糖对小鼠肝脏药物代谢酶活性具有调节作用.中国中药杂志,2003,28(2)：149－152.

［71］张国伟,李彩霞,王艳峰,等.猪苓及猪苓多糖对 BBN 联合糖精作用 Fisher－344 大鼠肝脏代谢酶的影响.天然产物研究与开发,2011,23(5)：923－926.

［72］杨鑫宝,刘建勋.近 10 年中药与药物代谢酶相互作用的研究进展.中国中药杂志,

2012,37(7):871-877.

[73] 刘新豫,吕侠,吴敬敬,等.胆红素代谢酶 UGT1A1 介导的中药不良反应研究进展,2018,41(5):716-726.

[74] 肖勇,马增春,王宇光,等.基于孕烷受体-细胞色素 P450 3A4 通路筛选复方丹参中的效应成分实验研究.中国中西医结合杂志,2014,34(5):606-610.

[75] Tancula E, Feldhaus M J, Bedzyk L A, et al. Location and characterization of genes involved in binding of starch to the surface of Bacteroides thetaiotaomicron. Journal of Bacteriology, 1992, 174(17): 5609-5616.

[76] Foley M H, Cockburn D W, Koropatkin N M. The Sus operon: a model system for starch uptake by the human gut Bacteroidetes. Cellular and Molecular Life Sciences, 2016, 73 (14): 2603-2617.

[77] Mahowald M A, Rey F E, Seedorf H, et al. Characterizing a model human gut microbiota composed of members of its two dominant bacterial phyla. Proc Natl Acad Sci U S A, 2009, 106(14): 5859-5864.

[78] Koropatkin N M, Cameron E A, Martens E C, et al. How glycan metabolism shapes the human gut microbiota. Nature Reviews Microbiology, 2012, 10(5): 323-335.

[79] Turroni F, Milani C, Duranti S, et al. Glycan utilization and cross-feeding activities by bifidobacteria. Trends in Microbiology, 2018, 26(4): 339-350.

[80] 刘莹,解军波,张彦青.食用酸枣仁多糖的小鼠肠道菌群培养上清液对 Caco-2 细胞吸收相关蛋白表达的影响.食品工业科技,2020,41(13):302-06,314.

[81] 邓末娇,闫洁熙,王沛,等.茯苓多糖对高尿酸血症大鼠肾小管转运体 rURAT1、rOAT1 和 rOCT2 表达的影响.西部中医药,2019,32(6):10-14.

[82] 王丽娟.薯蓣皂苷逆转阿霉素多药耐药、增加甲氨蝶呤吸收的分子药理学机制.大连:大连医科大学,2014.

[83] 刘琦.葛根素对转运体介导的甲氨蝶呤药代动力学、肾损伤、逆转 K562/ADR 细胞多药耐药的分子药代动力学机制.大连:大连医科大学,2014.

[84] 刘琦,刘克辛.代谢酶和转运体介导的中药-西药相互作用的药学机制研究进展.药学学报,2015,50(4):406-412.

[85] Chiang H M, Fang S H, Wen K C, et al. Life-threatening interaction between the root extract of Pueraria lobata and methotrexate in rats. Toxicol Appl Pharmacol, 2005, 209 (3): 263-268.

[86] Li N, Deng Y, Wang D, et al. Determination of glibenclamide and puerarin in rat plasma by UPLC-MS/MS: application to their pharmacokinetic interaction study. Talanta, 2013 (104): 109-115.

[87] Jiang L, Dai J, Huang Z L, et al. Simultaneous determination of gastrodin and puerarin in rat plasma by HPLC and the application to their interaction on pharmacokinetics. J Chromatogr B Analyt Technol Biomed Life Sci, 2013(915-916): 8-12.

233

［88］Zhang Z, Lam T N, Zuo Z. Radix Puerariae: an overview of its chemistry, pharmacology, pharmacokinetics, and clinical use. J Clin Pharmacol, 2013, 53(8): 787 – 811.

［89］Liu X M, Zhao Y L, Gao E, et al. Pharmacokinetic comparisons of puerarin, daidzin and the glucuronide metabolite of puerarin after administration of total flavonoid from Gegen alone and total flavonoid from Gegen combined with total saponin from Sanqi in rats under different physiological states. J Chromatogr B Analyt Technol Biomed Life Sci, 2013 (931): 127 – 33.

［90］Liu Q, Wang C Y, Meng Q, et al. MDR1 and OAT1/OAT3mediate the drug-drug interaction between puerarin and methotrexate. Pharm Res, 2014, 31(5): 1120 – 1132.

［91］Gurley B J, Gardner S F, Hubbard M A, et al. Clinical assessment of effects of botanical supplementation on cytochrome P450 phenotypes in the elderly: St. John's wort, garlic oil, Panax ginseng, and Ginkgo biloba. Drugs Aging, 2005, 22(6): 525 – 539.

［92］Yang Z, Gao S, Wang J R, et al. Enhancement of oral bioavailability of 20(S)-ginsenoside Rh2 through improved understanding of its absorption and efflux mechanisms. Drug Metab Dispos, 2011, 39(10): 1866 – 1872.

［93］Yang A K, He S M, Liu L, et al. Herbal interactions with anticancer drugs: mechanistic and clinical considerations. Curr Med Chem, 2010, 17(16): 1635 – 1678.

［94］Zhang J W, Zhou F, Wu X L, et al. 20(S)-ginsenoside Rh2 noncompetitively inhibits P-glycoprotein in vitro and in vivo: A case for herb-drug interactions. Drug Metab Dispos, 2010, 38(12): 2179 – 2187.

［95］Jiang R R, Dong J J, Li X X, et al. Molecular mechanisms governing differential pharmacokinetics of ginsenosides and potential for ginsenoside-perpetrated herb-drug interactions on OATP1B3. Br J Pharmacol, 2015, 172(4): 1059 – 1073.

［96］黄松,崔明旭,刘爱玲,等.茯苓多糖联合恩诺沙星体内外抗菌活性评价.中国兽药杂志,2020,54(7): 55 – 60.

［97］兰量园,吴咖,吴欣谋,等.茯苓多糖保护对乙酰氨基酚暴露胎鼠的分子机制研究.中药药理与临床,2019,35(2): 52 – 55.

［98］彭尹宣,王兴,杨娟,等.天麻多糖对天麻钩藤药对效应成分吸收的影响.环球中医药,2015,8(12): 1452 – 1454.

［99］杨景明,姜华,王紫玮,等.防风多糖对升麻素在 Caco – 2 细胞模型中吸收、转化的影响.北京中医药大学学报,2016,39(6): 456 – 460.

［100］徐思源,叶碧娴,窦永会,等.云芝多糖调节炎症因子的表达并改善小鼠高脂血症.南开大学学报(自然科学版),2016,49(3): 81 – 87.

［101］陆积新,李近都,潘兴寿,等.石斛多糖对 SHR 晚期糖基化终产物代谢变化及其与炎症因子的关系.中国医药科学,2020,10(1): 9 – 13.

［102］钟宇晨,匡海学,王秋红,等.酒炙前后当归多糖对血瘀证大鼠的作用研究及机制探讨.中药新药与临床药理,2020,31(5): 495 – 501.

［103］朱潇潇.黄芪多糖延缓血管内皮细胞衰老的作用及其机制探讨.北京:中国人民解放

军医学院,2019.

[104] 李琴,李言,高珊珊,等.黄芪多糖抑制血管紧张素Ⅱ诱导心肌肥大的作用途径.中国组织工程研究,2019,23(19):3086-3091.

[105] 韩琳,王洪新,鲁美丽.黄芪多糖通过抑制 NF-κB 和 JNK 信号通路减轻 LPS 诱导的小鼠心肌细胞凋亡.中国药理学通报,2018,34(2):243-249.

[106] 胡小辉.枸杞多糖通过 Keap1/Nrf2 信号通路改善力竭运动大鼠心血管损伤的机制研究.银川:宁夏医科大学,2020.

[107] 刘婷婷.太子参糖在缺氧/复氧诱导的心肌细胞程序性坏死中的作用.镇江:江苏大学,2018.

[108] 徐繁,李潇,李青山,等.灵芝多糖减轻蒽环类药物所致心肌细胞凋亡的研究.河北医学,2020,26(11):1826-1828.

[109] 冯晨,于洋.枸杞多糖对 LPS 诱导 BV2 小胶质细胞的抗炎活性及 NF-κB 信号通路的调控作用.食品工业科技,2021,42(3):304-309.

[110] 房东东,刘敏敏,刘海峰,等.肉苁蓉多糖通过 Shh 通路缓解 EAE 小鼠的临床症状.中国神经免疫学和神经病学杂志,2020,27(1):52-60.

[111] 沈骅睿,敖亮,王立胜,等.巴戟天总多糖促进体外培养成骨细胞向神经元细胞分化的实验研究.临床医药文献电子杂志,2019,6(98):7-9,12.

[112] 钟晶.石菖蒲、远志多糖抗神经炎活性及机制研究.广州:广东药科大学,2020.

[113] 叶妮,马金昀,程晓东.黄芪多糖对 C17.2 神经干细胞定向分化的调控作用.世界中医药,2019,14(10):2598-2602,2608.

[114] Li Y, Guan S, Liu C, et al. Neuroprotective effects of Coptis chinensis Franch polysaccharide on amyloid-beta (Aβ)-induced toxicity in a transgenic Caenorhabditis elegans model of Alzheimer's disease (AD). Int J BioMacromol, 2018, 113 (5): 991-995.

[115] 石玉祥,闫金坤,王雪敏.枸杞多糖对小鼠肠道上皮内淋巴细胞和杯状细胞数量、分布及对 IL-2 水平影响.食品科学,2011,32(13):318-320.

[116] Wang C H, Yang S X, Gao L, et al. Carboxymethyl pachyman (CMP) reduces intestinal mucositis and regulates the intestinal microflora in 5-fluorouracil-treated CT26 tumour-bearing mice. Food & Function, 2018, 9(5):2695-2704.

[117] 梁桐尔,刘杨洋,王烜.基于 IL-33/ST2 信号通路的茯苓多糖调控溃疡性结肠炎大鼠肥大细胞活化的机制研究.中国免疫学杂志,2020,36(11):1324-1329,1337.

[118] 黄忠义,陈飞,张贯启,等.黄芪多糖对梗阻性黄疸大鼠肠损害的治疗作用及其机制探讨.山东医药,2020,60(12):32-36.

[119] 钱峻.甘草多糖对萎缩性胃炎胃粘膜细胞的保护作用及其机制研究.苏州:苏州大学,2018.

[120] 代月,韩振忠,杨春佳,等.马齿苋多糖对溃疡性结肠炎小鼠肠黏膜 sIgA 及病理表现的影响.中国微生态学杂志,2016,28(8):903-905,915.

[121] 崔莉,宁青,张润桐,等.黄芩多糖提取条件优化方法及其对溃疡性结肠炎小鼠的疗

效研究.山东中医杂志,2020,39(9):993-1000.

[122] 丁婷,杨建华,路新卫,等.桃胶粗多糖对糖尿病小鼠免疫调节和血糖影响初探.食品工业,2009(6):7-9.

[123] 李丹丹,刘佳佳,刘军军,等.黄芪多糖联合二甲双胍对衰老2型糖尿病小鼠肾组织糖原代谢及超微结构的影响.时珍国医国药,2019,30(4):827-829.

[124] 汪光军,李九九,何立峰,等.黄精多糖预防小鼠糖脂代谢紊乱的作用研究.食品安全质量检测学报,2020,11(21):7829-7836.

[125] 史湘铃,夏惠,许登峰,等.枸杞多糖主要组分甘露糖及其潜在靶标代谢物肌醇对小鼠胰岛 β-TC6 细胞的影响.卫生研究,2020,49(3):458-462.

[126] 汤卓红.当归多糖对2型糖尿病小鼠肝脏和胰岛损伤的保护作用及机制研究.武汉:华中科技大学,2018.

[127] 郑园园,王健,蒋剑平,等.玄参多糖对2型糖尿病大鼠糖脂代谢及肝胰岛素信号通路的影响.中草药,2020,51(6):1586-1592.

[128] 许梦丽,徐琼,崔翠,等.灵芝多糖对妊娠期糖尿病大鼠肝脏损伤的保护作用.中国临床药理学杂志,2020,36(20):3242-3245.

中药三萜类成分的
药代动力学研究

三萜类化合物（triterpenoid）是一类母核由 30 个碳原子组成的萜类化合物，含有 6 个异戊二烯单元，多为含氧衍生物，C－3 多有羟基。自然界中，三萜类一般与苷元结合形成苷，称为三萜皂苷（triterpenoid saponins），少数以游离苷元（triterpenoid aglycone）或酯的形式存在。根据苷元的结构特点，多数三萜为四环三萜和五环三萜，少数为链状、单环、双环和三环三萜。其中四环三萜包括达玛烷型、羊毛脂烷型、环阿屯烷型、甘遂烷型、棟烷型、葫芦烷型 6 种结构类型；而五环三萜主要包括齐墩果烷型、乌苏烷型、羽扇豆烷型、木栓烷型4 种。

三萜类成分存在于人参、三七、甘草、柴胡等常见中药中，具有抗肿瘤、抗氧化、抗炎、抗菌、抗病毒、保护肝脏和心脏等广泛的药理活性。但是其口服生物利用度低，大部分三萜类成分较难吸收。因此，研究三萜类成分的体内药代动力学行为及其调控机制，可为提高其生物利用度和药效提供理论依据。

第一节　中药三萜类成分药代动力学
特征及调控机制

大多数三萜类成分生物利用度低。研究表明，三萜类成分在体内的药代动力学特征受其自身溶解性（solubility）、膜渗透性（membrane permeation）、肠道菌群（gut microbiota）、药物代谢酶和外排转运蛋白（efflux transporter）的影响。口服给药后，大多数三萜皂苷在胃肠道水解成次级皂苷或者苷元，随后以被动扩散的方式被肠道吸收，少数以主动转运方式被吸收。三萜类成分吸收人体内后,可迅速分布于多种组织和器官中。肝脏和胃肠道是三萜类成分代谢的主要部位,其原型和代谢产物主要经过粪便、胆汁排出体外,少量经过尿液排泄。部分三萜类成分体内药代动力学研究的血药浓度-时间曲线呈双峰的特征,这是其在体内经历肝肠循环的结果。

肠道菌群代谢及肝肠循环是中药三萜类成分药代动力学重要的调控机制,其中肠道菌群的代谢对于三萜类成分的吸收及肝肠循环的发生至关重要。这些机制清楚阐述了三萜类成分在体内的药代动力学特征,也从药代动力学的角度对其发挥的药效作用机制进行了解析,为含三萜中药的进一步研发和应用提供了理论依据。

一、吸收

大多数三萜类成分以苷的形式存在,少数以游离苷元或酯的形式存在。三萜皂苷一般连接一个或多个苷元,极性普遍较大,分子量普遍大于500,生物膜渗透性较差,难以吸收进入体循环,如多糖基化原型人参皂苷(ginsenoside)的膜渗透性差是导致其口服吸收不良的主要原因[1]。但是三萜皂苷口服进入胃肠道后,在肠腔中的肠道菌群和肠水解酶的作用下,水解生成次级皂苷或苷元,次级皂苷和苷元较原三萜皂苷脂溶性大,分子量更小,更容易被吸收。例如,人参皂苷在胃肠水解酶和多种肠道菌的作用下,转化为原人参二醇(protopanaxadiol, PPD)和原人参三醇(protopanaxatriol, PPT)等苷元或低级苷,利于吸收入血。柴胡皂苷水解 $\beta - D$ -葡萄糖苷酶(saikosaponin-hydrolyzing $\beta - D -$ glucosidase)在肠道中将柴胡皂苷(saikosaponins)水解转化为相应的柴胡苷元,分子结构降低,肠道通透性提高,便于吸收发挥效用[2,3]。

三萜类成分的吸收转运可能由单一的转运方式介导,也可能兼有几种转运方式。体内外多种模型研究显示,大部分的三萜类成分以被动扩散的方式吸收进入人体,其透过率受自身结构、pH、剂型等因素的影响,如齐墩果酸(oleanolic acid, OA)等多数齐墩果烷型五环三萜皂苷类成分以被动转运方式吸收[4]。柴胡皂苷 a(saikosaponin a, SSa)的转运机制可能为跨细胞间隙被动转运[5]。少数三萜类成分以主动转运的方式吸收。例如,人参皂苷 Rh_2(ginsenoside Rh_2, GRh_2)细胞膜透过性较差,吸收方式可能为主动转运[6]。此外,部分三萜类成分吸收较差还与肠细胞上的 P-gp 和 MRP 等外排性转运蛋白的作用有关。这些外排性转运蛋白可将已吸收的三萜外排到细胞外,减少三萜的吸收。例如,白头翁皂苷(pulchinenoside)为 P－gp 底物,肠细胞 P－gp 可将已吸收的皂苷外排回小肠中,降低了白头翁皂苷的小肠吸收量,抑制 P－gp 的表达可促进这类成分的吸收,提高生物利用度[4]。三七皂苷(ginsenoside)GF2 和 GF1 都是 P－gp 和 MRP2 的底物,这可能是导致三七皂苷吸收较差的原因之一[7,8]。

三萜类成分主要经胃肠道吸收。其中小肠是三萜类成分吸收的主要部位,其在各个肠段都有吸收,不同的三萜类成分其吸收部位也会有差别。例如,白头翁皂苷主要在十二指肠吸收[4];20(R)-人参皂苷 Rh$_2$ 主要在十二指肠和空肠吸收[1];而甘草酸铵(ammonium glycyrrhizinate)在小肠则无特异性吸收部位[9]。

二、分布

三萜类成分血浆蛋白结合率较高,在体内分布广泛。口服含三萜类成分的中药后,各组织器官、血浆、尿液、胆汁和粪便中均可检测到其原型和代谢产物。影响三萜类成分体内分布的因素主要有以下几点。① 组织器官的血流和灌注率:如大鼠灌胃给予熊果酸(ursolic acid, UA)后,熊果酸在大多数组织中迅速分布,组织分布浓度从高到低依次为肺>脾>肝>脑>心>肾,熊果酸主要分布在肺、脾、肝等供血丰富的组织中[10]。② 血浆蛋白结合率:如在小鼠、大鼠或犬中,白桦脂酸(betulinic acid, BA)的血清蛋白结合率有 99.99%,广泛分布于体内各组织中[11]。③ 三萜类成分的理化性质:三萜类化合物由于母核结构的特殊性,其脂溶性较强,溶解度很小,使得其在亲脂性组织中分布较为广泛。④ 转运蛋白的影响:研究表明,熊果酸在肝中分布较高的原因可能是肝细胞中有机阴离子转运多肽 1B(organic anion-transporting polypeptide 1B,OATP1B)参与了熊果酸的转运[10]。此外,三萜类成分的给药剂型、体内屏障等因素均对三萜的体内分布产生一定的影响。

三、代谢

三萜类成分在体内被广泛代谢,主要发生脱糖基化、氧合、水合和结合反应。肠道和肝脏是其代谢的主要部位。对于口服给药,少数三萜类成分由于对酸不稳定,在胃的酸性环境下很容易被代谢,如在胃液作用下,20(S)-原人参三醇型皂苷容易发生 C－20 位糖链的水解及母核侧链的水合作用,20(S)-

原人参二醇型皂苷在胃内易发生母核侧链的氧化反应[12]。进入肠道后,三萜皂苷与肠道中的肠道菌群广泛作用,经过一系列生物转化水解生成相应的次级皂苷或苷元,进而经过被动扩散吸收。吸收进入体内的三萜类成分,主要在肝脏中进行代谢,其代谢依赖于肝微粒体中的多种酶系。三萜类成分肝脏代谢包括 I 相代谢和 II 相代谢。I 相代谢主要由 CYP450 酶参与,可使三萜类成分发生氧化、还原、水解等反应,引入羟基、羧基等功能基团,生成极性较大的代谢物。例如,大鼠肝微粒体体外孵育模型研究发现,CYP3A1/2 和 CYP2C9/10 分别参与了甘草次酸(glycyrrhetinic acid, GA)的 C-22α 和 C-24 位置的单羟化代谢[8,13];熊果酸主要是通过 CYP3A4 和 CYP2C9 酶进行代谢[10];齐墩果酸可被 CYP3A 代谢,大鼠肝微粒体实验发现,60%齐墩果酸发生羟基化反应转化为极性较大的物质直接排出体外[4,14]。II 相代谢主要是结合反应,生成葡萄糖醛酸化、硫酸化和乙酰化等代谢产物。经肝脏代谢的部分三萜类成分可经过胆汁排泄到胃肠道,在肠道再次被水解吸收,从而形成肝肠循环。例如,SD 大鼠灌胃灵芝酸 D(ganoderic acid, GAD)后,可以在胆汁中鉴定出葡萄糖醛酸化产物和硫酸化产物等 II 相代谢产物[15]。人参皂苷 CK(ginsenoside compound K)进入肝脏后,可被进一步代谢和转化,由乙酰辅酶 A 催化生成脂肪酸酯 EM1,相比较人参皂苷 CK 而言,EM1 不能通过胆汁分泌进入小肠,其在肝脏的滞留时间大大加长[1]。由于三萜类成分结构多样,代谢途径复杂,代谢产物多,研究难度较大,大部分三萜皂苷的体内代谢研究尚难以深入。

四、排泄

不同的三萜类成分排泄方式不尽相同,总的来说,其主要通过粪便、胆汁、尿液排泄。大多数天然三萜类成分肠道吸收较差,口服三萜皂苷后,大部分未经代谢的原型三萜皂苷及部分未吸收的代谢物直接随粪便排出体外,如人参皂苷、大部分的齐墩果烷型三萜皂苷主要以原型或其代谢物的形式通过粪便排出。部分三萜皂苷经由肠道菌群代谢后产生次级皂苷和苷元,吸收进入体循环,在肝脏进行一系列反应转化成水溶性较高的代谢产物,以 I 相代谢产物或者 II 相代谢产物的形式经过胆汁排泄。例如,SD 大鼠灌胃灵芝酸 D 后,胆汁中鉴定出 25 个代谢产物,包括羟基化产物、氧化产物、还原产物与去饱和产物等 I 相代谢产物及葡萄糖醛酸化产物和硫酸化产物等 II 相代谢产物[15]。

此外,少部分的三萜皂苷以原型或相应代谢物的形式经尿液排泄,如人参皂苷只有 0.2%~1.2% 以原型的形式通过尿液排出[16]。体循环中的柴胡皂苷 a 代谢产物主要以柴胡皂苷元 f 及其羧化和羟基化的衍生物形式经尿液排出体外[2]。

五、中药三萜类成分药代动力学调控理论

(一)肠道菌群代谢调控

肠道菌群广泛参与代谢是三萜类成分体内代谢的重要特征之一。由于三萜类成分自身结构的特殊性及肠壁细胞外排蛋白的影响,大多数三萜皂苷类成分在肠道吸收较差,生物利用度低,故在肠道滞留的时间较长,能与肠腔中的菌群充分地发挥作用,被代谢成一系列的次级皂苷或者苷元,从而被肠道吸收(图 8-1)。肠道菌群的存在对于三萜类成分的生物转化具有举足轻重的作用,抑制肠道菌群的活性将大大降低三萜皂苷的口服生物利用度。

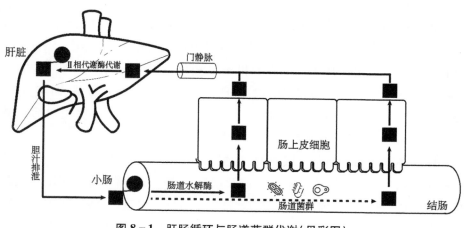

彩图 8-1

图 8-1　肝肠循环与肠道菌群代谢(见彩图)

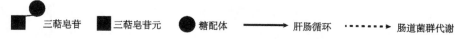

构成肠道菌群的菌种类非常多,其中与三萜皂苷类成分代谢有关的细菌主要有真杆菌、畸形菌体、真细菌、梭状芽孢杆菌等[17]。三萜皂苷类成分的肠道代谢主要是以细菌中的 β-葡糖苷酸酶、硝基还原酶等代谢酶发挥作用[8]。

在肠道菌群的作用下,三萜皂苷发生广泛的糖基水解反应,生成一系列次级皂苷或苷元。如在嗜雷沃菌(*Prevotellaoris*)、真杆菌 A-44(*Eubacterium*

A－44)、双歧杆菌 K506(*Bifidobacterium* K506)等多种肠道菌群的协同作用下,人参皂苷 C－3、C－6 或 C－20 位的糖链会逐步从末端降解下来,经由一些中间产物形成人参皂苷 CK 或 20(*S*)-原人参三醇,同时人参皂苷 CK 也可以进一步降解成 20(*S*)-原人参二醇[18]。甘草甜素(glycyrrhizin, GL)在人肠道菌群作用下,可由两个途径进行代谢:主要途径是,通过拟菌体 J－37(*Bacteroides* J－37)和真杆菌 GLH(*Eubacterium* Sp. Strain GLH)的 β－葡糖苷酸酶(β－glucuronidase)的作用,代谢生成甘草次酸;次要途径是,先在链球菌 LJ－22(*Streptococcus* LJ－22)的 β－D－葡糖苷酸酶(β－D－glucuronidase)作用下,代谢为 18β－甘草次酸-α－D－葡萄糖醛酸(18 β－glycyrrhetinic acid α－D－glucuronic acid, GAMG),进一步在 β－D－葡糖苷酸酶作用下生成甘草次酸[19]。柴胡皂苷 a 在胃肠道的代谢转化与菌群 *Bifidobacterium Saiko*－1,－2 和 *Eubacterium* sp. A－44 生成的特异性的柴胡皂苷水解－D－糖苷酶(saikosaponin-hydrolyzing beta－D－glucosidase)和柴胡皂苷水解－D－岩藻糖苷酶(prosaikogenin-hydrolyzing beta－D－fucosidase)发挥作用有关[2]。此外,在肠道菌群的作用下,部分三萜皂苷容易发生羟基化、酯化等代谢反应,如白头翁皂苷在肠内菌群的作用下除了主要发生 3－位侧链脱糖代谢以外,还有苷元母核上羟化、羧化和脱羧、甲基化和去甲基化等代谢反应。有研究发现,*Nocardia* sp.NRRL－5646 可以使 6 种五环三萜如熊果酸、齐墩果酸、白桦脂酸、23－羟基白桦酸(23－hydroxybetulinic acid, 23－HBA)、甘草次酸和远志酸(senegenin, SEN)的 C－28 位羧酸发生甲酯化反应[20]。

肠道菌群的构成并非一成不变,宿主的个体状况包括饮食、营养、健康甚至精神等因素都会对肠道菌群的构成及状态产生一定的影响,进而影响三萜皂苷的肠道内代谢,影响其药代动力学过程。有研究发现,与人参肠道生物转化有关的拟杆菌(*Bacteroides* enterotype)类型的数量与动物蛋白和脂肪的摄入量呈正相关,因此相对于高蔬菜高谷物摄入的东方饮食结构者来说,接受高脂高蛋白饮食的西方饮食结构者血液中人参皂苷 Rb_1(ginsenoside Rb_1, GRb_1)水平显著减少,而人参皂苷 CK 水平显著增加[16]。

(二)肝肠循环

中药三萜类成分大多数经口服吸收,胃肠道和肝脏是其主要的代谢部位。在对许多三萜类成分的药代动力学研究过程中,发现其血药浓度-时间曲线存在双峰现象,推测这是其在体内存在肝肠循环的结果。肝肠循环过程具体表现为口服三萜皂苷后,三萜皂苷在胃肠水解酶和肠道菌群的作用下,代谢成一系列易于吸收的次级皂苷或苷元,这些次级皂苷或苷元通过被动扩散或主动转运的方式跨过肠细胞进入血液,经体循环到达肝脏,随后被肝微粒体中的Ⅰ相代谢酶和Ⅱ相代谢酶转化成相应的Ⅰ相代谢或Ⅱ相代谢产物,这些代谢产物被转运至胆汁,随胆汁排泄进入肠腔,被肠腔中的水解酶和肠道菌群水解后重新吸收进入血液(图8-1)。如此周而复始,三萜皂苷或苷元在肠腔、血液、肝脏中循环往复,每循环一次,就有一部分皂苷和苷元通过粪便或者尿液排出体外,剩下的继续参与循环,从而形成肝肠循环。口服金盏花苷E(calenduloside E,CE)后,其在肠道菌群的作用下脱糖基生成齐墩果酸,齐墩果酸以被动转运的方式被肠细胞吸收进入体循环,然后运输到肝脏,在肝脏中发生Ⅱ相代谢转化回葡萄糖醛酸的结合物,这种结合物经过胆道排泄,通过胆汁运输到肠道,再次水解成齐墩果酸,如此循环往复[21]。

肝肠循环的顺利进行,与肠道菌群的代谢、肝脏代谢酶代谢及胆汁的排泄息息相关,抑制某一环节都会对三萜类药物的体内药代动力学过程及其药效产生较大的影响。肝肠循环的出现增加了三萜类成分在体内的滞留时间,同时提高了三萜类成分的暴露水平,为延长三萜类药物的作用时间提供了药代动力学基础。

第二节　影响中药三萜类成分药代动力学特征的因素

药代动力学是药物在体内吸收、分布、代谢、排泄的动态过程结果,受生理、病理、肠道菌群、药物相互作用等多种因素的影响,但是每种影响因素并不是孤立存在的,不同因素之间彼此联系、相互影响。例如,不同人群的饮食习惯、某些药物等会造成机体内肠道菌群出现差异,从而导致中药三萜类成分在个体内的药代动力学行为发生不同。

一、生理因素

(一)种属

由于哺乳动物种属不同,药物代谢有很大的差别,不同的种属对同一药物可以有完全不同的代谢途径。从现象上看,种属差异可分为如下两类:一是某种动物身上出现的生理作用或毒性在其他动物身上不出现,即质的种属差异;二是不同动物之间药物作用的持续时间或强度不同,即量的种属差异[22]。

对于三萜类化合物,不同种属中的药代动力学特征并不相同。研究发现,物种差异影响柠檬苦素(limonin, Li)的吸收,比格犬对柠檬苦素的吸收慢于大鼠,T_{max}大于大鼠,但是柠檬苦素在大鼠和比格犬中均被迅速消除[23]。同样的,比格犬和大鼠口服 ocotillol、RT5、F11 型人参皂苷后,二者之间存在不同的药代动力学行为,大鼠对 3 种人参皂苷的吸收更快、分布体积更大,但是比格犬的消除较快[24]。此外,不同种属体内的肠道菌群具有差异性,人肠菌液的肠道菌群相比正常大鼠的可能更丰富,因而对中药组分代谢能力更强一些。在给予三七提取物时,人参皂苷 Rb_1 在 24 h 内随着时间推移在健康人和正常大鼠的粪便孵育液中逐渐被完全代谢,其含量在 2 h 内均迅速降低,其中在人肠道菌群孵育液中代谢稍快[25]。

(二)性别

三萜类化合物在性别之间的药代动力学行为存在较大的差异,其存在性别差异的原因有许多,生理因素包括体重、组织大小、肾小球滤过率和肠动力等;分子水平上还包括药物转运蛋白和药物代谢酶等。药物在体内代谢包括两相反应,其中 I 相反应是氧化还原反应,主要涉及 CYP450 酶。CYP3A4 是人体含量最丰富的酶,具有广泛的代谢底物,大部分体内外研究表明 CYP3A4 底物的代谢具有明显的性别差异,女性体内的代谢快于男性。例如,柠檬苦素在雌性大鼠的 C_{max} 和 $AUC_{0-\infty}$ 远高于雄性,产生该差异的主要原因是大鼠肝微粒体中 CYP3A2 和 CYP2C11 存在性别差异[23]。

二、病理因素

(一)肝肠功能损伤

肝脏在药物的生物转化、代谢、排毒等方面起着重要作用,它包含与药物代谢有关的各种酶,包括将药物转化为活性代谢物并直接影响代谢率的 CYP450 酶。肝损伤可能导致肝细胞变性、坏死和 CYP450 同工酶含量变化,从而可能改变药物的体内分布;同时肝损伤常引起肠道通透性和内毒素的增加,以及肠道微生物群紊乱,而内毒素增加可能会进一步导致更严重的肝损伤,从而造成恶性循环。大枣提取物(Fructus jujubae extract,JFE)中的三萜酸(triterpene acid,TA)在急性肝损伤大鼠中的某些药代动力学参数与正常大鼠相比具有显著差异,尤其是 AUC_{0-t}、$AUC_{0-\infty}$ 和表观血浆清除率,研究发现急性肝损伤增加坡模酮酸(pomonic acid)的生物利用度并减少其消除,而桦木酮酸(betulonic acid)、麦珠子酸(alphitolic acid)和白桦脂酸(betulinic acid)的全身暴露减弱并且消除增加[26]。此外,人参皂苷 Re、人参皂苷 Rb$_1$、人参皂苷 Rg$_1$ 在溃疡性结肠炎大鼠中的 $t_{1/2}$、$AUC_{0-\infty}$、AUC_{0-t}、C_{max} 均高于正常大鼠,这可能与肝肠循环、代谢酶和肠道菌群的变化有关[27]。

(二)其他疾病

除了肝肠功能损伤外,其他疾病状态下三萜类化合物的药代动力学行为也会受到影响。癌细胞通过改变机体环境,影响药物的吸收和代谢,人参皂苷 Rg$_3$ 在荷瘤小鼠(Walker-256 cell)中的吸收低于正常大鼠,但清除率高于正常小鼠;人参皂苷 Rh$_2$ 的 $AUC_{0-\infty}$、$t_{1/2}$ 和 C_{max} 均高于荷瘤小鼠[28]。柠檬苦素在头痛模型雄性大鼠的 $AUC_{0-\infty}$、C_{max} 和 T_{max} 低于正常雄性大鼠,且其 $t_{1/2\beta}$ 延迟[23]。正常大鼠和心肌缺血模型大鼠灌胃给予三七皂苷 R$_1$ 后,在模型组大鼠体内的 AUC_{0-t} 大于正常对照组,模型组大鼠体内的 $t_{1/2}$ 和 MRT 显著长于正常对照组,清除率显著低于正常对照组[29]。

三、肠道菌群

肠道微生物群能够对物质进行各种各样的代谢转化,其中多种植物化合物可以经肠道微生物代谢成生理活动所需要的产物。大多数中草药都是口服使用,因此它们不可避免地与肠道微生物相互作用。人参皂苷在吸收过程中通过肠道菌群在胃肠道中发生转化变为人参皂苷 CK。研究表明与正常大鼠三七组比较,伪无菌大鼠(将抗生素混合物用于诱导动物的伪无菌特性)三七组中的人参皂苷 Rg$_1$、人参皂苷 R$_1$ 的 T_{max} 提前,$t_{1/2}$、C_{max} 和 $AUC_{0-\infty}$ 均增加,提示吸收速率加快,血药浓度增加,吸收程度增加,生物利用度提高,且药物的消除速率降低,延长其在生物体内发挥药效作用的时间[25];伪无菌大鼠体内的三七皂苷全身暴露量增加40%,$t_{1/2}$ 的全身暴露时间延长50%,这表明三七皂苷从血浆中的清除速度更慢。此外,T_{max}从正常大鼠的 4~8 h 延迟到伪无菌大鼠 8~12 h[30]。

此外,饮食类型也会影响肠道菌群。亚洲饮食中含有大量的蔬菜和富含淀粉的大米,西方饮食中脂肪和动物蛋白含量很高,这些不同的日常饮食类型可能会改变肠道菌群,影响中草药中的化合物在肠道内的吸收和代谢。采用不同饮食习惯的中西方受试者口服人参时,由于个体的肠道菌群特征有所不同,在亚洲饮食受试者中人参皂苷 Rb₁ 的平均血浆水平高于西方饮食受试者,而其在尿液和粪便中的水平则低于西方饮食受试者。但是,在亚洲饮食人群中,人参皂苷 CK 的血浆、尿液和粪便的平均水平明显低于西方饮食受试者[31]。

中药经过肠道菌群的作用,可以将中药有效成分代谢为更具生物活性的次级成分,增添彼此之间的联系,发挥协同作用。由于代谢酶的多组分竞争,以及某些中草药化学成分的抗菌活性会引起肠道菌群代谢能力下降,导致中药组分之间产生拮抗作用。肠道菌群与中药之间化学相互作用机制可以很好地能解释中药复方所发挥的功效及不同种中药相结合的合理性。

四、药物相互作用

当两种或两种以上药物同时使用时,药物相互作用具有增效减毒的可能性或导致疗效降低甚至引起不良事件的风险,因此正确合理地进行药物联用在药物治疗中尤为重要。当药物联用时,其他药物成分都有可能影响三萜化合物的药代动力学行为。例如,四逆散全方由柴胡(*Bupleurum chinense* DC.)、枳实(*Citrus aurantium* L.)、白芍(*Paeonia lactiflora* Pall.)和甘草(*Glycyrrhiza uralensis* Fisch.)四味中药组成,四味中药进行不同配伍并对不同配伍组中柴胡皂苷 a 的主要药代动力学参数 C_{max} 和 $t_{1/2}$ 进行打分并综合排序,结果表明柴胡皂苷 a 的药效最优配伍组为全方组,其次依次为柴胡芍药枳实组、柴胡枳实甘草组和柴胡甘草组、柴胡芍药甘草组、柴胡芍药组、柴胡枳实组和单味柴胡组[32]。

四君子汤是临床上治疗慢性萎缩性胃炎的常用方剂,方中人参(*Panax ginseng* C. A. Mey.)为君药,白术(*Atractylodes macrocephala* Koidz.)为臣药,人参皂苷为人参的主要生理活性成分。研究表明,不论是正常大鼠还是慢性萎缩性胃炎模型大鼠,单用人参皂苷与联用人参皂苷+白术挥发油相比,配伍组

大鼠体内人参皂苷 Rb_1 和 Rg_1 的 C_{max} 和 AUC 值均增加，T_{max}、$t_{1/2}$ 及 MRT 均缩短，因此在配伍情况下，人参皂苷各成分在大鼠体内整体呈现出吸收、消除均加快的特点，提示配伍后正常及疾病大鼠对人参皂苷 Rb_1、Rg_1 吸收程度提高，同时通过快速消除从而减少药物在体内的蓄积[33]。

三七［*Panax notoginseng*（Burk.）F. H. Chen］和黄连（*Coptidis chinensis* Franch.）联用具有调脂效果，皂苷类成分是三七的主要有效成分，主要包括人参皂苷和三七皂苷，其中人参皂苷 Rg_1 和人参皂苷 Rb_1 含量最高。在健康人和正常大鼠的粪菌液代谢中，单用三七组人参皂苷 Rb_1 含量在 2 h 内均迅速降低，24 h 内随着时间逐渐下降接近为零，但三七+黄连联用组人参皂苷 Rb_1 含量下降趋势减缓，尤其在 2 h 内含量下降明显减慢。正常大鼠体内药代动力学结果显示，与单用三七组比较，三七+黄连联用组的人参皂苷 Rg_1、人参皂苷 Rb_1 在体内血药浓度较高，T_{max} 均提前，吸收程度增加，$t_{1/2}$、C_{max} 和 $AUC_{0-\infty}$ 均增加。此外，在正常大鼠体内，三七和黄连联用可使三七皂苷类成分吸收加快，吸收程度增加，且延长药效作用时间，提高其生物利用度。值得注意的是，在伪无菌大鼠中，黄连单用组和三七+黄连联用组之间则无显著性差异，可能原因是黄连抑制了肠道菌群使 β-葡萄糖苷酶（$\beta-D-glucosidase$）的活性降低，从而有效提高三七皂苷类的吸收和生物利用度，但同时降低了黄连生物碱类的吸收和生物利用度，使得在伪无菌大鼠体内单用和联用无显著性差异[25]。

此外，有研究发现一些药用辅料也会影响三萜类化合物的药代动力学行为。当吸收增强剂（维拉帕米、十二烷基硫酸钠、聚山梨醇酯 80、冰片）与柠檬苦素一起口服摄入，大鼠肠道对柠檬苦素的吸收速度增加，$AUC_{0-\infty}$ 和 C_{max} 呈增大趋势，柠檬苦素的生物利用度得到提高[23]。

五、给药方式和剂型

给药方式的不同也会对三萜类化合物的药代动力学特征具有明显的影响。肠和肝的首过效应会使口服生物利用度出现差异，人参皂苷 Rb_1 和 Rg_1 通过三种不同的给药途径给药时，生物利用度差异很大：注射≫十二指肠给药>腹胃给药。影响人参皂苷生物利用度低的主要原因可归纳为 2 点：① 这种现象可能是由于分子自身的物理化学特性引起的，即分子量、分子柔性、亲脂性和膜通透性差（胃肠细胞膜是药物渗透的主要障碍）；② 大多数人参皂苷易降解或在胃酸和（或）肠道菌群条件下进行生物转化，因此，它们通常具有较低的口服生物利用度。此外,跨细胞转运、外排转运蛋白和排泄机制也影响其口服生物利用度。再如大鼠单次口服和单次静脉注射环黄芪醇(cycloastragenol),10 h 内血浆中环黄芪醇的平均血药浓度-时间曲线呈现明显不同,口服平均血药浓度总体远低于静脉注射,且在 3 h 达到峰值,而静脉注射则随时间逐渐降低[34]。小鼠经不同途径给予柴胡皂苷,鼻腔给药的生物利用度明显高于灌胃[35]。

此外,药物在体内的药代动力学特点与给予的药物类型有较大关系。大鼠给予柴胡皂苷 a 单体后,柴胡皂苷 a 在生物体内的口服吸收较差,$t_{1/2\beta}$ 较短,生物利用度低,不利于在体内发挥药效;当给予柴胡提取物时,柴胡皂苷 a 的吸收有所改善,表现出吸收快、消除快的特点[32]。灌胃给予五灵胶囊,柴胡皂苷 d 符合非线性动力学,有吸收慢、消除慢的特点,但在灌胃给予柴胡提取物后,柴胡皂苷 d 具有吸收快、消除快的特点[32]。

近些年来,随着新型药物材料的发展,药物制剂类型越来越丰富。人参皂苷的高分子量、低水溶性和胃肠道的不稳定性导致其口服生物利用度低,然而可以通过包括纳米颗粒、脂质体、乳剂、胶束等在内的药物策略来改善其生物利用度,这些药物递送系统可以显著提高人参皂苷的生物利用度,以及控制或靶向药物释放[36]。灵芝酸 D 制备成脂质纳米制剂后其 C_{max} 提高到原来的 15 倍,T_{max} 缩短为原来的 1/7,绝对生物利用度提高 3 倍,由此可见,灵芝酸 D 的纳米制剂既可加快其吸收,也可提高其生物利用度;新西兰兔口服灵芝酸 Me 的 β-环糊精包合物肠溶胶囊(GA-Me-β-CD)的 T_{max}、C_{max} 和 AUC 与灵芝酸 Me 粉末给药组相比均显著提升,绝对生物利用度也增大,表明 GA-Me-β-CD 改善了灵芝酸 Me 的口服生物利用度[15]。

第三节　中药三萜类成分与药物代谢酶和转运蛋白的相互作用

中药三萜类化合物的口服后消化道直接吸收较差,生物利用度较低,多在肠道发生水解生成稀有皂苷和苷元后被吸收入血并发挥药效。研究表明,小肠上皮细胞膜上的 P-gp、BCRP 和 MRP 等外排转运蛋白的外排作用,是三萜类成分口服生物利用度低的重要原因。此外,多数三萜类化合物在体内可经

Ⅰ相药物代谢酶 CYP450 酶和Ⅱ相药物代谢酶 GST、UDP－UGT 及 SULT 等代谢，从而发挥药效或排出体外。同时，三萜类成分又可以影响这些药物代谢酶和转运蛋白的表达或生物活性，进而影响其他药物的药代动力学过程。

一、中药三萜类成分与药物代谢酶的相互作用

CYP450 酶是一种以血红素为辅基的 b 组细胞色素超家族蛋白酶，是机体催化Ⅰ相代谢反应的重要氧化酶系。CYP450 酶在人体肝脏、肾脏、胃肠道、皮肤、肺、心脑血管等均有表达，具有广泛的底物，既是内源性物质的代谢酶，也是外源性物质的代谢酶。肝脏是主要表达 CYP450 酶的脏器，其中主要的药物代谢酶 CYP3A4、CYP2C9、CYP1A2、CYP2D6、CYP2C19 和 CYP2E1 占肝脏 CYP450 酶总量的 88.5%。

多数三萜类成分在肠道菌群的作用下被代谢为易于吸收的代谢物，代谢物被吸收入体内后可在肝脏中被 CYP450 酶代谢，发生氧化、还原、水解等反应，引入或脱去羟基、羧基等功能基团，从而发挥其药效作用或生成极性较大的代谢物被排出体外。例如，人参皂苷 Rh_1 在大鼠肝微粒体内经Ⅰ相代谢后得到具有生物活性的单氧化代谢物 M，这一单氧化代谢反应可能由 CYP2B1/2 及 CYP3A4 特异性催化[37]。五环三萜类皂苷如甘草酸在体内经胃酸水解或肝中葡萄糖醛酸水解酶分解为甘草次酸后可以被 CYP3A1/2 和 CYP2C9/10 分别羟化生成 22α-和 24-羟化代谢物从而发挥药效[13]。达玛烷型四环三萜类皂苷人参皂苷 Re 经肠道菌群代谢为 20(S)-原人参三醇被吸收入血后，CYP3A4 可催化其皂苷母核 C-20 的 α 位侧链发生羟基化[38]。此外，CYP450 酶介导的三萜类化合物代谢可能受酶亚型影响，不同 CYP450 酶亚型对代谢速率和反应程度的影响可能不同，如 CYP2C9、CYP3A4、CYP2E1、CYP1A2、CYP2C8 等 CYP450 酶的特异性抑制剂可不同程度地抑制五环三萜类化合物熊果酸在人肝微粒体中的代谢，其中 CYP2C9 和 CYP3A4 是介导熊果酸肝微粒体代谢的主要亚型，但两种酶催化熊果酸代谢的代谢速率存在差异[39]。

中药中三萜类成分亦可影响 CYP450 酶的表达和活性。三萜类成分对不同 CYP450 酶亚型可能存在不同影响，如鼠肝微粒体体外孵育研究结果显示，黄芪甲苷（astragaloside Ⅳ）仅对 CYP1A2、CYP2A6、CYP2E1 酶活性具有轻微影响，但对 CYP2C9 和 CYP3A4 酶有极为显著的抑制作用[40]。此外，给药方式和给药剂量均可能影响三萜类成分对 CYP450 酶的作用。体外微粒体孵育结

果显示,柴胡总皂苷(total saikosaponins,TSS)在高剂量时可以诱导小鼠肝脏和肠道微粒体中 CYP3A 活性并诱导肝脏中 CYP3A11 mRNA 的表达,显著抑制 CYP1A2 活性;在中高剂量时可以抑制 CYP2E1 和 CYP2D22 活性;低剂量时对 CYP1A2 具有明显诱导作用[41]。静脉注射给药后七叶皂苷Ⅰa(scin,Ⅰa)和异七叶皂苷Ⅰa(isoescin Ⅰa)分别对 CYP1A2 和 CYP2C19 酶活性具有诱导作用;口服给药后,异七叶皂苷Ⅰa 可以抑制 CYP3A4 酶活性;而无论是口服给药还是静脉给药,七叶皂苷Ⅰb 和异七叶皂苷Ⅰb 对大鼠 CYP450 酶均无明显影响[42]。表 8-1 列举了以往研究中常见三萜类成分对 CYP450 酶的影响[43-53],其中人参皂苷 Rb₁、Rg₁、Rc、Re 和 Rf 为人参和三七中共有的成分,三七皂苷 R₁ 为三七中特有的三萜皂苷。研究表明,中药三萜类成分对 CYP450 酶的影响极为复杂,除给药途径和给药剂量外,用药时长、药物制剂类型及单体皂苷所在药物类型不同也可导致对 CYP450 酶作用的改变。此外,一种中药中往往含有多种三萜类成分,这些成分对 CYP450 酶的影响各不相同,提示三萜类成分组成比例不同的同一中药在临床上可能显示出不同的代谢酶影响结果。

表 8-1　常见中药三萜类成分对 CYP450 酶的作用

序号	中药成分	诱　导	抑　制
1	人参总皂苷 人参总皂苷(长期使用)	CYP3A CYP2E1	CYP2C9、CYP2C19、CYP2D6、CYP3A4 CYP1A2、CYP2C9、CYP3A4
2	三七总皂苷	CYP1A2、CYP2C9、CYP2E1、CYP3A4	CYP3A4、CYP1A2、CYP2C9
3	人参皂苷 Rb₁	CYP1A1(人参)	CYP3A4(人参)、CYP2C19、CYP2D6、CYP2E1
4	人参皂苷 Rg₁	CYP1A1	CYP3A4
5	人参皂苷 Rc	CYP1A1、CYP2C9、CYP3A4	—
6	人参皂苷 Re	CYP1A1、CYP1A2、CYP3A4	—
7	人参皂苷 Rf	CYP1A1、CYP2C9、CYP3A4	—
8	三七皂苷 R₁	—	CYP2C9、CYP2C19、CYP2D6、CYP2E1、CYP3A4
9	柴胡皂苷 a	—	CYP2D6
10	柴胡皂苷 d	—	CYP2D6
11	黄芪甲苷	—	CYP2C9、CYP3A4
12	甘草酸	CYP1A2	CYP2D6、CYP3A4

续　表

序号	中 药 成 分	诱　　　导	抑　　　制
13	甘草次酸	CYP1A1、CYP2B1、CYP2C11	CYP2C9、CYP2C19、CYP3A4、CYP1A2、CYP2D6、CYP2E1
14	18α-甘草酸	—	CYP3A
15	18β-甘草酸	CYP3A	—
16	18α-甘草酸二铵	—	CYP1A1、CYP2E1、CYP3A

　　UGT 和 SULT 是 Ⅱ 相代谢的主要代谢酶,分别介导葡萄糖醛酸化和硫酸化反应,使内源或外源性化合物极性增加,水溶性增加,易于被排出体外。Ⅱ相代谢酶 GST 的主要功能是催化各种外源性物质的亲电子代谢产物与谷胱甘肽反应进而脱毒并加速排泄。研究表明,少数三萜类化合物可以经 Ⅱ 相代谢后生成极性较大的代谢物从而排泄。熊果酸体外主要发生的 Ⅱ 相代谢为葡萄糖醛酸化代谢,在人肝脏微粒体和肠道微粒体中均被代谢为熊果酸羟化-O-葡糖苷酸从而易于排泄,UGT1A3 和 UGT1A4 负责该催化过程[54]。三萜类成分也可以影响 Ⅱ 相代谢酶的活性及表达。细胞实验发现甘草提取物及其三萜类活性成分均可以诱导 UGT1A 的蛋白表达和 mRNA 水平[55]。体内实验表明柴胡总皂苷能明显诱导小鼠肝脏 SULT1A1 酶活性和 mRNA 的表达水平[56]。有研究表明,山菠菜(*Prunella asiatia* Nakai)三萜组分可以通过提高 NQO1 和 Nrf2/ARE 信号通路 Nrf2 蛋白的表达,从而促进其下游基因 GST 的表达,提高 GST 酶活性,进而引起机体氧化应激,启动自我防护机制[57]。已有研究认为,GST 与肿瘤细胞的耐药性有关,许多抗肿瘤药物具有亲电子特性,GST 催化谷胱甘肽与这些化疗药物结合,引发肿瘤耐药。研究发现三七总皂苷(PNS)能够有效抑制小鼠肝脏 GST 活性,从而有望开发为一种新的抗癌辅助药物;同时还发现其可以降低 UGT 活性,提示联合用药时应注意药物相互作用引起的不良反应[45]。

二、中药三萜类成分与转运蛋白的相互作用

　　外排转运蛋白包括 P-gp、BCRP 和 MRP。P-gp、BCRP、MRP2 位于内皮细胞或者上皮细胞黏膜侧,将细胞内的药物外排至肠腔内,降低药物的生物利用度,而 MRP1、MRP3、MRP5、MRP6 则能加速细胞内的药物入血。外排转运蛋白在药物的吸收、分布、代谢和排泄过程起着重要的作用,也是决定药物生

物利用度的重要因素。OCT、OATP、SGLT 和 GLUT 是常见的生物内排转运蛋白,负责外源性物质的胞内转运。这些转运蛋白可能通过影响三萜类化合物的吸收、代谢或排泄过程,引起化合物间血药浓度的差异,从而导致药效差异。研究认为,三萜类化合物根据其结构不同可能拥有不同的吸收特性,少数三萜类化合物是 P-gp 等转运蛋白的底物,吸收过程受外排转运蛋白调控,抑制这些外排转运蛋白的活性或降低其表达,可以改善三萜类化合物的吸收过程,提高其生物利用度。例如,五环三萜类皂苷地榆皂苷Ⅰ(ziyuglycoside Ⅰ, Zg Ⅰ)、甘草酸、刺五加皂苷 B(ciwujianoside B, C-B)和白头翁皂苷 B4(anemoside B4, AB4)等均为 P-gp 底物,P-gp 通过将已经吸收入体内的化合物外排出去,从而降低其口服吸收性[58]。在多发性硬化(multiple sclerosis, MS)动物模型小鼠的研究表明,P-gp 抑制剂可以促进黄芪甲苷进入中枢神经系统,提示黄芪甲苷可能是 P-gp 的潜在底物[59]。P-gp、MRP 和 BCRP 的抑制剂可以使灵芝酸 A(ganoderic acid A, GAA)从肠腔侧到基底侧的 P_{app} 显著提高,提示这些转运蛋白均参与灵芝酸 A 的外排转运,这可能是灵芝酸 A 口服生物利用度低的主要原因[60]。此外,转运蛋白对三萜类化合物的特异性转运可以引起三萜类成分排泄水平的差异,进而影响化合物的系统暴露水平和 $t_{1/2\beta}$。例如,三醇型人参皂苷 Rg_1、Re 及三七皂苷 R_1 是人肝脏摄取转运蛋白 OATP1B3 和外排转运蛋白 MRP2、BCRP 及胆盐输出泵(bile salt export pump, BSEP)的底物,其胆汁排泄过程可以通过这些转运蛋白的介导快速完成,从而导致三醇型人参皂苷药物浓度与 $t_{1/2}$ 均远低于二醇型人参皂苷[61]。

三萜类化合物对转运蛋白的活性和表达亦可产生抑制或诱导作用。P-gp 等外排转运蛋白的异常表达或活性增加是引起机体药物耐受的重要机制,三萜类化合物可以通过抑制这些外排转运蛋白的活性或表达逆转耐药。大量研究表明,三萜类成分可能通过抑制多药耐药(multidrug resistance, MDR)基因 *MDR1* 的表达或抑制 P-gp 的活性逆转耐药,如三七总皂苷[62]、人参皂苷、柴胡皂苷[63,64]、黄芪皂苷Ⅱ、七叶皂苷[65]、雷公藤红素(tripterine)[66]、灵芝烯酸 B(ganoderenic acid B, GAB)[67]、灵芝三萜 B8 组分[68] 及菠萝蜜烷型三萜化合物升麻醇(acerinol)等[69]。一些三萜类成分如甘草次酸还可以通过抑制 MRP2 和 BCRP 介导的膜转运逆转肿瘤耐药[70]。除常见的外排转运蛋白外,三萜类还可以通过抑制 OATP 发挥药效或引起药物相互作用,如人参总皂苷可以抑制有机阴离子转运肽 OATP2B1 的表达,从而发挥运化痰浊的作用[71];三七冻干粉制剂血栓通的活性成分(主要为人参皂苷 Rb_1)可以抑制 OATP1B 活性,合用其他药物时可能引起 OATP1B3 介导的药物相互作用[72]。一些三萜类化合物还可以诱导转运蛋白的表达或活性。外排转运蛋白作为药物外排转运蛋白,可以将其底物主动转运出细胞,因此,当其外排转运蛋白转运功能受到诱导时,则有可能促进机体对于有毒物质的外排,实现保护机体的目的。在正常的人体组织中,P-gp 通过参与药物及毒素的吸收、分布和排泄,以行使对机体的保护作用,三萜类化合物对 P-gp 的诱导作用使 P-gp 外排转运增强,从而有效促进体内毒物的外排。例如,甘草酸和甘草次酸可以上调 Caco-2 细胞膜上 P-gp 的转录和翻译并诱导 P-gp ATP 酶活性以保证转运能量供应,从而增强 P-gp 的外排功能,提高肝脏清除率[73]。现有研究普遍表明人参皂苷 Rb_1 对葡萄糖转运载体存在明确的诱导作用:人参皂苷 Rb_1 不仅可以通过激活胰岛素信号通路促进脂肪细胞葡萄糖转运蛋白 GLUT1 和 GLUT4 的转位,促进细胞对葡萄糖的摄取,从而改善胰岛素抵抗、降低血糖[74],还可以上调小鼠脂肪细胞中两者的表达[75]。

三、含三萜类成分中药与药物的相互作用

(一) 人参[76]

三萜皂苷类人参皂苷是人参中最主要的活性成分,大量的体外和体内动物研究证明,人参或人参皂苷可以增加化疗药物包括氟尿嘧啶、伊立替康(irinotecan)、丝裂霉素 C(mitomycin C,MMC)、多西他赛(docetaxel)和顺铂(cisplatin)等的细胞毒性。一般认为人参辅助化疗可以提高化疗药物的有效率,延长总生存率,降低治疗相关毒性,促进和改善生活质量。例如,原人参二醇可以抑制 CYP3A 活性,重复给药可导致骨化三醇代谢减弱,增加前列腺肿瘤小鼠骨化三醇(calcitriol)的血浆暴露,结果表明骨化三醇联合原人参二醇疗效增强;人参皂苷 Rg_3 通过抑制 VEGF 依赖途径抑制肿瘤生长及抑制肿瘤血管生成,与包括环磷酰胺(cyclophosphamide,CTX)和吉西他滨(gemcitabine)在内的抗肿瘤药物联合使用时,可提高荷瘤动物模型的存活率;Rg_3 还可诱导细胞凋亡和将细胞周期阻滞在 G_0/G_1 期,并通过灭活 NF-κB 降低肿瘤耐药。

（二）三七

三七中的主要有效成分为其皂苷成分,迄今已从三七不同部位分离得到70 余种单体皂苷,这些单体皂苷多数为达玛烷型四环三萜类皂苷,主要为原人参二醇型及原人参三醇型(如人参皂苷 R_1、Rg_1、Rb_1、Rd 和 Re 等)。研究表明三七总皂苷对不同的 CYP450 酶亚型的调节作用具有选择性,可以诱导CYP3A4、CYP1A2、CYP2C9 和 CYP2E1 酶活性及 mRNA 表达[77,78],这提示三七临床与经以上 4 种药物代谢酶代谢的药物合用时,可能促进这些药物的代谢,降低药物疗效。例如,与硝苯地平(nifedipine)、尼莫地平(nimodipine)(CYP3A4 和 CYP1A2 底物)、氯沙坦(losartan)和厄贝沙坦(irbesartan)(CYP2C9 底物)等抗高血压药联用,可加快其代谢,导致无法达到有效血药浓度,降压失败[79]。此外,三七的药代动力学过程也可受到合用药物的影响。研究发现三七中人参皂苷可通过增加膜流动性,显著提高阿司匹林(aspirin)和水杨酸盐的肠道通透性,同时阿司匹林和水杨酸盐也能增加三七中人参皂苷 R_1、Rg_1、Rb_1、Re 和 Rd 等的血浆浓度和肠道通透性[80]。

（三）甘草

甘草中成分主要有三萜类、黄酮类、生物碱类及多糖类,其中甘草酸和甘草次酸是甘草主要的活性成分。大量研究表明,甘草次酸与毒性药物合用可以在一定程度上起到解毒作用。例如,甘草次酸与雷公藤(*Tripterygium wilfordii* Hook.f.)合用,可以竞争性抑制其主要有效成分雷公藤甲素的体外代谢,并加快清除,从而降低其体内毒性;与毒性生物碱成分如乌头碱、马钱子碱和雪上一枝蒿(*Aconitum brachypodum* Diels.)的高毒部位合用时,能够减轻机体中毒后反应,降低药物毒性[81]。

（四）柴胡

柴胡中主要含有皂苷(柴胡皂苷 a、b、c、d 四种)、甾醇、豆甾醇、挥发油、脂肪油和多糖等多种化学成分,其中柴胡皂苷是柴胡发挥解热、抗炎、中枢抑制、保肝和免疫调节等药理活性的主要有效成分。柴胡是中药抗感冒复方制剂的主要中药材之一,临床常与马来酸氯苯那敏(chlorphenamine)联合使用,用于治疗感冒引起的发热、流泪、打喷嚏等症状。大鼠体内研究结果表明,口服给药后柴胡总皂苷可以使马来酸氯苯那敏的 *AUC* 和 C_{max} 增加,体内清除速率降低,该作用可能与柴胡皂苷 a 和柴胡皂苷 d 抑制马来酸氯苯那敏主要代谢酶 CYP2D6 酶活性相关[82]。

第四节　中药三萜类成分药理和毒性作用及与药代动力学的关联研究

三萜类成分是一类基本母核由 30 个碳原子所组成的萜类化合物,以游离形式或以与糖结合成苷或酯的形式存在于植物体内,具有多方面的生化活性。含三萜类成分中药具有抗肿瘤、抗氧化和抗炎作用,抗菌和抗病毒作用,肝脏保护作用,同时对神经系统和心脑血管系统等具有调节作用。

一、抗肿瘤、抗氧化和抗炎作用

中药三萜类成分在抗肿瘤方面具有很强的作用,其作用机制涉及多个方面,包括影响肿瘤细胞信号通路的传导,诱导肿瘤细胞凋亡,抑制肿瘤细胞增殖和转移,逆转肿瘤多药耐药等多个方面。三萜类成分可作用于肿瘤细胞内的多种信号通路从而发挥抗肿瘤作用,如人参皂苷 Rh_2 可以激活 c - Jun 氨基末端激酶/丝裂原活化蛋白激酶(c - Jun N - terminal kinase/Mitogen-activated protein kinase, JNK/MAPK)信号通路并增加转录因子激活蛋白 1(activating protein - 1, AP - 1)和激活转录因子 2(activating transcription factor 2, ATF2)的磷酸化和转录活性,同时还可以降低 E2F 转录因子 1(E2F transcription factor 1, E2F1)和 c - Myc 的表达,从而抑制人肺腺癌 A549 细胞增殖[83]。齐墩果酸可以抑制磷脂酰肌醇 - 3 - 激酶/蛋白激酶 B/哺乳动物西罗莫司靶蛋白(phosphatidylinositol - 3 - kinase/protein kinase B/mammalian target of rapamycin, PI3K/PKB/mTOR)信号通路,并通过提高 ROS 水平触发自噬使肝癌细胞死亡[84]。三萜类成分可通过不同途径诱导肿瘤细胞凋亡,如熊果酸、人参皂苷 Rh_2、柴胡皂苷 d 等可通过介导细胞色素依赖的凋亡蛋白酶如 Caspase - 3、Caspase - 8、Caspase - 9 等的活化,导致聚 ADP 核糖聚合酶(poly ADP - ribose polymerase, PARP)裂解从而诱导细胞凋亡[85-87]。线粒体在凋亡过程中起着至关重要的作用,白桦脂酸及其衍生物可通过降低线粒体膜电位,导致 DNA 断裂并促进恶性黑色素瘤细胞凋亡[88]。三萜类成分还可以阻断肿瘤细胞的分裂周期,从而抑制其快速增殖,并抑制其在体内的转移,如白桦脂酸、齐墩果酸、人参皂苷 Rh_2 均可使细胞周期阻滞在不同时期,从而抑制肿瘤细胞的增殖,而熊果酸能通过抑制血管生成阻止肿瘤细胞的转移[83,89~91]。肿瘤治疗失败的一大原因是肿瘤细胞对药物产生的耐药性,而五环三萜皂苷类成分如白桦脂酸、齐墩果酸、果树酸(pomolic acid)对长春新碱耐药细胞 Lucenal 1 均表现出了生长增殖作用,证明了它们在抗多药耐药中的潜在作用[92]。

人体细胞的衰老与自由基的产生有着密不可分的关系,而目前已发现多种三萜类成分具有清除自由基的作用,从而发挥抗氧化的功能。人参皂苷 Rb_1 可直接抑制细胞内的脂质过氧化,清除自由基,还可通过增强肝细胞胞质谷胱甘肽过氧化物酶及 CAT 的活性间接清除自由基,而人参皂苷 Rg_1 也能够提高机体 SOD 的水平,降低组织中 MDA 的含量,起到抗氧化作用[93,94]。此外,茯苓[Poria cocos (Schw.) Wolf]、茶薪菇(Agrocybe aegerida)、藜蒿(Artemisia selengensis Turcz. ex Besser.)等含有的三萜类物质也分别在抵御脂质过氧化及清除体内自由基等方面具有很强的效果[95~97]。

许多疾病的进程都与炎症密切相关,而中药三萜类成分在抗炎方面也有着较强的作用。齐墩果酸及其类似物对 5 - 脂氧合酶(5 - lipoxygenase,5 - LO) 相关的炎症模型具有较强的抑制作用[98]。白桦脂酸及其衍生物已被证实能通过抑制在炎症过程中发挥重要作用的磷脂酶 A_2 的活性,从而抑制炎症的进程[99]。柴胡皂苷 a 与柴胡皂苷 d 通过抑制 LPS 诱导的细胞中 COX - 2 和诱导型一氧化氮合酶(inducible nitric oxidesynthase, iNOS)的活性,使细胞中前列腺素 E_2(prostaglandin E_2,PGE_2)和一氧化氮(NO)的含量减少,并抑制 NF - κB 的核转位,表现出显著的抗炎活性[100]。人参皂苷 Rb_1 能抑制干扰素 γ(interferon - γ, IFN - γ)、LPS 或 IL - 1 诱导的 TNF - α 上调,表现出对胶原蛋白诱导的关节炎的抑制作用[101]。此外,多项研究已证实人参皂苷类的其他单体如人参皂苷 CK、Rh_1、Rd、SF、Rg_6、Rk_3 和 Rs_4 等均可以通过抑制 TNF - α 的作用从而产生抗炎活性[102~104]。

二、抗菌和抗病毒作用

许多传统中药都具有抗菌及抗病毒的疗效,其中,三萜类活性成分也起到了较强的抑制作用。柴胡中提取的出柴胡总皂苷经多种实验证实具有抗细菌内毒素的活性,而且在经高倍数稀释后仍可以直接破坏内毒素[105]。藜蒿三萜类物质对金黄色葡萄球菌(*Staphylococcus aureus*)、大肠杆菌(*Escherichia coli*)和枯草芽孢杆菌(*Bacillus subtilis*)均有很好的抑制效果[106]。α-常春藤皂苷等单糖链三萜皂苷具有显著的抗菌活性,其作用机制是皂苷通过与细菌细胞膜中的胆固醇形成复合物从而杀灭细菌[107]。

除抗菌活性外,三萜类成分还对多种病毒具有不同程度的杀灭作用。甘草甜素对严重急性呼吸综合征(severe acute respiratory syndrome, SARS)病毒的复制具有很强的选择性抑制作用,而在病毒复制早期,还能抑制病毒的吸附和穿膜,其作用机制可能是通过影响细胞的信号传导通路起到抗病毒作用[108]。研究发现,白桦脂酸、齐墩果酸和熊果酸及其衍生物对人类免疫缺陷病毒(human immunodeficiency virus, HIV)有很强的抑制作用,其中,白桦脂酸可干扰病毒与细胞膜的融合过程,从而阻断病毒对细胞的感染,齐墩果酸和熊果酸可能通过抑制 HIV 蛋白酶来阻断对细胞的感染[109]。柴胡皂苷 c 作用于乙肝病毒(hepatitis B virus, HBV)转染的人肝癌细胞后,培养基中的 HBeAg 水平明显降低,其原因是柴胡皂苷 c 对 HBV 的 DNA 复制有明显的抑制作用[110]。

三、肝脏保护作用

中药三萜类成分对于多种类型的急慢性肝损伤均有不同程度的缓解作用,对于肝脏疾病如脂肪肝等也有较好的治疗效果。红参提取物中的人参皂苷 Rb$_2$ 和 Rd 可通过激活 AMP 激活的蛋白激酶/组蛋白去乙酰化酶 1[adenosine 5′- monophosphate(AMP)- activated protein kinase/Sirtuin 1,AMPK/Sirt1]通路,减少脂肪在肝细胞中的堆积,从而在酒精性肝损伤和肝脂肪变性的过程中起到保肝作用[111]。人参皂苷 Rb$_1$ 也被报道具有保肝作用,其可能机制是通过调节微粒体 CYP450 单加氧酶的活性而参与脂质代谢,同时观察到人参皂苷 Rb$_1$ 处理后肝中 cAMP 的水平明显升高,与之伴随的是甘油三酯的水平降低,这一发现在对抗肝脂肪变性中也有着重要意义[112]。柴胡皂苷 d 作为柴胡中的主要药理活性成分之一,能通过抑制 NF-κB 的磷酸化和信号转导与转录激活因子 3(signal transducer and activator of transcription, STAT3)的活化与信号转导,下调促炎性细胞因子的表达,从而缓解对乙酰氨基酚(acetaminophen, APAP)导致的急性肝损伤[113]。灵芝三萜均具有较强的保肝护肝活性,灵芝酸在亚急性衰老模型小鼠中能显著提高肝脏抗氧化能力,灵芝菌素 B(ganoderesin B)、丹芝醇 B(ganoderol B)和赤芝酮 A(lucidone A)对 H_2O_2 诱导损伤的 ALT 和 AST 水平升高表现出抑制作用,同时对 PXR 诱导的 CYP3A4 表达也具有重要的激活作用[114,115](图 8-2)。

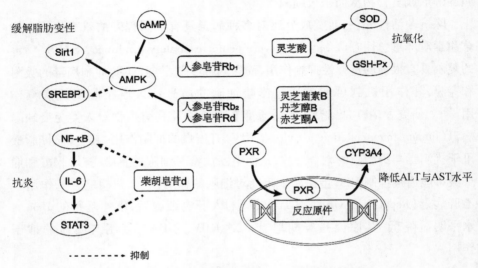

图 8-2　中药三萜类活性成分的肝脏保护机制

四、对神经系统和心脑血管系统的作用

中药三萜类成分对机体的神经系统有着广泛的调节作用。人参皂苷 Rb₁ 能增强人多巴胺能细胞 PI3K 的激活和 Nrf2 的核易位[116],增加多巴胺能细胞轴突的长度和数目,起到神经营养和神经保护作用[117];能通过提高染铅小鼠体内抗氧化系统活力,改善染铅小鼠的学习记忆能力[118];能通过降低 Caspase-3 活化、减轻因缺氧降低的胞内三磷酸腺苷(adenosine triphosphate,ATP)水平,缓解大鼠缺氧所致细胞和海马神经元的损伤[119]。而人参皂苷 Re 能在细胞水平升高伴侣蛋白如富含亮氨酸的三角状五肽重复结构蛋白(leucine rich pentatricopeptide repeat containing,LRPPRC)、热休克蛋白 90(heat shock protein,Hsp90)和 Hsp60 的水平,活化 NO 信号途径[120],并在体内帕金森病(Parkinson's disease,PD)小鼠模型中通过上调 B 细胞淋巴瘤/白血病-2(B cell lymphoma/leukemia-2,Bcl-2)蛋白的表达,下调 Bcl-2 相关 X 蛋白

（Bcl-2 associated X protein，Bax）和 iNOS 的表达，抑制 Caspase-3 的裂解，从而增加酪氨酸羟化酶神经数，预防小鼠黑质神经元凋亡，在治疗帕金森病中表现出很大的潜力[121]（图8-3）。此外，人参皂苷 Re 对东莨菪碱（scopolamine）、NaNO₂ 和 40% 乙醇所致小鼠记忆损伤模型有明显改善作用，其机制可能是调节中枢胆碱能系统及血流变相关指标[122]；人参皂苷 Re 还能对抗自然衰老引起的大鼠记忆获得障碍，可能与其增强基础突触传递、促进突触长时程增强的形成有关[123]。柴胡皂苷 a 可以抑制大鼠海马 CA1 神经元 N-甲基-D-天冬氨酸（N-methyl-D-aspartic acid receptor，NMDA）受体电流和持续的钠电流，并以剂量依赖性的方式抑制 4-氨基吡啶（4-aminopyridine，4AP）诱导的癫痫样放电频率和持续时间[124]。

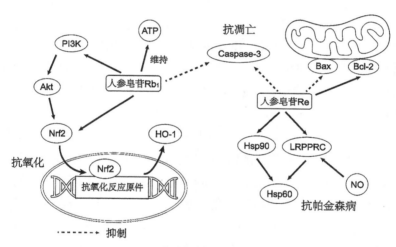

图8-3　中药三萜类活性成分人参皂苷的神经系统保护机制

　　心脑血管病的治疗和恢复是临床上的一大难题，大量实验证明许多三萜类物质具有防治和改善心脑血管疾病的作用。刺五加叶皂苷 B（acanthopanax senticosus saponins B）能显著改善急性心肌梗死大鼠的心功能指标，降低血清肌酸激酶（creatine kinase，CK）、LDH 及 AST 活性，对大鼠急性心肌梗死具有明显保护作用[125]。灵芝三萜能够以中等抑制率抑制血管紧张素转化酶（angiotensin converting enzyme，ACE）的活性[126]，而灵芝酸 F 对人脐静脉内皮细胞毛细样结构的形成具有较强的抑制作用[127]。人参皂苷 Re 具有保护大鼠脑缺血再灌注损伤的作用，能通过降低脑部线粒体膜的平均微黏度改善线粒体膜的流动性,还能增加抗氧化酶 SOD、谷胱甘肽过氧化物酶的活性,从而减少脂质过氧化的产物 MDA[128]。人参二醇组皂苷静脉注射于感染性休克大鼠后,可降低内毒素休克大鼠全血黏度、保护血管内皮细胞、扩张微动脉并加快血流速度,从而改善微循环状态,起到抗休克的作用[129]。

五、中药三萜类成分毒性研究

研究表明,大多数三萜类化合物在临床剂量范围内使用较为安全,如三七皂苷 R_1、人参皂苷 Rg_1、人参皂苷 Re、人参皂苷 Rb_1、柴胡皂苷等,然而也有研究提示过量使用三萜类化合物会造成急性或蓄积相关的肝毒性或肾脏损伤。例如,高浓度人参皂苷(4 000 mg/L)对原代培养肝细胞增殖有显著的抑制作用,人参皂苷高浓度组细胞培养液中 ALT 含量、外液中 AST 含量均显著增加,提示严重的肝细胞损伤[130]。肌内注射 450 mg/(kg·BW)的三七总皂苷对大鼠有明显的肾毒性,病理组织学检查可见肾小管上皮细胞变性、坏死[131]。柴胡总皂苷随时间和剂量依赖性激活氧化应激并诱导肝损伤,这表现为小鼠和大鼠的血清氨基转移酶活性和肝脏 SOD 活性增加及 MDA 含量上调[132-135]。柴胡皂苷 d 通过 Caspase 和血小板衍生生长因子-β 受体/p38 信号通路抑制肝细胞活力,降低线粒体膜电位并促进细胞凋亡。有趣的是,只有高于12.957 mg/kg 的柴胡总皂苷剂量(比柴胡皂苷的临床安全剂量高 8 倍)才会引起动物急性肝损伤,表明柴胡总皂苷诱导的药理和毒理作用与剂量有关。此外,比较毒理学分析表明,急性肝损伤中柴胡总皂苷改变的蛋白质与急性肾损伤中改变的蛋白质高度重叠,这提示了大剂量柴胡总皂苷有引起肾毒性的潜在危险[136,137]。另外,研究发现,在高剂量(200 mg/kg)连续灌胃人参皂苷 24天后,实验组小鼠脑组织中的谷氨酰胺酶活力增高明显,提示过量的人参皂苷会引起动物脑内谷氨酸-谷氨酰胺循环紊乱,进而与突触后膜上的兴奋性受体结合引起兴奋性神经毒素,损伤细胞[138,139]。研究表明大剂量三七总皂苷(450 mg/kg)会导致严重的心肌损伤,影响左心室顺应性,从而改变心脏在收缩期和舒张期功能,引起大鼠左心室内压和左心室压力上升速率下降[140]。小鼠腹腔注射三七皂苷剂量达到一定量时,也会出现严重的运动失调,表明大剂量三七皂苷能够出现神经损害[141]。最近的研究发现,在 0.025～2.5 mg/mL 范围内,柠檬苦素具有一定的遗传毒性和致突变性,导致仓鼠肺细胞染色体畸变[142,143]。此外,柠檬苦素在大剂量给予时也具有一定的肝毒性,其机制可能是通过诱导线粒体通透性转变,从而导致 ATP 消耗和细胞色素 C 释放,最终触发细胞死亡信号转导途径[144]。

六、中药三萜类成分 PK‐PD 研究

药物的 PK‐PD 研究的目的主要是为了通过探讨血药浓度的时‐量关系和药物效应的时‐效关系的规律,建立和完善药物的"量‐时‐效"的理论体系,为阐明药物尤其是中药复方的多成分、多靶点、多途径的作用机制及协同作用特点提供科学依据。药物的 PK‐PD 模型现已广泛应用于临床给药方案的设计与优化、药物作用机制研究、新药评估及新制剂开发等。目前关于中药三萜类成分的药代动力学研究已经较为成熟,近年来 PK‐PD 的研究工作也得到许多学者的关注,主要集中于人参皂苷类成分如人参皂苷 Rg_1、Rb_1 等。

心肌缺血大鼠静脉给予人参皂苷 Rg_1 和 Rb_1 后,于不同时间点采集大鼠血清,测定血清中人参皂苷 Rg_1 和 Rb_1 的浓度,绘制血药浓度‐时间曲线,拟合药代动力学模型,计算药代动力学参数;现代药理研究表明[145-147],人参皂苷 Rg_1、Rb_1 抗心肌缺血作用与其诱导血管内皮 NO 释放有关,因此以 NO 为代表性效应指标来建立药效动力学模型,测定血清中 NO 代谢产物 NO_2^- 和 NO_3^- 水平,绘制时‐效曲线,采用 Sheiner 等提出的效应室理论建立 PK‐PD 模型,计算药效动力学参数。研究显示,人参皂苷 Rg_1 和 Rb_1 在大鼠体内的药代动力学过程均符合二室开放模型,人参皂苷 Rg_1 的 $t_{1/2\alpha}$、$t_{1/2\beta}$ 和在体内的 MRT 均比人参皂苷 Rb_1 短,说明人参皂苷 Rg_1 从中央室向周边室转运,以及从中央室消除均比人参皂苷 Rb_1 迅速。人参皂苷 Rg_1 的 AUC 则显著小于人参皂苷 Rb_1,说明人参皂苷 Rg_1 在体内的整体暴露程度比人参皂苷 Rb_1 小。PK‐PD 研究发现,大鼠静脉注射给药后,血清中人参皂苷 Rg_1、Rb_1 的血药浓度均立即达到峰值,而 NO 药效指标的 T_{max} 约为给药后的 5 h,药物效应与血药浓度之间存在着明显的滞后现象,即药物效应与血药浓度间存在逆时针滞后环(counterclockwise hysteresis),效应并不与血药浓度直接相关,而与人参皂苷 Rg_1 和 Rb_1 的效应室浓度成良好的相关性,符合 $Sigmoid-E_{max}$ 模型。根据所建立的 PK‐PD 模型,算出的效应预测值与实测值基本一致[148]。

人参皂苷类是生脉注射液的主要成分,有学者对生脉注射液中人参皂苷

Rb_1、Rc 在心绞痛患者体内的 PK-PD 模型进行了研究[149,150]。稳定型心绞痛受试者连续静脉滴注生脉注射液 14 天,分别于给药后不同时间点采集血浆样品,采用液相色谱-质谱串联(liquid chromatograph mass spectrometer, LC-MS)法测定血浆中人参皂苷 Rb_1、Rc 的血药浓度,绘制血药浓度-时间曲线,进行非隔室模型拟合并计算药代动力学参数;以受试者的收缩压(systolic blood pressure, SBP)、舒张压(diastolic blood pressure, DBP)及心率(heart rate, HR)作为药效指标,进行 PK-PD 模型的拟合,计算 PK-PD 参数。结果显示,受试者静脉滴注生脉注射液后,人参皂苷 Rb_1 在心绞痛受试者体内的药代动力学过程符合一室模型,人参皂苷 Rc 在心绞痛受试者体内的药代动力学过程符合二室模型。人参皂苷 Rb_1 血药浓度的 T_{max} 为给药后 2.5 h,药物效应的 T_{max} 为给药后 5.5 h,存在滞后现象,效应与效应室浓度呈良好的相关性,因此采用效应室模型,通过效应室将血药浓度与效应相关联,分别以 SBP 和 DBP 为效应指标,以血药浓度作为药代动力学指标进行模型的拟合,以赤池信息量准则(Akaike information criterion, AIC)值作为筛选指标,对模型进行筛选,结果表明人参皂苷 Rb_1 符合 Inhibitory Effect-I_{max} 模型,呈良好的负相关性,随着血药浓度的升高,受试者 DBP 和 SBP 下降。受试者静脉滴注生脉注射液后,由于滴注速度较慢,人参皂苷 Rc 的血药浓度 T_{max} 为给药后 2 h,而药物效应的 T_{max} 为 12.5 h,血药浓度与效应之间存在着明显的滞后现象,二者并不直接相关,效应室浓度与药效之间具有良好的相关性,对 PK-PD 模型进行筛选后显示,人参皂苷 Rc 与 SBP、DBP 之间的药效关系符合 Inhibitory Effect Sigmoid-I_{max} 模型,与心率之间的药效关系符合 Sigmoid-E_{max} 模型。

心肌缺血大鼠静脉注射三七皂苷 R_1(100 mg/kg)后,采用高效液相色谱法(high performance liquid chromatography, HPLC)测定各时间点的三七皂苷 R_1 浓度,计算药代动力学变化参数并测定血流动力学及抗氧化相关指标,利用 PK-PD 模型研究三七皂苷 R_1 改善心肌缺血时-效关系。结果发现与正常大鼠比较,模型大鼠体内的 AUC_{0-t} 和 $AUC_{0-\infty}$ 显著增加,MRT_{0-t} 显著延长,清除率低于正常组大鼠($P<0.05$)。三七皂苷 R_1 给药后血药浓度迅速达到峰值,但药物效应强度出现在给药后 20~40 min,结合 PK-PD 模型研究发现两者不呈正相关,属滞后效应。依据 Sheiner 效应模型,运用 PK-PD 参数估算方法,发现效应预测值与实测值基本符合,拟合效果 AIC 值为-8.63,由模型参数估算程序可见药物效应与效应室浓度具有良好的相关性[151]。

第五节　中药三萜类成分药代动力学研究展望

　　中药三萜类成分的药代动力学研究主要为中药中三萜类成分在体内的吸收、分布、代谢和排泄及其相关调控机制的研究。由于中药三萜类成分结构的特殊性,其口服生物利用度普遍较低,一般经过代谢生成次级皂苷或苷元发挥药效。在三萜类成分的生物转化过程中,肠道菌群发挥着举足轻重的作用。因此,对于三萜类成分而言,提高三萜类有效成分的吸收及对肠道菌群代谢的研究是中药三萜类成分研究的热点。然而,由于人体中肠道菌群的构成复杂多样,且易受多种因素的干扰,导致三萜类成分的代谢途径多样,清楚描述三萜类成分的体内药代动力学过程并非易事,这对三萜类成分的药代动力学研究来说是一项难点。随着细胞和分子生物学技术的发展,Caco - 2 细胞体外吸收转化模型、人肠道菌群体外模型、肝微粒体模型等的建立使三萜类成分吸收和代谢的体外研究成为可能,这些模型能够有效模拟中药三萜类成分在体内的吸收转运及代谢状况,使三萜类成分药代动力学调控机制的研究更加方便。此外,研究发现中药三萜类成分对Ⅰ相和Ⅱ相药物代谢酶及外排转运蛋白等具有抑制或诱导作用,具有潜在引发药物间相互作用的风险。因此,研究三萜类成分对代谢酶和外排转运蛋白的相互影响及其规律,规避潜在的不良药物间相互作用,也是中药三萜类成分药代动力学研究的重要方向。

　　药物的 PK - PD 关联研究现已广泛应用于临床给药方案的设计与优化、药物作用机制研究、新药评估及新制剂开发等。中药三萜类成分采用 PK - PD 关联研究,建立和完善药物的量-时-效理论体系,对三萜类成分的开发和应用具有重要的意义。从药代动力学的角度,可通过采取相应的措施,改变三萜类成分的体内药代动力学行为,如促进三萜类成分的吸收,提高其口服生物利用度,从而提高其药物作用效果;进行相应的结构修饰,增强三萜皂苷的脂溶性;改变药物剂型,通过制成乳剂或磷脂纳米粒等手段,提高膜透过性;联合应用外排蛋白抑制剂,增加三萜类成分的吸收,提高生物利用度。然而目前三萜类成分的 PK - PD 研究多集中在人参皂苷类成分,其他三萜类成分的 PK - PD 研究尚少。因此,深入开展中药三萜类成分的 PK - PD 研究,可为含三萜类成分中药的筛选和结构改造提供理论指导,为三萜类成分的临床开发和应用提供理论基础。

（金晶）

┤ **参考文献** ├

［1］杨秀伟.人参化学成分的药物代谢动力学研究.中国现代中药,2016,18(1)：16-35.

［2］宋登鹏,王雪芹,王永慧,等.柴胡皂苷类化合物体内代谢途径及其代谢产物的研究进展.药物评价研究,2019,42(7)：1460-1465.

［3］Kida H, Akao T, Meselhy M R, et al. Enzymes responsible for the metabolism of saikosaponins from Eubacterium Sp. A-44, a human intestinal anaerobe. Biol Pharm Bull, 1997, 20(12)：1274-1278.

［4］刘亚丽.白头翁皂苷主要活性成分的药代动力学研究.苏州：苏州大学,2014.

［5］刘史佳.柴胡皂苷 a 的药代动力学及药物相互作用研究.南京：南京中医药大学,2010.

［6］Gu Y, Wang G J, Sun G J, et al. Pharmacokinetic characterization of ginsenoside Rh2, an anticancer nutrient from ginseng, in rats and dogs. Food Chem Toxicol, 2009, 47(9)：2257-2268.

［7］Liu H F, Yang J L, Du F F, et al. Absorption and disposition of ginsenosides after oral administration of Panax notoginseng extract to rats. Drug Metab Dispos, 2009, 37(12)：2290-2298.

［8］王娟,单进军,狄留庆,等.五环三萜皂苷类活性成分口服吸收与代谢研究进展.中草药,2012,43(1)：196-200.

［9］陈晓燕,狄留庆,赵晓莉,等.通塞脉微丸活性成分的大鼠在体肠吸收研究.南京中医药大学学报,2007,23(4)：231-233.

［10］Wen J H. Ursolic acid：Pharmacokinetics process in vitro and in vivo, a mini review. Arch Pharm (Weinheim), 2019, 352(3)：1800222.

［11］Cheng X, Shin Y G, Levine B S, et al. Quantitative analysis of betulinic acid in mouse, rat and dog plasma using electrospray liquid chromatography/mass spectrometry. Rapid Commun Mass Spectrom, 2003, 17(18)：2089-2092.

［12］霍记平,黄凯,李新刚,等.人参皂苷对心血管疾病的药理作用和药代动力学特征.药品评价,2014,11(18)：11-15.

［13］高凯,余伟,杨静,等.大鼠肝微粒体 CYP3A1/2 和 CYP2C9/10 参与甘草次酸羟化代谢.中国临床药理学与治疗学,2007,12(11)：1255-1260.

［14］J C Furtado N A, Pirson L, Edelberg H, et al. Pentacyclic triterpene bioavailability：An overview of in vitro and in vivo studies. Molecules, 2017, 22(3)：400.

［15］张菲菲,刘如明.灵芝酸的药物代谢动力学研究进展.中国中药杂志,2019,44(5)：905-911.

［16］Mancuso C, Santangelo R. Panax ginseng and Panax quinquefolius：From pharmacology to toxicology. Food Chem Toxicol, 2017, 107(Pt A)：362-372.

［17］夏小燕,居文政,谈恒山.肠道菌群对中药皂苷类成分的代谢研究进展.中国中医药信息杂志,2008,15(2)：96-98.

［18］弓晓杰.人参皂苷酶代谢产物化学修饰及其抗癌活性研究.长春：吉林农业大学,2004.

［19］程晓华,熊玉卿.五环三萜皂苷的药代动力学研究进展.中国临床药理学杂志,2008, 24(5)：443-446.

［20］Zhang J, Cheng Z H, Yu B Y, et al. Novel biotransformation of pentacyclic triterpenoid acids by Nocardia sp. NRRL-5646. Tetrahedron Lett, 2005, 46(13)：2337-2340.

［21］Shi M Y, Yang Y, Sun Y T, et al. Pharmacokinetic study of calenduloside E and its active metabolite oleanolic acid in Beagle dog using liquid chromatography-tandem mass spectrometry. J Chromatogr B Analyt Technol Biomed Life Sci, 2014, 951-952(1)：129-134.

［22］邹文,周文.药物代谢的种属和性别差异研究.齐鲁药事,2007,26(12)：735-737.

［23］Fan S M, Zhang C L, Luo T, et al. Limonin：A review of its pharmacology, toxicity, and pharmacokinetics. Molecules, 2019, 24(20)：3679.

［24］Li Y Z, Hu H, Li Z G, et al. Pharmacokinetic characterizations of ginsenoside ocotillol, RT5 and F11, the promising agents for alzheimer's disease from American ginseng, in Rats and Beagle Dogs. Pharmacology, 2019, 104(1-2)：7-20.

［25］周律.三七和黄连提取物肠道菌群代谢及药代动力学初步研究.广州：广东药科大学,2018.

［26］Li Y, Guo S, Ren Q J, et al. Pharmacokinetic comparisons of multiple triterpenic acids from jujubae fructus extract following oral delivery in normal and acute liver injury rats. Int J Mol Sci, 2018, 19(7)：2047.

［27］Shen Y M, Cui X, Jiang S, et al. Comparative pharmacokinetics of nine major bioactive components in normal and ulcerative colitis rats after oral administration of Lizhong decoction extracts by UPLC-TQ-MS/MS. Biomed Chromatogr, 2019, 33(7)：e4521.

［28］He F, Sun X L, Su Y L, et al. Comparative pharmacokinetics of ginsenoside Rg3 and ginsenoside Rh2 after oral administration of ginsenoside Rg3 in normal and walker 256 tumor-bearing Rats. Pharmacogn Mag, 2016, 12(45)：21-24.

［29］李丽明,刘若轩,郭洁文,等.三七皂苷R1在急性心肌缺血大鼠体内的药动学研究.中药材,2015,38(9)：1908-1911.

［30］Ju Z C, Li J, Lu Q, et al. Identification and quantitative investigation of the effects of intestinal microflora on the metabolism and pharmacokinetics of notoginsenoside Fc assayed by liquid chromatography with electrospray ionization tandem mass spectrometry. J Sep Sci, 2019, 42(9)：1740-1749.

［31］Wan J Y, Wang C Z, Zhang Q H, et al. Significant difference in active metabolite levels of ginseng in humans consuming Asian or Western diet：The link with enteric microbiota.

Biomed Chromatogr, 2017, 31(4): 3851.

[32] 乔亚荣.柴胡中皂苷类成分的药代动力学及组织分布研究.太原：山西大学,2016.

[33] 龚小红,敖慧,张世洋,等.疾病以及配伍对人参皂苷在大鼠体内的药动学影响.中国现代应用药学,2019,36(20): 2508−2512.

[34] Ma P K, Wei B H, Cao Y L, et al. Pharmacokinetics, metabolism, and excretion of cycloastragenol, a potent telomerase activator in rats. Xenobiotica, 2017, 47(6): 526−537.

[35] 戴雅洁,陈晓兰,唐红艳,等.柴胡皂苷经不同给药途径血药和脑药动力学的比较研究.中国中药杂志,2017,42(14): 2767−2772.

[36] Pan W L, Xue B L, Yang C L, et al. Biopharmaceutical characters and bioavailability improving strategies of ginsenosides. Fitoterapia, 2018(129): 272−282.

[37] 赖力,郝海平,王广基,等.人参皂苷Rh1体内外代谢途径研究//中国药理学会.中国药理学会第九次全国会员代表大会暨全国药理学术会议论文集.北京：中国药理学会,2007: 146.

[38] Hao H P, Lai L, Zheng C N, et al. Microsomal cytochrome P450-mediated metabolism of protopanaxatriol ginsenosides: Metabolites profile, reaction phenotyping, and structure-metabolism relationship. Drug Metab Dispos, 2010, 38(10): 1731−1739.

[39] 王亚平,胡园,董瑞华,等.齐墩果酸和熊果酸的人肝微粒体代谢研究.军事医学,2012,36(5): 368−371,384.

[40] 单文雅,张玉峰,朱捷强,等.黄芪甲苷对大鼠肝微粒体酶活性影响.中国中药杂志,2012,37(1): 85−88.

[41] 王永辉.柴胡总皂苷对小鼠部分药物代谢酶及P−糖蛋白的影响.广州：广州中医药大学,2012.

[42] 吴秀君.七叶皂苷四种异构体的药代动力学及相互转化研究.长春：吉林大学,2010.

[43] 李晓宇.三七总皂苷介导大鼠肝CYP450酶蛋白表达及作用机理研究.上海：上海交通大学,2009.

[44] 石杰,陈安进,张芳,等.三七总皂苷对CYP450的影响及药物相互作用预测.药物流行病学杂志,2008,17(5): 281−284.

[45] 杨子明.三七总皂苷对药物代谢酶的影响.广州：广州中医学院,2011.

[46] 王凌,程能能,毛玉昌.三七总皂苷主要成分对CYP450酶的抑制作用研究//中国中西医结合学会中药专业委员会.2014年全国中药学术研讨会暨中国中西医结合学会第六届中药专业委员会换届改选会论文集.北京：中国中西医结合学会,2014: 104−109.

[47] Malati C Y, Robertson S M, Hunt J D, et al. Influence of Panax ginseng on cytochrome P450(CYP)3A and P-glycoprotein(P-gp) activity in healthy participants. J Clin Pharmacol, 2012, 52(6): 932−939.

[48] Zhu B, Ou-yang D S, Chen X P, et al. Assessment of cytochrome P450 activity by a five-drug cocktail approach. Clin Pharmacol Ther, 2001, 70(5): 455−461.

［49］樊慧蓉."Cocktail"探针药物法评价人参皂苷 Re 对肝细胞色素 P450 酶亚型的影响.天津：天津医科大学,2004.

［50］叶旋.基于药物代谢酶的藜芦与人参配伍禁忌研究.北京：中国人民解放军军事医学科学院,2008.

［51］王宇光,陈强,李晗,等.人参皂苷 Rg1 对 TCDD 致 HepG2 细胞 CYP1A1 诱导的抑制作用.中国药理学通报,2013,29(10)：1382－1386.

［52］李晗,王宇光,马增春,等.人参皂苷 Rc、Re、Rf 和 Rg1 对药物代谢酶 CYP1A1 活性诱导作用研究.中国药理学通报,2016,32(9)：1217－1223.

［53］徐硕,徐文峰,金鹏飞,等.甘草对药物代谢酶以及化学药物体内代谢的影响.中南药学,2017,15(3)：329－334.

［54］高瑞.基于 UGTs 介导的熊果酸Ⅱ相代谢研究.南昌：南昌大学,2015.

［55］谭亲友,胡骞,张靖,等.甘草提取物及其主要成分对 HepG2 细胞中二相代谢酶 UGT1A 基因表达的影响.中南药学,2016,14(6)：611－615.

［56］王永辉,奇锦峰,孙晨.柴胡总皂苷对小鼠肝脏 UGT1A1 和 SULT1A1 活性及其 mRNA 表达的影响.中国执业药师,2019,16(6)：5－7.

［57］金苹,谭晓斌,刘文博,等.山菠菜三萜组分在体外及体内对Ⅱ相解毒酶的调控作用机制.中国中药杂志,2012,37(23)：3637－3640.

［58］苏元元.9 种皂苷类中药单体的生物药剂学分类及吸收机制初步研究.延吉：延边大学,2018.

［59］Zhang W, Liu M, Yang L, et al. P-glycoprotein inhibitor tariquidar potentiates efficacy of astragaloside IV in experimental autoimmune encephalomyelitis mice. Molecules, 2019, 24 (3)：561.

［60］曹方瑞.灵芝酸 A 药代动力学及灵芝潜在药物相互作用研究.北京：北京协和医学院,2017.

［61］姜蓉嵘.造成人参皂苷化合物间消除动力学特征差异的分子机制及该类化合物针对肝脏转运体的药物相互作用研究.北京：中国科学院大学,2014.

［62］王婷,杨策尧,申丽娟.三七总皂苷对肿瘤耐药逆转作用的研究进展.临床医学,2011,31(3)：109－111.

［63］张晖.人参皂苷 Rh2 致 MCF－7/ADM 凋亡和逆转 MCF－7/ADM 多药耐药性的基础研究.天津：天津医科大学,2007.

［64］程玉鹏,马爱萍,陈琦,等.柴胡皂苷类药效分子机制研究最新进展.化学工程师,2016 (4)：31－34.

［65］刘丽娟.七叶皂苷对 P－GP 的影响及 MDR1 C2005T 基因多态位点功能研究.长沙：中南大学,2010.

［66］胡婕,张茵,马保根,等.雷公藤红素逆转 K562/A02 细胞多药耐药的实验研究.实用癌症杂志,2011,26(3)：226－229.

［67］刘道路.灵芝烯酸 B 逆转 ABCB1 介导的肿瘤多药耐药活性评价及作用机制研究.广州：暨南大学,2015.

［68］赖学凤.灵芝三萜 B8 组分在体内外逆转由 ABCB1 介导的肿瘤多药耐药作用及其机制研究.福州：福建医科大学,2018.

［69］李英杰.菠萝蜜烷型三萜化合物升麻醇逆转肿瘤多药耐药作用及机制研究.广州：暨南大学,2014.

［70］梁亚冰,苏秀兰.甘草次酸逆转肿瘤多药耐药机制的研究进展.中国现代应用药学,2019,36(9)：1151 - 1154.

［71］潘爱珍,武志娟,易伟民,等.人参总皂苷对痰湿证大鼠肝肾组织中有机阴离子转运肽 oatp2b1 基因和蛋白表达的影响.中药材,2014,37(5)：859 - 862.

［72］Pintusophon S, Niu W, Duan X N, et al. Intravenous formulation of Panax notoginseng root extract： human pharmacokinetics of ginsenosides and potential for perpetrating drug interactions. Acta Pharmacologica Sinica, 2019, 40(10)：1351 - 1363.

［73］虎嘘嘘.甘草总提物及甘草酸、甘草次酸对 P - 糖蛋白和药物代谢酶的影响.西安：陕西师范大学,2014.

［74］Shang W B, Yang Y, Zhou L B, et al. Ginsenoside Rb1 stimulates glucose uptake through insulin-like signaling pathway in 3T3-L1 adipocytes. Journal of Endocrinology, 2008, 198(3)：561 - 569.

［75］尚文斌,郭超,赵娟,等.人参皂苷 Rb1 通过上调脂肪组织葡萄糖转运体促进葡萄糖消耗.中国中药杂志,2014, 39(22)：4448 - 4452.

［76］Choi M K, Song I S. Interactions of ginseng with therapeutic drugs. Archives of Pharmacal Research, 2019, 42(10)：862 - 878.

［77］陈艳进,王宇光,马增春,等.三七总皂苷对大鼠肝脏药物代谢酶活性、mRNA 及蛋白表达的影响.中国中药杂志,2014,39(19)：3824 - 3828.

［78］郭俊刚,高玉平,马维娜.三七总皂苷对细胞色素 P450 酶 CYP3A4 和 CYP2C9 的影响.中国药业,2019,28(3)：25 - 29.

［79］余绪明,刘艳红,骆霞,等.三七总皂苷与细胞色素 P450 酶相互作用的研究进展.临床药物治疗杂志,2018,16(4)：40 - 43.

［80］Tian Z H, Pang H H, Zhang Q, et al. Effect of aspirin on the pharmacokinetics and absorption of panax notoginseng saponins. J Chromatogr B Analyt Technol Biomed Life Sci, 2018(1074 - 1075)：25 - 33.

［81］李立文,张嘉丽,董杨,等.甘草酸、甘草次酸假性醛固酮作用和药物相互作用研究进展.辽宁中医药大学学报,2018,20(10)：216 - 220.

［82］郭延垒.CYP2D6 介导的柴胡皂苷与氯苯那敏在大鼠体内、体外相互作用研究.重庆：重庆医科大学,2013.

［83］Liu X, Sun Y, Yue L, et al. JNK pathway and relative transcriptional factor were involved in ginsenoside Rh2-mediated G1 growth arrest and apoptosis in human lung adenocarcinoma A549 cells. Genet Mol Res, 2016(15)：3.

［84］Shi Y, Song Q W, Hu D H, et al. Oleanolic acid induced autophagic cell death in hepatocellular carcinoma cells via PI3K/Akt/mTOR and ROS-dependent pathway. Korean J

Physiol Pharmacol, 2016, 20(3): 237 − 243.

[85] Shan J Z, Xuan Y Y, Zhang Q, et al. Ursolic acid synergistically enhances the therapeutic effects of oxaliplatin in colorectal cancer. Protein cell, 2016, 7(8): 571 − 585.

[86] Huang J J, Peng K J, Wang L H, et al. Ginsenoside Rh2 inhibits proliferation and induces apoptosis in human leukemia cells via TNF-α signaling pathway. Acta Biochim Biophys Sin (Shanghai), 2016, 48(8): 750 − 755.

[87] 颜美玲, 杨柳, 侯阿娇, 等. 柴胡化学成分及药理作用研究进展. 中医药信息, 2018, 35(5): 103 − 109.

[88] Liu W K, Ho J C K, Cheung F W K, et al. Apoptotic activity of betulinic acid derivatives on murine melanoma B16 cell line. Eur J Pharmacol, 2004, 498(1 − 3): 71 − 78.

[89] Shen H, Liu L, Yang Y J, et al. Betulinic acid inhibits cell proliferation in human oral squamous cell carcinoma via modulating ROS-regulated p53 signaling. Oncol Res, 2017, 25(7): 1141 − 1152.

[90] Guo Y F, Han B, Luo K L, et al. NOX2-ROS-HIF-1α signaling is critical for the inhibitory effect of oleanolic acid on rectal cancer cell proliferation. Biomed Pharmacother, 2017(85): 733 − 739.

[91] Cardenas C, Quesada A R, Medina M A. Effects of ursolic acid on different steps of the angiogenic process. Biochem Biophys Res Commun, 2004, 320(2): 402 − 408.

[92] Fernandes J, Castilho R O, da Costa M R, et al. Pentacyclic triterpenes from chrysobalanaceae species: Cytotoxicity on multidrug resistant and sensitive leukemia cell lines. Cancer Lett, 2003, 190(2): 165 − 169.

[93] 李永坤, 陈晓春, 朱元贵, 等. 人参皂甙 Rb1 减轻冈田酸诱导的大鼠海马神经元 Tau 蛋白过度磷酸化. 生理学报, 2005, 57(2): 154 − 160.

[94] 赵自明, 潘华山, 冯毅翀. 人参皂苷 Rg1 抗氧化能力的实验研究. 江西中医学院学报, 2009, 21(1): 36 − 38.

[95] 程水明, 桂元, 沈思, 等. 茯苓皮三萜类物质抗氧化活性研究. 食品科学, 2011, 32(9): 27 − 30.

[96] 袁广峰, 徐瑞雅, 张树斌, 等. 茶薪菇培养物中粗三萜含量测定及抗氧化抗肿瘤活性研究. 食品菌学报, 2007, 14(2): 41 − 47.

[97] Esimone C O, Eck G, Nworu C S, et al. Dammarenolic acid, a secodammarane triterpenoid from Aglaia sp. shows potent anti-retroviral activity in vitro. Phytomedicine, 2010(17): 540 − 547.

[98] Giner-Larza E M, Manezs S, Recio M C, et al. Oleanonic acid, a 3-oxotriterpene from pistacia, inhibits leukotriene synthesis and has anti-inflammatory activity. Eur J Pharmacol, 2001, 428(1): 137 − 143.

[99] Bernard P, Scior T, Didier B, et al. Ethnopharmacology and bioinformatic combination for leads discovery: application to phospholipase A(2) inhibitors. Phytochemistry, 2001, 58(6): 865 − 874.

［100］ Lu C N, Yuan Z G, Zhang X L, et al. Saikosaponin a and its epimer Saikosaponin d exhibit anti-inflammatory activity by suppressing activation of NF-κB signaling pathway. International Immunopharmacology, 2012, 14(1): 121 – 126.

［101］ Kim H A, Kim S, Chang S H, et al. Anti-arthritic effect of ginsenoside Rb1 on collagen induced arthritis in mice. Int Immunopharmacol, 2007, 7(10): 1286 – 1291.

［102］ Ahn S, Siddiqi M H, Noh H Y, et al. Anti-inflammatory activity of ginsenosides in LPS-stimulated RAW 264.7cells. Sci Bull, 2015, 60(8): 773 – 784.

［103］ Song S B, Tung N H, Quang T H, et al. Inhibition of TNF-α-mediated NF-κB transcriptional activity in HepG2 cells by dammarane-type saponins from Panax ginseng leaves. J Ginseng Res, 2012, 36(2): 146 – 152.

［104］ Cho K, Song S B, Tun N H, et al. Inhibition of TNF-α-mediated NF-κB transcriptional activity by dammarane-type ginsenosides from steamed flower buds of Panax ginseng in HepG2 and SK-Hep1 cells. Biomol Ther, 2014, 22(1): 55 – 61.

［105］ 刘云海,陈永顺,谢委,等.柴胡总皂苷抗内毒素活性研究.中药材,2003,26(6): 423 – 425.

［106］ 辛欣,余宙,范青生,等.藜蒿三萜分离纯化及其体外抗氧化、抑菌活性研究.天然产物研究与开发,2009, 21(2): 312 – 318.

［107］ 黄志伟,郑金贵,郭明殊.三萜类化合物的药理作用及代谢调控的分子生物学研究进展//福建省农学会.福建省科协第五届学术年会提高海峡西岸经济区农业综合生产能力分会场论文集.福州: 福建省农学会,2005: 120 – 127.

［108］ Cinatl J, Morgenstern B, Bauer G, et al. Glycyrrhizin, an active component of liquorice roots, and replication of SARS-associated coronavirus. Lancet, 2003, 361(9374): 2045 – 2046.

［109］ 刘丹,孟艳秋,陈立功.3 种五环三萜类化合物及其衍生物抗艾滋病的研究进展.中草药,2008,39(9): 1434 – 1438.

［110］ Chiang L C, Ng L T, Liu L T. Cytotoxicity and anti-hepatitis B virus activities of saikosaponins from Bupleurum species. Planta Med, 2003, 69(8): 705 – 709.

［111］ Han J Y, Lee S, Yang J H, et al. Korean red ginseng attenuates ethanol-induced steatosis and oxidative stress via AMPK/Sirt1 activation. J Ginseng Res, 2015, 39(2): 105 – 115.

［112］ Park K H, Shin H J, Song Y B. Possible role of ginsenoside Rb1 on regulation of rat liver triglycerides. Biol Pharm Bull, 2002, 25(4): 457 – 460.

［113］ Liu A, Tanaka N, Sun L, et al. Saikosaponin d protects against acetaminophen-induced hepatotoxicity by inhibiting NF-κB and STAT3 signaling. Chem Biol Interact, 2014 (223): 80 – 86.

［114］ 刘乔,管晓辉,黄翠菊,等.GA 的提取分离工艺优化及其体内抗氧化活性作用.食品科学,2015,36(24): 89 – 94.

［115］ Peng X R, Liu J Q, Han Z H, et al. Protective effects of triterpenoids from Ganoderma resinaceum on H_2O_2-induced toxicity in HepG2 cells. Food Chem, 2013, 141(2):

920－926.

［116］Hwang Y P, Jeong H G. Ginsenoside Rb1 protects against 6-hydroxydopamine-induced oxidative stress by increasing heme oxygenase-1 expression through an estrogen receptor related PI3K/Akt/Nrf2-dependent pathway in human dopaminergic cells. Toxicol Appl Pharmacol, 2010, 242(1): 18－28.

［117］Radad K, Gille G, Moldzio R, et al. Ginsenosides Rb1 and Rg1 effects on mesencephalic dopaminergic cells stressed with glutamate. Brain Res, 2004, 1021(1): 41－53.

［118］刘微,王艳春,范红艳,等.人参皂苷 Rb1 对染铅小鼠行为记忆的影响.第四军医大学学报,2009,30(13): 1239－1241.

［119］柯荔宁,王玮,赵小贞,等.人参皂苷 Rb1 抗 SD 大鼠海马神经元的缺氧损伤作用.山西医科大学学报,2009,40(8): 688－692,767.

［120］Kim K H, Song K, Yoon S H, et al. Rescue of PINK1 protein null-specific mitochondrial complex IV deficits by ginsenoside Re activation of nitric oxide signaling. J Biol Chem, 2012, 287(53): 44109－44120.

［121］Xu B B, Liu C Q, Gao X, et al. Possible mechanisms of the protection of ginsenoside Re against MPTP-induced apoptosis in substantia nigra neurons of Parkinson's disease mouse model. J Asian Nat Prod Res, 2005, 7 (3): 215－224.

［122］姜红柳,杨振,孟勤,等.人参皂苷 Re 对小鼠学习记忆障碍的作用.中国药理学通报,2008,24(10): 1399－1340.

［123］赵莹,刘金平,卢丹,等.人参皂苷 Re 促进自然衰老大鼠学习记忆作用及其机制的研究.中药新药与临床药理,2007,18(1): 20－22.

［124］Xie W, Yu Y H, Du Y P, et al. Saikosaponin a enhances transient inactivating potassium current in rat hippocampal CA1 neurons. Evid Based Complement Alternat Med, 2013 (2013): 413092.

［125］梁启明,曲绍春,于晓风,等.刺五加叶皂苷 B 对急性心肌梗死大鼠的保护作用.中草药,2010,41(3): 444－447.

［126］Hai-Bang T, Shimizu K. Structure-activity relationship and inhibition pattern of reishi-derived (Ganoderma lingzhi) triterpenoids against angiotensin-converting enzyme. Phytochemistry Letters, 2015(12): 243－247.

［127］Nguyen V T, Tung N T, Cuong T D, et al. Cytotoxic and anti-angiogenic effects of lanostane triterpenoids from Ganoderma lucidum. Phytochemistry Letters, 2015 (12): 69－74.

［128］Zhou X M, Cao Y L, Dou D Q. Protective effect of ginsenoside-Re against cerebral ischemia/reperfusion damage in rats. Biol Pharm Bull, 2006, 29(12): 2502－2505.

［129］唐笑迪,孙晓霞,王健春.人参二醇组皂苷对感染性休克大鼠血液流变性及微循环的影响.中国老年学杂志,2009,29(23): 3044－3046.

［130］刘佳,孔嗣强,张明,等.过量人参皂苷对小鼠原代培养肝细胞的毒性实验.中医药导报,2017,23(18): 33－36.

[131] 韩刚,孙辉业,董延生,等.三七总皂苷对大鼠肝脏肾脏的毒性作用.中国新药杂志,2006,15(24):2115-2118.

[132] Lv L, Huang W, Yu X, et al. Comparative research of different Bupleurum Chinese composition to influence of hepatotoxicity of rats and oxidative damage mechanism. Zhongguo Zhong Yao Za Zhi, 2009,34(18):2364-2368.

[133] Wang Q, Zheng X L, Yang L, et al. Reactive oxygen species-mediated apoptosis contributes to chemosensization effect of saikosaponins on cisplatin-induced cytotoxicity in cancer cells. J Exp Clin Cancer Res, 2010, 29(1):159.

[134] Huang W, Sun R. Study on hepatotoxicity on rats caused by crude extracts of total saikosaponins and correlation with oxidative damage mechanism. Zhongguo Zhong Yao Za Zhi, 2010, 35(13):1745-1749.

[135] 孙蓉,王丽,任海勇,等.基原对柴胡急性毒性和皂苷类物质含量影响的实验研究.中国药物警戒,2009,6(12):705-708.

[136] Chen L, Zhang F, Kong D, et al. Saikosaponin D disrupts platelet-derived growth factor-β receptor/p38 pathway leading to mitochondrial apoptosis in human LO2 hepatocyte cells: a potential mechanism of hepatotoxicity. Chem Biol Interact, 2013, 206(1):76-82.

[137] 李晓宇,窦立雯,孙蓉.柴胡皂苷 d 对小鼠急性毒性实验研究.中国药物警戒,2014,11(12):705-708.

[138] 李明阳,马春霞,吴翰欣,等.过量人参皂苷对小鼠脑组织谷氨酸代谢的影响.现代生物医学进展,2017,17(33):6412-6417.

[139] Diaz-Ruiz A, Montes S, Salgado-Ceballos H, et al. Enzyme activities involved in the glutamate-glutamine cycle are altered to reduce glutamate after spinal cord injury in rats. Neuroreport, 2016, 27(18):1317-1322.

[140] 徐江.三七总皂苷对大鼠心脏功能的毒性作用及对 hERG 钾通道的影响.北京:军事医学科学院,2007.

[141] 张玉萍,余琼.三七素的止血活性及其神经毒作用实验研究.山东中医杂志,2010,29(1):43-45.

[142] 夏祺悦,杨润芳,刘燕萍,等.吴茱萸对 CHL 细胞染色体畸变影响的研究,现代预防医学,2013,40(6):1081-1085.

[143] 夏祺悦,刘燕萍,杨润芳,等.吴茱萸及其主要成分的遗传毒性研究.世界中医药,2014,9(2):145-150.

[144] Cai Q, Wei J J, Zhao W, et al. Toxicity of Evodiae fructus on rat liver mitochondria: The role of oxidative stress and mitochondrial permeability transition. Molecules, 2014, 19(12):21168-21182.

[145] Leung K W, Cheng Y K, Mak N K, et al. Signaling pathway of ginsenoside-Rg1 leading to nitric oxide production in endothelial cells. FEBS Lett, 2006, 580(13):3211-3216.

[146] Yu J, Eto M, Akishita M, et al. Signaling pathway of nitric oxide production induced by ginsenoside Rb1in human aortic endothelial cells: a possible involvement of androgen

receptor. Biochem Biophysi Res Communic, 2007, 353(3): 764 - 769.

[147] Pan C S, Huo Y Q, An X J, et al. Panax notoginseng and its components decreased hypertension via stimulation of endothelial-dependent vessel dilatation. Vascul Pharmacol, 2012, 56(3 - 4): 150 - 158.

[148] 詹淑玉, 邵青, 李正, 等. 生脉注射液中人参皂苷 Rg1, Rb1 在心肌缺血大鼠体内的药动学-药效学结合研究. 中国中药杂志, 2014, 39(7): 1300 - 1305.

[149] 夏素霞, 杨瑞, 唐思, 等. 生脉注射液中人参皂苷 Rb1 在心绞痛患者体内的 PK - PD 结合模型研究. 世界科学技术-中医药现代化, 2017, 19(5): 837 - 840.

[150] 高小明, 杨瑞, 夏素霞, 等. 生脉注射液中人参皂苷 Rc 在心绞痛患者体内的 PK - PD 相关性. 药物评价研究, 2018, 41(7): 1241 - 1259.

[151] 李建瑜, 梁战妹, 李丽丽, 等. 三七皂苷 R, 对垂体后叶素致心肌缺血大鼠 PK/PD 的影响. 今日药学, 2017, 27(16): 375 - 379.

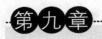

中药生物碱类成分的药代动力学研究

生物碱(alkaloid)在自然界分布广泛,多数来源于双子叶植物,如毛茛科(黄连、乌头)、罂粟科(罂粟、延胡索)、茄科(洋金花、颠茄、莨菪)、防己科(汉防己、北豆根)、豆科(苦参)等。在植物体内,生物碱多数以盐的形式存在,主要为有机酸盐,少数为无机酸盐;少数以游离的形式存在,主要是一些碱性极弱的生物碱;其他以酯、苷及 N→O 化合物的形式存在,如乌头碱、氧化苦参碱。由于生物碱数量大,结构繁多,母核复杂,根据生物碱化学结构的不同进行分类,主要分为二萜类(乌头碱、新乌头碱、次乌头碱)、异喹啉类(小檗碱、四氢帕马丁、粉防己碱、青藤碱)、吲哚类(钩吻素子、钩吻素甲、葫蔓藤碱甲、吴茱萸碱、马钱子碱、士的宁)、吡咯类(倒千里光碱、野百合碱)、有机胺类(麻黄碱、伪麻黄碱)、吡啶类(苦参碱、氧化苦参碱)、莨菪烷类(东莨菪碱)等,以异喹啉类生物碱的数目和类型最多(表9-1)。

表 9-1 生物碱的分类及其代表性单体结构

结构类型	二次分类	基本母核	代表性生物碱单体	结构
萜类	二萜生物碱		乌头碱(aconitine)	

结构 类型	二次 分类	基 本 母 核	代表性 生物碱单体	结　　构
			次乌头碱 （hypaconitine）	
			新乌头碱 （mesaconitine）	
吲哚类			钩吻素子 （koumine）	
			钩吻素甲 （gelsemine）	
			葫蔓藤碱甲 （humantenmine）	
			吴茱萸碱 （evodiamine）	

结构类型	二次分类	基本母核	代表性生物碱单体	结　　构
			马钱子碱（brucine）	
			士的宁（strychnine）	
异喹啉类	原小檗碱类		小檗碱（berberine）	
			四氢帕马丁（tetrahydropalmatine）	
	苄基异喹啉类		粉防己碱（tetrandrine）	

续　表

结构类型	二次分类	基本母核	代表性生物碱单体	结　　构
吗啡烷类			青藤碱（sinomenine）	
吡咯类	吡咯里西啶		倒千里光碱（retrorsine，RTS）	
			野百合碱（monocrotaline，MCT）	
有机胺类		R—NH$_2$　　O　　R—C—NH$_2$	麻黄碱（ephedrine）	
			伪麻黄碱（pseudoephedrine）	
吡啶类	喹喏里西啶		苦参碱（matrine）	
			氧化苦参碱（oxymatrine）	

生物碱类成分是中药中主要的化学和生物活性成分之一,其具有抗菌、抗炎镇痛、抗病毒、抗心律失常、抗肿瘤等药理活性。但是大多数生物碱类成分的口服生物利用度低,口服用药的体内过程比较复杂,影响因素众多。因此,了解中药生物碱成分在体内的药代动力学特征及其生物利用度,将有助于了解生物碱成分的作用过程,为其药理学、毒理学、药效动力学、临床试验和临床合理用药提供参考资料。

第一节　中药生物碱类成分药代动力学特征及调控机制

生物碱类成分结构多样,性质各异,不同类型的生物碱在体内的药代动力学过程各不相同。但共同点在于不成苷,大部分极性较小,吸收情况没有统一的规律。多数生物碱类成分在消化道吸收速度较快,且迅速自中央室向周边室分布,组织分布广泛。生物碱类成分主要在肝内代谢,发生氮原子相关的N-脱烃、N-氧化、脱氨基、酰胺水解等反应,其他各类肝内代谢反应也有发生,而在肠内菌群代谢和肠壁代谢发生的机会较少,代谢过程各有特点,共性特征并不显著。生物碱类成分及其代谢产物主要经肾脏排泄,少数药物存在肝肠循环。多数生物碱类成分血药浓度消除可用二室模型线性动力学描述,某些生物碱类成分呈非线性动力学性质。

目前,中药生物碱类成分的药代动力学调控机制研究主要围绕药物代谢酶和外排转运蛋白调节生物碱类成分在体内的代谢与处置作用来展开的。中药生物碱类的药代动力学研究集中在单体成分研究,对中药复方中生物碱的药代动力学研究较少。深入阐明生物碱类成分的药代动力学过程及其调控理论,对临床安全用药具有重要的指导意义。

一、吸收

大多数中药生物碱类成分口服给药后,不成苷,极性较小,生物利用度低。双酯型二萜类生物碱如乌头碱、新乌头碱、次乌头碱口服后吸收良好,通过主动转运在肠道吸收[1],它们的吸收在药物转运蛋白 P-gp、BCRP 和 MRP2 抑制剂的作用下显著增加[2]。吲哚类生物碱中的钩吻素甲、钩吻素子和葫蔓藤碱甲在大鼠体内均表现出快速吸收[3,4],其中葫蔓藤碱甲口服吸收较差,绝对生物利用度仅为7.66%[4]。吴茱萸碱口服生物利用度也较低,易代谢而形成羟基化代谢产物,易于通过血脑屏障[5]。马钱子碱口服后在大鼠胃肠道的吸收是快速和相对完整的,其绝对口服生物利用度为40.31%~47.15%[6]。小檗碱难溶于水,肠道吸收较差,且受到P-gp外排作用[7],大鼠口服绝对生物利用度为0.36%[8]。四氢帕马丁的T_{max}在口服后1~2 h,表现为中等快速的吸收[9];左旋四氢帕马丁在体内吸收迅速,给药后1 h内迅速在体内分布[10]。粉防己碱在肠道吸收较少,具有较强的首过效应[11]。生物碱类单体和生物碱类提取物在体内的吸收程度也不一样,如口服青藤碱单体和青藤提取物后的药代动力学特征有很大差异,青藤提取物中的某些成分可能会降低青藤碱的吸收[12]。各种千里光生物碱在体内的吸收情况各不相同,千里光碱N-氧化物、倒千里光碱N-氧化物和石松胺N-氧化物吸收方式为被动扩散,同时,受到外排转运蛋白的作用。而其他的吡咯里西啶类生物碱(pyrrolizidine alkaloids,PA)和吡咯里西啶类生物碱氮氧化物(pyrrolizidine alkaloid N-oxides,PAN-氧化物)均通过被动扩散吸收[13]。野百合碱在小鼠体内的口服生物利用度为88.3%,其体内吸收迅速,受肝脏(或肠道)首过效应的作用较小[13]。千里光碱(senecioine)和阿多尼弗林碱(adonifoline)口服后迅速吸收到血液中[14]。麻黄碱口服后吸收迅速且良好,可通过被动扩散作用在肠上皮吸收,相比之下,麻黄提取物的复方制剂中的麻黄碱吸收缓慢,清除缓慢[15]。伪麻黄碱在大鼠体内的口服生物利用度为38%[16],而回肠内或结肠内给药,其生物利用度分别提高至66%、78%。苦参碱口服后,很容易被吸收,其血浆蛋白结合率较低,可迅速被消除,绝对生物利用度仅为(17.1±5.4)%[17,18]。

二、分布

中药生物碱类成分口服吸收后,迅速自中央室向周边室分布,组织分布广泛。各类生物碱类成分在各组织器官的含量分布并不一样。大鼠口服乌头碱后,乌头碱广泛分布于各组织中,其在肝和肺中的含量最高,其次是心脏、肾脏和脾脏[19]。大鼠口服钩吻素子后,钩吻素子在肝脏、肾脏、肺、脑、胃、心脏、脾脏、睾丸、小肠、体脂和骨骼肌中含量均较高[20]。土的宁和马钱子碱具有相似的组织分布特征,在肾脏中的含量最高,在脑中的含量最低[21]。小檗碱大鼠口服后,快速分布于肝脏、肾脏、肌肉、肺、脑、心脏、胰腺和脂肪中,并且含量在上述组织中逐渐降低[22]。右旋四氢帕马丁(d - tetrahydropalmatine，d - THP)在大鼠脑组织中以纹状体浓度最高，在心脏、肝脏、脾脏、肺、肾脏组织中，以肝脏中浓度最高[23]。家兔口服粉防己碱后，粉防己碱 V_d 较大，在体内广泛分布或蓄积[11]。大鼠口服青藤碱后，药物广泛分布，组织浓度(从最高到最低)依次为肾脏、肝脏、肺、脾脏和心脏、大脑和睾丸[24]。

三、代谢

生物碱类成分在体内的代谢以肝代谢为主，其在肝内代谢发生的反应类型多样，各有特点，共性特征不显著。CYP450 酶、羧酸酯酶和肠道细菌产生的酶主要参与双酯型二萜类生物碱在胃肠道和肝脏的代谢，包括羟基化、脱氧、脱甲基、脱氢、热解、酯水解[25]。双酯型二萜类生物碱的 Ⅱ 相结合不是主要的代谢形式，在尿液中只发现少数结合的双酯型二萜类生物碱[25]。研究表明，乌头碱在人肝微粒体中至少可以转化为 6 种 CYP450 酶介导的代谢物，其中 CYP3A4/5 和 CYP2D6 是乌头碱去甲基化、N -脱乙基化、脱氢和羟基化的最重要的 CYP450 酶亚型[26]，乌头碱在尿中的代谢产物为 16 - O -去甲基乌头碱(16 - O - demethylaconitine)[27]。在人肝微粒体中，新乌头碱在体外转化为 9 种代谢物，代谢途径主要为去甲基化、脱氢、羟基化和去甲基化-脱氢。CYP3A4 和 CYP3A5 是参与代谢的主要酶亚型，其次可能是 CYP2C8、CYP2C9 和 CYP2D6[28]。次乌头碱的主要代谢途径包括去甲基化、去甲基-脱氢、羟基化和去二甲基化，共鉴定出 11 种代谢物。CYP3A4 和 CYP3A5 主要参与了次乌头碱的代谢，其次是 CYP2C19、CYP2D6 和 CYP2E1[29](双酯型乌头类生物碱的代谢过程见图 9 - 1)。苯甲酰乌头原碱(benzoylaconine，BAC)、苯甲酰新乌头原碱(benzoylmesaconine，BMA)和苯甲酰次乌头原碱(benzoylhypaconine，BHA)在人肝微粒体中的主要代谢途径为去甲基化、脱氢、脱甲基-脱氢、羟基化和去二甲基化(单酯型乌头类生物碱代谢过程见图 9 - 2)。葫蔓藤碱甲在 CYP3A4/5 的主要作用下可生成氧化和羟基化代谢产物[30](葫蔓藤碱甲的代谢途径及代谢产物见图 9 - 3)。钩吻素子的代谢途径包括去甲基化、脱氢、氧化和脱甲基-脱氢，CYP3A4/5 是参与其代谢的最重要的亚型(钩吻素子的代谢途径及代谢产物见图 9 - 4)[31]。吴茱萸碱的主要代谢途径包括氧化、N -脱甲基、脱氢、葡萄糖醛酸化和谷胱甘肽结合[32]，其代谢产物分别是 10 -羟基吴茱萸碱(10 - hydroxyevodiamine)、18 -羟基吴茱萸碱(18 - hydroxyevodiamine)、

10-羟基吴茱萸碱-葡萄糖醛酸(10-hydroxyevodiamine-glucuronide)和18-羟基吴茱萸碱-葡萄糖醛酸(18-hydroxy-evodiamine-glucuronide)[33]。马钱子碱的代谢途径多样化,其在第Ⅰ阶段代谢中可通过水解、去甲基化和甲氧基化进行代谢,在第Ⅱ阶段代谢中,马钱子碱还可以进行多种氧化,再进行葡萄糖醛酸化[34]。小檗碱在体内的主要代谢途径为 O-去甲基化、去甲基化、还原反应及随后与葡萄糖醛酸和硫酸结合[35]。小檗碱经肝脏Ⅰ相转化后可鉴定出 4 种主要的代谢产物,即小檗红碱(berberrubine)、唐松草定碱(thalifendine)、去亚甲基小檗碱(demethyleneberberine)和药根碱(jatrorrhizine),CYP2D6、CYP1A2 和 CYP3A4 可能是将小檗碱转化为其代谢产物唐松草定碱和去亚甲基小檗碱的主要酶亚型[36]。四氢帕马丁对映体大鼠口服后,在尿液中发现了

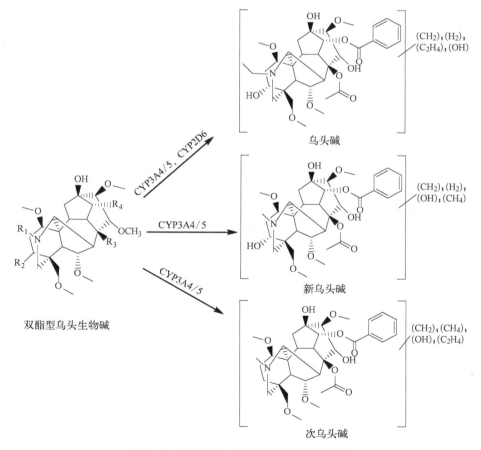

图 9-1 双酯型乌头类生物碱的代谢过程

30多种潜在代谢物,四氢帕马丁对映体的生物转化包括Ⅰ相(去甲基化)和Ⅱ相(葡萄糖醛酸化和硫酸化)代谢[37,38]。在大鼠肝微粒体中,CYP3A1/2和CYP1A2是负责四氢帕马丁对映体立体选择性代谢的主要CYP450酶亚型,其中CYP3A1/2更倾向于代谢(+)-四氢帕马丁,CYP1A2更倾向于代谢(-)-四氢帕马丁[39]。男性志愿者服用粉防己碱后,可在血浆中检测到粉防己碱及其代谢产物小檗胺(berbamine)[40]。粉防己碱在体内外均有广泛代谢,有研究者在大鼠中鉴定出26种粉防己碱的代谢产物,其中所有的代谢产物均在尿样中检出,23种代谢物在孵育样中检出,19种代谢物在血样中检出[41]。青藤碱在体内的具体代谢转化过程还有待深入研究,有研究者发现服用青藤碱后,人体

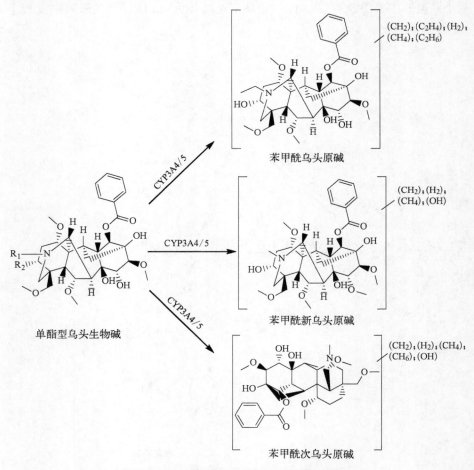

图 9-2 单酯型乌头类生物碱的代谢过程

血浆中可检测到Ⅰ相代谢产物脱甲基青藤碱（demethylsinomenine）和羟基化青藤碱（hydroxy-sinomenine）[42]。千里光碱和阿多尼弗林碱在体内可发生羟基化代谢反应[14]。麻黄碱在大鼠尿液中的代谢产物主要为4-羟基麻黄碱（4-hydroxyephedrine）[43]。人口服氧化苦参碱口服液后，氧化苦参碱只有部分被胃肠道吸收，大部分进入肠道后迅速代谢为苦参碱[44]。

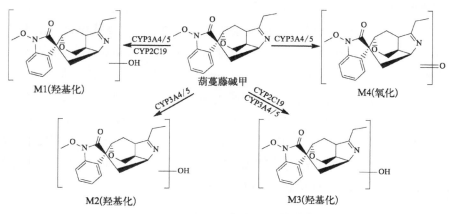

图9-3　葫蔓藤碱甲的代谢途径及代谢产物

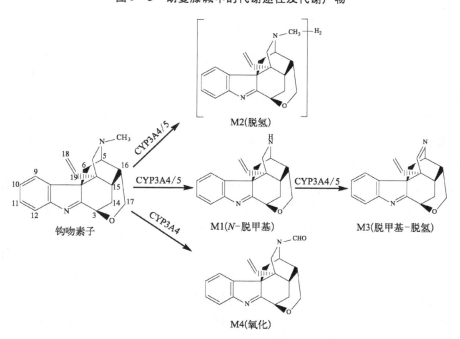

图9-4　钩吻素子的代谢途径及代谢产物

四、排泄

生物碱类成分及其代谢产物主要经肾脏排泄,少数药物存在肝肠循环。肾脏是乌头类生物碱排泄的最重要器官,乌头类生物碱不仅可以通过尿液排出,也可以通过粪便排出[19]。乌头碱和乌头原碱主要经尿液排泄,而苯甲酰乌头原碱则经粪便排泄[45]。钩吻素子的排泄速率快,钩吻类生物碱可能具有相似的药代动力学特征[20]。马钱子碱及其代谢物可通过肾脏和胆汁排泄[34]。小檗碱是多药及毒性化合物外排转运蛋白 1(multidrug and toxin extrusion 1,MATE1)的底物,肝脏和肾脏 MATE1 分别促进小檗碱排泄到胆汁和尿液中[46]。小檗碱主要通过粪便排泄,其代谢产物可通过胆汁、尿液和粪便排泄[47]。四氢帕马丁对映体的排泄具有立体选择性,(-)-四氢帕马丁在大鼠尿液和胆汁中优先排泄[37]。l-四氢帕马丁经人体口服后通过尿液排出,主要以去甲基结合物的形式排出,占尿排泄量的 97%[48]。青藤碱、麻黄碱、伪麻黄碱、苦参碱和氧化苦参碱也主要通过肾脏排泄[15,49,50]。

五、中药生物碱类成分药代动力学调控理论

(一) UGT2B10 酶-外排转运蛋白通路调节生物碱代谢与处置的作用机制

在药物代谢酶-外排转运蛋白的相互作用研究中,研究者常关注的是 CYP3A4 与 P-gp 之间的相互作用。目前也有许多研究表明,UGT 与 BCRP/MRP 之间存在相互作用,以黄酮类 UGT 代谢与 BCRP/MRP 蛋白相互作用的研究较为深入。对于生物碱类 UGT 酶与外排转运蛋白相互作用的研究主要以叔胺类生物碱(如士的宁、马钱子碱、倒千里光碱)为主。有研究表明[51],N-葡萄糖醛酸化代谢(NG 代谢)是叔胺类生物碱在人体内主要的代谢途径,可影响叔胺类生物碱在体内的血药浓度,从而改变叔胺类生物碱的药效和毒性。由 UGT 酶介导的葡萄糖醛酸化代谢可能是影响叔胺类生物碱在体内处置和解毒的重要因素。其中,UGT1A4 和 UGT2B10 催化的叔胺类生物碱 UGT 代谢是常见的 NG 代谢反应,其反应产物为 N^+-葡萄糖醛酸,但 UGT2B10 在体内 NG 代谢中发挥更为重要的作用。在 HEK293 细胞模型中,叔胺类生物碱经 UGT2B10 介导,进行葡萄糖醛酸化和葡萄糖化代谢,分别产生各自的 N^+-葡萄糖醛酸和 N^+-葡萄糖苷,接着 N^+-葡萄糖醛酸被外排转运蛋白 MRP4 和 BCRP 外排至细胞外,N^+-葡萄糖苷主要被 BCRP 外排至细胞外[52](图 9-5)。

HEK293 细胞中叔胺类生物碱的 NG 代谢水平降低是由于 MRP4 和 BCRP 的功能被抑制或其表达降低,这说明 MRP4 和 BCRP 与 UGT2B10 酶之间存在相互作用。此外,当 NG 代谢受到 MRP4、BCRP 和核受体 FXR 的调控作用,葡萄糖化代谢可作为葡萄糖醛酸化代谢的补偿途径。

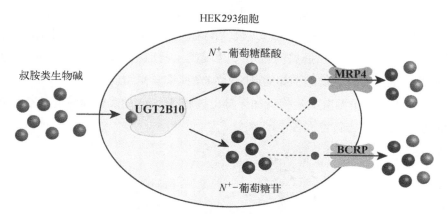

彩图 9-5

图 9-5 N^+-葡萄糖醛酸和 N^+-葡萄糖苷在 HEK293 细胞中的生成和排泄示意图(见彩图)

(二)基于药物代谢和转运的毒性机制

药物代谢和转运可以改变药物的毒性,导致毒性增加或降低。有多种中药生物碱类成分对肝脏均有不同程度的损害,诱发肝毒性。常见具有肝毒性的生物碱类成分主要有吡咯里西啶类生物碱、二萜类生物碱、异喹啉类生物碱、吲哚类生物碱、喹诺里西啶类生物碱。而吡咯里西啶类生物碱是诱发肝毒性的典型生物碱,其代谢与致毒机制研究较多且深入。现以吡咯里西啶类生物碱为例,阐述其代谢与致毒机制。具有不同结构的吡咯里西啶类生物碱可产生相似的肝毒性作用,但其毒性程度可能相差甚远,如倒千里光碱和野百合碱具有相同的核心结构及相似的代谢激活途径,而倒千里光碱比野百合碱具有更大的肝毒性,脱氢倒千里光碱的大量产生可能是倒千里光碱比野百合碱更具肝毒性的重要因素之一。吡咯里西啶类生物碱代谢有 3 个主要途径,包括吡咯里西啶类生物碱水解释放千里光次碱和千里光次酸,N-氧化生成吡咯里西啶类生物碱 N-氧化物,以及吡咯里西啶类生物碱氧化生成二氢吡咯烷(吡咯酸酯)中间体。前两种被认为是解毒途径。而反应性吡咯类中间产物(吡咯酯)的形成,被认为是吡咯里西啶类生物碱诱导毒性的关键步骤[53]。大多数吡咯里西啶类生物碱本身无毒或低毒,吡咯里西啶类生物碱主要经 CYP3A 代谢活化后形成反应中间体,即脱氢吡咯里西啶类生物碱(dehydropyrrolizidine alkaloids,DHPA),DHPA 具有亲电性,容易与体内的亲核类物质如 DNA、RNA、蛋白质结合,生成毒性加合物,造成肝细胞损伤或凋亡[54]。CYP3A 位于肝细胞的内质网膜上,吡咯里西啶类生物碱(如倒千里光碱)需进入肝细胞后才能被 CYP3A 代谢激活而产生毒性作用。有机阳离子转运蛋白 1(OCT1)介导了肝脏对吡咯里西啶类生物碱的摄取,并与 CYP3A4 共同在吡咯里西啶类生物碱诱导的肝毒性中发挥重要作用(图 9-6)[55]。此外,P-gp 可将吡咯里西啶类生物碱部分排出细胞,P-gp 的表达量变化也会影响吡咯里西啶类生物碱毒性作用的改变[56]。

彩图 9-6

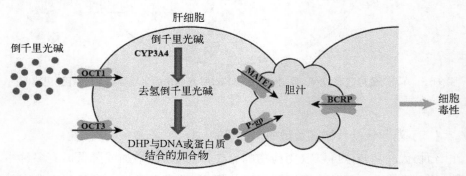

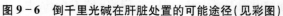

图 9-6　倒千里光碱在肝脏处置的可能途径(见彩图)

目前为保证有毒中药生物碱用药安全,需要在保留其良好药效的同时有效降低毒性,因此有毒中药生物碱的减毒机制受到人们的广泛关注。中药生物碱常因具有不同程度的毒性或过于剧烈的药性而使用受到限制,临床上常使用配伍的方法加以解决,通过与其他药材配伍使用以减低毒性。以附子为代表的乌头类中药的配伍减毒机制可能为促进肝药酶代谢。例如,有研究发现,甘草能显著提升 CYP3A 酶活性,进而提出了甘草解乌头毒的新机制为诱导肝药酶进而促进肝脏对双酯型生物碱的代谢。另有研究发现,芍药苷(paeoniflorin)和乌头碱都是 P-gp 的底物,推测两者竞争 P-gp 结合位点可能是白芍-附子药对的部分解毒机制[57]。甘草与钩吻素子配伍也可对钩吻起到解毒的作用。有研究指出甘草对钩吻素子的代谢和分布有显著影响。甘草解钩吻毒的机制可能与上调细胞色素酶,提高 CYP3A1 的 mRNA 表达水平从而促进钩吻素子代谢有关。此外。基于 CYP450 酶对药物的减毒有重要作用，介导着许多有毒中药的减毒机制，如 CYP3A4/5 通过氧化和羟基化途径在钩吻类生物碱（葫蔓藤碱甲）的生物转化中起主导作用，由此代谢成毒性低的代谢产物，也是钩吻类生物碱（葫蔓藤碱甲）的一个重要解毒途径[30]。

第二节　影响中药生物碱类成分药代动力学特征的因素

药物的体内过程包括吸收、分布、代谢和排泄，其受到很多因素的影响，一般认为种属、年龄、疾病、饮食、肠道菌群、给药方式和剂型、给药剂量、中药炮制方法等因素会影响药物在体内的动力学过程，中药生物碱类成分的药代动力学特征也受到上述因素的影响。

一、生理因素

（一）种属

中药生物碱类成分在不同种属中的药代动力学过程有较大差异。钩吻素甲、钩吻素子和葫蔓藤碱甲这三种生物碱在山羊体内的清除速度慢于大鼠。此外，在大鼠中，钩吻素甲、钩吻素子和葫蔓藤碱甲的 AUC_{0-t} 低于山羊，这些结果表明钩吻类生物碱药代动力学参数的差异反映了动物之间的种属差异，可能导致药物安全性和有效性的差异[3, 4, 58]。研究表明，不同种属肝微粒体对钩吻素子的代谢具有一定的差异，其中小型猪的主要代谢产物构成与人有明显差别，SD 大鼠、恒河猴、比格犬的主要代谢产物与人相同，但代谢速率及其他代谢产物的构成方面也有一定的差异[59]。个体间和种族间药物代谢的差异可能与肠道微生物群的变化有关，中国人的普雷沃菌属、拟杆菌属和巨单胞菌属的丰度高于非洲受试者，表明中国人的代谢更为广泛，如小檗碱在非洲人和中国人的血液吸收和药代动力学特性上存在显著差异，因此，在个性化给药策略中，应考虑肠道微生物组成的重要性[60]。另有研究显示，口服伪麻黄碱后，大鼠、犬、猴的生物利用度各不相同，分别为 38%、58% 和 87%，这与不同物种体内的清除途径有关[16]。

（二）年龄

研究发现，与成年大鼠相比，老年大鼠中钩吻素子的 C_{max} 显著增高，$AUC_{0-\infty}$ 高出 2.5 倍，$t_{1/2\beta}$ 显著延长超过 60%，清除率显著降低[61]。

（三）性别

研究发现，雌性大鼠单次和多次口服士的宁及马钱子碱的 C_{max} 和 AUC_{0-t} 均显著高于雄性大鼠，表明士的宁和马钱子碱的代谢存在性别差异[62]。

二、病理因素

（一）心血管疾病

乌头碱、新乌头碱和次乌头碱在慢性心力衰竭（chronic heart failure，CHF）大鼠中，吸收较正常大鼠慢，血药浓度较低，体内分布延迟，AUC_{0-t} 较低[63]。正常大鼠和心肌梗死大鼠分别经口给予四逆汤（有效成分为苯甲酰乌头原碱、苯甲酰新乌头原碱和苯甲酰次乌头原碱），发现心肌梗死大鼠的血药浓度显著较低，消除较慢，分布延迟，全身暴露较少[64]。四氢帕马丁在自发性高血压大鼠（spontaneously hypertensive rat，SHR）体内的药代动力学行为发生了变化，其 AUC_{0-t} 明显高于正常血压大鼠，清除速度较慢[65]。

（二）糖尿病

与正常大鼠相比，小檗碱在 2 型糖尿病模型大鼠中的药代动力学参数 C_{max}、$t_{1/2}$、AUC_{0-t} 均显著升高，清除率显著降低[66]。链脲霉素（streptozocin）诱导的糖尿病大鼠，其 P－gp 表达及功能降低，小檗碱呈现显著增高的有效渗透率[67]。研究发现正常大鼠和代谢综合征大鼠灌胃三黄汤后，小檗碱在代谢综合征大鼠体内的 AUC_{0-t}、C_{max}、V_d 和清除率显著高于正常大鼠[68]。

（三）其他疾病

盐酸小檗碱在肠易激综合征病理状态下的药代动力学行为发生了显著变化：较正常大鼠，小檗碱在该状态下的 $t_{1/2}$ 和 AUC_{0-t} 均显著升高[69]，这种差异可能是由于 CYP450 酶活性在炎症和服药期间的变化所致[70]。四氢帕马丁在子宫内膜异位模型大鼠较正常大鼠体内的吸收显著增加，作用时间明显延长[71]。

三、药物相互作用

中药配伍组分间的相互作用可以影响中药在体内的吸收、分布、代谢和排泄过程,最终因为药效物质的改变而导致药效作用的变化。芍药苷与乌头碱合用能显著降低乌头碱的急性毒性,这可能与乌头碱与芍药苷合用改变乌头碱在动物体内的药代动力学行为有关。与芍药苷合用后,乌头碱的 C_{max} 显著降低,T_{max} 延迟,AUC 也显示出下降的趋势[72]。甘草与乌头碱合用可降低乌头碱的毒性,甘草的有效成分可以上调 CYP450 酶(如 CYP1A2、CYP2B6、CYP3A4)的表达和激活 P-gp 等外排转运蛋白的功能,减少乌头碱的全身暴露量,降低其毒性[73]。研究发现大黄对附子二萜类生物碱的药代动力学影响较大,大黄可降低乌头碱、新乌头碱和次乌头碱的暴露量,加速了它们的消除[74]。口服附子和附子-干姜水提物,与附子组比较,附子-干姜组乌头碱和次乌头碱的 $t_{1/2}$、AUC_{0-t} 显著降低,而苯甲酰乌头原碱和苯甲酰次乌头原碱的 $t_{1/2}$、AUC_{0-t} 和 C_{max} 显著升高,表明干姜能促进乌头碱和次乌头碱的清除,促进苯甲酰乌头原碱、苯甲酰新乌头原碱和苯甲酰次乌头原碱的吸收[75]。人参通过 PXR 下调 CYP3A4 酶活性抑制双酯型二萜类生物碱代谢[76],人参皂苷 Rg_1 可显著增加乌头碱的代谢,使苯甲酰乌头原碱的 C_{max} 和 AUC_{0-t} 显著升高,降低附子的毒性[77]。乌头碱与甘草苷和 6-姜辣素(6-gingerol)合用时,乌头碱的 C_{max} 和 AUC_{0-t} 增加了约 2 倍,$t_{1/2}$ 增加了 1.2 倍,因为甘草苷和 6-姜辣素可以抑制 P-gp 的活性而增加乌头碱的吸收,提高其血药浓度[78]。

盐酸小檗碱可改变大鼠 CYP3A 底物咪达唑仑(midazolam,MDZ)和 P-gp 底物罗丹明 123(rhodamine 123,Rh123)的药代动力学特征[79]。二甲双胍在体内的处置过程受有机阳离子转运蛋白 1(organic cation transporter 1,OCT1)和有机阳离子转运蛋白 2(organic cation transporter 2,OCT2)的调控,而小檗碱可抑制 OCT1 和 OCT2 的转运活性,在体内显示出与二甲双胍潜在的药物相互作用[80]。小檗碱以浓度依赖性方式显著抑制由 OCT1、OCT2 和外排转运蛋白 1 调控的二甲双胍转运,二甲双胍增加了小檗碱在肾脏和肝脏的浓度,减少了小檗碱的尿液和胆汁排泄[81]。因此,二甲双胍联合小檗碱治疗糖尿病可能是有益的。此外,小檗碱可显著降低肠道微生物对二甲双胍的降解,提高二甲双胍的体内生物利用度[82]。小檗碱可以显著增加紫堇碱(corydaline)的代谢而降低其体内暴露量[83]。

四、饮食习惯

在日常饮食中,对药物代谢影响较多的食物主要是葡萄柚、大豆、大蒜、辣椒、乙醇、含咖啡因的饮料及茶叶等。在代谢方面,许多药物通过 CYP450 酶代谢,由于 CYP450 酶具有遗传多态性,个体差异明显,外界因素如食物可能会增加 CYP450 酶在个体间的差异。食物可通过抑制或诱导 CYP450 酶的活性及表达,最终反映在其代谢底物的药代动力学与药效动力学的改变上,这种改变将造成药物作用或毒性的改变。受食物影响较多的酶亚型主要有 CYP3A4、CYP2C、CYP2E1、CYP1A2 和 CYP2D6。例如,葡萄柚汁是 CYP3A4 抑制剂,东莨菪碱是 CYP3A4 的底物,当葡萄柚汁与东莨菪碱共同服用时,东莨菪碱的血药浓度显著增加[84]。小檗红碱是小檗碱的活性代谢产物,其比小檗碱具有更强的降脂作用,在高脂饮食(high fatty diet, HFD)的小鼠体内也表现出特异性的肾毒性。研究发现小檗红碱对肾细胞系有毒性作用,而其主要的代谢产物小檗红碱 $-9-O-\beta-D-$ 葡萄糖醛酸盐(berberrubine $-9-O-\beta-D-$ glucuronide)无明显毒性,HFD 会抑制小檗红碱的代谢进而加重小檗红碱的肾毒性[85]。

五、肠道菌群

在肠道菌群的作用下,中药有效成分在体内发生生物转化,可形成新的活性成分。与其他口服药物相比,生物碱类化合物的人肠道菌群代谢及转化研究报道相对较少。研究发现,肠道微生物群的硝基还原酶将小檗碱(BBR)转化为可吸收形式的二氢小檗碱(dihydroberberine, dhBBR),其在动物体内的肠道吸收率是小檗碱的 5 倍。二氢小檗碱在溶液中不稳定,在肠组织中通过氧化还原为小檗碱继而发挥药理作用[86]。而吡咯里西啶类生物碱的药代动力学特征同样受到肠道菌群作用的影响,伪无菌大鼠体内瑞氏千里光碱和吡咯蛋白加合物的全身暴露显著减少[87]。此外,具有一定程度亲水性的生物碱如麻黄碱、苦参碱、东莨菪碱等,由于它们通常具有分子较小,或具有醚键、配位键等结构特点,在肠道菌群的作用下容易发生水解和脱水,从而形成新的活性成分[88]。某些具有双酯型结构的生物碱如乌头碱在人肠内细菌环境中通过脱乙酰基、脱苯甲酰基、脱甲基、脱羟基及酯化反应产生新型的单酯型、双酯型和酯类生物碱等 20 余种转化产物,其本身的毒性也有所降低[88],这也是肠道菌群所具有的减毒作用。

六、给药方式和剂型

改变给药途径或剂型,中药生物碱类成分的体内过程也会发生变化。马钱子碱静脉给药时,AUC 随剂量的增加呈非线性增加;在口服给药时,C_{max} 呈非线性下降,这表明不同给药途径的剂量效应有明显差异[6]。与口服给药相比,肌内注射给药的苦参碱吸收更充分,从中央室到周边室的分布也较快[89]。马钱子碱脂质体家兔耳静脉单次给药符合三室模型,游离马钱子碱溶液符合二室模型,且马钱子碱脂质体的 $t_{1/2\beta}$ 相对游离马钱子碱溶液较长[90]。与马钱子碱溶液组和马钱子粉混悬液组相比,马钱子砂烫炮制品总生物碱组可相对延长马钱子中有效成分马钱子碱的血浆滞留时间,而与马钱子碱溶液组和马钱子砂烫炮制品总生物碱组相比,马钱子粉混悬液组的生物利用度较低[91]。

第三节　中药生物碱类成分与药物代谢酶和转运蛋白的相互作用

药物代谢酶和转运蛋白在生物碱的体内处置过程中发挥着重要作用,生物碱对它们的抑制或诱导效应是产生药代动力学相互作用的机制之一。许多中药生物碱类活性成分、提取物及复方能够影响药物代谢酶及转运蛋白的活性和表达,当药物代谢酶或转运蛋白系统发生变化时,相应底物药物的体内过程与动力学特征也会发生改变,进而影响其药效作用,甚至产生不良反应。目前,不同类型的中药生物碱类成分对药物代谢酶和外排转运蛋白的作用不尽相同,研究者主要研究各类型生物碱的代表性成分对药物代谢酶和外排转运蛋白的作用。

一、中药生物碱类成分与药物代谢酶的相互作用

中药虽然成分复杂,但大多数仍经过药物代谢酶代谢,对药物代谢酶产生诱导或抑制,从而影响其他药物的代谢或产生药物相互作用。了解药物代谢酶与中药生物碱类成分之间的相互作用,有利于探讨中药生物碱类成分的不良反应机制,并可能揭示中药之间或中药与西药之间产生相互作用的机制。

钩吻提取物、钩吻素子和葫蔓藤碱甲对 CYP2E1 和 CYP2A6 酶亚型有较强的抑制作用[92]。吴茱萸碱对 CYP2C19 和 CYP3A4 活性无明显影响,但对 CYP1A2 活性有抑制作用,其可降低 CYP1A2、CYP2C9 和 CYP2D6 底物的生物转化率[93]。马钱子碱主要由 CYP3A4 代谢,并与 CYP3A4 的许多内源和外源底物(如咪达唑仑)表现出强烈的代谢相互作用,如马钱子碱对 CYP3A4 介导的咪达唑仑 1′-羟基化有抑制作用[94]。小檗碱反复给药可降低 CYP2D6、CYP2C9 和 CYP3A4 活性[95],小檗碱代谢物对 CYP1A1 和 CYP1B1 的抑制作用均不如小檗碱强[96]。四氢帕马丁可抑制 CYP1A2 的表达[97],对 CYP2D6 有可逆的抑制作用,而对 CYP3A4 有不可逆的抑制作用[98]。四氢帕马丁对映体存在立体选择性差异,即 d-四氢帕马丁对 CYP2D6 和 CYP1A2 酶有抑制作用,而 l-四氢帕马丁抑制 CYP1A2,诱导 CYP3A4 和 CYP2C9 表达[99]。青藤碱长期与辛伐他汀合用可增加 CYP3A1 和 CYP3A2 在转录和翻译水平的表达,加速青藤碱的代谢,减少全身暴露[100]。伪麻黄碱对大鼠肝微粒体中 CYP2C6、CYP2C、CYP1A1/2、CYP2E1 和 CYP3A 有一定抑制作用,其中对 CYP1A1/2、CYP2E1 活性的抑制作用较强;而麻黄碱却对上述 5 种 CYP450 酶亚型活性有一定诱导作用,其中对 CYP2C、CYP1A1/2 活性的诱导作用较强,该作用可能与其左旋结构与酶分子氨基酸侧链的结合稳定酶催化所需的空间结构有关[101]。苦参碱和氧化苦参碱显著诱导大鼠 CYP2B1 的活性和基因表达,苦参碱轻度诱导 CYP2E1 的 mRNA 和蛋白的表达,轻度抑制 CYP3A1 的 mRNA 和蛋白的表达,其机制可能与激活 CAR 有关[102]。

二、中药生物碱类成分对转运蛋白的作用

药物在体内的吸收、分布和排泄过程通常是由转运蛋白参与完成的,目前已发现的转运蛋白主要有 MDR、MRP、OAT、OATP、OCT 和寡肽转运蛋白(oligopeptide transporter, PEPT)。在这些转运蛋白中,P-gp 在肠壁、胆管、肾小管、血脑屏障和肿瘤组织中广泛存在,能将药物从细胞内主动转运到细胞外,降低细胞内的药物浓度,从而影响药物的吸收和转运。P-gp 的底物、抑制剂、诱导剂在常用药物中普遍存在,因此,P-gp 介导的药物转运是联合用药时产生药代动力学相互作用的重要机制。药物转运蛋白的表达和功能的改变通常会引起药代动力学的变化,是药物相互作用的主要靶点之一,它们与药物代谢酶同样是药物相互作用的关键角色。

乌头碱的外排主要由 P-gp 介导,P-gp 外排作用降低了乌头碱对生物体的毒性[103]。P-gp 对乌头碱和苯甲酰乌头原碱的吸收有抑制作用;乌头碱、苯甲酰乌头原碱和乌头原碱三种生物碱对 P-gp 表达和功能的影响逐渐降低,乌头碱和苯甲酰乌头原碱显著增加 P-gp 的转运活性[104]。P-gp 和 BCRP 参与乌头碱、新乌头碱和次乌头碱的转运,而 MRP2 介导双酯、单酯和乌头原碱的转运[2,105](乌头类生物碱的外排转运过程见图 9-7)。

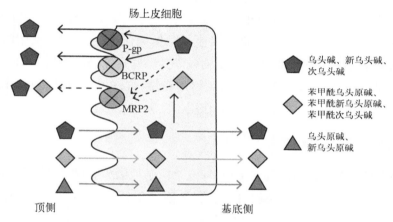

图 9-7　乌头类生物碱的外排转运过程

P-gp 可能阻止马钱子碱穿过体外血脑屏障,从而阻止其进入中枢神经系统[106]。小檗碱是 P-gp 的底物,当浓度为 1~100 μmol/L 时,它对 P-gp 的活性没有明显的抑制作用[107]。人 OATP1B3 和大鼠 OATP1A1、OATP1A4 及 OATP1B2 可以介导小檗碱的肝摄取[108]。L-四氢帕马丁可以选择性地抑制 OCT2[109]。(+)-四氢帕马丁和(-)-四氢帕马丁均是 P-gp 的抑制剂,但不是 MRP1 或 BCRP 的抑制剂。四氢帕马丁对映体可降低 P-gp 的蛋白表达,而不影响其 mRNA 的表达[110]。粉防己碱在乳腺癌多柔比星耐药细胞株 MCF7/DOX 细胞(doxorubicin-resistant human breast cancer MCF7/DOX cells)和 Caco-2 肠细胞中明显抑制了 P-gp 底物罗丹明 123 和小檗碱的外排[111]。OCT1 介导倒千里光碱的肝脏特异性摄取,OCT1 抑制剂可用于保护肝脏免受倒千里光碱的毒性[55]。苦参碱和氧化苦参碱对人类 OCT 有抑制作用,临床上氧化苦参碱可干扰 hOCT1 介导的肝脏摄取和肾脏清除,以及 hOCT3 介导的肠道吸收过程;而苦参碱仅能干扰 hOCT3 在肠细胞中的功能[112]。

第四节 中药生物碱类成分药理和毒性作用及
与药代动力学的关联研究

生物碱作为一类广泛分布于自然界的天然有机化合物，是由氨基酸或转氨基过程生成的次级代谢物。生物碱结构的多样使其在自然界中的存在数量和存在形式非常丰富，迄今为止，人们已经在植物中发现了超过 22 000 种含氮的次级代谢物，其中包括 21 000 余种生物碱类化合物，在目前的临床用药中，生物碱类化合物大约有 80 多种。生物碱因其特殊且复杂的含氮结构，具有广泛的生理和药理活性，包括抗菌、消炎镇痛作用，抗病毒作用，抗肿瘤作用，对心血管系统、中枢神经系统也有重要作用。

一、抗菌、抗炎镇痛作用

目前已有越来越多的具有抗菌、抑菌杀菌活性的生物碱类化合物被发现。小檗碱是一种广谱的生物碱类抗菌药，抗菌作用显著，对多种革兰氏阳性菌（Gram positive bacteria）、革兰氏阴性菌（Gram negative bacteria）及真菌（fungi）、霉菌（mold）等均具有抑制杀灭作用。例如，小檗碱对白念珠菌（*Candida albicans*）具有抗菌活性，其能影响细胞膜麦角甾醇（ergosterol）的合成，诱导细胞膜通透性增加，导致细胞内物质外流（DNA/蛋白质泄漏）及膜去极化和脂质过氧化[113]。此外，小檗碱也能抑制产气荚膜梭菌（*Clostridium perfringens*）的生长，对耐甲氧西林金黄色葡萄球菌（methicillin-resistant *Staphylococcus aureus*）具有抗菌活性[114]。此外，苦参、吴茱萸、麻黄、黄柏、防己、乌头等中药中的生物碱也具有广泛的抑菌活性[115]。

多数具有镇痛活性的生物碱属于异喹啉类生物碱，这类药物的镇痛机制各不相同。青藤碱是一种重要的生物活性成分，研究表明青藤碱的外周镇痛机制是通过降低小型背根神经节（dorsal root ganglion, DRG）神经元的细胞兴奋性而介导的[116]。从马钱子中分离出的马钱子碱具有镇痛作用，马钱子碱能显著抑制热刺激和机械刺激引起的反应，减轻慢性缩窄性损伤（chronic constriction injury, CCI）引起的热过敏和机械性超敏反应。由于钠通道在神经病理性疼痛中起着至关重要的作用，马钱子碱可同时抑制河鲀毒素敏感型

（tetrodotoxin-sensitive，TTX）和河鲀毒素不敏感型（tetrodotoxin-resistant，TTX）钠通道，从而直接抑制 DRG 神经元的兴奋性，使动作电位（action potential，AP）明显减少[117]。研究发现，以辣椒素作为瞬时受体电位香草酸亚型 1（the transient receptor potential vanilloid 1，TRPV1）通道激活剂，辣椒素与内源性大麻素受体结合，激活细胞内 G 蛋白/PI3K/PIP2 信号转导，提高细胞内磷脂酰肌醇 4,5 二磷酸（phosphatidylinositol－4,5－bisphosphate，PIP2）水平，关闭 TRPV1 通道，达到镇痛目的[118]。钩吻素子具有显著的抗炎和镇痛作用，其发挥镇痛作用是通过抑制星形胶质细胞活化和促炎性细胞因子的产生来实现的[119]。

二、抗病毒作用

生物碱类化合物亦有抗病毒作用。小檗碱可抑制脂肪细胞的自噬[120]，抑制呼吸道合胞病毒（respiratory syncytial virus，RSV）、单纯疱疹病毒（herpes simplex virus，HSV）、人乳头瘤病毒（human papilloma virus，HPV）和人巨细胞病毒（human cytomegalovirus，HCMV）的复制[121-123]。小檗碱抑制病毒感染诱导的 TLR7 信号通路上调，在 mRNA 和蛋白质水平上，显著抑制病毒诱导的 Th1/Th2 和 Th17/Treg 值的增加和炎症细胞因子的产生[124]。氧化苦参碱在体外抑制乙肝 HepG2.2.15 细胞病毒的分泌及相关抗原的表达[125]。苦参碱、氧化苦参碱与拉米夫定联合用药时产生协同效应，且均可以较强地抑制 HepG2.2.15 细胞内 HBV－DNA 的水平及 HBeAg、HBsAg 等相关抗原的表达[126]。

三、抗肿瘤作用

大量研究表明，生物碱类化合物还具有抗肿瘤作用，由于生物碱类化合物种类繁多，其抗肿瘤作用机制全面而广泛，具有广阔的开发前景。

研究表明，苦参生物碱对多种肿瘤起到防治作用，如肺癌、乳腺癌、肝癌、胆管癌、胃癌等，抗瘤谱广，其抗肿瘤活性主要表现在抑制癌细胞增殖、阻断细胞周期、诱导凋亡、抑制癌细胞转移等方面；苦参碱还能逆转抗肿瘤药物的耐药性，降低抗肿瘤药物的毒性[127]。小檗碱通过刺激细胞凋亡和自噬来诱导癌细胞死亡，还通过抑制参与细胞周期调控的分子来阻止癌细胞的增殖，从而引起癌细胞的细胞周期阻滞[128]。粉防己甲素对人肝癌细胞系（如 HepG2、

Huh7、Hep3B 细胞）和人乳腺癌细胞株（如 MDA - MB - 231、MCF - 7、SUM - 149 和 SUM - 159）具有极显著的细胞毒性，其抗癌机制主要是通过诱导肿瘤细胞凋亡、诱导肿瘤细胞自噬、阻滞肿瘤细胞周期、抑制肿瘤细胞的侵袭及迁移和逆转等途径，抑制肿瘤细胞的生长和增殖及多药耐药性[129]。吴茱萸碱能抑制肿瘤细胞活性与增殖、阻滞细胞周期、促进凋亡、促进自噬、抑制肿瘤微血管形成，还可以与其他抗肿瘤药物联合使用，以增强疗效或逆转耐药性[130]。钩吻素子能够以剂量和时间依赖的方式抑制人类乳腺癌细胞的增殖，其抗增殖机制与使细胞周期阻滞于 G_2/M 期和诱导 MCF - 7 细胞凋亡有关[131]。

四、对心血管系统、中枢神经系统的作用

生物碱类化合物对心血管系统具有多方面的药理作用，生物碱对心血管作用的机制也是多样的。研究表明，在临床上小檗碱对室性、室上性心律失常有较好的治疗作用，其作用机制主要是降低心肌自律性，延长心肌细胞动作电位时程（action potential duration，APD）和有效不应期（effective refractory period，ERP），使单向传导阻滞变为双向传导阻滞，消除折返激动的作用；阻断延迟激活钾通道（voltage-galed K^+ channels，KV）可能是小檗碱延长 APD 发挥抗心律失常作用的重要机制之一[132]。粉防己碱在心血管疾病的治疗中也发挥一定的作用，可治疗心血管疾病和高血压，粉防己碱能显著降低 I/R 损伤心肌细胞的 LDH、半胱氨酸蛋白酶 3 的水平和凋亡，同时恢复线粒体能量代谢，促进糖酵解，其能上调 p - STAT3 和 HK Ⅱ 的表达，但对 p-AKT 和 HIF - α 无影响[133]。粉防己碱联合 JAK3 抑制剂后，心肌保护作用明显减弱，p-stat3 和 HK Ⅱ 的表达也同时显著降低，表明粉防己碱的心脏保护作用与 JAK3/STAT3/HK Ⅱ 有关[133]。乌头类生物碱对心血管系统的作用包括强心、降血压、扩张血管、抗心律失常等，其作用机制为生物碱通过直接扩张外周血管，对血液的运行环境有所改善，从而进一步改善脑循环，对心脑血管起到保护作用[134]。

生物碱类化合物对中枢神经系统的药理作用引起了广大学者的关注。生物碱类化合物对中枢神经系统疾病如癫痫、阿尔茨海默病、帕金森病等具有治疗作用及神经保护作用。中枢神经系统疾病的具体发病机制难以判断，主要是与脑内大部分神经递质、营养因子、受体、离子通道等机制有关。其中，小檗

碱在治疗多种神经退行性疾病（包括阿尔茨海默病、亨廷顿病和帕金森病）方面显示出显著作用，其通过抑制 mTOR 信号通路、激活细胞存活和抗氧化信号通路（如上调 PI3K/AKT/Bcl－2 和 Nrf2/HO－1 抗氧化信号通路）提供神经保护[114]。乌头生物碱是与电压依赖性钠通道相互作用的二萜类生物碱神经毒素，其具有显著的抗癫痫活性[135]。苦参碱有治疗阿尔茨海默病的潜力，其能抑制 Aβ₄₂ 诱导的细胞毒性，抑制 Aβ/RAGE 信号通路，可减少阿尔茨海默病转基因小鼠促炎细胞因子和 Aβ 的沉积，并减少记忆缺陷[136]。此外，苦参碱能逆转 Aβ₄₂ 诱导的 Th17/Treg 细胞因子的变化，下调维 A 酸相关孤儿受体 γt（retinoid-related orphan receptor γt, RORγt）的表达，上调 Th17 细胞特异性转录因子叉头框蛋白 p3（fork head box p3, Foxp3）的表达，从而提高阿尔茨海默病大鼠学习记忆能力，减轻它们的认知障碍[127]。胡椒碱可通过恢复细胞凋亡和自噬之间的平衡而发挥治疗帕金森病的作用，其主要通过 Tyr307 的去磷酸化刺激蛋白磷酸酶 2A（protein phosphotase 2A, PP2A）活性，通过 PP2A 介导的 AKT 去磷酸化抑制 AKT/mTORC1 信号通路来诱导自噬，通过阻止促凋亡因子释放到胞质中来减轻线粒体损伤和抑制凋亡[137]。

五、中药生物碱类的毒性研究

中药生物碱类成分的毒效关系十分复杂，其中部分生物碱毒性大，在中药不良反应事件中，由生物碱导致的中毒所占比重较大。因此对中药生物碱类成分的毒性研究至关重要。

目前发现多种中药生物碱类成分对肝脏均有不同程度的损害。有研究表明，喹喏里西啶类生物碱苦参碱具有肝毒性，其是通过抑制 Nrf2 途径、激活 ROS 介导的线粒体凋亡途径和使细胞周期阻滞于 S 期而产生肝毒性的[138]。除此之外，苦参碱还可能具有神经毒性[139]。清热解毒中药千里光主要含有吡咯里西啶类生物碱，吡咯里西啶类生物碱的毒性主要表现为急性毒性、慢性毒性、基因毒性和特殊毒性等 4 种类型，最常见的是肝毒性。多数吡咯里西啶类生物碱本身无毒或低毒，CYP3A4 介导吡咯里西啶类生物碱（倒千里光裂碱型、天芥菜碱型、奥托千里光裂碱型）在体内的代谢，形成的代谢产物具有强亲电性，经水解后能与组织中的亲核类物质结合（酶、蛋白质、DNA、RNA），生成毒性加合物，诱发各种损伤[54]（图 9－8）。延胡索并非传统的有毒中药，但是左旋四氢帕马丁（左旋延胡索乙素）有一定的肝毒性，其肝毒性的机制尚不清

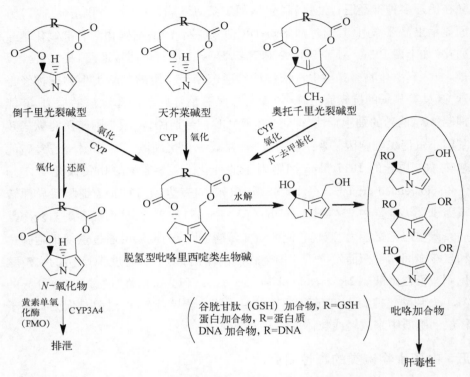

图9-8 吡咯里西啶生物碱代谢活化致毒机制

楚[140]。研究表明,粉防己碱给药可以造成一定程度的肝细胞受损,防己水提取物和粉防己碱可引起肝细胞损伤,防己水提取物引起的肝损伤在停药后是可逆的,而粉防己碱引起的肝损伤在停药后不可逆[141]。

某些中药生物碱类成分会对中枢神经系统产生抑制或毒性作用。莨菪烷类生物碱如东莨菪碱,为M受体阻断药,能与M受体结合,大剂量使用则中枢神经系统由兴奋转为抑制[142]。有机胺类生物碱如麻黄碱,口服量达治疗量的5~10倍时可引起中毒,其毒理作用为通过抑制MAO的活性,减慢对肾上腺素和肾上腺素能神经的化学传递物质的破坏,能兴奋大脑皮质和皮质下各中枢,大剂量使用使心脏受到抑制[143]。吲哚类生物碱如士的宁、马钱子碱毒性较大,可产生神经毒性,中毒机制为作用于中枢神经系统,大剂量的马钱子碱可阻断神经肌肉传导,呈现箭毒样作用[144]。此外,马钱子碱也会产生肾毒性,但其引起的肾损伤机制尚不清楚[145]。钩吻的毒性主要来源于吲哚类或氧化吲哚类生物碱[146],钩吻中毒时,神经系统症状主要表现为言语不清、眩晕、肌肉无力、吞咽困难、呼吸肌麻痹和共济失调甚至昏迷等;消化系统症状表现为口腔和咽喉灼痛,恶心、呕吐、腹痛、腹泻或便秘、腹胀等;循环和呼吸系统症状为中毒早期心搏缓慢、呼吸快而深,随之心搏加快、呼吸慢而浅、不规则,逐渐至呼吸困难、血压下降,最终呼吸麻痹而死亡。而钩吻中的非生物碱主要包括环烯醚萜苷、环烯醚萜和甾体等,这些化合物尚未显示出明显的毒性,表明钩吻生物碱是钩吻中主要的毒性成分,但钩吻的中毒机制尚未明确[147]。有学者报道了[148,149]钩吻中毒后可通过服用鸭血、羊血进行解毒,并采用双向固体发酵方式对钩吻的解毒机制进行研究。此外,有研究表明[30]钩吻生物碱经过CYP3A4/5 代谢后,毒性显著降低,提示 CYP3A4/5 在钩吻生物碱的减毒中具有重要作用。为降低钩吻毒性以更好地发挥其药理作用,还可通过炮制减毒[150],配伍减毒(如与抵当汤[151]、玉叶金花[152]配伍)等方式减小钩吻的毒性。

还有的中药生物碱类成分具有心脏毒性。双酯型二萜类生物碱是乌头类中药的主要活性成分,同时也是毒性成分。在临床上使用不当时,经常引发心脏、神经和消化系统毒性。其中最常见的是引发心脏毒性,以心律失常为主,但乌头碱类中药的心脏毒性作用机制尚不明确。有研究表明乌头类中药致心律失常的作用机制可能是乌头碱类成分使心肌细胞电压门控钠通道激活,加速 Na^+ 内流,并抑制 I_{Na^+/K^+},从而引起心律失常[153]。此外,乌头碱严重中毒时会影响心肌细胞的代谢,使其代谢能力减弱,引发心功能处于缺氧状态,造成心脏不可逆损伤,心肌细胞凋亡率也会随着中毒时间的延长而增加[57]。西医治疗是解救乌头碱类药物中毒最主要的方法,所用药物主要有阿托品、利多卡因、胺碘酮、东莨菪碱、地塞米松等,此外还需有辅助治疗手段如催吐、洗胃、导泻、血压灌注、营养支持等。采用中药解毒也得到普遍认可,常用的解毒中药有甘草、绿豆、生姜、蜂蜜、金银花、黄连、苦参等[154]。为减少乌头类中药不良反应的发生,必须考虑合适的炮制方法和配伍原则。历代对乌头类中药的炮制方法主要为漂、泡、煨、蒸、煮等,辅助姜汁、米泔、童便等进行浸泡或炒制而达到降低毒性的目的。乌头类中药通过与其他药材配伍使用以减低毒性,常用配伍药材主要包括甘草、干姜、大黄、白芍、人参等,临床常用复方如大黄附子汤、四逆汤、甘草附子汤、参附汤等,减毒机制可能为促进肝药酶代谢或形成难溶性络合物[57]。

六、中药生物碱类成分 PK - PD 研究

PK - PD 模型是综合研究体内药代动力学过程与药效量化指标的动力学

过程,即通过药代动力学阐明药物的体内过程,通过药效动力学阐明药效-时间特征,再利用适宜的数字模型整合两个动力学过程。PK-PD 的研究能为中药研究开发中阐明中药作用机制、设计药物剂型及临床合理用药提供重要的研究方法和理论依据。

近年来已有不少学者采用 PK-PD 模型进行中药生物碱类成分药代动力学研究,类型主要有血药浓度法与药物累积法 PK-PD 模型、血药浓度法与药理效应法 PK-PD 模型。有研究通过对青藤碱敷贴足三里穴位组、青藤碱敷贴阳陵泉穴位组、直接在膝关节部位涂抹及口服给药治疗类风湿性关节炎的 PK-PD 分析,显示青藤碱敷贴足三里穴位组中青藤碱吸收程度高,清除率低,镇痛作用明显[155]。有研究者采用 Sigmoid-E_{max} 函数用于建立麻黄汤的 PK-PD 模型,结果表明,麻黄汤可控制或改善哮喘,而药物浓度峰值与麻黄汤最大治疗效果之间存在滞后关系,PK-PD 曲线表现为顺时针或逆时针的滞后曲线[156]。也有研究者提出了肠道菌介导的药物 PK-PD 研究新模式,如基于药物与肠道菌的相互作用,将血中暴露的小檗碱及其刺激细菌所产生的内源性代谢产物(如丁酸)作为一个整体,从而考虑完整的药物在体内的代谢动力学和药效的作用[157]。有研究者对蝙蝠葛碱(dauricine,Dau)、蝙蝠葛苏林碱(daurisoline,DS)进行研究,建立了 PK-PD 模型,成功预测了 Dau、DS 血药浓度及其药理效应,并且发现 DS 和 Dau 静脉注射后效应与血药浓度并不直接相关[158]。还有研究者对中药复方双参通冠方进行 PK-PD 模型拟合,在复方中得到四氢帕马汀、盐酸小檗碱(hydrochloride berberine,HB)、丹酚酸 B(salvianolie acid B,SAB)等 12 个指征成分,并在中医药指示性研究中解释了中药制剂的药效物质基础和相容性规律[159]。

七、中药生物碱类药代动力学研究热点和难点

生物碱类药物具有显著的药理效应和临床疗效,近年来,许多学者应用新方法、新技术对一些中药生物碱类药物在体内的吸收、分布、代谢、排泄和生物利用度进行了研究,已成为当今的研究热点之一。由于生物碱的结构复杂,不同类型的生物碱在体内的药代动力学过程各不相同,各有特点,共性特征不显著。大多数生物碱类成分在消化道的吸收速度快,代谢以肝代谢为主,最受关注的是生物碱类成分与药物转运蛋白、药物代谢酶之间的相互作用,这与生物碱类成分发挥药效作用和产生不良反应密切相关。然而目前对中药生物碱类

成分的药代动力学研究尚处于初期阶段,相关研究数目较少,生物碱单体成分对药物代谢酶和转运蛋白的影响的研究也相对不足。有些生物碱单体成分如小檗碱、吴茱萸碱、粉防己碱的毒性研究较少,不能很好地进一步探讨它们的药代动力学与药效/毒性的相关性。因此,深入研究中药生物碱类成分的药理作用、毒性作用、体内过程和调控机制之间的关系,阐明其毒效机制,仍然是中药生物碱类药代动力学研究的重点和难点。文中主要对中药生物碱类的代表性单体成分的药代动力学研究进行了总结,单体化合物与含有此化合物的提取物或复方给药,其体内药代动力学过程有明显差异,研究单一活性成分并不能完全说明中药的整体作用特点。因此,深入开展中药生物碱类成分及其复方的吸收转运和代谢研究,对阐明中药生物碱类成分口服吸收及其配伍规律具有指导意义。此外,今后需探索中药生物碱类成分的药代动力学适宜的研究方法和模式,加强对生物碱代谢过程的研究,对代谢物的结构、代谢途径等进行更深入的研究,以阐明中药生物碱类成分发挥疗效的真正物质基础,并研究不同生理病理状态下的毒效物质转化的方式、过程与机制,揭示减毒增效原理,这对于提高指导新药设计、临床用药、提高药物的疗效和安全性有重要意义。

(叶玲)

参考文献

[1] Zhang J M, Liao W, He Y X, et al. Study on intestinal absorption and pharmacokinetic characterization of diester diterpenoid alkaloids in precipitation derived from fuzi-gancao herb-pair decoction for its potential interaction mechanism investigation. J Ethnopharmacol, 2013, 147(1): 128 - 135.

[2] Ye L, Yang X S, Yang Z, et al. The role of efflux transporters on the transport of highly toxic aconitine, mesaconitine, hypaconitine, and their hydrolysates, as determined in cultured Caco-2 and transfected MDCKII cells. Toxicol Lett, 2013, 216(2 - 3): 86 - 99.

[3] Wang L, Wen Y Q, Meng F H. Simultaneous determination of gelsemine and koumine in rat plasma by UPLC-MS/MS and application to pharmacokinetic study after oral administration of Gelsemium elegans Benth extract. Biomed Chromatogr, 2018, 32(6): e4201.

[4] Hu Y X Chen M H, Wang Z Y, et al. Development of a validated UPLC-MS/MS method for determination of humantenmine in rat plasma and its application in pharmacokinetics

and bioavailability studies. Biomed Chromatogr, 2017, 31(12): e4017.

[5] Zhang Y N, Yang Y F, Yang X W. Blood-brain barrier permeability and neuroprotective effects of three main alkaloids from the fruits of Euodia rutaecarpa with MDCK-pHaMDR cell monolayer and PC12 cell line. Biomed Pharmacother, 2018(98): 82 − 87.

[6] Chen J, Xiao H L, Hu R R, et al. Pharmacokinetics of brucine after intravenous and oral administration to rats. Fitoterapia, 2011, 82(8): 1302 − 1308.

[7] Chen W, Miao Y Q, Fan D J, et al. Bioavailability study of berberine and the enhancing effects of TPGS on intestinal absorption in rats. AAPS PharmSciTech, 2011, 12(2): 705 − 711.

[8] Liu Y T, Hao H P, Xie H G, et al. Extensive intestinal first-pass elimination and predominant hepatic distribution of berberine explain its low plasma levels in rats. Drug Metab Dispos, 2010, 38(10): 1779 − 1784.

[9] Liao C R, Chang S, Yin S L, et al. A HPLC-MS/MS method for the simultaneous quantitation of six alkaloids of Rhizoma Corydalis Decumbentis in rat plasma and its application to a pharmacokinetic study. J Chromatogr B Analyt Technol Biomed Life Sci, 2014(944): 101 − 106.

[10] Li C W, Zhang S, Gao H Q, et al. Determination of L-tetrahydropalmatine in human plasma by HPLC and pharmacokinetics of its disintegrating tablets in healthy Chinese. Eur J Drug Metab Pharmacokinet, 2011, 36(4): 257 − 262.

[11] Jiang X H, Yang J Q, Li N, et al. The pharmacokinetical study of plant alkaloid tetrandrine with a simple HPLC method in rabbits. Fitoterapia, 2011, 82(6): 878 − 882.

[12] Zhang M F, Zhao Y, Jiang K Y, et al. Comparative pharmacokinetics study of sinomenine in rats after oral administration of sinomenine monomer and Sinomenium acutum extract. Molecules, 2014, 19(8): 12065 − 12077.

[13] Yang M B, Ma J, Ruan J Q, et al. Absorption difference between hepatotoxic pyrrolizidine alkaloids and their N-oxides-Mechanism and its potential toxic impact. J Ethnopharmacol, 2020(249): 112421.

[14] Wang C H, Li Y, Gao J G, et al. The comparative pharmacokinetics of two pyrrolizidine alkaloids, senecionine and adonifoline, and their main metabolites in rats after intravenous and oral administration by UPLC/ESIMS. Anal Bioanal Chem, 2011, 401(1): 275 − 287.

[15] Wang J W, Chiang M H, Lu C M, et al. Determination the active compounds of herbal preparation by UHPLC-MS/MS and its application on the preclinical pharmacokinetics of pure ephedrine, single herbal extract of Ephedra, and a multiple herbal preparation in rats. J Chromatogr B Analyt Technol Biomed Life Sci, 2016(1026): 152 − 161.

[16] Palamanda J R, Mei H, Morrison R, et al. Pharmacokinetics of pseudoephedrine in rats, dogs, monkeys and its pharmacokinetic-pharmacodynamic relationship in a feline model of nasal congestion. Drug Metab Lett, 2010, 4(2): 56 − 61.

[17] Yang Z, Gao S, Yin T J, et al. Biopharmaceutical and pharmacokinetic characterization of

matrine as determined by a sensitive and robust UPLC-MS/MS method. J Pharm Biomed Anal, 2010, 51(5): 1120 − 1127.

[18] Tang L, Dong L N, Peng X J, et al. Pharmacokinetic characterization of oxymatrine and matrine in rats after oral administration of radix Sophorae tonkinensis extract and oxymatrine by sensitive and robust UPLC-MS/MS method. J Pharm Biomed Anal, 2013 (83): 179 − 185.

[19] Wu J J, Guo Z Z, Zhu Y F, et al. A systematic review of pharmacokinetic studies on herbal drug Fuzi: Implications for Fuzi as personalized medicine. Phytomedicine, 2018 (44): 187 − 203.

[20] Wang Z Y, Zuo M T, Liu Z Y. The metabolism and disposition of koumine, gelsemine and humantenmine from gelsemium. Curr Drug Metab, 2019, 20(7): 583 − 591.

[21] Lin A H, Su X C, She D, et al. LC-MS/MS determination and comparative pharmacokinetics of strychnine, brucine and their metabolites in rat plasma after intragastric administration of each monomer and the total alkaloids from Semen Strychni. J Chromatogr B Analyt Technol Biomed Life Sci, 2016(1008): 65 − 73.

[22] Tan X S, Ma J Y, Feng R, et al. Tissue distribution of berberine and its metabolites after oral administration in rats. PLoS One, 2013, 8(10): e77969.

[23] Hong Z Y, Fan G R, Le J, et al. Brain pharmacokinetics and tissue distribution of tetrahydropalmatine enantiomers in rats after oral administration of the racemate. Biopharm Drug Dispos, 2006, 27(3): 111 − 117.

[24] Liu Z Q, Chan K, Zhou H, et al. The pharmacokinetics and tissue distribution of sinomenine in rats and its protein binding ability in vitro. Life Sci, 2005, 77(25): 3197 − 3209.

[25] Zhang M, Peng C S, Li X B. In vivo and in vitro metabolites from the main diester and monoester diterpenoid alkaloids in a traditional chinese herb, the aconitum species. Evid Based Complement Alternat Med, 2015, 2015(9): 252434.

[26] Tang L, Ye L, Lv C, et al. Involvement of CYP3A4/5 and CYP2D6 in the metabolism of aconitine using human liver microsomes and recombinant CYP450 enzymes. Toxicol Lett, 2011, 202(1): 47 − 54.

[27] He H W, Yan F. Relative quantification of the metabolite of aconitine in rat urine by LC-ESI-MS/MS and its application to pharmacokinetics. Anal Sci, 2012, 28(12): 1203 − 1205.

[28] Ye L, Tang L, Gong Y, et al. Characterization of metabolites and human P450 isoforms involved in the microsomal metabolism of mesaconitine. Xenobiotica, 2011, 41 (1): 46 − 58.

[29] Ye L, Wang T, Yang C H, et al. Microsomal cytochrome P450-mediated metabolism of hypaconitine, an active and highly toxic constituent derived from Aconitum species. Toxicol Lett, 2011, 204(1): 81 − 91.

[30] Sun R J, Chen M H, Hu Y X, et al. CYP3A4/5 mediates the metabolic detoxification of humantenmine, a highly toxic alkaloid from Gelsemium elegans Benth. J Appl Toxicol, 2019, 39(9): 1283 – 1292.

[31] Hu Y X, Wang Z Y, Huang X, et al. Oxidative metabolism of koumine is mainly catalyzed by microsomal CYP3A4/3A5. Xenobiotica, 2017, 47(7): 584 – 591.

[32] Zhang Z W, Fang T Z, Zhou H Y, et al. Characterization of the in vitro metabolic profile of evodiamine in human liver microsomes and hepatocytes by UHPLC-Q exactive mass spectrometer. Front Pharmacol, 2018(9): 130.

[33] Wang C Y, Yue F, Ai G F, et al. Simultaneous determination of evodiamine and its four metabolites in rat plasma by LC-MS/MS and its application to a pharmacokinetic study. Biomed Chromatogr, 2018, 32(7): e4219.

[34] Tian J X, Wang M, Xu L, et al. Metabolism of brucine: the important metabolic pathways of dihydroindole-type alkaloid for excretion in rats. Bioanalysis, 2014, 6(2): 137 – 149.

[35] Wang K, Feng X C, Chai L W, et al. The metabolism of berberine and its contribution to the pharmacological effects. Drug Metab Rev, 2017, 49(2): 139 – 157.

[36] Li Y, Ren G, Wang Y X, et al. Bioactivities of berberine metabolites after transformation through CYP450 isoenzymes. J Transl Med, 2011(9): 62.

[37] Zhang Y Y, Dong X, Le J, et al. A practical strategy for characterization of the metabolic profile of chiral drugs using combinatory liquid chromatography-mass spectrometric techniques: Application to tetrahydropalmatine enantiomers and their metabolites in rat urine. J Pharm Biomed Anal, 2014(94): 152 – 162.

[38] Wang W H, Liu J, Zhao X N, et al. Simultaneous determination of l-tetrahydropalmatine and its active metabolites in rat plasma by a sensitive ultra-high-performance liquid chromatography with tandem mass spectrometry method and its application in a pharmacokinetic study. Biomed Chromatogr, 2017, 31(6): e3903.

[39] Zhao M, Li L P, Sun D L, et al. Stereoselective metabolism of tetrahydropalmatine enantiomers in rat liver microsomes. Chirality, 2012, 24(5): 368 – 373.

[40] Yang G Y, Zhang C N, Hu P, et al. An UPLC-MS/MS method for quantifying tetrandrine and its metabolite berbamine in human blood: Application to a human pharmacokinetic study. J Chromatogr B Analyt Technol Biomed Life Sci, 2017(1070): 92 – 96.

[41] Li D, Cao Z L, Liao X L, et al. The development of a quantitative and qualitative method based on UHPLC-QTOF MS/MS for evaluation paclitaxel-tetrandrine interaction and its application to a pharmacokinetic study. Talanta, 2016(160): 256 – 267.

[42] Zhao X X, Peng C, Zhang H, et al. Sinomenium acutum: A review of chemistry, pharmacology, pharmacokinetics, and clinical use. Pharm Biol, 2012, 50(8): 1053 – 1061.

[43] Xu J, Yan R. Determination of the metabolite of ephedrine, 4-hydroxyephedrine, by LC-MS-MS in rat urine and its application in excretion profiles after oral administration of

ephedra sinica stapf and processing ephedra sinica stapf. J Chromatogr Sci, 2017, 55(2): 162 − 165.

[44] Fan R X, Liu R, Ma R, et al. Determination of oxymatrine and its active metabolite matrine in human plasma after administration of oxymatrine oral solution by high-performance liquid chromatography coupled with mass spectrometry. Fitoterapia, 2013 (89): 271 − 277.

[45] Zhang H, Sun S, Zhang W, et al. Biological activities and pharmacokinetics of aconitine, benzoylaconine, and aconine after oral administration in rats. Drug Test Anal, 2016, 8(8): 839 − 846.

[46] Xiao L, Xue Y R, Zhang C F, et al. The involvement of multidrug and toxin extrusion protein 1 in the distribution and excretion of berberine. Xenobiotica, 2018, 48(3): 314 −323.

[47] Ma J Y, Feng R, Tan X S, et al. Excretion of berberine and its metabolites in oral administration in rats. J Pharm Sci, 2013, 102(11): 4181 −4192.

[48] Xiao W B, Shen G L, Zhuang X M, et al. Characterization of human metabolism and disposition of levo-tetrahydropalmatine: Qualitative and quantitative determination of oxidative and conjugated metabolites. J Pharm Biomed Anal, 2016(128): 371 − 381.

[49] Kojima A, Nishitani Y, Sato M, et al. Comparison of urine analysis and dried blood spot analysis for the detection of ephedrine and methylephedrine in doping control. Drug Test Anal, 2016, 8(2): 189 − 198.

[50] Barroso O, Goudreault D, Carbo Banus M L, et al. Determination of urinary concentrations of pseudoephedrine and cathine after therapeutic administration of pseudoephedrine-containing medications to healthy subjects: implications for doping control analysis of these stimulants banned in sport. Drug Test Anal, 2012, 4(5): 320 − 329.

[51] Lu D Y, Xie Q, Wu B J. N-glucuronidation catalyzed by UGT1A4 and UGT2B10 in human liver microsomes: Assay optimization and substrate identification. J Pharm Biomed Anal, 2017(145): 692 −703.

[52] Lu D Y, Dong D, Xie Q, et al. Disposition of mianserin and cyclizine in UGT2B10-overexpressing human embryonic kidney 293 cells: identification of UGT2B10 as a novel N-glucosidation enzyme and breast cancer resistance protein as an N-glucoside transporter. Drug Metab Dispos, 2018, 46(7): 970 −979.

[53] Yang X J, Li W W, Sun Y, et al. Comparative study of hepatotoxicity of pyrrolizidine alkaloids retrorsine and monocrotaline. Chem Res Toxicol, 2017, 30(2): 532 −539.

[54] Tamariz J, Burgueño-Tapia E, Vázquez M A, et al. Pyrrolizidine alkaloids. Alkaloids Chem Biol, 2018(80): 1 −314.

[55] Tu M J, Li L P, Lei H M, et al. Involvement of organic cation transporter 1 and CYP3A4 in retrorsine-induced toxicity. Toxicology, 2014(322): 34 −42.

[56] Hessel S, Gottschalk C, Schumann D, et al. Structure-activity relationship in the passage of

different pyrrolizidine alkaloids through the gastrointestinal barrier: ABCB1 excretes heliotrine and echimidine. Mol Nutr Food Res, 2014, 58(5): 995-1004

[57] 魏旭雅,邱子栋,陈金龙,等.有毒乌头类中药炮制与配伍减毒机制的研究进展.中国中药杂志,2019, 44(17): 3695-3704.

[58] Wang L, Sun Q, Zhao N, et al. Ultra-liquid chromatography tandem mass spectrometry (UPLC-MS/MS)-based pharmacokinetics and tissue distribution study of koumine and the detoxification mechanism of glycyrrhiza uralensis fisch on gelsemium elegans benth. Molecules, 2018, 23(7): 1693.

[59] 魏文增,叶丽香,黄慧玲,等.钩吻素子在人与小型猪、SD 大鼠、恒河猴、比格犬肝微粒体中的体外代谢比较.中南药学,2016, 14(10): 1045-1049.

[60] Alolga R N, Fan Y, Chen Z, et al. Significant pharmacokinetic differences of berberine are attributable to variations in gut microbiota between Africans and Chinese. Sci Rep, 2016 (6): 27671.

[61] Ye L X, Xu Y, Zhang S H, et al. Orally administered koumine persists longer in the plasma of aged rats than that of adult rats as assessed by ultra-performance liquid chromatography-tandem mass spectrometry. Front Pharmacol, 2020(11): 1113.

[62] Zheng H, Wang Z, Liu W W, et al. Toxicokinetics of strychnine and brucine after the oral administration of Biqi capsule to rats by RRLC-MS/MS. Biomed Chromatogr, 2018, 32(3): e4117.

[63] Yu B, Cao Y, Xiong Y K. Pharmacokinetics of aconitine-type alkaloids after oral administration of Fuzi (Aconiti Lateralis Radix Praeparata) in rats with chronic heart failure by microdialysis and ultra-high performance liquid chromatography-tandem mass spectrometry. J Ethnopharmacol, 2015(165): 173-179.

[64] Zhou Q, Meng P, Wang H, et al. Pharmacokinetics of monoester-diterpenoid alkaloids in myocardial infarction and normal rats after oral administration of Sini decoction by microdialysis combined with liquid chromatography-tandem mass spectrometry. Biomed Chromatogr, 2019, 33(1): e4406.

[65] Hong Z Y, Cai G J, Ma W T, et al. Rapid determination and comparative pharmacokinetics of tetrahydropalmatine in spontaneously hypertensive rats and normotensive rats. Biomed Chromatogr, 2012, 26(6): 749-753.

[66] Jia Y Z, Xu B E, Xu J S. Effects of type 2 diabetes mellitus on the pharmacokinetics of berberine in rats. Pharm Biol, 2017, 55(1): 510-515.

[67] Yu S, Yu Y L, Liu L, et al. Increased plasma exposures of five protoberberine alkaloids from Coptidis Rhizoma in streptozotocin-induced diabetic rats: is P-GP involved. Planta Med, 2010, 76(9): 876-881.

[68] Liu Q F, Shi X J, Li Z D, et al. Pharmacokinetic comparisons of berberine and palmatine in normal and metabolic syndrome rats. J Ethnopharmacol., 2014, 151(1): 287-291.

[69] Gong Z, Chen Y, Zhang R, et al. Pharmacokinetic difference of berberine between normal

and chronic visceral hypersensitivity irritable bowel syndrome rats and its mechanism. Arch Pharm Res, 2015, 38(10): 1888 − 1896.

[70] Gong Z P, Chen Y, Zhang R J, et al. Pharmacokinetic comparison of berberine in rat plasma after oral administration of berberine hydrochloride in normal and post inflammation irritable bowel syndrome rats. Int J Mol Sci, 2014, 15(1): 456 − 467.

[71] Wang Y H, Hong Y L, Feng Y, et al. Comparative pharmacokinetics of senkyunolide I in a rat model of migraine versus normal controls. Eur J Drug Metab Pharmacokinet, 2012, 37(2): 91 − 97.

[72] Fan Y F, Xie Y, Liu L, et al. Paeoniflorin reduced acute toxicity of aconitine in rats is associated with the pharmacokinetic alteration of aconitine. J Ethnopharmacol, 2012, 141 (2): 701 − 708.

[73] Ren M Y, Song S, Liang D D, et al. Comparative tissue distribution and excretion study of alkaloids from Herba Ephedrae-Radix Aconiti Lateralis extracts in rats. J Pharm Biomed Anal, 2017(134): 137 − 142.

[74] Li Y, Li Y X, Zhao M J, et al. The effects of Rheum palmatum L. on the Pharmacokinetic of Major Diterpene Alkaloids of Aconitum carmichaelii Debx. in Rats. Eur J Drug Metab Pharmacokinet, 2017, 42(3): 441 − 451.

[75] Peng W W, Li W, Li J S, et al. The effects of Rhizoma Zingiberis on pharmacokinetics of six Aconitum alkaloids in herb couple of Radix Aconiti Lateralis-Rhizoma Zingiberis. J Ethnopharmacol, 2013, 148(2): 579 − 586.

[76] Yang L, Wang Y G, Xu H H, et al. Panax ginseng inhibits metabolism of diester alkaloids by downregulating CYP3A4 enzyme activity via the pregnane X receptor. Evid Based Complement Alternat Med, 2019(2019): 3508658.

[77] Xu Y W, Yang L, Liang K, et al. Pharmacokinetic effects of ginsenoside Rg1 on aconitine, benzoylaconine and aconine by UHPLC-MS/MS. Biomed Chromatogr, 2020, 34 (4): e4793.

[78] Sun S, Chen Q S, Ge J Y, et al. Pharmacokinetic interaction of aconitine, liquiritin and 6-gingerol in a traditional Chinese herbal formula, Sini Decoction. Xenobiotica, 2018, 48 (1): 45 − 52.

[79] Xin H W, Tang X, Ouyang M, et al. Effects of berberine on pharmacokinetics of midazolam and rhodamine 123 in rats in vivo. Springerplus, 2016(5): 380.

[80] Kwon M, Choi Y A, Choi M K, et al. Organic cation transporter-mediated drug-drug interaction potential between berberine and metformin. Arch Pharm Res, 2015, 38(5): 849 − 856.

[81] Shi R, Xu Z, Xu X, et al. Organic cation transporter and multidrug and toxin extrusion 1 co-mediated interaction between metformin and berberine. Eur J Pharm Sci, 2019(127): 282 − 290.

[82] Lyu Y F, Zhang Y F, Yang M B, et al. Pharmacokinetic interactions between metformin

and berberine in rats: Role of oral administration sequences and microbiota. Life Sci, 2019(235): 116818.

[83] Mao X, Zhao H M, Wang Q, et al. Metabolism-based herb-drug interaction of Corydalis Bungeanae Herba with berberine in vitro and in vivo in rats. Biomed Chromatogr, 2019, 33 (7): e4514.

[84] Renner U D, Oertel R, Kirch W. Pharmacokinetics and pharmacodynamics in clinical use of scopolamine. Ther Drug Monit, 2005, 27(5): 655 − 665.

[85] Yang N, Sun R B, Zhao Y Q, et al. High fat diet aggravates the nephrotoxicity of berberrubine by influencing on its pharmacokinetic profile. Environ Toxicol Pharmacol, 2016(46): 319 − 327.

[86] Feng R, Shou J W, Zhao Z X, et al. Transforming berberine into its intestine-absorbable form by the gut microbiota. Sci Rep, 2015(5): 12155.

[87] Yang M B, Ma J, Ruan J Q, et al. Intestinal and hepatic biotransformation of pyrrolizidine alkaloid N-oxides to toxic pyrrolizidine alkaloids. Arch Toxicol, 2019, 93(8): 2197 − 2209.

[88] 门薇,陈颖,李玉洁,等.肠道菌群对中药有效成分的生物转化研究进展.中国实验方剂学杂志,2015,21(2): 229 − 234.

[89] 赵晨光,廖丹丹,何小燕,等.苦参碱肌肉注射给药在大鼠体内的药动学研究.中国中药杂志,2010(10): 1315 − 1318.

[90] 王琳,蔡宝昌,杨欢,等.马钱子碱溶液和马钱子碱脂质体在家兔体内的药代动力学比较研究.南京中医药大学学报,2006,22(3): 165 − 167.

[91] 蔡皓,王丹丹,刘晓,等.马钱子碱、马钱子总生物碱与马钱子粉在大鼠体内药动学的比较.中国中药杂志,2012,37(14): 2160 − 2163.

[92] Wang Y H, Wu S S, Chen Z C, et al. Inhibitory effects of cytochrome P450 enzymes CYP1A2, CYP2A6, CYP2E1 and CYP3A4 by extracts and alkaloids of Gelsemium elegans roots. J Ethnopharmacol, 2015(166): 66 − 73.

[93] Zhang Y T, Zhang D F, Ge N Y, et al. Effect of evodiamine on CYP enzymes in rats by a cocktail method. Pharmacology, 2016, 97(5 − 6): 218 − 223.

[94] Li X, Wang K, Wei W, et al. In vitro metabolism of brucine by human liver microsomes and its interactions with CYP substrates. Chem Biol Interact, 2013, 204(3): 140 − 143.

[95] Guo Y, Chen Y, Tan Z R, et al. Repeated administration of berberine inhibits cytochromes P450 in humans. Eur J Clin Pharmacol, 2012, 68(2): 213 − 217.

[96] Lo S N, Shen C C, Chang C Y, et al. The effect of oxidation on berberine-mediated CYP1 inhibition: oxidation behavior and metabolite-mediated inhibition. Drug Metab Dispos, 2015, 43(7): 1100 − 1107.

[97] Wang D J, Wang K, Sui D J, et al. Effects of tetrahydroberberine and tetrahydropalmatine on hepatic cytochrome P450 expression and their toxicity in mice. Chem Biol Interact, 2017 (268): 47 − 52.

［98］ Zhao Y, Hellum B H, Liang A H, et al. Inhibitory mechanisms of human CYP by three alkaloids isolated from traditional Chinese herbs. Phytother Res, 2015, 29(6): 825 – 834.

［99］ Li W H, Zhao L, Le J, et al. Evaluation of tetrahydropalmatine enantiomers on the activity of five cytochrome P450 isozymes in rats using a liquid chromatography/mass spectrometric method and a cocktail approach. Chirality, 2015, 27(8): 551 – 556.

［100］ Wang Y, Jin Y, Yun X M, et al. Co-administration with simvastatin or lovastatin alters the pharmacokinetic profile of sinomenine in rats through cytochrome P450-mediated pathways. Life Sci, 2018(209): 228 – 235.

［101］ 吴文华,刘丽,韩凤梅,等.伪麻黄碱与麻黄碱对大鼠细胞色素 P450 酶活性的影响. 中华中医药杂志,2011,26(8): 804 – 807.

［102］ Yuan F, Chen J, Wu W J, et al. Effects of matrine and oxymatrine on catalytic activity of cytochrome p450s in rats. Basic Clin Pharmacol Toxicol, 2010, 107(5): 906 – 913.

［103］ Yang C P, Li Z, Zhang T H, et al. Transcellular transport of aconitine across human intestinal Caco-2 cells. Food Chem Toxicol, 2013(57): 195 – 200.

［104］ Wu J J, Lin N, Li F Y, et al. Induction of P-glycoprotein expression and activity by Aconitum alkaloids: Implication for clinical drug-drug interactions. Sci Rep, 2016 (6): 25343.

［105］ Dai P M, Zhu L J, Yang X S, et al. Multidrug resistance-associated protein 2 is involved in the efflux of Aconitum alkaloids determined by MRP2-MDCKII cells. Life Sci, 2015 (127): 66 – 72.

［106］ Xu D H, Yan M, Li H D, et al. Influence of P-glycoprotein on brucine transport at the in vitro blood-brain barrier. Eur J Pharmacol, 2012, 690(1 – 3): 68 – 76.

［107］ Zhang X F, Qiu F R, Jiang J, et al. Intestinal absorption mechanisms of berberine, palmatine, jateorhizine, and coptisine: involvement of P-glycoprotein. Xenobiotica, 2011, 41(4): 290 – 296.

［108］ Chen C, Wu Z T, Ma L L, et al. Organic anion-transporting polypeptides contribute to the hepatic uptake of berberine. Xenobiotica, 2015, 45(12): 1138 – 1146.

［109］ Li C, Li L P, Yi Y D, et al. L-tetrahydropalmatine attenuates cisplatin-induced nephrotoxicity via selective inhibition of organic cation transporter 2 without impairing its antitumor efficacy. Biochem Pharmacol, 2020(177): 114021.

［110］ Sun S Y, Chen Z J, Li L P, et al. The two enantiomers of tetrahydropalmatine are inhibitors of P-gp, but not inhibitors of MRP1 or BCRP. Xenobiotica, 2012, 42(12): 1197 – 1205.

［111］ Shan Y Q, Zhu Y P, Pang J, et al. Tetrandrine potentiates the hypoglycemic efficacy of berberine by inhibiting P-glycoprotein function. Biol Pharma Bull, 2013, 36(10): 1562 – 1569.

［112］ Pan X L, Wang L, Gründemann D, et al. Inhibition of human organic cation transporters by the alkaloids matrine and oxymatrine. Fitoterapia, 2014(92): 206 - 210.

[113] Zorić N, Kosalec I, Tomić S, et al. Membrane of Candida albicans as a target of berberine. BMC Complement Altern Med, 2017, 17(1): 268.

[114] Shang X F, Yang C J, Morris-Natschke S L, et al. Biologically active isoquinoline alkaloids covering 2014 - 2018. Med Res Rev, 2020, 40(6): 2212 - 2289

[115] 刘云宁,李小凤,班旭霞,等.中药抗菌成分及其抗菌机制的研究进展.环球中医药, 2015,8(8): 1012 - 1017.

[116] Lee J Y, Yoon S Y, Won J H, et al. Sinomenine produces peripheral analgesic effects via inhibition of voltage-gated sodium currents. Neuroscience, 2017(358): 28 - 36.

[117] Yu G, Qian L N, Yu J J, et al. Brucine alleviates neuropathic pain in mice via reducing the current of the sodium channel. J Ethnopharmacol, 2019(233): 56 - 63.

[118] Xiao S, Zhang Y Q, Song P P, et al. The investigation of allosteric regulation mechanism of analgesic effect using SD rat taste bud tissue biosensor. Biosens Bioelectron, 2019 (126): 815 - 823.

[119] Jin G L, Yang J, Chen W Q, et al. The analgesic effect and possible mechanisms by which koumine alters type II collagen-induced arthritis in rats. J Nat Med, 2019, 73(1): 217 - 225.

[120] Hayashi K, Minoda K, Nagaoka Y, et al. Antiviral activity of berberine and related compounds against human cytomegalovirus. Bioorg Med Chem Lett, 2007, 17(6): 1562 - 1564.

[121] Mahata S, Bharti A C, Shukla S, et al. Berberine modulates AP-1 activity to suppress HPV transcription and downstream signaling to induce growth arrest and apoptosis in cervical cancer cells. Mol Cancer, 2011(10): 39.

[122] Shin H B, Choi M S, Yi C M, et al. Inhibition of respiratory syncytial virus replication and virus-induced p38 kinase activity by berberine. Int Immunopharmacol, 2015, 27(1): 65 - 68.

[123] Song D L, Song J T, Wang C G, et al. Berberine protects against light-induced photoreceptor degeneration in the mouse retina. Exp Eye Res, 2016(145): 1 - 9.

[124] Yan Y Q, Fu Y J, Wu S, et al. Anti-influenza activity of berberine improves prognosis by reducing viral replication in mice. Phytother Res, 2018, 32(12): 2560 - 2567.

[125] Zhe C, Xiao M, Zhao Y, et al. Kushenin combined with nucleos(t)ide analogues for chronic hepatitis B: a systematic review and meta-analysis. Evid Based Complement Alternat Med, 2015 (2015): 529636.

[126] Ma Z J, Li Q, Wang J B, et al. Combining oxymatrine or matrine with lamivudine increased its antireplication effect against the hepatitis B virus in vitro. Evid Based Complement Alternat Med, 2013(1): 186573.

[127] Zhang H, Chen L L, Sun X P, et al. Matrine: a promising natural product with various pharmacological activities. Front Pharmacol, 2020(11): 588.

［128］Samadi P, Sarvarian P, Gholipour E, et al. Berberine: A novel therapeutic strategy for cancer. IUBMB Life, 2020,

［129］Luan F, He X R, Zeng N. Tetrandrine: A review of its anticancer potentials, clinical settings, pharmacokinetics and drug delivery systems. J Pharm Pharmacol, 2020, 72 (11): 1491 – 1512.

［130］Sun Q, Xie L, Song J W, et al. Evodiamine: A review of its pharmacology, toxicity, pharmacokinetics and preparation researches. J Ethnopharmacol, 2020(262): 113164.

［131］Zhang X H, Chen Y, Gao B, et al. Apoptotic effect of koumine on human breast cancer cells and the mechanism involved. Cell Biochem Biophys, 2015, 72(2): 411 – 416.

［132］Song D Y, Hao J Y, Fan D M. Biological properties and clinical applications of berberine. Front Med, 2020(14): 564 – 582.

［133］Zhang T J, Guo R X, Li X, et al. Tetrandrine cardioprotection in ischemia-reperfusion (I/R) injury via JAK3/STAT3/Hexokinase II. Eur J Pharmacol, 2017(813): 153 – 160.

［134］周远鹏.附子对心血管系统双向作用和物质基础的探讨及未来(五).中药药理与临床,2016,32(4): 153 – 157.

［135］Zhu H L, Wan J B, Wang Y T, et al. Medicinal compounds with antiepileptic/anticonvulsant activities. Epilepsia, 2014, 55(1): 3 – 16.

［136］Cui L L, Cai Y J, Cheng W W, et al. A novel, multi-target natural drug candidate, matrine, improves cognitive deficits in Alzheimer's disease transgenic mice by inhibiting abeta aggregation and blocking the RAGE/abeta axis. Mol Neurobiol, 2017, 54 (3): 1939 – 1952.

［137］Liu J, Chen M, Wang X, et al. Piperine induces autophagy by enhancing protein phosphotase 2A activity in a rotenone-induced Parkinson's disease mode. Oncotarget, 2016, 7(38): 60823 – 60843.

［138］You L, Yang C, Du Y, et al. Matrine exerts hepatotoxic effects via the ROS – dependent mitochondrial apoptosis pathway and inhibition of Nrf2-mediated antioxidant response. Oxid Med Cell Longev, 2019(2019): 1045345.

［139］Lu Z G, Li M H, Wang J S, et al. Developmental toxicity and neurotoxicity of two matrine-type alkaloids, matrine and sophocarpine, in zebrafish (Danio rerio) embryos/larvae. Reprod Toxicol, 2014(47): 33 – 41.

［140］王京丽,周超凡.中草药及其制剂对肝损伤的研究概述.中国中药杂志,2011,36(23): 3371 – 3374.

［141］Zhang Y L, Qi D L, Gao Y Q, et al. History of uses, phytochemistry, pharmacological activities, quality control and toxicity of the root of Stephania tetrandra S. Moore: A review. J Ethnopharmacol, 2020(260): 112995.

［142］Liem-Moolenaar M, de Boer P, Timmers M, et al. Pharmacokinetic-pharmacodynamic relationships of central nervous system effects of scopolamine in healthy subjects. Br J Clin Pharmacol, 2011, 71(6): 886 – 898.

［143］姜雪,孙森凤,王悦.麻黄的毒性作用研究概况.山东化工,2017,46(14)：49-50+54.

［144］Guo R X, Wang T, Zhou G H, et al. Botany, phytochemistry, pharmacology and toxicity of strychnos nux-vomica L.: a review. Am J Chin Med, 2018, 46(1): 1-23.

［145］Zhang M, Wang C, Cai H L, et al. Licorice extracts attenuate nephrotoxicity induced by brucine through suppression of mitochondria apoptotic pathway and STAT3 activation. Curr Med Sci, 2019, 39(6): 890-898.

［146］姬圣洁,刘伟.钩吻毒理学与检测方法的研究进展.中国司法鉴定,2017(3)：24-30.

［147］孙铭学,徐庆强,孟文琪,等.钩吻药理及毒理机制研究进展.毒理学杂志,2020,34(4)：336-341.

［148］李德森,杨樱,王英豪,等.钩吻民间应用调查及不同动物血解其毒实验研究.辽宁中医药大学学报,2016,18(11)：23-26.

［149］李德森,郑雅媜,陈亮,等.双向固体发酵前后钩吻中生物碱含量变化研究.陕西中医药大学学报,2017,40(3)：63-68.

［150］任丽,李高攀,谌赛男,等.钩吻炮制减毒存效的物质基础分析.中国实验方剂学杂志,2020,26(3)：117-124.

［151］王文义,檀兴慧,王婉莹,等.基于抵当汤减毒的钩吻生物碱体内外含量变化研究.中国中医药信息杂志,2021(1)：100-106.

［152］李德森,王英豪,吴水生,等.钩吻配伍减毒存效作用实验研究.福建中医药,2018,49(2)：17-19,23.

［153］Wang X C, Jia Q Z, Yu Y L, et al. Inhibition of the $I_{Na/K}$ and the activation of peak INa contribute to the arrhythmogenic effects of aconitine and mesaconitine in guinea pigs. Acta Pharmacol Sin, 2021, 42(2): 218-229.

［154］陈芙蓉,邹大江,闪仁龙,等.近10年含乌头碱类植物中毒原因及解毒办法文献分析.时珍国医国药,2012,23(12)：3116-3118.

［155］Wang R, Yang J, Liu Y X, et al. The effect of acupoint application of sinomenine for rheumatoid arthritis measured by microdialysis and UPLC-MS/MS. Evid Based Complement Alternat Med, 2019(2019): 5135692.

［156］Huang P C, Tang Y H, Li C, et al. Correlation study between the pharmacokinetics of seven main active ingredients of Mahuang decoction and its pharmacodynamics in asthmatic rats. J Pharm Biomed Anal, 2020(183): 113144.

［157］王琰,蒋建东.肠道菌介导的PK-PD新模式：小檗碱药代动力学引发的思考.药学学报,2018,53(5)：659-666.

［158］Shao-Jun S, Hui C, Shi-Fen G U, et al. Pharmacokinetic-pharmacodynamic modeling of daurisoline and dauricine in beagle dogs. Acta Pharmacol Sin, 2003, 24(10): 1011-1015.

［159］Jianxun L, Li L, Ying Z, et al. Further study of indicated pharmacokinetics of traditional chinese medicine. World Science and Technology, 2012, 14(3): 1562-1566.

中药苯丙素类成分的药代动力学研究

　　苯丙素类成分(phenylpropanoid)泛指化学结构的基本骨架为一个或几个 C_6—C_3 单元的化合物类群,包括简单苯丙素、香豆素和木脂素(图 10-1)等。从天然苯丙素的生物合成途径和结构上来看,它们多数由莽草酸(shikimic acid)通过芳香氨基酸,经脱氨、羟基化、偶合等复杂的化学反应而形成的最终产物。简单苯丙素类成分主要包括苯丙酸、苯丙烯、苯丙醇及其缩酯。香豆素(coumarin)是一类骨架结构中含有苯骈 α-吡喃酮的内酯化合物,一般都具有芳香的气味,在高等植物中广泛分布,主要在伞形科、豆科、菊科、芸香科、兰科、五加科、茄科、木樨科等多种植物当中。木脂素(lignans)是一类由多个小分子的苯丙素单元氧化聚合而成的天然产物,其结构通常为两个苯丙素单元的二聚体,另外还有三聚体、四聚体及木脂素单元与其他化合物单体结合而形成的复合木脂素。苯丙素类化学成分药代动力学的研究对进一步阐明苯丙素在机体内的主要药理作用和反应机制具有重要作用,为以苯丙素类化合物为药效成分的制剂及保健品的研究与开发应用提供有利的科学依据。

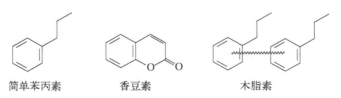

简单苯丙素　　　　　香豆素　　　　　　木脂素

图 10-1　苯丙素类化合物的基本结构和骨架

第一节　中药苯丙素类成分药代
动力学特征及调控机制

苯丙素类成分及其主要药物制剂的代谢动力学过程,包括在生物体内的吸收、分布、代谢和排泄。研究其主要药代动力学特征有助于专业的临床工作者拟定和提出合理的临床给药方案,利于临床给药途径、剂量、给药间隔及疗程的确定,促使临床应用苯丙素类及其主要衍生物药物达到最佳的临床治疗用药效果。

苯丙素的生物化学结构复杂,因而其药物的代谢动力学特征也具有很大的多样性。复方药物的药代动力学研究的对象除有效的化合物成分即单体活性成分外,为多单体活性成分化合物组成的复方,如单味药材、有效部位、提取物等,因而其复方药物的代谢动力学研究比通常的化学药或中药有效成分的药物代谢动力学研究更困难。苯丙素类成分主要分布在胃肠道和肝脏,通过肾脏进行消除,有较高的血浆蛋白结合率。某些苯丙素类化合物在体内可能参与肝肠循环,表现出多吸收峰,使得在体内的 $t_{1/2}$ 明显延长。一些苯丙素类化合物在植物体内主要以糖苷的形式存在,因此,需要经过胃肠道的菌群水解后方可被吸收。另外,许多苯丙素类化合物的分子结构中存在手性结构,某些手性结构可能会直接影响苯丙素类成分的吸收和代谢。

一、吸收

简单苯丙素的分子质量一般较小(<300 Da),具有挥发性。在肠道的细胞渗透性(permeability)较好,易经肠道吸收,部分化合物也可以经胃吸收。多数简单苯丙素的吸收方式为被动扩散。当其分子结构中含有羧基时(如咖啡酸、肉桂酸),其在肠道的细胞渗透性易受 pH 的影响。原因可能是当羧基被电离时,分子极性有所增大,细胞渗透性明显改变。而其缩酸脂在肠道的细胞渗透性随着分子量的增加,其渗透性有所降低。例如,肉桂酸(cinnamic acid)、咖啡酸(caffeic acid)在 Caco－2 细胞的吸收模型中渗透性大约为 $1.0×10^{-4}$ cm/s(渗透率大于 $1×10^{-5}$ cm/s 为快吸收)[1,2]。咖啡酸的 Caco－2 细胞渗透性受 pH 影响。当苯丙素侧链羧基与其他基团缩合时,在 Caco－2 细胞吸收模型中的渗透性随缩合基团极性的大小而变化。

简单苯丙素类化合物的吸收机制一般认为是经被动扩散吸收,但有研究表明,咖啡酸与香豆酸(coumaric acid)在 Caco－2 细胞吸收模型上的渗透性有所不同,且渗透性与其单羧酸吸收转运蛋白(monocarboxylicacidtransporter)的结合常数(affinity)相关,因此推断简单苯丙素酸类化合物的吸收可能与该蛋白相关,即主动转运也可能参与这些化合物的吸收。

香豆素类成分中分子量小的游离香豆素具有一定挥发性,不易溶于冷水,部分可溶于沸水,而香豆素苷易溶于水。简单香豆素(C_6—C_3 单体)的分子结构较简单,分子质量一般较小(<300 Da),极性较大,易溶于水,易被吸收。结构复杂的香豆素,如简单香豆素与己戊二烯或其他基团(如含苯环的极性基团)结合形成的复合物,可能因分子结构中含有非极性基团,水溶性受到影响,分子量也随之增加,吸收较为困难。而简单取代的香豆素[如 7 －羟基香豆素(7－hydroxycoumarin)、蛇床籽素(osthole)、当归醇 A(angelica alcohol A)、当归醇 B(angelica alcohol B)],在 Caco－2 细胞吸收模型上的渗透系数(permeability coefficient)大于 1×10^{-5} cm/s,且可以通过被动扩散方式被吸收[3]。当香豆素类化合物结构中的取代基增多时,分子量随之增大,细胞渗透性可能显著降低,如甲氧基欧芹素(methoxyparssin)在 Caco－2 细胞吸收模型上的渗透系数大约为 1×10^{-6} cm/s[3]。药代动力学研究结果表明,口服给药时,简单香豆素的 T_{max} 一般早于 1 h,说明其吸收较快[4,5]。而香豆素类化合物结构中大多都含有酚羟基,在肠道或肝脏会发生 II 相代谢反应,因此,即使香豆素类化合物易吸收,其整体生物利用度也可能会受到影响。

木脂素类化合物的亚型较多,多数成分无挥发性,少数能快速升华,如去甲二氢愈创木酸(nordihydroguaiaretic acid)。游离木脂素不易溶于水,与糖结合成苷后水溶性增大,且易被酶或酸水解。因大多数木脂素类化合物成分为脂溶性有机化合物,不易被人体胃肠道充分吸收,其生物利用度低。而且许多木脂素化合物是 P－gp 外排蛋白的底物,因此,其在肠道的吸收受到较大的影响,导致其生物利用度相对较低。例如,鬼臼毒素衍生物依托泊苷(etoposide, VP－16)水溶性为 20~50 μmol/L,Caco－2 细胞吸收模型试验的结果表明其细胞 P_{app} 为 $(4.02\pm0.57) \times 10^6$ cm/s,Caco－2 细胞吸收模型试验的结果表明其细胞外排率(efflux rate)为 2.7,当 P－gp 与吸收抑制剂作用时,可显著降低其外排作用[6]。

多个苯丙素聚合形成的木脂素,由于分子量较大,吸收较困难。例如,五味子总木脂素中五味子醇甲（schisandrin）、五味子酯甲（schisandrin A）和五味子乙素（schisandrin B）在小肠 Caco－2 细胞模型和在体肠灌流模型中的吸收转运方式是载体媒介转运，而且皆为 P－gp 的底物[7]。

某些木脂素类化合物分子结构中常含醇羟基、酚羟基、甲氧基等含氧基团。这些基团在体内有可能会在肠道或肝脏中参与Ⅱ相代谢，代谢物经肠道菌群水解后释放出原型化合物，形成肝肠循环，从而延长了 $t_{1/2}$。例如，厚朴酚（magnolol）在 Caco－2 细胞模型上的渗透性大约为 1.0×10^{-6} cm/s[8]。体内试验表明，一次性给大鼠灌胃厚朴酚，血药浓度在给药后 15 min 和 8 h 出现双峰[9]。胆道插管试验术也证明了厚朴酚在体内过程中存在肠肝循环，进入胆汁的代谢产物主要为厚朴酚－2－O－葡萄糖醛酸苷（magnolol－2－O－glucuronide）。药物排泄结果表明厚朴酚主要经粪便排泄（65%），部分经肾脏排泄（11%），再如五味子醇甲，五味子甲素，五味子乙素，五味子醇甲，五味子丙素和戈米辛给药后 10 min 即可在血液中被检测到，除戈米辛（T_{max} = 8.01 h±1.16 h）外，其他 5 个木脂素类化合物 T_{max} 为 1~2 h，提示这几种成分可能在胃部被很快吸收入血。

二、分布

苯丙素类化合物被吸收进入人体后呈游离形式存在，或与血清白蛋白结合，或被体内酶代谢为葡萄糖醛酸结合产物和硫酸化代谢产物，并在体内分布，多数集中于心脏、肝脏、肺、脾脏等血液充盈的组织。例如，灌胃给予大鼠异欧前胡素（isoperatorin），组织内的药物浓度由高到低依次分布在大脑>小脑>肝脏>心>脾脏>肺>肾脏[10]。另外，化合物的结构不同，在组织中的分布特征有所不同，如经静脉给予大鼠补骨脂素和异补骨脂素（isopsoralen）后，两者在组织中的浓度由高到低分别为肝脏>肺>心脏>肾脏>脾脏>大脑，肾脏>肺>肝脏>心脏>脾脏>脑[11]。再如，经灌胃给予小鼠五味子甲素和五味子乙素后，其体内分布的 T_{max} 和 C_{max} 显著不同，五味子甲素在肝脏中分布浓度最高，五味子乙素在脑中分布浓度最高[12]。在五味子木脂素提取物的研究中也存在这样的差异，五味子醇甲在各器官中的相对靶向指数（targetingindex，TI）分别为肝脏>肾脏>脾脏>肺>心脏，γ－五味子醇甲为肝脏>肾脏>心脏>肺>脾脏，药物在摄取器官选择性的顺序分别为肝脏>肾脏>脾脏>肺>心脏和肝脏>肾脏>肺>脾脏>心脏，表明五味子醇甲和 γ－五味子醇甲对肝脏的选择性最好，分布的药物浓度最高，其次是肾脏[13]。五味子具有镇静安神作用，大多数木脂素均可通过血脑屏障进入中枢神经系统，其中以五味子乙素在脑中的浓度最高[14,15]。苯丙素类化合物的分布特征可为今后进一步的研究提供参考。

苯丙素类化合物可经一室模型或二室模型分布到不同组织中。例如，补骨脂素、欧前胡素、异欧前胡素等化合物经灌胃给药后，在动物体内药代动力学行为符合一室模型[16,17]。而欧前胡素（imperatorin）和异欧前胡素在大鼠体内经尾静脉注射的药代动力学符合二室开放模型[18]。

三、代谢

简单苯丙素代谢类型较为简单，一般以氧化、羟基化等Ⅰ相代谢为主。当结构中具有酚羟基时，也可以发生Ⅱ相代谢反应。例如，肉桂醛（cinnamic aldehyde）在大鼠和小鼠体内首先代谢为肉桂酸，极性增大，然后再经氧化，代谢为3-羟基-3-苯基丙酸（3-hydroxy-3-phenylpropionic acid），再裂解为苯甲酸（benzoic acid），经葡萄糖醛酸化生成苯甲酸葡萄糖醛酸（benzoic acid glucuronic acid）[19]。例如，体外试验的结果表明，阿魏酸（ferulic acid）可被 CYP1A2、CYP3A4、CYP2C8、CYP2C9、CYP2C19 等 CYP450 酶代谢为羟基化产物（图5-2）[20, 21]。苯丙素苷在体内的代谢以水解为主，生成苷元。例如，斩龙剑苷 A（sibirioside A）和安格洛苷 C（angoroside C）是肉桂酸苷（cinnamic acid glycosides）类化合物，这两个化合物在体内可以发生水解反应，生成相应的糖和肉桂酸[22]。另外，多数简单苯丙素结构中含有酚羟基，因此，可以发生Ⅱ相代谢，如羟基的葡萄糖醛酸化、磺酸化（sulfonation）代谢反应。侧链的羧基也可以发生Ⅱ相代谢，生成相应的Ⅱ相代谢产物。例如，阿魏酸也可以被 UGT 催化，代谢为羟基和羧基的葡萄糖醛酸化的结合产物（图10-2）。参与代谢的 UGT 亚型主要有 UGT1A1、UGT1A8、UGT1A9、UGT1A10 及 UGT2B7 等[23]。

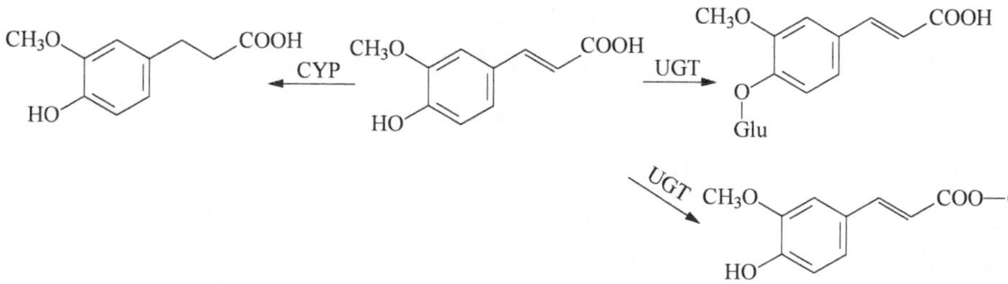

图 10-2　阿魏酸代谢途径

香豆素类化合物的代谢较复杂,但由于化学结构中具有相同母核,其代谢过程具有很大的相似性。被吸收进入体内后首先会发生羟基化、脱甲基、脱氢、内酯环开环等 I 相代谢。香豆素类化合物的代谢主要分为两种途径:7 -羟基化,内酯环的开环(图 10 -3)。最后一个反应发生在第一步,形成香豆素 3,4 -环氧化物中间体的代谢途径上。这种环氧化物能进一步释放碳二氧化物形成邻羟基苯乙醛(O - hydroxyphenylacetaldehyde,O - HPA),可进一步代谢为相应的邻羟基苯乙酸(O - hydroxyphenylacetic acid,O - HPAA)和邻羟基苯乙醇(O - hydroxyphenylethanol,O - HPE)。3,4 -环氧化物可能会受到谷胱甘肽的亲核攻击,形成 4 -羟基- 3,4 -二氢香豆素- 3 -巯基尿酸(4 - HDHC - GSH),3 -羟基香豆素再转化为 O - HPA 和 O - HPAA[24,25]。香豆素的其他可能代谢物是 3,4 -二氢香豆素(DHC)和 4,5,6 及 8 位的羟基香豆素,但是比 7 位羟基代谢物活性低得多。

研究表明,CYP2A6 是参与香豆素在人体内代谢转化的关键酶。由于 $CYP2A6$ 基因的多样性和多态性导致的 CYP2A6 活性降低,可能有利于香豆素的替代代谢途径,如在 CYP3A4 催化下生成 3 -羟基香豆素。有学者研究表明高水平的 3 -羟基香豆素促进细胞毒性产物 O - HPA 的形成是香豆素产生肝毒性的主要原因[24,25]。目前,临床上根据对香豆素的代谢能力将 CYP2A6 活性分为强代谢和弱代谢个体,用来评估 CYP2A6 活性的个体间差异。

临床研究表明,由于 CYP 亚型的基因多态性(polymorphism)导致某些香豆素类化合物在体内代谢速度有显著差异。因此,临床给药的剂量应有相应的调整。例如,CPY4F2 * 3、CPY2C9 * 2、CPY2C9 * 3 和 CPY2C9 * 5 可以影响抗凝血香豆素类药物华法林(warfarin)的体内代谢,临床用药剂量需根据 CYP 基因多态性进行调整[26]。

经过 I 相代谢后,代谢产物易与葡萄糖醛酸、硫酸和谷胱甘肽等发生结合(Ⅱ相代谢),生成水溶性较大的化合物,然后排出体外。小肠黏膜上皮细胞具有 UGT、SULT、甲基转移酶(methyltransferase,MT)等 Ⅱ 相代谢酶,结合反应主要发生在肠道或肝脏。例如,抗凝血药物华法林可被 CYP450 酶代谢为 6,7 或 8 -羟基华法林,而羟基华法林可进一步被 UGT 代谢为葡萄糖醛酸代谢物[27]。

由于香豆素结构中含有苯骈不饱和内酯环,且香豆素可以被 CYP450 酶代谢,根据香豆素的这些特性,可以利用香豆素类化合物作为 CYP450 酶亚型的荧光探针来使用。例如,有学者设计出以 3 -苯基香豆素为骨架的香豆素衍生物,如 3 -(4 -三氟甲基苯基)- 6 -甲基香豆素、3 -(4 -三氟甲基苯基)- 6 -

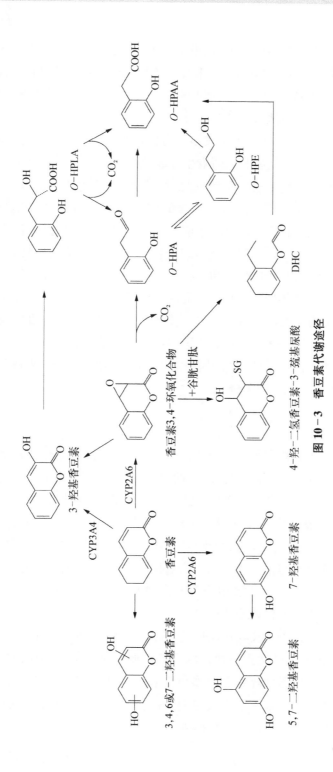

图 10 - 3　香豆素代谢途径

甲基香豆素、6-甲氧基-3-(4-三氟甲基苯基)香豆素、6-甲氧基-3-(4-三氟甲基苯基)香豆素。这些衍生物与特定的 CYP450 酶亚型反应后生成具有荧光的产物,从而可以判定 CYP450 酶亚型的活性[28],如 3-(4-三氟甲基苯基)-6-甲基香豆素可以选择性地与 CYP1A2 反应,从而可以探测 CYP1A2 的活性。

木脂素的结构复杂,代谢类型较多。当化合物结构中含有酚羟基时,化合物在体内可与葡萄糖糖醛酸和磺酸发生 II 相代谢反应。许多木质素侧链为脂肪链,极性较小,易发生 I 相代谢反应(如甲基化、羟基化和去甲基化-羟基化等),从而增大水溶性,利于排泄。参与的催化酶主要有 CYP2D、CYP2B 和 CYP3A 等。例如,五味子木脂素的代谢途径主要为羟基化、去甲基化和去甲基化-羟基化(图 10-4)。厚朴酚和和厚朴酚(honokiol)结构中具有酚羟基,在体内的代谢产物以葡萄糖醛酸和磺酸化产物为主[29,30](图 10-5)。五味子经灌胃后,在大鼠尿液中可检测到 40 余种 I 相代谢产物[31]。

当木脂素结构中的苯丙素单元通过酯键连接时,在体内还可以发生水解反应,生成相应的简单苯丙素。例如,灌胃给予大鼠迷迭香酸(rosmeric acid),其在体内被甲基化,经水解生成咖啡酸或阿魏酸,咖啡酸脱羟基生成间香豆酸(*m*-courmaric acid)[32](图 10-6)。

四、排泄

苯丙素及其代谢物主要经肾脏由尿液排出体外,部分化合物被吸收后即可进入肝肠循环,经胆汁由粪便排出。例如,五味子木脂素在肝脏中的代谢率相对较高[33],大多数以代谢产物的形式直接进入血液,或经肾脏以尿液形式排出体外[34]。而新木脂素厚朴酚口服给药后有 65% 的化合物经由粪便排出体外。同样,大部分亚麻甘油三酯及其代谢产物通过粪便排出体外[35]。

由于许多苯丙素类化合物结构中含有酚羟基,可以经 II 相代谢后进入肝肠循环。因此,排出体外时间相应延长。例如,抗凝血药华法林口服给药 15 mg 后,96 h 后仍可在体内检测到[36]。

许多苯丙素类化合物及其代谢物是外排转运蛋白(如 P-gp)的底物。因此,这类化合物经外排转运蛋白通过尿液或粪便排出体外。例如,经 Caco-2 细胞模型及大鼠原位肠循环灌注模型研究表明,五味子醇甲、五味子酯甲、五味子甲素及五味子乙素等木脂质素均为外排转运蛋白 P-gp 的底物,该类化合物主要是经 P-gp 蛋白转运排出体外[7]。

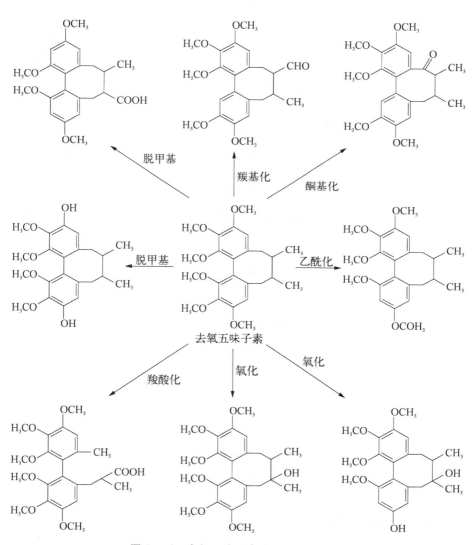

图 10-4 去氧五味子素的 I 相代谢途径

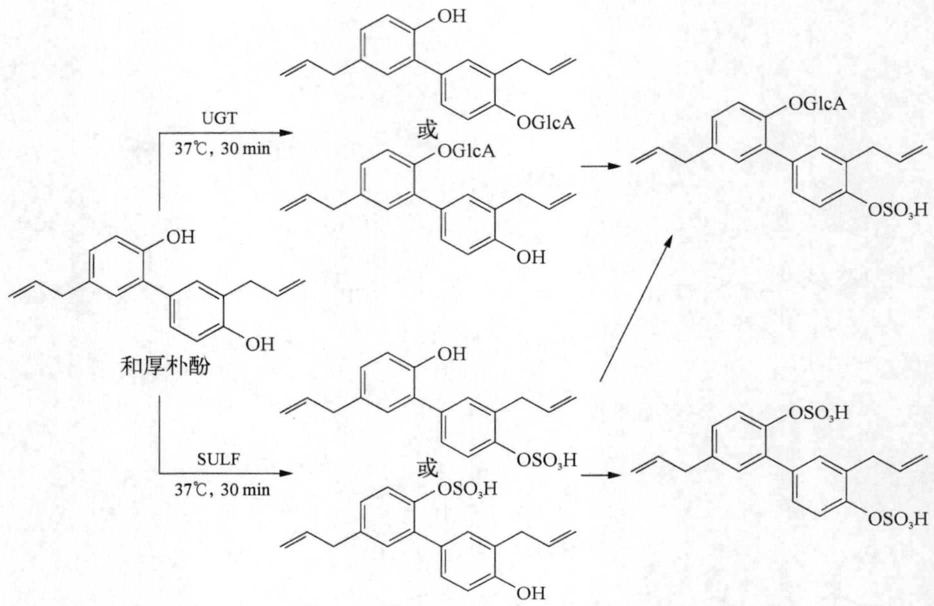

图 10 - 5 和厚朴酚 Ⅱ 相代谢途径

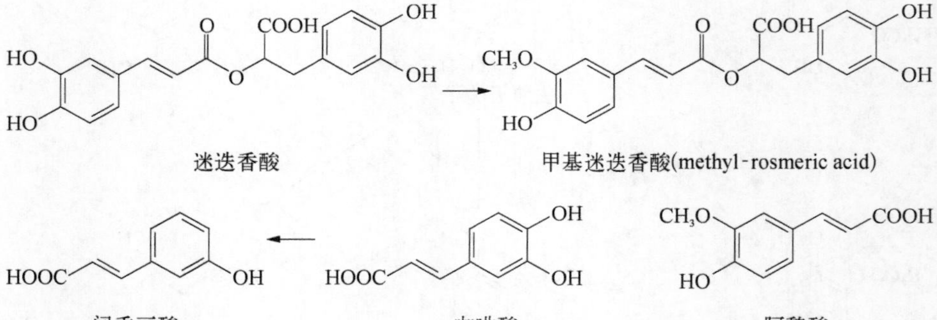

图 10 - 6 迷迭香酸在大鼠体内的代谢途径

五、中药苯丙素类成分药代动力学调控理论

（一）肝肠循环在研究苯丙素类化合物药物代谢动力学中的作用

肝肠循环是指内源性或外源性小分子化合物在肠道被吸收后，经门静脉进入肝脏，从肝脏经胆汁分泌进入小肠的一个生理过程。含酚羟基的化合物常常在肝脏发生 Ⅱ 相代谢反应（如葡萄糖醛酸化、磺酸化等）生成相应的结合代谢产物（conjugated metabolites），而许多 Ⅱ 相代谢产物经肝脏外排蛋白（如

MRP2、BCRP)转运进入胆管,随胆汁排入小肠,经肠道菌群水解后释放出原型,再经肠道吸收进入肝脏,从而形成由肝脏 Ⅱ 相代谢主导的肝肠循环。经过肝肠循环的化合物,在体内 $t_{1/2}$ 长,且主要排泄途径为粪便。苯丙素中许多化合物结构具有酚羟基,或经脱甲基、脱乙酰基后游离出酚羟基,因此,许多苯丙素类化合物在体内能够进入肝肠循环,如木脂素类(厚朴酚、和厚朴酚及香豆素类化合物华法林等)。

(二)肠道菌群在苯丙素类化合物代谢动力学研究中的作用

许多天然苯丙素类化合物在植物中主要以糖苷的形式存在,因此该类化合物通过动物机体内微生物转化后才能被吸收[37]。例如,松脂醇二葡萄糖苷(pinoresinol diglucoside)可被肠道菌群水解释放出苷元松脂醇(pinoresinol)[38]。除脱糖化外,肠道菌群还可以降解某些苯丙素类化合物。例如,罗汉松脂酚(podocarpus)在肠道菌群的作用下代谢为肠内酯(enterolactone,ENL);羟基罗汉松脂酚(hydroxylohansinol)主要代谢为 ENL 和羟基肠内酯(hydroxy enterolactone)[39]。木质素聚合物分子量较大,不容易被直接吸收,肠道菌群可以分解将木质素聚合物分解为小分子化合物,从而增加吸收[40]。例如,松脂素可以被细菌水解为取代的苯酚和简单苯丙素等(图 10-7)[41]。因此,在苯丙素类化合物代谢动力学研究中需特别注意。

(三)化学稳定性对苯丙素类化合物药代动力学研究的影响

苯丙素类化合物具有酚羟基,因此,具有一定的化学或酶学不稳定性。一些简单苯丙素,如对甲氧基苯丙烯(estragole)、丁香酚(eugenol)、茴香脑(anethole)等,对光敏感,在光照下可以被分解[42]。此外,香豆素结构中含有内酯环,在碱性条件下可能发生开环反应生成相应的邻羟基酸(图 10-8)。

(四)立体构型对苯丙素类化合物药代动力学研究的影响

苯丙素结构中的 C3 侧链往往具有手性,从而形成不同构型的化合物[43]。特别值得注意的是不同构型的化合物不仅药理活性有可能不同,药物的代谢也可能因立体构型的差异而有所不同。例如,抗凝血药物华法林的 Ⅰ 相代谢物羟基华法林具有 R 或 S 构型。体外试验表明,R 和 S 构型的 7-羟基华法林在生成葡萄糖醛酸代谢产物时速度明显不同。R-7-羟基华法林生成 7-羟基

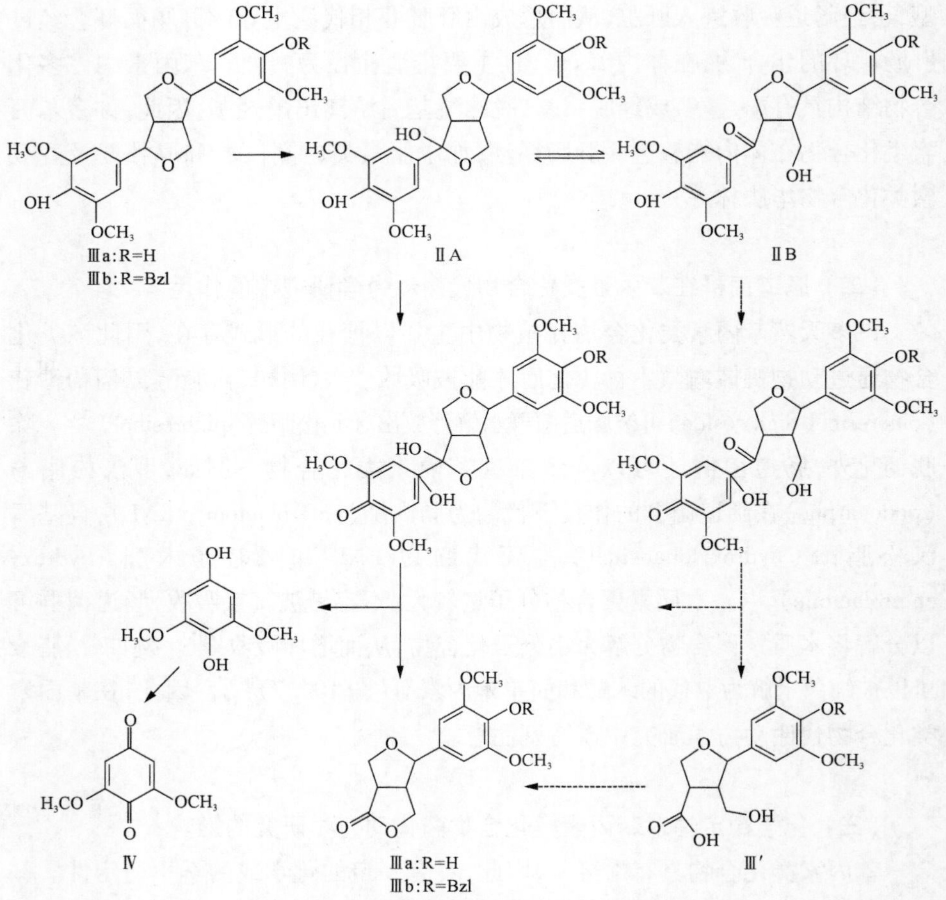

图 10 - 7　松脂素经细菌降解为小分子化合物

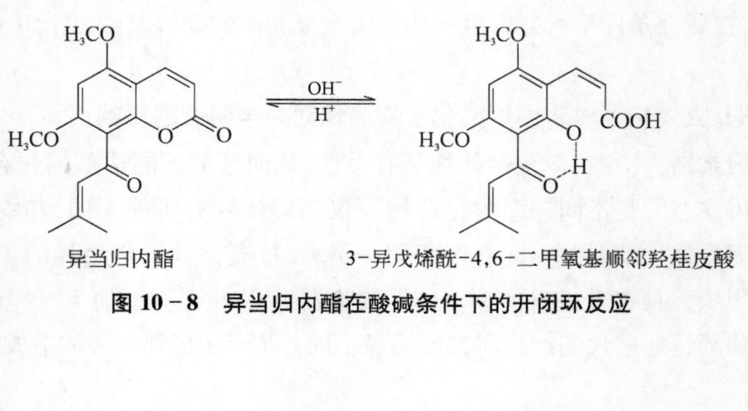

异当归内酯　　　　　　　3-异戊烯酰-4,6-二甲氧基顺邻羟桂皮酸

图 10 - 8　异当归内酯在酸碱条件下的开闭环反应

华法林-4-葡萄糖醛酸的 V_{max} 是 $S-7$-羟基华法林生成 7-羟基华法林-4-葡萄糖醛酸 V_{max} 的 1.8 倍,而 K_m 大约是其 1.3 倍[44](图 10-9)。这种现象表明,葡萄糖醛酸代谢酶具有一定的立体构型选择性。在研究苯丙素类化合物代谢时,须特别注意化合物的立体构型。

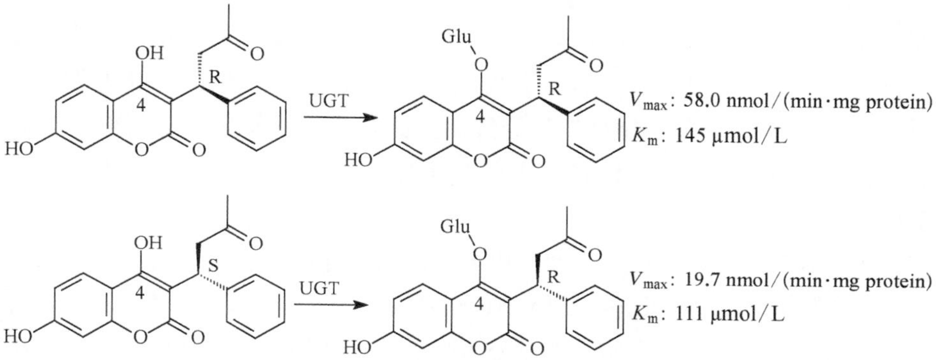

图 10-9　羟基华法林葡萄糖醛酸化受立体构型的影响

第二节　影响中药苯丙素类成分药代动力学特征的因素

一、理化性质因素

简单苯丙素类化合物一般分子量较小,具有挥发性。在肠道主要以被动扩散吸收,吸收迅速,且在胃中有较高吸收度,生物利用度差异转大。当结构中含有酚羟基时,在体内可以发生Ⅱ相代谢反应,从而影响其生物利用度,如阿魏酸、丹参素、肉桂酸和咖啡酸体内的代谢物主要以Ⅱ相硫酸化、葡萄糖醛酸化和Ⅰ相甲基化代谢等形式存在。另外,简单苯丙素类化合物的生物利用度还受到食物基质的影响,如阿魏酸与多糖的结合可显著降低其生物利用度[45,46]。

香豆素类化合物中,分子量小的游离香豆素,具挥发性,不溶于冷水,部分溶于沸水,易溶于甲醇、乙醇、乙醚等有机溶剂。而香豆素苷溶于水、甲醇、乙醇,难溶于氯仿、乙醚。香豆素类化合物因结构中含有内酯环,在碱性条件下,易发生开环反应。因而在药代动力学研究中需特别注意其化学稳定性。香豆素类化合物一般含有一个或多个羟基,呈弱酸性,水溶性较大。简单香豆素分子结构较简单,一般含有内酯环和羟基,极性较大,易溶于水,易吸收。因分子中含有羟基,易发生Ⅱ相代谢,其生物利用度降低。复杂香豆素,如简单香豆素与己戊二烯的复合物,因分子中含有其他非极性基团,水溶性低,吸收和代谢情况较为复杂。某些含酚羟基的香豆素类化合物在特定条件下易发生开环反应,或者羟基被氧化的反应,从而生成相应产物。因此,在药代动力学研究过程中,香豆素的化学稳定性需特别注意。例如,7-羟基香豆素易溶于水,易吸收;易被葡萄糖醛酸化,口服生物利用度低;碱性条件下内酯环易发生开环反应,生成香豆酸。

木脂素类化合物是两个或两个以上苯丙素单体的聚合体。游离木脂素偏亲脂性,难溶于水,溶于乙醇、乙醚、氯仿、苯等。糖苷类木脂素水溶性增大,易被酶或酸水解。大多数木脂素类成分为脂溶性化合物,不易被吸收,生物利用度低,较难充分发挥其作用。因此,增加水溶性,扩大其临床应用范围是木脂素类成分研究的一个热点。例如,对鬼臼毒素(podophyllo toxin)、牛蒡苷元(arctigenin)、厚朴酚等代表性脂溶性木脂素类成分进行结构修饰获得许多重要的衍生物,为木脂素类成分的进一步研究与开发提供研究基础和思路。另外,木脂素类化合物的结构中常含醇羟基、酚羟基、甲氧基、亚甲二氧基及内脂环等官能团,多个手性碳原子或手性中心结构,影响上述官能团或手性结构的因素均影响其结构的稳定性。

部分木脂素类化合物在酸碱条件下,易发生异构化,转变成立体异构体,其饱和的环状结构部分可能有立体异构存在。此外,双环氧木脂素类化合物通常具有对称结构,在酸的作用下,呋喃环上的氧原子与苄基碳原子之间的键易发生开裂,在重新闭环时构型即发生变化。某些木脂素类化合物遇到矿酸后还能引起结构的重排。木脂素类化合物的生理活性常与手性碳的构型有关,因此在提取过程中应注意操作条件,以避免提取的成分发生光学活性的改变。因此,在药代动力学研究过程中,木脂素的化学稳定性需特别注意。

二、病理因素胃肠道微生物的影响

木脂素在肠道菌群的作用下,通过糖苷键的水解、脱甲基、脱羟基、不对称加氢、环合等过程,被转化成具有生物活性的次级代谢产物。例如,体外试验表明闭联异松树脂醇二酯二葡萄糖（secoisolariciresinol diester diglucose，SDG）在厌氧条件下可以在人的粪便中被降解。进一步的结果表明，肽链球菌 SDG21 和真菌 SDG22 菌在粪便中起主要作用，前者参与去甲基化，后者参与去羟基化[47]。药理实验研究表明，连翘苷（forsythin）的抗炎生理活性较弱，而肠道菌群代谢产物连翘脂素（forsythiaside）、连翘酯苷 A（forsythiaside A）及连翘酯苷 B（forsythiaside B）显示出较强的抗炎活性[48]。而且，连翘脂素对人胃癌细胞、肝癌细胞的抑制作用及肝损伤的治疗效果显著优于连翘苷[49]，说明其生物转化是连翘表现出广泛生理活性的重要环节。

特别值得指出的是，肠道菌群对苯丙素的转化作用可以被诱导。多数情况下，经诱导后的肠道菌群具有较强的代谢能力。例如，牛蒡子中的牛蒡苷（arctiin）可以被肠道菌群代谢，发生水解、脱甲基、脱羟基反应，最终转化为 ENL[50]。其中，转化过程中需要的催化酶脱甲基酶（demethylase）需要牛蒡苷元作为底物诱导活体微生物一段时间后才会产生。而脱甲基是控制转化过程的限速步骤，研究认为牛蒡苷元和牛蒡苷元脱甲基化产物是牛蒡苷在体内发挥药效的物质基础[51]。

另外，值得注意的是，不同种类的木脂素被肠道菌群转化成具有生物活性的次级代谢物具有显著的差异。木脂内酯类化合物罗汉松脂素与人新鲜粪便一起厌氧温孵培养，得到的主要水解产物 ENL 产率为 62%，而双环氧木脂素松脂醇（diepoxylignin pinoresinol）与人新鲜粪便一起厌氧温孵培养，得到的主要转化产物 ENL 和肠二醇（enterodiol，END），产率为 55%，此外，还存在其他微量转化产物肠呋喃。丁香酚（eugenol）属双环氧木脂素。将丁香树脂酚与人新鲜粪便一起厌氧温孵育培养，得到转化产物 ENL 和 END，产率为 4%。目前，有关肠道微生物对苷类化合物的转化研究中多数是通过提取人或哺乳动物体内肠道菌群与药物进行离体共同孵育，或是动物的在体研究，而在人体内的研究较少。报道多为定性研究的结果，即探讨了苷类化合物的代谢途径及代谢产物，关于转化所得产物的含量，苷元与药效的量-效关系研究较少。要进一步探明肠道微生物在中药发挥药效机制中的作用，应加强定性分析与定量研究的结合。

作为动物木脂素的前体物质，植物木脂素的化学及空间结构也能影响其代谢。研究发现，闭联异松树脂醇二酯（secoisolariciresinol，SECO）的苷元形式比糖基化闭联异松树脂醇二酯二葡萄糖更加有利于转换成动物木脂素；对大鼠同时饲喂罗汉松树脂、羟基罗汉松树脂和闭联异松树脂醇二酯二葡萄糖时，罗汉松树脂在大鼠体内产生的动物木脂素 ENL 浓度最高,是羟基罗汉松树脂或闭联异松树脂醇二酯二葡萄糖试验组的 2 倍以上,在闭联异松树脂醇二酯二葡萄糖试验组中,绝大多数大鼠的尿液中 END 比 ENL 浓度高,而 ENL 却是闭联异松树脂醇二酯二葡萄糖的主要代谢产物[52]。植物木脂素的空间构象对相应动物木脂素的构象也有影响,在动物机体内(-)-闭联异松树脂醇二酯只转化成(-)-ENL,而(-)闭联异松树脂醇二酯二葡萄糖则因产生(+)-闭联异松树脂醇二酯并以(+)-ENL 形式排出[53]。

三、给药剂量、给药方式及剂型因素

苯丙素类化合物在体内的药代动力学特征直接受给药方式的影响。口服、肌内注射、腹腔注射等血管外给药时多以一室模型为主,静脉注射、滴注等血管内给药时多以二室模型为主。化合物分布速率也是影响因素之一,部分药物口服时表现为一室模型,静脉注射时则表现为二室模型[54]。

给药剂量是药物代谢动力学研究中的一个关键性问题。不同的剂量可能会影响药物的体内处置过程。例如,单独给予闭联异松树脂醇二酯二葡萄糖时大鼠尿液中 END+ENL 水平是饲喂亚麻籽组的 1/5[52],说明亚麻籽中可能存在其他木脂素前体物质或闭联异松树脂醇二酯二葡萄糖并不能完全转化为 END 和 ENL,而体外和体内试验均证实亚麻籽木脂素前体物质的供应量与 ENL+END 的产生存在剂量相关性。有研究表明与单次给药方案相比,长期给药能使大鼠肝脏及脂肪组织中的木脂素水平高出 1~3 倍,可能是长期给药能延缓粪便中的排出量,增加药物在肝脏和脂肪中的沉积所致[55]。

不同剂型和复方中苯丙素类成分的药代动力学也表现出显著差异。例如,动物试验表明,固体脂质纳米粒(solid lipid nanoparticle,SLN)包裹鬼臼毒素前、后的抗肿瘤效果,以及在小鼠体内的药代动力学特点有明显不同。以 SLN 作为载体能提高鬼臼毒素在小鼠体内的血药浓度,延长释放时间,有效地提高了生物利用度[56]。再如,以 pH 依赖型丙烯酸酯聚合物(eudragitS100)为载体制备五味子木脂素的肠溶纳米粒,可有效避免药物被胃酸和胃蛋白酶降解,不受食物、剂型和生理因素等的影响发生变化,且粒径小于 100 nm 的纳米粒被肠道吸收的数量明显多于其他粒径的粒子[57]。

四、化学结构修饰

苯丙素类化合物结构复杂,药理活性多样,如香豆素类化合物具有抗癌、抗炎、抗病毒、治疗中枢神经系统疾病及治疗心脑血管疾病等活性。因此,对苯丙素类化合物的结构改造是药物研究的一个热点。近年来,有学者对鬼臼毒素、牛蒡苷元、厚朴酚等木脂素类代表性成分进行结构修饰,并研究其衍生物的生物活性,旨在为木脂素成分的生物活性研究与其开发应用提供新的思路。大多数苯丙素类化合物的化学结构修饰主要是对其分子结构中的羟基,通过酯化、酰化、醚化等方式来完成。目前,对衍生物的活性筛选试验多局限于体外研究水平,体内活性评价不足,需要对其衍生物药理活性和作用机制进一步深入研究。苯丙素类化合物进行化学修饰后,得到的衍生物常比母体具有更好的生物活性和溶解性[58]。以苯丙类化合物为母体,对其结构进行衍生化修饰,可以得到多种不良反应少或药理活性强的化合物,为研制新的治疗药物或辅助治疗药物提供科学依据。

厚朴酚与和厚朴酚是植物厚朴中两种主要的环木脂素类的活性成分,具有中枢神经系统兴奋作用及抗癌活性[57,59,60]。但由于其结构中含有酚羟基,在体内易发生Ⅱ相代谢,生物利用度较低。因此,根据其理化性质,采取酰化、糖基化、氮化等不同方法对其化学结构进行衍生化,得到了一系列厚朴酚与和厚朴酚的衍生物[61],旨在提高其水溶性和生物利用度。另外,和厚朴酚与甘氨酸的衍生化复合物的水溶性明显比和厚朴酚增强,且对大肠杆菌和绿脓杆菌具有明显抑制作用[62]。厚朴酚与和厚朴酚都可以采用酶法糖基化的方法得到糖基化衍生物,增加水溶性,且对人乳腺癌 MDA－MB－231、人肝癌 SMMC－7721、HepG2、SW480 等细胞增殖有明显的抑制作用[58]。

第三节　中药苯丙素类成分与药物代谢酶和转运蛋白的相互作用

一、中药苯丙素类成分与药物代谢酶的相互作用

简单苯丙素类化合物由于结构简单,自身的代谢并不复杂。但许多简单苯丙素类化合物可以影响药物代谢酶的功能或表达。例如,体外研究表明咖啡酸可以抑制大鼠肝微粒体中 CYP1A 的活性,从而减缓其底物[如褪黑激素(melatonin)]的代谢[63]。肉桂醛可以抑制 CYP2A6 的活性从而减慢其他化合

物[如尼古丁(nicotine)、来曲唑(letrozole)]的代谢[64]。另据报道,简单苯丙素类化合物还可以影响 CYP 的表达,从而影响其他药物的代谢或药物对肝脏 CYP450 酶的调控。例如,体内试验表明,在小鼠模型上,口服灌胃阿魏酸可以抑制对乙酰氨基酚(acetaminophen)对肝脏 CYP2E1 的诱导作用,从而降低对乙酰氨基酚的肝毒性[65]。而体外细胞试验表明,肉桂酸及其衍生物对 CYP3A4、CYP2C19、CYP2C9 和 CYP2B6 具有诱导作用[66]。

　　简单苯丙素类化合物对 II 相代谢酶的活性或表达具有一定的影响。例如,在大鼠模型试验中,在食物中加入 1% 的阿魏酸能显著诱导 II 相代谢酶 UGT 的活性[67]。而含 5% 丁香酚粉(eugenol)的食物经 4 周喂养大鼠后,肝脏中 *CYP1A1* 和肠中的 *CYP2B2* 基因也有不同程度的提高。丁香酚粉喂养的大鼠选择性地诱导了肝脏中 *UGT1A1*、*UGT1A6*、*UGT1A7* 和 *UGT2B1* 基因的表达,但肠中的 *UGT* 基因并未被诱导,具体原因可能与 UGT 在肝脏和肠中的调控有所不同相关[68]。

　　简单苯丙素类化合物与其他有机化合物的聚合物也表现出对药物代谢酶的影响。例如,水飞蓟宾是一种天然的黄酮木脂素化合物,结构中含有一个黄酮和一个简单苯丙素,临床常用于中毒性肝脏功能损害、慢性肝炎及肝硬化的治疗。水飞蓟宾对 CYP450 酶和 UGT 介导的药物相互作用研究最为广泛。大量的临床研究基于水飞蓟宾(silybin)对 CYP450 酶的影响来研究其药物相互作用。水飞蓟宾对大多数 CYP450 酶呈现由弱到中度的抑制作用。水飞蓟宾抑制 CYP1A2、CYP2B6、CYP2C8、CYP2C9、CYP2C19、CYP2D6 和 CYP3A4,但抑制最显著的是 CYP3A4 和 CYP2C9[69]。文献报道水飞蓟宾对 CYP2C9 的 IC_{50} 浓度为 34~45 μmol/L,对 CYP3A4 的 IC_{50} 浓度为 27~48 μmol/L。水飞蓟宾抑制大多数酶的活性,但很少达到临床相关浓度,血药浓度需达 1.5 μmol/L[70]。但是也有例外,一项华法林在肝微粒体中体外孵育的临床研究表明 CYP2C9 的活性易受到水飞蓟宾 A 的干扰(IC_{50} 为 8.2 μmol/L),但这些数据仍然需要进行确认[71]。至于在转录水平上,水飞蓟宾可以下调 CYP3A4 的表达,但在肝细胞中没有报道[72,73]。水飞蓟宾不影响非特异性探针药物氨基比林(aminopyrine)和苯基丁氮酮(phenylbutazone)的临床疗效。对于 CYP3A4 介导的药物相互作用,CYP3A4 酶底物探针药物印地那韦(indinavir)、咪达唑仑(midazolam)、伊立替康(irinotecan)、雷尼替丁(ranitidine)的研究结果表明,与水飞蓟宾合并用药没有改变这些药物的药代动力学,表明水飞蓟宾没有通过抑制 CYP3A4 而与上述药物发生相互作用。以 CYP2D6 和 CYP1A2 的底物药物进行试验也可以得出相同的结论[74,75]。虽然水飞蓟宾抑制 CYP2C9 和 CYP3A4 最敏感,但在临床,CYP450 酶介导的水飞蓟宾药物相互作用不是一个特别需要注意的事项。

在体外研究中,与 CYP450 酶相比,UGT 活力通常更容易被到水飞蓟宾抑制。高浓度的水飞蓟宾(0.1 mmol/L)处理肝细胞后,显著降低了 UGT1A6/9 的活性[76]。水飞蓟宾是重组 UGT1A1 的有效抑制剂,其 IC_{50} 仅为 1.4 μmol/L,比 UGT1A6/9 更具选择性[77]。然而,抑制 UGT1A1 的临床意义仍然不清楚。

香豆素类化合物均含有一个或多个羟基或含氧基团(如甲氧基),研究表明,CYP1、CYP2 和 CYP3 等同工酶参与香豆素的代谢反应[78]。有研究报道高浓度的补骨脂素、异补骨脂素、欧前胡素及异欧前胡素能抑制 CYP2A6 的活性,同时欧前胡素和异欧前胡素对 CYP1A2 和 CYP2E1 也表现出抑制作用[79]。再如,从葡萄柚中分离得到的香豆素二聚体对 CYP3A4 具有显著的抑制作用[80]。

某些香豆素类化合物还可以抑制 Ⅱ 相代谢酶的活性。例如,从白花前胡中分离得到的白花前胡甲素(praeruptorin A)和白花前胡乙素(praeruptorin B)可以显著抑制 UGT1A6 和 UGT2B7 底物 4-甲基伞形酮(4-methylumbelliferone)的葡萄糖醛酸化,且白花前胡甲素对这两种酶亚型的抑制常数(K_i)分别为 1.2 μmol/L 和 3.3 μmol/L,显示该化合物对酶的抑制性较强[81]。

某些香豆素类化合物可以激活 Ⅱ 相代谢酶的活性。例如,体外试验表明香豆素类药物华法林抑制 UGT1A1、UGT2B7 和 UGT2B17 的活性,但增加 UGT1A3 的活性。具体表现为不同浓度的(±)华法林(50~200 mmol/L)可以显著抑制或增加这些 UGT 亚型特异性底物的葡萄糖醛酸化。这种激活作用的机制目前还不清楚,但药代动力学实验表明,当华法林与相应的底物一起给药时,特异性底物的血药浓度特征有所改变[82],即华法林的 UGT 激活作用可以导致体内血药浓度的变化。另外,一些羟基取代的华法林也具有相似的作用。

动物木脂素能不同程度地抑制多种类固醇代谢酶的生物学活性。例如,END 对胎盘芳香化酶只有轻微的抑制作用,而 ENL 对其产生中等强度的抑制作用[83]。另外亚麻籽木脂素(linseed lignans)能促进结合状态的 γ-谷氨酰转肽酶游离出来,提高其活性,但对溶解状态的 γ-谷氨酰转肽酶低水平表达无影响[84];亚麻籽木脂素能预防大鼠结肠癌可能与提高盲肠内 β-葡萄糖苷酸酶活性有关[85]。亚甲二氧苯基类木脂素能选择性抑制肝脏 CYP3A4 酶的作用[86]。此外,五味子木脂素(schisandra lignans)能增加肝药酶的释放,促进其他药物的代谢,是一种肝药酶诱导剂[87],五味子成分能抑制 UGT 活性[88]。

新木脂素厚朴酚与和厚朴酚对 CYP450 酶和 UGT 代谢酶存在显著作用,从而影响其临床药物的相互作用。厚朴酚、和厚朴酚在人和大鼠的肝肠组织中被代谢成葡萄糖醛酸化代谢物,使其更易溶解,易于通过肾脏排泄[89]。新木脂素葡萄糖醛酸化最重要的代谢器官是肝和肠。厚朴酚、和厚朴酚可抑制人和啮齿动物的 UGT 亚型 UGT1A7 和 UGT1A9 的活性。而 UGT 代谢酶在许多致癌物和药物的代谢过程中发挥了重要作用,因此厚朴酚、和厚朴酚对 UGT 的抑制作用会减慢上述药物的代谢,从而提高其血液和组织暴露水平,从而增强其他活性化合物的毒性[90]。

另有报道,喂食大鼠姜黄素后,大鼠肝脏 UGT 活性显著提高。具体表现为 Wistar 大鼠,1%姜黄素食物喂养 2 周,取动物组织制备肝微粒体,并于探针底物 4-硝基苯酚(4 - nitrophenol,4 - NP)孵育,底物葡萄糖醛酸化速度显著增加[67]。

厚朴酚与和厚朴酚对酶的抑制存在种属差异性和亚型的选择性。厚朴酚与和厚朴酚对人类代谢酶的抑制作用要小于对大鼠代谢酶的抑制作用,厚朴酚只是中度抑制剂,而厚朴酚、和厚朴酚被归类为酶的弱抑制剂或非抑制剂[90]。厚朴酚对大鼠 UGT 的抑制作用导致麻醉剂异丙酚(propofol)麻醉时间延长,而与人体的新陈代谢非常接近的猪和猴子对 UGT 的抑制敏感性较低[91]。随后的体外研究证实厚朴酚可以抑制异丙酚在肝和肾微粒体中的葡萄糖醛酸化代谢,但是不抑制肠微粒体中的代谢[91]。这些结果表明厚朴酚对 UGT 的抑制作用存在种属差异性。大鼠的药代动力学研究表明,口服厚朴酚后在肝脏中的浓度可达到约 10 μmol/L。在体外孵育实验中,浓度 10 μmol/L 可以完全抑制异丙酚的葡萄糖醛酸化,但是在大鼠体内的抑制作用却很有限。这些结果表明动物研究和临床研究还存在一定的差距。在人肝微粒体的体外研究中表明厚朴酚、和厚朴酚对不同 CYP1A2、CYP2C8、CYP2C9 和 CYP2C19 亚型的抑制作用不同。这两个新木脂素可能与被上述 CYP450 酶代谢的药物存在相互作用的潜力。厚朴酚、和厚朴酚在体外与马兜铃酸(aristolochic acid,AA)相互作用,表明它们可能与其他植物来源的化合物发生相互作用。但是,这些数据并不能代表在临床上必然转化为药物相互作用,还需要进行其他体内研究才能得出肯定的结论。

其他木质素对药物代谢酶的影响也常有报道。例如,五味子素可以抑制肝脏 CYP2E1、CYP1A2、CYP3A11 等亚型的活性,降低对乙酰氨基酚的肝毒性[92],五味子素还可以抑制 UGT1A3 的活性等[93]。

二、中药苯丙素类成分与转运蛋白的相互作用

简单苯丙素类化合物虽结构简单,但可以抑制药物外排转运蛋白的活性,从而减少药物从细胞内的外排,使药物细胞内浓度增加,提高生物利用度,增加药物活性。例如,细胞模型研究显示,咖啡酸可以通过非竞争性地抑制 P-gp 外排转运蛋白的活性,降低化疗药物紫杉醇(paclitaxel)、多柔比星及长春新碱(vincristine)经 P-gp 的细胞外排,从而有效增加细胞内的药物浓度,降低药物的 IC_{50} 值[94]。临床试验结果表明简单苯丙素类化合物与其他药物联合用药,可能提高其他药物的生物利用度,增加其活性。阿魏酸也具有相似的作用,在异种移植肿瘤模型上,阿魏酸可以增加抗肿瘤药物多柔比星的活性。药理学机制研究表明,阿魏酸可能降低肿瘤细胞 P-gp 的表达,从而增加细胞药物浓度,增强活性。具体作用机制是通过调控 PI3K/Akt/NF-κB 信号通路实现对 P-gp 的调控[95]。但另据文献报道,一些简单苯丙素类化合物可能诱导细胞 P-gp 的表达,从而可能诱导药物的外排,降低细胞内的药物浓度,降低生物利用度。例如,Caco-2 细胞经咖啡酸(10 μmol/L)孵育 6 h 后,细胞中 P-gp 的 mRNA 水平显著提高,使得致癌物 2-氨基-1-甲基-6-苯基咪唑吡啶(2-amino-1-methyl-6-phenylimi-dazopyridine,PhIP)的外排增加,从而具有降低其体内致癌毒性的作用[96]。因此,利用简单苯丙素类化合物调控药物转运蛋白须特别注意其对外排蛋白的抑制及对蛋白表达的诱导作用。

简单苯丙素类化合物对多药耐药蛋白 1(multidrug resistance proteins 1,MPR1)和多药耐药蛋白 2(multidrug resistance proteins 2,MRP2)药物转运蛋白也具有一定的影响。例如,细胞试验表明,咖啡酸可以显著抑制 MRP1 和 MRP2 对底物钙黄素(alcein)的外排,增加细胞内钙黄素的蓄积。肉桂醛也表现出一定的 MRP1 和 MRP2 抑制作用[97]。

简单苯丙素类化合物对吸收转运蛋白也有一定的作用。例如,动物试验表明,咖啡酸可以抑制药物吸收转运蛋白 OAT1 和 OAT3 在大鼠肾脏的药物吸收[98]。这表明咖啡酸可能对药物经肾脏排泄产生影响。另外,咖啡酸对单羧酸转运蛋白也具有抑制作用[99]。

香豆素对药物转运蛋白的功能和表达也有一定的影响。体外细胞试验表

明,乳腺癌细胞 MCF - 7 在经补骨脂素(8 μmol/L, 48 h)孵育后,细胞中 P - gp 的表达未改变,但细胞中 P - gp 底物多柔比星显著提高,提示补骨脂素可以抑制药物外排蛋白 P - gp 的功能[100]。

五味子木脂素可有效抑制大鼠体内肝脏 P - gp 外排转运蛋白的活性,减少地高辛的消除从而升高其血药浓度[18]。同样五味子提取物可以抑制 P - gp 介导的他克莫司(tacrolimus)的外排,增加他克莫司的血药浓度[101]。水飞蓟宾对 OATP 有抑制作用,包括 OATP1B1、OATP1B3 和 OATP2B1。然而水飞蓟宾对 OATP 的 IC_{50} 值远低于它们在体内的浓度,因此水飞蓟宾通过抑制 OATP 的药物相互作用在临床上不太可能发生[102]。亚麻木酚素(flax lignan)及其衍生的代谢产物是外排转运蛋白 BCRP 的底物。木脂素能抑制 MRP1 介导的人红细胞转运,结构-活性关系分析表明,在 C - 9 位具有羧基功能的木脂素抑制作用最强[103]。木质素类化合物姜黄素及其衍生物去甲姜黄素(norcurcumin)、甲基姜黄素(methyl curcumin)对 MRP1 和 MRP2 均有显著的抑制作用。因此姜黄素具有提高 MRP1 和 MRP2 底物生物利用度的潜力[97]。

在研究苯丙素类化合物对药物转运蛋白的影响时,有一些相反的报道。例如,临床前细胞和动物模型研究表明水飞蓟宾可以减少 P - gp 底物(如地高辛和长春碱等)的外排,水飞蓟宾对 P - gp 的抑制作用[104]。然而,大多数水飞蓟宾抑制 P - gp 的研究是细胞或动物的临床前研究。相关临床研究的结果表明,水飞蓟宾在临床上对 P - gp 底物药物代谢动力学的影响不太明确,如牛奶蓟(milk thistle)(含 80% 水飞蓟宾)每日 900 mg 的剂量不影响 P - gp 底物地高辛的临床疗效[105],而另一项研究显示水飞蓟宾显著提高健康志愿者血浆中的泰利诺尔(telinor)(P - gp 的典型底物)的浓度[106]。也有报道发现水飞蓟宾多次给药后增加了甲硝唑(metronidazole)清除率,同时降低其 $t_{1/2}$、C_{max} 和 AUC,上调了肠道 P - gp 和 CYP3A4 的表达[107]。上述研究结果的不同也可能是由于处方、剂量、给药频次、统计方法等诸多因素进行造成的。因此,在研究苯丙素类化合物对药物代谢和转运蛋白的影响时须特别注意。

第四节　中药苯丙素类成分药理和毒性作用及与药代动力学的关联研究

苯丙素类成分广泛地存在于许多常见药用植物中,如五味子、牛蒡子、厚朴等,具有清热解毒、消肿止痛之功效。由于苯丙素类化合物分子结构的复杂多样性,其药理作用也非常广泛,如抗肿瘤作用、抗 HIV 病毒作用、抗氧化活性和保肝护肝作用、对中枢系统的作用、对心血管系统的作用、抗菌作用等。

一、抗肿瘤作用

苯丙素类化合物具有细胞毒作用,体外试验显示,多种苯丙素类化合物可以抑制肿瘤细胞的生长增殖。木脂素是一类具有弱雌激素特性的天然植物雌激素,对雌激素依赖型肿瘤细胞,如乳腺癌、膀胱癌、前列腺癌等细胞活性显著。苯丙素类化合物抗肿瘤机制主要包括以下几个方面:细胞毒作用;改变细胞周期抑制细胞增殖、诱导细胞的凋亡;从而起到减轻受雌激素变化影响的肿瘤细胞的恶性增殖等。

1. 细胞毒作用

细胞毒性指是由化学物质作用引起的单纯的细胞杀伤作用,不完全依赖于凋亡或坏死的细胞死亡机制。其作用机制主要包括直接抑制肿瘤细胞核酸或蛋白质的合成、干扰大分子物质的代谢、干扰微管系统、抑制细胞内拓扑异构酶等。例如,从木兰科鬼臼属植物中分离提取得到的鬼臼毒素是一种具有显著抗肿瘤和抗病毒作用的芳基四氢萘木脂素内酯。据文献报道,鬼臼毒素及其主要衍生物由于结构的不同,存在不同的抗肿瘤机制,主要是直接细胞毒作用,包括抑制拓扑异构酶活性和微管蛋白合成而起到抗有丝分裂的作用。鬼臼毒素主要通过抑制微管蛋白的聚合而间接发挥作用,而目前临床上应用的鬼臼毒素衍生物抗肿瘤药物依托泊苷和替尼泊苷(teniposide, VM-26)则是通过直接抑制 DNA 拓扑异构酶 II 而发挥抗肿瘤作用[108]。五味子素(schisandrin)、micrantherin A 和戈米辛(gomixin M2)能显著抑制 HepG2 系肝癌细胞[109],五味子丙素对 KB、Colo-205、HEPA-3B、HEPA 等四种癌细胞具有细胞毒性[110]。

2. 改变细胞周期抑制细胞增殖

香豆素秦皮乙素对人体正常细胞的毒性弱于癌细胞,通过细胞培养试验结果首次发现秦皮乙素可引起癌细胞的凋亡,其机制是干扰有丝分裂 G_1/S 期,影响其细胞周期[111]。以(E)-4-(1-羟丙基)5,7-二羟基-6-(3,7-二甲基-2,6-辛二烯基)-8-(3-甲基-1-氧代丁酚)香豆素为代表的几种新型香豆素及衍生物均具有抑制细胞增生的作用,且受羟基数目和位置的影响[112]。一种含 4,5 -双羟基吡唑结构的香豆素对人类 SGC -7901 胃癌细胞表现出强烈的抑制作用,对端粒酶有潜在的抑制作用[113]。芳香环 A 上的直链羟甲基和直链二羟基可显著增强羟基化 3 -苯基香豆素对恶性肿瘤细胞增殖的抑制作用[114]。肉豆蔻木脂素(nutmeg lignan)能上调 bax 蛋白的表达,下调 p65/p50 和 bcl -2 蛋白的表达,阻止胃癌 SGC -7901 细胞从 G_0/G_1 期进入 S 期[115]。

3. 诱导细胞凋亡

细胞凋亡是指由于细胞内部凋亡通路被激活而发生的细胞自杀性死亡,细胞凋亡的受阻和抑制是肿瘤发生的重要原因和机制之一。细胞凋亡的发生与多种基因密切相关,如 *Bcl -2* 基因、*Fas* 基因、*Caspase* 家族等。五味子中存在的木脂素类和多糖类成分是促进细胞凋亡的主要活性成分,通过诱导肿瘤细胞凋亡信号通路来实现,主要作用机制是上调细胞内 P - JNK、P - p38、Bax 及 TNF - α 凋亡信号的表达而有利于介导细胞凋亡[116]。牛蒡子苷元可通过下调细胞内 *Bcl -2* 基因在体内肝癌细胞的表达,上调细胞 Bax 蛋白的表达,从而诱导 HepG2 细胞的凋亡[117]。牛蒡子苷元还可通过引起细胞 HL - 60 和 K562 细胞的 DNA 发生片段化,从而上调细胞内 Caspase - 3 的细胞激酶活力和水平,激活内源性线粒体途径而诱导凋亡[118]。牛蒡子苷元通过影响线粒体途径引起细胞凋亡的主要机制是阻断了因葡萄糖缺乏而引起的非折叠蛋白反应相关基因 *CHOP*、*GRP78*、*ATF4* 和 *Phosphorylated - PERK* 的表达,激活了 Caspase - 3 和 Caspase - 9 的表达[119]。综上所述,木脂素类成分通过线粒体途径诱导肿瘤细胞的凋亡,主要与 Caspase 家族和 *Bcl -2* 基因密切相关。

二、抗 HIV 病毒作用

苯丙素类成分抗 HIV 病毒作用机制主要是通过影响 HIV 复制周期的某个环节,从而抑制病毒的复制和感染,包括抑制 HIV - 1 逆转录酶、整合酶和 HIV - 1 蛋白酶等多种途径。

HIV - protease 是一种天门冬氨酸蛋白酶,是 HIV 病毒复制的关键酶,它的作用是可将病毒及 *Pol* 基因编码的前体蛋白水解成功能蛋白和其他结构蛋白,促使病毒的成熟。苯丙素类化合物是一类天然的有机化合物,其对抗逆转录病毒的治疗作用,具有广阔的研究前景。从五味子植物中分离得到的"二苯胺酯"(diphenylamine ester)是一种非常强的抗 HIV 生物活性的先导化合物,毒性小,具有广谱抗 HIV 病毒作用。从三叉戟(*Larrea tridentata*)中分离鉴定出的芳基丁烷和芳基丁烯类木脂素,具有阻断 HIV 病毒转录、破坏病毒复制的作用,从而阻止 HIV 病毒繁殖,起到抗 HIV 病毒作用,分离得到的五种成分(FB1~FB5)可能代表了一类具有重要临床意义的新型抗 HIV 药物[120]。从大戟科植物鼠尾草(*Phyllanthus myrtifolius*)中分离得到 retrojusticidin B 和 phyllamycin B 木脂素类化合物,对人类免疫缺陷病毒-1 逆转录酶(HIV-1 RT)活性有很强的抑制作用,但是对人 DNA 聚合酶 α 的抑制作用较弱,即具有高选择性的细胞毒性,抑制的模式为对模板引物和底物的非竞争性抑制[121]。从小花五味子茎藤的 70% 丙酮提取物中分离得到的联苯环辛烯类木脂素 Vladinol F,作用于 HIV 复制所必需的整合酶[122]。从忍冬中分离出来的咖啡酰奎宁酸酯(caffeamide quinine,CQ)和没食子酸酯(gallate,GS)对 HIV-1RT 的选择性抑制作用要小很多。

三、抗氧化活性和保肝护肝作用

某些天然的苯丙素类成分因其含有一个或多个酚羟基,可以清除大量氧自由基,具有明显的脂质抗氧化活性,是潜在的天然抗氧化剂,同时表现出对肝脏的保护作用。近年来,研究发现苯丙素类化合物具有明显的抗肝细胞损伤作用,能够有效促进肝脏细胞的再生与修复。总木脂素用于治疗慢性肝损伤的机制主要与抗脂质过氧化、清除氧自由基、调控乙醇代谢酶 CYP2E1 相关[123]。五味子乙素(γ-schizandrin)和五味子酯甲(schisantherin A)的保肝作用主要与激活 MAPK 信号通路,调控 Nrf2 和 TGF-β/Smad 信号通路有关[124]。南五味子乙醇提取物中分离的木脂素成分戈米辛 J 具有显著的抗脂质过氧化和清除超氧负离子作用[125]。牛蒡子苷元对多种实验性胃溃疡具有保护作用,作用机制可能与升高的 SOD 和 iNOS 及 MDA 水平相关[126]。

从日本南五味子(*Kadsura matsudai Hayata*)中分离的 taiwanschirin D、kadsumarin A 及 schizanrin B~E 木脂素类成分具有抗乙肝活性,作用靶点为对抗乙型肝炎 e 抗原和乙型肝炎表面抗原[127]。五味子酚 A(schisanhenol A)、五味子酚 B(schisanhenol B)、五味子甲素(deoxyschizandrin)对大鼠肝微粒体的脂质氧化反应的抑制作用很强,并且能明显降低 AST 水平,维持谷胱甘肽过氧化物酶的活性水平,起到抗脂质体氧化和保护肝脏的作用[128]。

四、对中枢系统的作用

苯丙素类成分通常是镇定安神复方制剂中的重要组分,能够有效发挥镇静、催眠、抗焦虑、抗抑郁、抗惊厥、镇痛、改善认知功能及神经细胞保护作用。苯丙素类成分对中枢神经系统既有抑制作用,也有兴奋作用,而在临床上多以其镇定安神的作用为主。

五味子醇甲能够增加大鼠纹状体和下丘脑中多巴胺的含量,其抑制中枢神经作用很可能与多巴胺中枢神经系统有关[129]。五味子乙素能抑制因压力过度引起的抑郁症,可能是通过调节受体或者是脑源性神经营养因子及血清素的浓度而发挥作用[130];还可改善小鼠强迫性游泳运动引起的神经炎症和活动行为,增加实验小鼠的愉快感、减少木僵行为;能通过下丘脑-垂体-肾上腺皮质轴途径发挥抗焦虑作用。五味子木脂素提取物对束缚应激后的小鼠大脑皮质中主要单胺类神经递质的分泌具有明显抑制作用,如血浆多巴胺、去甲肾上腺素及 5 -羟色胺等[131,132];还可通过抑制线粒体凋亡途径,促进过氧化氢(H_2O_2)诱导的模型鼠肾上腺嗜铬细胞瘤细胞(PC12)的凋亡[132,133]。五味子木脂素(schisandra lignans)对模型大鼠脑缺血性损伤具有保护作用,其机制可能与抑制 Bax 蛋白、促进抗凋亡蛋白 Bcl - 2、P - AKT 的表达有关[134]。五味子木脂素还可以抑制 LPS 诱导的炎症反应,抑制 N9 小胶质细胞的 NO 释放,从而对神经细胞起到保护作用[135]。

五、对心血管系统的作用

苯丙素类化合物对心血管循环系统的保护作用主要与拮抗动脉粥样硬化、抑制磷酸二酯酶活性和 Ca^{2+} 作用及拮抗血小板活化因子(platelet activating factor, PAF)活性有关,从而降低急性冠心病的发作和死亡风险。

血小板活化因子是一种内源性磷脂类介质,PAF 不仅能激活血小板作用,而且有广泛的病理生理效应[136]。R -构型联苯和分子中无亚甲二氧基、C - 6 位上无酯基或 C - 7 位无羟基的木脂素活性较高。五味子木脂素成分有不同程度的钙拮抗作用[137]。某些苯丙素类化合物能有效抑制磷酸二酯酶活性,起到血管扩张剂的作用。苯丙素类化合物能提高患者对葡萄糖的耐受剂量,降低血浆胆固醇浓度,具体的作用机制有待于进一步研究。

六、抗菌作用

研究者从苯丙素植物中分离提取出了许多次级新陈代谢的产物,这些产物具有较强抗菌活性,能有效地抑制白色假丝酵母、烟曲霉和黄曲霉的繁殖和生长。从马鞭草科蔓茎植物的果实中分离得到的芳基萘类木脂素对金黄色葡萄球菌、耐苯唑西林金黄色葡萄球菌均有较强的抗菌活性。某些木脂素可抑制大肠杆菌对数期的生长，其主要抑菌作用机制之一是破坏细胞膜，使内容物大量流出造成代谢紊乱，影响营养物质的吸收，继而发挥抗菌作用[138]。北五味子总木脂素具有一定的抗烟草花叶病毒(tobacco mosaic virus，TMV)活性，同时对寄主具有较好的保护作用[139]。

七、中药苯丙素类成分毒性研究

有研究从代谢、毒性和致癌性的角度对香豆素的安全性研究进行了综述[140]。接触食品和(或)化妆品中的香豆素不会导致对人类健康的危害。而香豆素给药可明显诱导大鼠肝细胞坏死[141,142]。香豆素的细胞毒性作用依赖于物种的新陈代谢[143]。因此，大鼠模型不能用来评估香豆素对人体的潜在毒性。事实上，体外酶动力学的研究表明邻羟基苯乙醛 $O-HPA$ 生成需要大量 3,4-香豆素环氧化物及 3-羟基香豆素，而香豆素体内暴露水平相对较低，因此不可能产生肝毒性。斑马鱼胚胎研究表明高剂量的香豆素和华法林具有致畸和致死作用[144]。香豆素和羟基香豆素具有发育毒性。最近基于人类数据的研究表明香豆素给药剂量应小于等于 0.1 mg/kg，临床上应不超过该剂量，以避免产生毒性反应[145]。亚麻籽木脂素体外细胞培养研究发现，经闭联异松树脂醇二酯、ENL 和 END 处理 48 h 后和对照组的细胞死亡率均在 0%~36% 区间内变化，罗汉松树脂(MAT)引起 80% 的细胞增殖抑制，而进一步研究表明闭联异松树脂醇二酯、ENL、END 及 MAT 均没有诱突变、致遗、致单倍体改变的能力[85]。同时，亚麻籽木脂素能抑制青年期大鼠股骨的生长[146]，但成年期大鼠股骨密度、长度会得到恢复。亚麻籽木脂素的毒性作用存在争议。

八、中药苯丙素类成分 PK-PD 研究

现代药理学研究包括药代动力学和药效动力学，药代动力学研究药物进入人体后的吸收、分布、代谢、排泄过程中药物浓度与时间的关系，PK-PD 研究血药浓度、时间和效应三者之间的联系。PK-PD 模型不仅有助于阐明药物在体内的动态变化趋势，还能揭示药物效应随浓度变化的规律，为指导临床用药、减少毒性及提高疗效方面有重要意义。

例如，华法林为香豆素类口服抗凝药，在临床应用中药效明显滞后，抗凝

作用治疗窗窄、剂量个体差异大,给临床使用带来极大的不便和风险。NONMEM 法建立的华法林 PK - PD 模型显示患者体重、*CYP2C9*、*VKORC1* 基因多态性是影响华法林 PK - PD 的重要因素。分别使模型目标函数值(objective function value, OFV)值分别下降 8.354、7.919、7.425;而性别、年龄、血清白蛋白、血肌酐、高血压、心功能分级及合并应用抗菌药、胺碘酮、螺内酯等因素均不影响华法林的药代动力学或药效动力学参数。而体重、*CYP2C9* 基因型主要影响华法林药代动力学参数,其中对相对清除率(relative clearance, RCCL)的影响最大。华法林清除率群体典型值为 0.162 L/h,半数有效浓度(median effective concentration, EC_{50})群体典型值为 2.62 μg/mL。而口服给药华法林后 3~9 h 或更早即可达 C_{max},抗凝作用在 2~7 天后才达高峰,凝血指标国际标准化比值(international normalized ratio, INR)在第 16 天达稳定。采用PK - PD 模型将药代动力学特征与药效动力学特征及患者个体因素联系起来,为华法林个体化给药方案提供参考。

九、苯丙素类成分药代动力学研究热点和难点

苯丙素类化合物凭借其优良的生物学活性、广泛的药理作用、独特的作用机制,已经逐渐成为药物研究的一个热点领域。

(1)增加水溶性是苯丙素类化合物药代动力学研究的热点之一。

许多苯丙素类化合物为难溶性组分,口服之后生物利用度低,提高难溶性药物生物利用度已经成为药物研究的难点。国外很多研究者已对苯丙素开展了检测方法、代谢途径及抗癌作用等诸多方面的研究。例如,和厚朴酚与甘氨酸(glycine)糖进行衍生化得到的化合物,通过水溶性测试发现,和厚朴酚-甘氨酸(honokiol-glycine)的水溶性比和厚朴酚明显增强。牛蒡苷元进行氨解反应,得到氨解衍生物 *N* -苯甲基-2 -(4′-羟基-3′-甲氧基苯甲基)-3 -(3″,4″-二甲氧基苯甲基)丁酰胺,其溶解性高于牛蒡苷元。

(2)开发新型药物制剂,调控药物药代动力学及实现靶向给药是苯丙素类化合物药代动力学研究的另一热点。

苯丙素类化合物在不同的制剂和复方制剂中的药动学有着显著的差异。如采用 SLN 包裹鬼臼毒素,以 10 mg/kg 的等效剂量腹腔注射药物后,测定不同时间点血浆中鬼臼毒素的含量,比较包裹前后药代动力学参数,结果显示纳米载体包裹能提高鬼臼毒素血药浓度,延长了释放的时间,提高了生物利用

度[56]。载药纳米粒以天然的高分子或人工合成的可溶性化学物质纳米粒为载体,将药物包埋或直接溶解在纳米粒中,或将药物吸附在其表面上而制成,有利于药物的吸收,提高生物利用度,改善药物口服后的吸收。以南五味子总苯丙素为例,以 pH 依赖型聚合物 EudragitS100 为载体制备肠溶纳米粒,可使药物有效避免被胃酸和胃蛋白酶降解,并且保证药物在肠道的转运是一个相对稳定的过程,不受食物、剂型及生理因素的影响而发生变化。

（3）苯丙素类化合物结构多样,立体构型复杂,理化性质不同,因此药代动力学特征有较大的差异,这给苯丙素类化合物药代动力学研究增加了难度。

根据苯丙素的结构特点（C_6—C_3 单元）,苯丙素可以分为简单苯丙素、香豆素和木脂素。简单苯丙素根据结构中 C3 位的官能团又可分为苯丙醇、苯丙烯、苯丙醛和苯丙酸等四大类。该类化合物母核上一般有含氧取代基（如羟基、甲氧基）,而 C3 侧链具有不饱和集团或含氧取代基。香豆素类化合物根据母核上取代基的不同,可以分为简单香豆素［如 7 - 羟基香豆素（7 - hydroxycoumarin）］、呋喃香豆素［如补骨脂内酯（psoralen）］、吡喃香豆素［如花椒内酯（xanthoxylide）］和其他香豆素［如逆没食子酸（inverse gallic acid）］。该类化合物以苯骈六元内酯环（α -吡喃酮）为母核,多数化合物在苯环上具有含氧取代基（如 7 -羟基香豆素）,或骈有呋喃或吡喃环。例如,苯丙素类化合物主要分布于小檗科、橄榄科、爵床科、马鞭草科、大戟科等双子叶植物中,其基本骨架是木脂素（C_6—C_3）,按其骨架可分为以下八种类型：① 简单木脂素,如叶下珠脂素（phyllanthin）;② 单氧环木脂素,如荜澄茄脂素;③ 木脂内酯,如牛蒡子苷;④ 环木脂内酯类,如鬼臼毒素;⑤ 环木脂类;⑥ 双环氧木脂素,如连翘脂素;⑦ 联苯环辛烯型木脂素,如五味子素、五味子醇;⑧ 新木脂素,如和厚朴酚。如上所述,苯丙素类化合物是根据化学结构进行分类的,但其药物代谢动力学特点差别较大,对其药物代谢动力学研究考虑的因素也比较多,这是对其进行药物代谢动力学研究的难点之一。

（4）苯丙素类化合物在体内的代谢较复杂,体内多种代谢酶和转运蛋白参与苯丙素类化合物的吸收、代谢、分布和排泄。另外,肠道菌群也参与许多苯丙素类化合物的代谢,这是苯丙素类化合物药代动力学研究最主要的难点之一。

（5）苯丙素类化合物的化学稳定性也增加了药物代谢动力学研究的难度。如上所述,一些苯丙素类化合物在特定条件下可以分解,如香豆素的不饱和内酯环在碱性条件下可以发生开环反应,生成开环产物。而药代动力学研究多数情况下在特定的 pH 条件下进行,如药物与肝脏微粒体(microsome)的反应,一般是在一定的 pH 的缓冲盐(如 pH 7.4 的磷酸缓冲盐)中进行,因此,须特别考虑化合物的稳定性,否则根据代谢物测定后计算得出的药物的代谢速率将被低估,影响结论的判定。

(郜嵩)

参考文献

[1] Matthias A, Blanchfield J T, Penman K G, et al. Permeability studies of alkylamides and caffeic acid conjugates from echinacea using a Caco-2 cell monolayer model. J Clin Pharm Ther, 2004, 29(1): 7 – 13.

[2] Angelis I D, Turco L. Caco-2 cells as a model for intestinal absorption. Curr Protoc Toxicol, 2011, 6(10): 312 – 317.

[3] Yang X W, Guo Q M, Wang Y. Absorption and transport of 6 coumarins isolated from the roots of Angelica pubescens f. biserrata in human Caco-2 cell monolayer model. Zhong Xi Yi Jie He Xue Bao, 2008, 6(4): 392 – 398.

[4] Li B, Lu M, Chu Z X, et al. Evaluation of pharmacokinetics, bioavailability and urinary excretion of scopolin and its metabolite scopoletin in Sprague Dawley rats by liquid chromatography-tandem mass spectrometry. Biomed Chromatogr, 2019, 33(12): 467 – 468.

[5] Ritschel W A, Denson D D, Grummich K W. Pharmacokinetics of coumarin and 7-hydroxycoumarin in the rhesus monkey after intravenous and peroral administration. Arzneimittelforschung, 1988, 38(11): 1619 – 1623.

[6] Batrakova E V, S Li, Miller D W, et al. Pluronic P85 increases permeability of a broad spectrum of drugs in polarized BBMEC and Caco-2 cell monolayers. Pharm Res, 1999, 16(9): 1366 – 1372.

[7] 贝煜.北五味子总木脂素肠吸收与调控机制研究.广州:广州中医药大学,2011.

[8] Wu A G, Zeng B, Huang M Q, et al. The absorption and transport of magnolol in Caco-2 cell model. Chin J Integr Med, 2013, 19(3): 206 – 211.

[9] 苏文娟,黄熙,秦峰,等.大鼠灌胃厚朴及厚朴三物汤后和厚朴酚的药动学比较.中药材,2008,31(2): 255 – 258.

[10] Su L L, Cheng X, Ding X Y, et al. Simultaneous quantification of five lignans from Schisandra chinensis in various tissues of rats. Acta Chromatographica, 2019, 31(2): 113 – 119.

[11] Wang S, Chen Q H, He L C, et al. Development and validation of a gas chromatography-

mass spectrometry method for the determination of isoimperatorin in rat plasma and tissue: application to the pharmacokinetic and tissue distribution study. J Chromatogr B Analyt Technol Biomed Life Sci, 2007, 852(1-2): 473-478.

[12] Feng L, Wang L, Jiang X H, et al. Pharmacokinetics, tissue distribution and excretion of coumarin components from Psoralea corylifolia L. in rats. Arch Pharm Res, 2010, 33(2): 225-230.

[13] 赵振宇,张成义,盛瑜.五味子甲素、五味子乙素在小鼠体内的组织分布研究.药物分析杂志,2015,35(10): 1764-1769.

[14] Ding Z Y, Xiao J J, Zhang Y, et al. Pharmacokinetics and liver uptake of three Schisandra lignans in rats after oral administration of liposome encapsulating β-cyclodextrin inclusion compound of Schisandra extract. J Liposome Res, 2019, 29(2): 121-132.

[15] Lu S W, Zhang A H, Sun H, et al. Ultra-performance liquid-chromatography with tandem mass spectrometry for rapid analysis of pharmacokinetics, biodistribution and excretion of schisandrin after oral administration of Shengmaisan. Biomed Chromatogr, 2013, 27(12): 1657-1663.

[16] 段菊屏.中药复方及单味五指毛桃根中补骨脂素大鼠体内药动学研究.中国医药导报,2011,8(4): 29-31.

[17] 孟宪生,王海波,曹爱民,等.羌活提取物中异欧前胡素的药代动力学研究.辽宁中医杂志,2008(7): 1069-1071.

[18] 覃小玲,段文海,王莹,等.6个五酯片木脂素活性成分对P-gp活性的影响及与地高辛的相互作用.药学学报,2018,53(8): 1338-1344.

[19] M.M.C.G. Peters. Metabolic and mechanistic studies in the safety evaluation of trans-cinnamaldehyde, in department of pharmacology and toxicology. London: University of London,1993.

[20] Zhuang X M, Chen L, Tan Y, et al. Identification of human cytochrome P450 and UGT enzymes involved in the metabolism of ferulic acid, a major bioactive component in traditional Chinese medicines. Chin J Nat Med, 2017, 15(9): 695-702.

[21] Poquet L., Clifford M N, Williamson G. Transport and metabolism of ferulic acid through the colonic epithelium. Drug Metab Dispos, 2008, 36(1): 190-197.

[22] Zhang Y F, Liu L J, Xu F, et al. Investigation of the in vivo metabolism of sibirioside A and angoroside C in rats by HPLC-ESI-IT-TOF-MS(n). Molecules, 2018, 23(10): 346-354.

[23] Li X J, Shang L, Wu Y H, et al. Identification of the human UDP-glucuronosyltransferase isoforms involved in the glucuronidation of the phytochemical ferulic acid. Drug Metab Pharmacokinet, 2011, 26(4): 341-350.

[24] Born S L, Api A M, Ford R A, et al. Comparative metabolism and kinetics of coumarin in mice and rats. Food Chem Toxicol, 2003, 41(2): 247-258.

[25] Lake B G, Coumarin metabolism, toxicity and carcinogenicity: Relevance for human risk

assessment. Food Chem Toxicol, 1999, 37(4): 423 - 453.

[26] Danese E, Raimondi S, Montagnana M, et al. Effect of CYP4F2, VKORC1, and CYP2C9 in influencing coumarin dose: a single-patient data meta-analysis in more than 15,000 individuals. Clin Pharmacol Ther, 2019, 105(6): 1477 - 1491.

[27] Zielinska A, Lichti C F, Bratton S, et al. Glucuronidation of monohydroxylated warfarin metabolites by human liver microsomes and human recombinant UDP-glucuronosyltransferases. J Pharmacol Exp Ther, 2008, 324(1): 139 - 148.

[28] Juvonen R O, Ahinko M, Huuskonen J, et al. Development of new coumarin-based profluorescent substrates for human cytochrome P450 enzymes. Xenobiotica, 2019, 49(9): 1015 - 1024.

[29] Jeong H U, Kim J H, Kong T Y, et al. Comparative metabolism of honokiol in mouse, rat, dog, monkey, and human hepatocytes. Arch Pharm Res, 2016, 39(4): 516 - 530.

[30] Huang Y, Li C M, Liu S, et al. In vitro metabolism of magnolol and honokiol in rat liver microsomes and their interactions with seven cytochrome P substrates. Rapid Commun Mass Spectrom, 2019, 33(2): 229 - 238.

[31] Liu M Y, Zhao S H, Wang Z Q, et al. Identification of metabolites of deoxyschizandrin in rats by UPLC-Q-TOF-MS/MS based on multiple mass defect filter data acquisition and multiple data processing techniques. J Chromatogr B Analyt Technol Biomed Life Sci, 2014 (949): 115 - 126.

[32] Baba S, Osakabe N, Natsume M, et al. Orally administered rosmarinic acid is present as the conjugated and/or methylated forms in plasma, and is degraded and metabolized to conjugated forms of caffeic acid, ferulic acid and m-coumaric acid. Life Sci, 2004, 75 (2): 165 - 178.

[33] 周渊,毛春芹,胡俊扬,等.液-质联用研究五味子醇甲、五味子甲素和五味子乙素在大鼠体内的组织分布.药物分析杂志,2013,33(7): 1121 - 1126.

[34] Wang Z, You L J, Cheng Y, et al. Investigation of pharmacokinetics, tissue distribution and excretion of schisandrin B in rats by HPLC-MS/MS. Biomed Chromatogr, 2018, 32 (2): 326 - 334.

[35] Jan K C, Hwang L S, Ho C T. Tissue distribution and elimination of sesaminol triglucoside and its metabolites in rat. Mol Nutr Food Res, 2009, 53(7): 815 - 825.

[36] Holford N H. Clinical pharmacokinetics and pharmacodynamics of warfarin. Understanding the dose-effect relationship. Clin Pharmacokinet, 1986, 11(6): 483 - 504.

[37] 周炜,王国杰,韩正康.亚麻籽木脂素研究进展.动物医学进展,2007(3): 89 - 94.

[38] Xie L H, Akao T, Hamasaki K, et al. Biotransformation of pinoresinol diglucoside to mammalian lignans by human intestinal microflora, and isolation of Enterococcus faecalis strain PDG-1 responsible for the transformation of (+)-pinoresinol to (+)-lariciresinol. Chem Pharm Bull (Tokyo), 2003, 51(5): 508 - 515.

[39] Heinonen S, Nurmi T, Liukkonen K, et al. In vitro metabolism of plant lignans: new

precursors of mammalian lignans enterolactone and enterodiol. J Agric Food Chem, 2001, 49(7): 3178 − 3186.

[40] Bugg T D, Ahmad M, Hardiman E M, et al. Pathways for degradation of lignin in bacteria and fungi. Nat Prod Rep, 2011, 28(12): 1883 − 1896.

[41] Yasushi Kamaya F N, Higuchi Takayoshi, Iwahara Shojiro. Degradation of d, l-syringaresinol, a β-β′ linked lignin model compound, by Fusarium solani M-13-1. Arch Microbiol, 1981(129): 305 − 309.

[42] Kfoury M, Lounes-Hadj Sahraoui A, Bourdon N, et al. Solubility, photostability and antifungal activity of phenylpropanoids encapsulated in cyclodextrins. Food Chem, 2016 (196): 518 − 525.

[43] Jourdes M, Cardenas C L, Laskar D D, et al. Plant cell walls are enfeebled when attempting to preserve native lignin configuration with poly-p-hydroxycinnamaldehydes: evolutionary implications. Phytochemistry, 2007, 68(14): 1932 − 1956.

[44] Pugh C P, Pouncey D L, Hartman J H, et al. Multiple UDP-glucuronosyltransferases in human liver microsomes glucuronidate both R- and S-7-hydroxywarfarin into two metabolites. Arch Biochem Biophys, 2014(564): 244 − 253.

[45] Adam A, Crespy V, Levrat-Verny M A, et al. The bioavailability of ferulic acid is governed primarily by the food matrix rather than its metabolism in intestine and liver in rats. J Nutr, 2002, 132(7): 1962 − 1968.

[46] BourneC L C, Rice-Evans, Bioavailability of ferulic acid. Biochem Biophys Res Commun, 1998, 253(2): 222 − 227.

[47] Wang L Q, Meselhy M R, Li Y, et al. Human intestinal bacteria capable of transforming secoisolariciresinol diglucoside to mammalian lignans, enterodiol and enterolactone. Chem Pharm Bull (Tokyo), 2000, 48(11): 1606 − 1610.

[48] 全云云,袁岸,龚小红,等.连翘抗炎药效物质基础筛选研究.天然产物研究与开发, 2017,29(3): 435 − 438.

[49] 梅建凤,董志红,易喻,等.微生物转化连翘苷制备连翘脂素的研究.工业微生物,2016, 46(6): 7 − 12.

[50] Xie L H, Ahn E M, Akao T, et al. Transformation of arctiin to estrogenic and antiestrogenic substances by human intestinal bacteria. Chem Pharm Bull (Tokyo), 2003, 51(4): 378 − 384.

[51] 姜洪帅,窦德强.肠道微生物对牛蒡苷的转化及转化酶的初步研究.中国现代中药, 2014,16(1): 9 − 11.

[52] Rickard S E, Orcheson L J, Seidl M M, et al. Dose-dependent production of mammalian lignans in rats and in vitro from the purified precursor secoisolariciresinol diglycoside in flaxseed. J Nutr, 1996, 126(8): 2012 − 2019.

[53] 于治国,毕开顺,王倩.6,7-二甲氧基香豆素在大鼠体内主要代谢产物的研究.世界科学技术,2003(2): 40 − 44.

［54］郑辉.欧前胡素和异欧前胡素在大鼠体内药物代谢动力学研究.泰安：泰山医学院，
2009.

［55］Rickard S E, Thompson L U. Chronic exposure to secoisolariciresinol diglycoside alters
lignan disposition in rats. J Nutr, 1998, 128(3): 615 - 623.

［56］薛猛,朱融融,秦黎黎,等.鬼臼毒素固体脂质纳米粒的抗肿瘤活性及药代动力学研究.
中国科学(B辑：化学),2009,39(2): 159 - 164.

［57］Wang Y S, Shen C Y, Jiang J G, Antidepressant active ingredients from herbs and
nutraceuticals used in TCM: pharmacological mechanisms and prospects for drug discovery.
Pharmacol Res, 2019(150): 1045 - 1452.

［58］金鑫,祝洪艳,张荻,等.代表性木脂素类化合物的结构修饰研究概况.中草药,2018,49
(23): 5724 - 5732.

［59］Fried L E, Arbiser J L, Honokiol, a multifunctional antiangiogenic and antitumor agent.
Antioxid Redox Signal, 2009, 11(5): 1139 - 1148.

［60］Woodbury A, Yu S P, Wei L, et al. Neuro-modulating effects of honokiol: a review. Front
Neurol, 2013(4): 130 - 139.

［61］Maioli M, Basoli V, Carta P, et al. Synthesis of magnolol and honokiol derivatives and
their effect against hepatocarcinoma cells. PLoS One, 2018, 13(2): 192 - 205.

［62］Yang C, Zh Xi, Xu H. Advances on semisynthesis, total synthesis, and structure-activity
relationships of honokiol and magnolol derivatives. Mini Rev Med Chem, 2016, 16(5):
404 - 426.

［63］Jana S, Rastogi H. Effects of caffeic acid and quercetin on in vitro permeability,
metabolism and in vivo pharmacokinetics of melatonin in rats: potential for Herb-Drug
interaction. Eur J Drug Metab Pharmacokinet, 2017, 42(5): 781 - 791.

［64］Chan J, Oshiro T, Thomas S, et al. Inactivation of CYP2A6 by the dietary phenylpropanoid
trans-cinnamic aldehyde (cinnamaldehyde) and estimation of interactions with nicotine and
letrozole. Drug Metab Dispos, 2016, 44(4): 534 - 543.

［65］Yuan J, Ge K, Mu J, et al. Ferulic acid attenuated acetaminophen-induced hepatotoxicity
though down-regulating the cytochrome P 2E1 and inhibiting toll-like receptor 4 signaling-
mediated inflammation in mice. Am J Transl Res, 2016, 8(10): 4205 - 4214.

［66］Genovese S, Epifano F, Curini M, et al. In vitro effects of natural prenyloxycinnamic acids
on human cytochrome P450 isozyme activity and expression. Phytomedicine, 2011, 18(7):
586 - 591.

［67］vanderLogt E M, Roelofs H M, Nagengast F M, et al. Induction of rat hepatic and
intestinal UDP-glucuronosyltransferases by naturally occurring dietary anticarcinogens.
Carcinogenesis, 2003, 24(10): 1651 - 1656.

［68］Iwano H, Ujita W, Nishikawa M, et al. Effect of dietary eugenol on xenobiotic metabolism
and mediation of UDP-glucuronosyltransferase and cytochrome P450 1A1 expression in rat
liver. Int J Food Sci Nutr, 2014, 65(2): 241 - 244.

［69］ Beckmann-Knopp S, Rietbrock S, Weyhenmeyer R, et al. Inhibitory effects of silibinin on cytochrome P-450 enzymes in human liver microsomes. Pharmacol Toxicol, 2000, 86(6): 250 - 256.

［70］ Gurley B J, Fifer E K, Gardner Z, Pharmacokinetic herb-drug interactions (part 2): Drug interactions involving popular botanical dietary supplements and their clinical relevance. Planta Med, 2012, 78(13): 1490 - 1514.

［71］ Brantley S J, Oberlies N H, Kroll D J, et al. Two flavonolignans from milk thistle (Silybum marianum) inhibit CYP2C9-mediated warfarin metabolism at clinically achievable concentrations. J Pharmacol Exp Ther, 2010, 332(3): 1081 - 1087.

［72］ Budzinsk J Wi, Trudeau V L, Drouin C E, et al. Modulation of human cytochrome P450 3A4 (CYP3A4) and P-glycoprotein (P-gp) in Caco-2 cell monolayers by selected commercial-source milk thistle and goldenseal products. Can J Physiol Pharmacol, 2007, 85(9): 966 - 978.

［73］ Kosina P, Maurel P, Ulrichová J, et al. Effect of silybin and its glycosides on the expression of cytochromes P450 1A2 and 3A4 in primary cultures of human hepatocytes. J Biochem Mol Toxicol, 2005, 19(3): 149 - 153.

［74］ Leber H W, Knauff S. Influence of silymarin on drug metabolizing enzymes in rat and man. Arzneimittelforschung, 1976, 26(8): 1603 - 1605.

［75］ Gurley B J, Swain A, Hubbard M A, et al. Clinical assessment of CYP2D6-mediated herb-drug interactions in humans: effects of milk thistle, black cohosh, goldenseal, kava kava, St. John's wort, and Echinacea. Mol Nutr Food Res, 2008, 52(7): 755 - 763.

［76］ Venkataramanan R, Ramachandran V, Komoroski B J, et al. Milk thistle, a herbal supplement, decreases the activity of CYP3A4 and uridine diphosphoglucuronosyl transferase in human hepatocyte cultures. Drug Metab Dispos, 2000, 28(11): 1270 - 1273.

［77］ Sridar C, Goosen T C, Kent U M, et al. Silybin inactivates cytochromes P450 3A4 and 2C9 and inhibits major hepatic glucuronosyltransferases. Drug Metab Dispos, 2004, 32(6): 587 - 594.

［78］ Lewis D F, Ito Y, Lake B G. Metabolism of coumarin by human P450s: A molecular modelling study. Toxicol In Vitro, 2006, 20(2): 256 - 564.

［79］ 刘志锋.香豆素类化合物对人体 CYP 酶活性的影响.长沙:中南大学,2009.

［80］ Cancalon P F, Barros S M, Haun C, et al. Effect of maturity, processing, and storage on the furanocoumarin composition of grapefruit and grapefruit juice. J Food Sci, 2011, 76(4): C543 - 548.

［81］ Liu X, Chen D W, Wu X, et al. The inhibition of UDP-glucuronosyltransferase (UGT) isoforms by praeruptorin A and B. Phytother Res, 2016, 30(11): 1872 - 1878.

［82］ Sun H, Zhang T P, Wu Z F, et al. Warfarin is an effective modifier of multiple UDP-glucuronosyl-transferase enzymes: evaluation of its potential to alter the pharmacokinetics of zidovudine. J Pharm Sci, 2015, 104(1): 244 - 256.

[83] Wang L Q. Mammalian phytoestrogens: enterodiol and enterolactone. J Chromatogr B Analyt Technol Biomed Life Sci, 2002, 777(1 - 2): 289 - 309.

[84] Oikarinen S, Heinonen S M, Nurmi T, et al. No effect on adenoma formation in Min mice after moderate amount of flaxseed. Eur J Nutr, 2005, 44(5): 273 - 280.

[85] Tan K P, Chen J, Ward W E, et al. Mammary gland morphogenesis is enhanced by exposure to flaxseed or its major lignan during suckling in rats. Exp Biol Med (Maywood), 2004, 229(2): 147 - 157.

[86] Usia T, Watabe T, Kadota S, et al. Metabolite-cytochrome P450 complex formation by methyle- nedioxyphenyl lignans of Piper cubeba: mechanism-based inhibition. Life Sci, 2005, 76(20): 2381 - 2391.

[87] Zhao J, Sun T, Wu J J, et al. Inhibition of human CYP3A4 and CYP3A5 enzymes by gomisin C and gomisin G, two lignan analogs derived from Schisandra chinensis. Fitoterapia, 2017(119): 26 - 31.

[88] Song J H, Cui L, An L B, et al. Inhibition of UDP-glucuronosyltransferases (UGTs) activity by constituents of Schisandra chinensis. Phytother Res, 2015, 29(10): 1658 - 1664.

[89] Zhu L, Ge G, Zhang H, et al. Characterization of hepatic and intestinal glucuronidation of magnolol: application of the relative activity factor approach to decipher the contributions of multiple UDP-glucuronosyltransferase isoforms. Drug Metab Dispos, 2012, 40(3): 529 - 538.

[90] Jeong H U, Kong T Y, Kwon S S, et al. Effect of honokiol on cytochrome P450 and UDP-glucuronosyltransferase enzyme activities in human liver microsomes. Molecules, 2013, 18 (9): 10681 - 10693.

[91] Yang L, Zhu L, Ge G, et al. Species-associated differences in the inhibition of propofol glucuronidation by magnolol. J Am Assoc Lab Anim Sci, 2014, 53(4): 408 - 411.

[92] Jiang Y, Fan X, Wang Y, et al. Hepato-protective effects of six schisandra lignans on acetamino- pheninduced liver injury are partially associated with the inhibition of CYP-mediated bioactivation. Chem Biol Interact, 2015(231): 83 - 89.

[93] Liu C, Cao Y F, Fang Z Z, et al. Strong inhibition of deoxyschizandrin and schisantherin A toward UDP-glucuronosyltransferase (UGT) 1A3 indicating UGT inhibition-based herb-drug interaction. Fitoterapia, 2012, 83(8): 1415 - 1419.

[94] Teng Y N, Wang C C N, Liao W C, et al. Caffeic acid attenuates multi-drug resistance in cancer cells by inhibiting efflux function of human P-glycoprotein. Molecules, 2020, 25 (2): 152 - 161.

[95] Muthusamy G, Gunaseelan S, Prasad N R. Ferulic acid reverses P-glycoprotein-mediated multidrug resistance via inhibition of PI3K/Akt/NF-kappaB signaling pathway. J Nutr Biochem, 2019(63): 62 - 71.

[96] Hong Y J, Yang S Y, Nam M H, et al. Caffeic acid inhibits the uptake of 2-amino-1-methyl-6-phenylimidazo[4,5-b]pyridine (PhIP) by inducing the efflux transporters expression in Caco-2 cells. Biol Pharm Bull, 2015, 38(2): 201 - 207.

[97] Wortelboer H M, Usta M, Zanden J J van, et al. Inhibition of multidrug resistance proteins MRP1 and MRP2 by a series of alpha, beta-unsaturated carbonyl compounds. Biochem Pharmacol, 2005, 69(12): 1879 - 1890.

[98] Uwai Y, Kawasaki T, Nabekura T, Caffeic acid inhibits organic anion transporters OAT1 and OAT3 in rat kidney. Drug Metabol Drug Interact, 2013, 28(4): 247 - 250.

[99] Konishi Y, Kobayashi S. Microbial metabolites of ingested caffeic acid are absorbed by the monocarboxylic acid transporter (MCT) in intestinal Caco-2 cell monolayers. J Agric Food Chem, 2004, 52(21): 6418 - 6424.

[100] Jiang J, Wang X, Cheng K, et al. Psoralen reverses the P-glycoprotein-mediated multidrug resistance in human breast cancer MCF-7/ADR cells. Mol Med Rep, 2016, 13 (6): 4745 - 4750.

[101] Qin X L, Chen X, Zhong G P, et al. Effect of Tacrolimus on the pharmacokinetics of bioactive lignans of Wuzhi tablet (Schisandra sphenanthera extract) and the potential roles of CYP3A and P-gp. Phytomedicine, 2014, 21(5): 766 - 772.

[102] Köck K, Xie Y, Hawke R L, et al. Interaction of silymarin flavonolignans with organic anion-transporting polypeptides. Drug Metab Dispos, 2013, 41(5): 958 - 965.

[103] Wróbel A, Eklund P, Bobrowska-Hägerstrand M, et al. Lignans and norlignans inhibit multidrug resistance protein 1 (MRP1/ABCC1)-mediated transport. Anticancer Res, 2010, 30(11): 4423 - 4428.

[104] Nguyen H, Zhang S, Morris M E, Effect of flavonoids on MRP1-mediated transport in Panc-1 cells. J Pharm Sci, 2003, 92(2): 250 - 257.

[105] Gurley B J, Barone G W, Williams D K, et al. Effect of milk thistle (Silybum marianum) and black cohosh (Cimicifuga racemosa) supplementation on digoxin pharmacokinetics in humans. Drug Metab Dispos, 2006, 34(1): 69 - 74.

[106] Han Y, Guo D, Chen Y, et al. Effect of continuous silymarin administration on oral talinolol pharmacokinetics in healthy volunteers. Xenobiotica, 2009, 39(9): 694 - 699.

[107] Rajnarayana K, Reddy M S, Vidyasagar J, et al. Study on the influence of silymarin pretreatment on metabolism and disposition of metronidazole. Arzneimittelforschung, 2004, 54(2): 109 - 113.

[108] Lee K H, Beers S A, Mori M, et al. Antitumor agents. 111. New 4-hydroxylated and 4-halogenated anilino derivatives of 4'-demethylepipodophyllotoxin as potent inhibitors of human DNA topoisomerase II. J Med Chem, 1990, 33(5): 1364 - 1368.

[109] Li F, Zhang T, Sun H, et al. A New Nortriterpenoid, a sesquiterpene and hepatoprotective lignans isolated from the fruit of Schisandra chinensis. Molecules, 2017, 22(11): 132 - 139.

［110］Kuo Y H, Kuo L M, Chen C F. Four new C19 homolignans, schiarisanrins A, B, and D and cytotoxic schiarisanrin C, from Schizandra arisanensis. J Org Chem, 1997, 62(10): 3242 – 3245.

［111］Yang J, Xiao Y L, He X R, et al. Aesculetin-induced apoptosis through a ROS-mediated mitochondrial dysfunction pathway in human cervical cancer cells. J Asian Nat Prod Res, 2010, 12(3): 185 – 193.

［112］Ngo N T, Nguyen V T, Vo H V, et al. Cytotoxic coumarins from the bark of mammea siamensis. Chem Pharm Bull (Tokyo), 2010, 58(11): 1487 – 1491.

［113］Liu X H, Liu H F, Chen J, et al. Synthesis and molecular docking study of novel coumarin derivatives containing 4,5-dihydropyrazole moiety as potential antitumor agents. Bioorg Med Chem Lett, 2010, 20(19): 5705 – 5708.

［114］Yang J, Liu G Y, Dai F, et al. Synthesis and biological evaluation of hydroxylated 3-phenylcoumarins as antioxidants and antiproliferative agents. Bioorg Med Chem Lett, 2011, 21(21): 6420 – 6425.

［115］焦璐,王莹,吕游,等.NF－κB 信号通路蛋白在木脂素对胃癌 SGC－7901 细胞抗增殖作用中的机制研究.时珍国医国药,2017,28(10): 2392 – 2395.

［116］陆征.牛蒡苷元的制备及其抗肿瘤作用机制.武汉：华中农业大学,2015.

［117］郑国灿,王兵钱,程佳.牛蒡子苷元对肝癌 SMMC－7721 细胞增殖、凋亡的影响及机制探讨.山东医药,2011,51(14): 13 – 15.

［118］王潞,赵烽,刘珂.牛蒡子苷元诱导人白血病细胞凋亡的作用及机制.药学学报,2008 (5): 542 – 547.

［119］Kim J Y, Hwang J H, Cha M R, et al. Arctigenin blocks the unfolded protein response and shows therapeutic antitumor activity. J Cell Physiol, 2010, 224(1): 33 – 40.

［120］Gnabre J N, Ito Y, Ma Y, et al. Isolation of anti-HIV-1 lignans from Larrea tridentata by counter-current chromatography. J Chromatogr A, 1996, 719(2): 353 – 364.

［121］Chang C W, Lin M T, Lee S S, et al. Differential inhibition of reverse transcriptase and cellular DNA polymerase-alpha activities by lignans isolated from Chinese herbs, Phyllanthus myrtifolius Moon, and tannins from Lonicera japonica Thunb and Castanopsis hystrix. Antiviral Res, 1995, 27(4): 367 – 374.

［122］李蓉涛,韩全斌,郑永唐,等.小花五味子中抗 HIV 活性的木脂素类化合物.中国天然药物,2005(4): 208 – 212.

［123］Li B, Zhu L, Wu T, et al. Effects of triterpenoid from Schisandra chinensis on oxidative stress in alcohol-induced liver injury in rats. Cell Biochem Biophys, 2015, 71(2): 803 – 811.

［124］Yun Y R, Kim J H, Kim J H, et al. Protective effects of gomisin N against hepatic steatosis through AMPK activation. Biochem Biophys Res Commun, 2017, 482(4): 1095 – 1101.

［125］金昔陆,顾峥,胡天喜,等.内南五味子木脂素戈米辛 J 对肝线粒体膜脂质过氧化和超

氧阴离子自由基的作用.中国药理学通报,2000(1):26－28.

［126］李晓梅,苏勤勇,关永霞,等.牛蒡子苷元对实验性胃溃疡的保护作用及其机制探讨.中药药理与临床,2015,31(5):47－50.

［127］Kuo Y H, Li S Y, Huang R L, et al. Schizanrins [corrected]B, C, D, and E, four new lignans from Kadsura matsudai and their antihepatitis activities. J Nat Prod, 2001, 64 (4): 487－490.

［128］余凌虹,刘耕陶.五味子联苯环辛烯类木脂素成分的结构与药理活性关系和药物创新.化学进展,2009,21(1):66－76.

［129］张林魁,钮心懿.五味子醇甲对中枢神经系统单胺类递质的影响.中国医学科学院学报,1991,10(1):13－16.

［130］Chen W W, He R R, Li Y F, et al. Pharmacological studies on the anxiolytic effect of standardized Schisandra lignans extract on restraint-stressed mice. Phytomedicine, 2011, 18(13): 1144－1147.

［131］Hsieh M T, Wu C R, Wang W H, et al. The ameliorating effect of the water layer of Fructus Schisandrae on cycloheximide-induced amnesia in rats: interaction with drugs acting at neurotransmitter receptors. Pharmacol Res, 2001, 43(1): 17－22.

［132］姜恩平,吴金义,陈建光,等.北五味子总木脂素对H2O2诱导PC12细胞凋亡的影响.吉林大学学报(医学版),2009,35(3):466－469.

［133］Kim S R, Lee M K, Koo K A, et al. Dibenzocyclooctadiene lignans from Schisandra chinensis protect primary cultures of rat cortical cells from glutamate-induced toxicity. J Neurosci Res, 2004, 76(3): 397－405.

［134］姜恩平,王帅群,王卓,等.北五味子总木脂素对脑缺血模型大鼠神经细胞凋亡及p－AKT表达的影响.中国中药杂志,2014,39(9):1680－1684.

［135］Hu D, Yang Z, Yao X, et al. Dibenzocyclooctadiene lignans from Schisandra chinensis and their inhibitory activity on NO production in lipopolysaccharide-activated microglia cells. Phytochemistry, 2014(104): 72－78.

［136］韩桂秋.中草药中血小板活化因子受体拮抗活性成分的研究.自然科学进展,1995,6 (2): 35－40.

［137］Gao X M, Pu J X, Zhao Y, et al. Lignans from Kadsura angustifolia and Kadsura coccinea. J Asian Nat Prod Res, 2012, 14(2): 129－134.

［138］冯亚净,张媛媛,王瑞鑫,等.五味子木脂素对大肠杆菌的抑菌机制及效果[J].食品与发酵工业,2016,42(2):72－76.

［139］谢旭东,穆淑珍,沈晓华,等.北五味子总木脂素的GC－MS分析及其生物活性[J].中国实验方剂学杂志,2016,22(2):33－37.

［140］A Stefanachi, Leonetti F, Pisani L, et al. Coumarin: a natural, privileged and versatile scaffold for bioactive compounds. Molecules, 2018, 23(2): 326－335.

［141］Tanaka Y, Fujii W, Hori H, et al. Relationship between coumarin-induced hepatocellular toxicity and mitochondrial function in rats. Food Chem Toxicol, 2016(90): 1－9.

[142] Loprinz C L, Sloan J, Kugler J. Coumarin-induced hepatotoxicity[J]. J Clin Oncol, 1997, 15(9): 3167 – 3168.

[143] Ratanasavanh D, Lamiable D, Biour M, et al. Metabolism and toxicity of coumarin on cultured human, rat, mouse and rabbit hepatocytes. Fundam Clin Pharmacol, 1996, 10 (6): 504 – 510.

[144] Weigt S, Huebler N, Strecker R, et al. Developmental effects of coumarin and the anticoagulant coumarin derivative warfarin on zebrafish (Danio rerio) embryos. Reprod Toxicol, 2012, 33(2): 133 – 141.

[145] Abraham K, Wöhrlin F, Lindtner O, et al. Toxicology and risk assessment of coumarin: focus on human data. Mol Nutr Food Res, 2010, 54(2): 228 – 239.

[146] Ward W E, Chen J, Thompson L U. Exposure to flaxseed or its purified lignan during suckling only or continuously does not alter reproductive indices in male and female offspring. J Toxicol Environ Health A, 2001, 64(7): 567 – 577.

第十一章

中药甾体类成分的药代动力学研究

中药甾体类化合物（steroid）是环戊烷骈多氢菲-甾核衍生的一类化合物（图 11-1）。中药甾体化合物在母核 3 位碳上多数连接有羟基且常与糖基成苷，其他位置还有羟基、羰基、羧基、双键、醚键等基团取代。在甾核环上的 10、13 位置上均连接 1 个 C 原子的侧链，绝大多数为甲基，称为角甲基（corner methyl）。根据甾体母核 17 位上所连接的侧链不同，中药甾体类化合物可以分为植物甾醇类、C21 甾类、强心苷类、甾体皂苷类、胆汁酸、昆虫变态激素类及蟾蜍毒素类等（表 11-1）。本章节重点围绕中药甾体类成分中药理活性显著，应用广泛的 C21 甾类、强心苷类、甾体皂苷类和蟾蜍毒素类等四类成分的药代动力学展开。

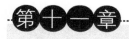

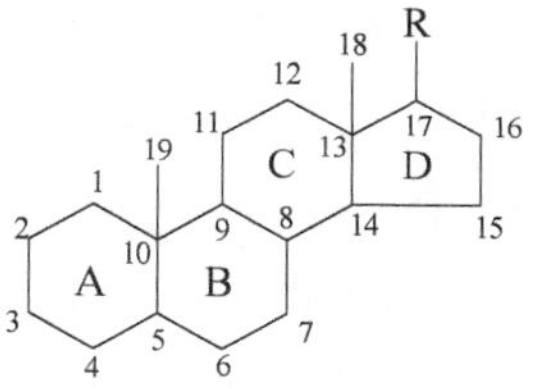

图 11-1
中药甾体类化合物
的基本结构

表 11-1　中药甾体类化合物结构分类

结　构　类　型	C17 侧链	A/B	B/C	C/D
C21 甾类	C_2H_5 衍生物	反	反	顺
强心苷类	不饱和内酯	顺/反	反	顺
甾体皂苷类	含氧螺杂环	顺/反	反	反
植物甾醇类	8~10 碳原子烃类	顺/反	反	反
昆虫变态激素类	8~10 个碳原子含氧烃类	顺	反	反
胆汁酸	戊酸	顺	反	反
蟾蜍毒素类	二烯羟酸内酯	顺	反	反

第一节 中药甾体类成分药代动力学
特征及调控机制

中药甾体类化合物生物利用度低,存在肝肠循环,$t_{1/2}$ 长。口服甾体皂苷类药物后,其中活性成分甾体皂苷均会在胃肠道内发生不同程度的生物转化,其中以肠道菌群介导的代谢反应为主。数目庞大、种类多样的肠道菌群对甾体类化合物的代谢能力十分强大。逐级水解脱糖是最主要的代谢方式,即生成一系列次级苷并最终生成苷元。此外,肠道菌群还能够催化甾体类在苷元部分发生羟基化、脱氢、脱水、去甲基化等代谢反应,为次要的肠道代谢方式。甾体类化合物经过肠道生物转化为相应的苷元,继而被肝脏和肠道的 CYP450 酶和 UGT 代谢酶代谢,形成了中药甾体类成分独特的药代动力学特征,这也是其生物利用度低的主要原因。例如,薯蓣皂苷的口服生物利用度非常低,大鼠的生物利用度值约为 0.2%。在分别灌胃给予大鼠 45 mg/kg 和 90 mg/kg 的剂量后,薯蓣皂苷肠道吸收的 T_{max} 值分别为 19 h、16 h。薯蓣皂苷元的口服生物利用度比薯蓣皂苷的高。

一、吸收和分布

中药甾体类成分吸收后的组织分布存在显著的器官差异,部分化合物可透过血脑屏障。灌胃知母皂苷 TB-Ⅱ(timosaponin B-Ⅱ,TB-Ⅱ)后在 0.5 h、2 h、8 h 时研究其组织分布情况,结果表明 TB-Ⅱ 原型主要分布在消化道(肠和消化道内容物)中,并且可以透过血脑屏障[1]。有研究报道 18 名男性健康志愿者单剂量口服 750 mg 熊去氧胆酸(ursodeoxycholic acid)后,熊去氧胆酸主要由回肠吸收,存在明显的肝肠循环,仅少量进入体循环,但是其药理作用取决于其在胆汁中的浓度,而与血药浓度无关[2]。$3H$-白首乌总苷(total glycosides of baishouwu)进入机体后迅速集中于肝脏,主要分布于肝细胞质和部分肝细胞核内,并以相对缓慢的速度经胆汁排出肝脏,结果表明肝脏是其敏感的靶器官之一[3]。五种蟾蜍二烯内酯(bufadienolide)成分均能迅速吸收并分布于体内,口服后药代动力学曲线呈双峰曲线。其中脂蟾毒配基、蟾蜍灵和蟾蜍碱在小鼠体内的组织储存库主要是肠、肺和肾脏,而伽马蟾素和阿拉伯蟾毒配基的组织储存库主要是肠、肝脏和肾脏。在小鼠体内,脂蟾毒配基、蟾蜍灵和蟾蜍毒配基的组织储存库主要是肠、肺和肾脏[4]。

由于甾体类化合物难吸收,血药浓度较低,部分药物主要采用注射给药方式。研究发现大鼠口服杠柳毒苷后在血液中未检测到原型药物,提高剂量也是如此,可见杠柳毒苷口服生物利用度低[5]。静脉注射杠柳毒苷后,其在大鼠体内分布迅速,主要分布于肝脏、肾脏和心脏中;当剂量增大时,反而使得杠柳毒苷不易向周边组织扩散,并且肾清除率显著减小[6]。大鼠静脉注射薯蓣皂苷后,被测组织中的浓度显著高于相应的血浆水平。其在肝脏组织中浓度最高,灌胃给药时,给药初期(3 h)99%以上药物分布在胃肠道[7],在肾脏的浓度低于相应的血浆水平。注射给药后大鼠胃、十二指肠、空肠、回肠、盲肠、大肠中薯蓣皂苷的浓度显著高于血浆水平,大约95%的薯蓣皂苷分布于肠道组织,且滞留时间较长。相反,甲基原薯蓣皂苷(methyl protosaponin)的组织浓度低于血浆浓度,其在肺和子宫组织中的浓度明显高于其他组织水平。薯蓣皂苷与甲基薯蓣皂苷组织分布的差异与血浆 V_{ss} 一致。注射延龄草苷(trillium)后,其在小鼠体内分布迅速且广泛,分布的浓度顺序为肺>脾脏>肾脏>心脏>肝脏,在脑组织中未检测到待测物,表明延龄草苷不能通过血脑屏障作用于中枢神经系统[8]。

健康 SD 大鼠腹腔注射给药沙蟾毒精 4.0 mg/kg 后,沙蟾毒精和 1β-羟基-沙蟾毒精在肝脏、脾脏、肺、肾脏和脑等组织均有分布。给药 15 min 后,沙蟾毒精和 1β-羟基-沙蟾毒精主要分布于肾脏、肝脏和肺,表明肾脏和肝脏是其排泄和代谢的主要器官;给药 45 min 后能在脑和睾丸中检出沙蟾毒精和 1β-羟基-沙蟾毒精,表明该药物能透过血脑屏障和血睾屏障[9]。蟾蜍灵(bufalin)也可以穿越血脑屏障,且以肺为靶点[10]。

二、代谢

甾体类成分口服给药后,在肠道中主要发生逐级水解脱糖,此外也伴随着 C20 和 C22 位、C25 位和 C27 位的脱氢反应。而肝脏对于甾体苷元的代谢则主要表现为 C12 位的氧化,以及 E 环 C22 位及其取代基上的结构变化。肝脏作为最重要的代谢器官,催化甾体成分进一步发生 I 相代谢反应,包括脱糖、脱水、羟基化、加氢反应等,而较少发生如葡萄糖醛酸化、硫酸酯化等 II 相代谢反应,但是甾体类皂苷在肝脏代谢缓慢。

采用肝微粒体孵育体系研究重楼中重楼皂苷Ⅶ和纤细薯蓣皂苷的代谢情况,结果发现温孵 2 h 后,这两个物质均未发生明显变化,说明肝脏中缺乏甾体皂苷类成分的代谢酶[11]。静脉注射薯蓣皂苷 5 天后,肝脏仍存有 22% 的母体化合物[12]。说明大部分甾体皂苷类化合物口服给药后,在肠道中主要发生逐级脱糖和脱氢反应,产生相应的苷元被吸收。甾体皂苷元在肝微粒体的作用下,可能发生开环、异构化等多种代谢反应,产生多样化的代谢物[13]。甾体皂苷类化合物中的糖苷键是肠道内细菌的重要碳源,因此,肠道内细菌的苷键水解酶系对具有糖苷键的药物进行水解是肠道内细菌代谢的特征之一。离体大鼠肠内菌群对知母甾体皂苷(anemarrhena steroidal saponins)代谢迅速,是造成其生物利用度低的原因[14]。离体培养大鼠肠道菌群的方法研究显示,大鼠肠道菌群使极性大的山药皂苷(yam saponin)类成分代谢为极性小的苷元类成分,这可能是由于甾体皂苷类化合物发生了糖苷的水解[15]。

甾体皂苷类化合物水解为相应的苷元后,继续被肝脏和肠道的代谢酶代谢。甾体皂苷类化合物口服给药后,在肠道中主要发生逐级脱糖、脱氢反应;肝脏对于甾体母核的代谢则主要表现为 C12 位的氧化,以及 E 环 C22 位及其取代基上的结构变化[16]。例如,单剂量口服 500.4 mg/kg 的知母皂苷 TB-Ⅱ后,氧化、脱糖和 E 环裂解是该化合物在大鼠体内的主要代谢过程[17]。

蟾蜍毒素类成分蟾蜍甾烯系列化合物主要通过 CYP450 酶介导的羟化反应(Ⅰ相代谢)和 SULT 介导的磺酸结合反应被人体代谢(Ⅱ相代谢路径)。蟾蜍甾烯的Ⅰ相代谢均选择性地被 CYP3A(包括 CYP3A4 和 CYP3A5)催化代谢,主要分别生成 1-羟基和 5-羟基产物;Ⅱ相代谢会选择性被 SULT2A1 催化代谢,生成产物 3-O-磺酸盐(3-O-sulfonate)[18]。蟾毒灵主要依靠 CYP450 酶进行代谢,无 UGT 代谢产物。蟾毒配基类成分在人肝微粒体中主要代谢类型为羟基化和脱氢,羟基化主要发生在 AB 环,尤其是 C5 为易取代位点。异构化和脱氢主要发生在 C3 位,CYP3A4 是主要的反应酶亚型,CYP2D6 专属性地催化脱氢反应[19]。华蟾素(cinocobalamin)在不同物种间的代谢谱、涉及的酶和催化效率结果显示,华蟾素代谢存在明显的物种差异。特别是在大鼠肝微粒体中存在物种特异性的脱乙酰基和异构化结合羟基化,而在人、小鼠、犬、小型猪和猴肝微粒体中的主要代谢途径是羟基化[20]。

胆酸(cholic acid)的代谢主要通过 UGT 进行,且胆酸在人和鼠的代谢中存在种属差异[21]。熊去氧胆酸在大鼠体内主要代谢为甘氨熊去氧胆酸

（glyuroursodeoxycholic acid）和牛磺熊去氧胆酸（tauroursodeoxycholic acid）。通过鉴定代谢产物的结构可得，熊去氧胆酸在大鼠体内的主要代谢途径为氧化、脱氢、羟基化等反应[22]。痰热清注射液中胆酸的代谢结果显示，熊去氧胆酸和鹅去氧胆酸（chenodeoxycholic acid）有羟基化、甲基化、乙酰化等 I 相消除产物，但是二者主要生成以牛磺酸化为主的 II 相消除反应代谢产物[23]。

三、排泄

肠道中的微生物通过水解糖苷键影响强心苷类物质的代谢，强心苷类成分大多数以生物转化后的代谢产物进行排泄[11]。洋地黄毒苷（digoxigenin）类药物易产生蓄积，且消除缓慢，可被肠道微生物代谢，因此对洋地黄毒苷类成分进行结构修饰可达到减毒作用。地高辛在体内的主要代谢产物的形成与肠道菌群作用相关。重楼总皂苷、杠柳毒苷和 C21 甾体 MT2 的排泄均经过了生物转化。重楼皂苷的排泄特点是尿样中主要是重楼皂苷的原型成分，而粪样中有脱糖基的新化合物产生[24]。杠柳毒苷原型药物主要经胆汁排泄，尿液和粪便排泄较少，尿液中存在 II 相结合代谢物，粪便排泄物中主要以肠道菌群水解代谢物杠柳次苷为主[25]。而 C21 甾体 MT2 药物在大鼠体内排泄量极低，主要以生物转化代谢的方式排泄[26]。但是大鼠灌胃 TB－II 80 mg/kg 后，收集 24 h 内胆汁，累积排泄率结果显示 TB－II 原型主要排泄途径为粪便排泄[1]。

第二节　影响中药甾体类成分药代动力学特征的因素

一、理化性质

中药甾体皂苷类活性成分在肠道的细胞膜渗透性及代谢是影响其口服生物利用度的关键[27,28]。甾体皂苷类成分的吸收机制以被动扩散为主，也伴有主动转运；但是由于甾体皂苷类成分的极性较大，膜透性较低，导致其口服生物利用度也不高。影响中药甾体类成分生物利用度的因素主要有极性和 pH、化合物结构及首过效应等，至于是一种还是多种因素同时起作用，还需要进一步的研究。

（一）首过效应的影响

通过体外大鼠肝微粒体对重楼皂苷Ⅶ和纤细薯蓣皂苷的代谢研究,发现重楼皂苷Ⅶ和纤细薯蓣皂苷在肝微粒体中几乎不发生生物转化,这可能由于甾体皂苷的代谢转化一般是以脱糖代谢为主,而肝微粒体中缺乏相关的酶。此外香附中的杠柳毒苷(perplocoside)也不与肝脏药物代谢酶相互作用[29]。甾体皂苷口服给药经过肝脏时很少发生首过效应[30]。

（二）极性和 pH 的影响

极性小的甾体皂苷类成分比极性大的甾体皂苷类成分更容易被胃肠道吸收,且极性的甾体糖苷类化合物是肠道微生物的重要碳源,苷键很容易被肠道菌群水解为相应的易吸收的苷元,影响其原型的吸收[31]。冬虫夏草中的麦角甾醇因极性小,水溶性较差,从而影响其在胃部的吸收。TB-Ⅱ吸收率低的一个重要原因是已被肠道中代谢酶水解,口服给药后 TB-Ⅱ 被肠道菌群快速水解为其苷元[32]。小百部中的甾体皂苷 ZS-5 因 C17 位上含有羟基,在酸性环境下不稳定,且因小百部中甾体类成分的溶解度差,导致其在体外有抗癌活性,而在体内因不溶解不易被吸收而无抗癌活性[33]。极性小的蟾蜍甾烯(bufastane)比极性大的蟾蜍甾烯更容易被胃肠道吸收,少部分蟾蜍甾烯以原型被胃肠道直接吸收进入体内,而大部分的蟾蜍甾烯主要吸收部位是被大鼠盲肠部位,经肠内益生菌代谢转化为相应的非极性产物苷元,且存在肝肠循环[34]。

pH 也是影响甾体皂苷类化合物吸收的重要因素。杠柳毒苷在不同 pH 的模拟消化液中的稳定性不同,在模拟进食胃液、小肠液、大肠液中稳定,在模拟空腹胃液中不稳定,可被水解为杠柳苷元。模拟消化液的 pH 是影响杠柳毒苷稳定性的重要因素,但是消化液中的胃蛋白酶、胰蛋白酶不影响杠柳毒苷的稳定性[35]。

（三）化合物结构的影响

甾体皂苷类化合物结构的差异影响了其体内的代谢和处置的过程。地高辛因为比洋地黄毒苷在甾体母核的 C12 位碳原子上多 1 个羟基,使得地高辛的极性比较大,导致它们的吸收分布有很大差异;洋地黄毒苷脂溶性强,在胃肠道易吸收,形成肝肠循环过程,主要以代谢物的形式分布于各组织中,并偏向于分布在胃、肠、肝、胆等组织中；而地高辛水溶性强，不易通过胃肠道吸收，较少形成肝肠循环，主要以原型药物形式分布于各组织中，地高辛在脑中极少分布也与其低脂溶性、较难通过血脑屏障有关[36]。消癌平注射液中的几种甾体互为同分异构体，但是因其结构骨架的细微差异导致在大鼠体内的代谢快慢不同，药代动力学过程也存在差异[37]。进一步研究表明24位亚甲基的存在直接影响了甾醇的吸收[38]。

二、肠道菌群

天然产物的代谢与肠道微生物菌群关系密切。典型的甾体皂苷人参皂苷、甘草皂苷（liconce saponin）、重楼皂苷等多种中药皂苷口服经肠道细菌转化或代谢后所产生的活性代谢产物入血发挥疗效，并因此提出了天然前药的概念。肠道内细菌的苷键水解酶系主要针对具有糖苷键的甾体皂苷进行水解，从而更有利于其苷元吸收入血。因此，肠道菌群的代谢是影响皂苷吸收入血的重要因素，肠道菌群的水解作用对于改善皂苷类成分的生物利用度、充分发挥其药理活性是必不可少的[39]。参与上述代谢的肠道菌主要属于双歧杆菌属（*Bifidobacterium*）、真杆菌属（*Eubacterium*）、肠球菌属（*Enterococcus*）、杆菌属（*Escherichia*）等[40]。这些细菌富含能够水解糖苷键的酶系，皂苷水解后产生的糖链或单糖也是肠道内细菌的重要碳源。肠道菌群中的糖苷酶主要有葡萄糖苷酶、鼠李糖苷酶、木糖酶等。值得注意的是，肠道菌群对皂苷类成分的脱糖基等代谢活性与其菌群组成、各菌属的相对数量密切相关。由于人的肠道菌群在物种组成及多样性方面与模型动物存在差异，因此皂苷的胃肠道代谢也存在一定的种属差异。但无论在人体还是大鼠、小鼠等动物体内，脱糖降解后生成苷元仍是皂苷最主要的胃肠道代谢途径，其中部分糖链的水解位点或先后顺序可能因菌群组成结构的差异而有所不同。肠道微生物的转入与定植不仅能够增加仔猪胆汁酸的排泄，提高次级胆汁酸占比，改变仔猪胆汁酸谱，同时还影响胆汁酸的肝肠循环过程[41]。

三、剂型因素

重楼甾体皂苷固体分散剂和脂质体制剂通过改变重楼甾体皂苷的理化参数显著提高了其生物利用度。固体分散剂泊洛沙姆407（poloxamer，P407）减小了重楼甾体皂苷在水溶液中的粒径，溶解度提高了约3.5倍，在大鼠外翻肠囊中的吸收转运从 48 g 增加到 104 g,吸收情况得到了明显改善$^{[42]}$。将薯蓣皂苷元(diosgenin)引入 L-缬氨酸(L-valine),使得薯蓣皂苷元溶解度增加,经灌胃、静脉两种途径给药后,大鼠血浆中的浓度研究发现 L-缬氨酸薯蓣皂苷元酯的生物利用度为 12.5%,比文献报道提高了 3 倍$^{[43~47]}$。犬口服重楼克感胶囊后的药代动力学研究表明,胶囊给药能延迟重楼皂苷 Ⅱ 和Ⅳ的 T_{max},减缓吸收速率,有一定的缓释效果,但对重楼皂苷 Ⅱ、重楼皂苷Ⅳ的消除无影响$^{[48]}$。

四、其他因素

TB-Ⅱ在胃肠道中吸收很弱,生物利用度低,且蛋白结合率大于 85%,提示药物进入体内后,与血浆蛋白相结合,发挥作用的是游离态的药物,所以可能会影响药物向组织分布$^{[49]}$。在禁食条件下,TB-Ⅱ在大鼠体内口服表现吸收不规则、个体差异大、生物利用度低等特征;饱食食糜的存在使 TB-Ⅱ的吸收增加,但也会使药物吸收更加不规律化$^{[49]}$。

第三节　中药甾体类成分与药物代谢酶和转运蛋白的相互作用

甾体类化合物经过肠道生物转化为相应的苷元,继而被肝脏和肠道的 CYP450 酶和 UGT 代谢酶代谢,包括脱糖、脱水、羟基化、加氢反应等,苷元和羟基化代谢物进一步被 UGT 代谢酶代谢。同时,甾体类化合物也影响药物代谢酶和转运蛋白的表达和活性,进而影响其他药物的体内过程。

一、中药甾体类成分与药物代谢酶的相互作用

不同结构的甾体类成分对药物代谢酶的抑制和诱导作用不同。蟾蜍毒素类成分蟾蜍甾烯可选择性的抑制人肝微粒体中 CYP3A 的活性。蟾蜍甾烯类化合物母核结构上的取代基可显著影响自身与代谢酶的相互作用,蟾毒灵和其 3 位氧化代谢产物 3-酮-蟾毒灵(3-keto-bufalin, KBF)是 CYP3A4 的强选择性抑制剂,CYP3A4 由于介导蟾毒灵的代谢而导致自身催化功能的丧失,属于自杀式抑制作用$^{[50]}$。消癌平中的 C21-甾体苷对大鼠 CYP3A4 酶有抑制作

用,其 IC_{50} 为 0.69%[51]。从通光散的总苷元部位中分离的 C21 甾体酯类化合物 MT2 对 P - gp 和代谢酶 CYP3A4、CYP2C8、CYP2B6 和 CYP2C19 活性有显著抑制作用[52]。在体外酶孵育试验中,消癌平注射液在较低浓度下即对 CYP3A4、CYP2C9 和 CYP2C19 有较强的抑制作用;在体内试验中,注射消癌平后,CYP3A4 代谢咪达唑仑(midazolam)的能力降低,即体内的 CYP3A4 活性受到了抑制,提示在使用消癌平注射液时需要注意可能发生药物间相互作用[37,53]。蟾蜍灵在体内外对 CYP3A4 有轻度抑制作用,消癌平注射液对 CYP450 酶亚型 1A2、2B6、2C8、2C9、2C19 和 3A4/5 的存在抑制作用,其 IC_{50} 值分别为 0.51%、1.34%、1.42%、0.93%、1.09% 和 0.75%;华蟾素注射液对 CYP1A2、CYP2B6、CYP2C8 和 CYP2D6 酶抑制的 IC_{50} 值分别为 3.50%、28.01%、20.32% 和 32.59%[54]。同样,重楼皂苷能够抑制大鼠体内代谢酶 CYP3A4、CYP2B6 的活性,还能够诱导肠细胞内 P - gp 活性,减弱了肠部的吸收作用,但联合使用姜黄素 15 μmol/L 后,能够缓解重楼皂苷对肠吸收的抑制作用[55]。机制的深入研究表明甾体类成分通过影响核受体 PXR 的活性而抑制 CYP450 酶的活性[56]。综上所述,甾体类成分通过核受体通路抑制 CYP450 酶的表达和活性。

部分甾体类成分对 CYP450 酶的表达和活性有诱导作用。薯蓣皂苷可激活芳香烃受体,并使 CYP1A 表达增加,后者可能会扰乱内源性物质的代谢,改变基因表达,产生氧化应激[57],机制为薯蓣皂苷激动芳香烃受体,诱导 CYP1A 表达,进而产生肝毒性[58]。甲基原薯蓣皂苷在浓度 1 ~ 100 μmol/L 对 CYP1A2、CYP2E1、CYP2C19、CYP3A4、CYP2C9、CYP2A66 和 CYP2D6 均无明显抑制作用[59]。另外一类重楼总皂苷也可以上调 Ⅰ 相代谢酶,并且增加 Ⅱ 相代谢酶的表达[60]。但是重楼总皂苷中不同甾体化合物对 Ⅰ 相代谢酶的作用不同。重楼总皂苷可以通过降低 CYP2B6 和 CYP3A4 的活性来抑制环磷酰胺向活性代谢产物和非活性副产物的转化,而重楼总皂苷(RPS)对大鼠体内 CYP1A2、CYP2A6、CYP2C9 和 CYP2E1 活性无明显影响。此外,重楼总皂苷还下调了 CYP1A2、CYP2E1 和 UGT 的 mRNA 水平[61,62]。长期多次给予重楼皂苷Ⅶ可对 CYP1A2 产生轻微诱导作用,对 CYP2C11 产生弱抑制作用[63]。

天然的甾体皂苷类化合物对 UGT 活性也有强烈的抑制作用,且有强烈的选择性,即只抑制 UGT1A4,不影响其他亚型的 UGT[64]。牛磺胆酸(TLCA)对 UGT 的体内抑制作用由大到小排序为 UGT1A4>UGT2B7>UGT1A3>UGT1A1、

UGT1A7、UGT1A10、UGT2B15，TLCA 对 UGT 的抑制作用最强，其次是胆石酸（gallstone acid）[65]。总之，甾体类成分对代谢酶的作用主要以抑制作用为主，主要机制是调控了核受体通路。

二、中药甾体类成分与转运蛋白的相互作用

外排转运蛋白可调控细胞内甾体类成分的浓度，包括 P-gp、OAT、BCRP、MRP 等。这些转运蛋白广泛存在于肝脏、肠、血脑屏障中，介导外源性化合物甾体类成分的摄取和外排。甾体类成分地高辛、杠柳毒苷、薯蓣皂苷等都是 P-gp 的底物[25,66-68]，而蟾毒灵直接干扰 P-gp 蛋白的功能，导致对其转运能力增加。甾体化合物 M7 增敏紫杉醇抗肿瘤作用可能机制是通过抑制核糖体结合蛋白 2（ribosome binding protein，RPN2）的表达，减少 *MDR1* 基因编码的 P-gp 糖基化，影响 P-gp 的膜定位，从而减少肝癌细胞膜上 P-gp 对紫杉醇等抗肿瘤药物的外排作用[56]。知母皂苷 A-Ⅲ（anemarrhena saponins，TA-Ⅲ）通过阻断 PI3K/Akt 信号通路下调 P-gp 和 MRP1 的表达，抑制 P-gp 和 MRP1 的转运功能，提高胞内药物蓄积浓度，增强药物的细胞毒性逆转耐药[69]。甾体化合物厚朴甾醇（asclepiasterol）也可以增强 P-gp 底物抗肿瘤药物紫杉醇诱导模式耐药肿瘤细胞发生凋亡的作用；厚朴甾醇不影响 *ABCB1/MDR1* 基因表达，但显著下调多药耐药蛋白和 P-gp 在耐药细胞中的表达水平[70]。绵萆薢水提物及高剂量薯蓣皂苷可上调 Bcrp 的表达[71]。甾体化合物桔梗a-菠菜甾醇不仅具有抑制药物转运蛋白 P-gp 表达，而且还促进摄取型药物转运蛋白寡肽转运蛋白 1（oligopeptide transporter，PepT1）表达的作用[72]。植物甾醇（phytosterol）及甾烷醇（phytostanol）可以增加 ABC 转运蛋白的表达，因此能够有效地降低胆固醇的吸收；可以降低脂溶性类胡萝卜素的血清脂质浓度，但对维生素 A 和维生素 D 无明显影响[73,74]。甾体皂苷类成分干扰了外排转运蛋白的表达和功能，从而影响了其药代动力学和药理作用。

第四节　中药甾体类成分药理和毒性作用及与药代动力学的关联研究

甾体类化合物是一类结构非常特殊的天然产物，其分子结构中都含有环

戊烷骈多氢菲(cyclopentano-perhydrophenanthrene)碳骨架,此骨架又称甾核(steroidnucleus)[75]。它是天然产物中广泛存在的成分之一,几乎所有生物体自身都能合成甾体化合物。含有甾体类成分的大多数是动物药,少数为植物药,如蟾酥、牛黄、毛花洋地黄、麦冬、七叶一枝花等。其中,强心苷类和甾体皂苷类化合物药理活性较强,是被临床广泛应用研究的化合物。强心苷类化合物主要分布于毛茛科、夹竹桃科、玄参科、百合科、十字花科等;甾体皂苷类化合物则主要分布于五加科、百合科、薯蓣科、豆科、远志科、葫芦科和玄参科等。中药甾体类化合物主要有抗肿瘤、强心、改善心肌缺血、调节心血管系统、抗氧化、抗菌、降血糖、降血脂等药理作用。

一、抗肿瘤作用

(一)诱导肿瘤细胞凋亡

甾体类成分的细胞毒作用与诱导肿瘤细胞凋亡密切相关,且对多种肿瘤细胞株均有效,主要与诱导线粒体凋亡、损伤 DNA 及 Bcl-2 相关。中药百合属植物中甾体皂苷成分和玉簪属螺甾烷型皂苷类化合物对白血病细胞、肝癌、胃癌、乳腺癌、肺癌、宫颈癌等肿瘤细胞具有广泛的抑制作用[76],IC_{50} 值为 0.16~4.54 μmol/L[77]。茄属植物中的白英总皂苷可以通过诱导 DNA 断裂、半胱天冬酶样活性的激活等细胞形态学变化诱导细胞凋亡,其诱导人宫颈癌细胞的凋亡呈时间依赖性[78],且茄属植物甾体皂苷抗肿瘤作用因糖链和苷元的不同而存在差异[79];蟾蜍灵诱导 HL-60 细胞凋亡过程与 Bcl-2 表达降低、裂解及脱磷酸化有关[80]。采用 MTT 法研究发现白首乌甾体皂苷对实体瘤细胞(Hce8693、PC3、Hela、PAA)有较强的体外细胞毒作用,且不同肿瘤细胞抑制作用有一定的选择性[81,82]。杠柳毒苷可以通过阻滞 SW480 细胞 G_0/G_1 期抑制其增殖,并且呈浓度依赖性[83]。蒺藜总皂苷(tribulus total saponins)可以下调 Bc1-2 蛋白表达,使人肝癌细胞株 BEL-7402 细胞的增殖受到抑制并能诱导细胞凋亡[84]。

夜香树叶甾体皂苷(nightshade steroidal saponins, SSCN)对 HepG2 肝癌裸鼠移植肿瘤具有一定的抑制作用,作用机制可能是通过抑制 VEGF、MVD、白介素-8(IL-8)等血管生成因子的表达从而抑制血管内皮细胞的增殖、迁移和小管形成,最终起到抗血管增生和抑制肿瘤的作用[85,86]。三角叶薯蓣皂苷通过诱导细胞凋亡及作用于蛋白激酶通路来抑制血管生成,从而造成肿瘤组织细胞明显凋亡[87]。

（二）抑制肿瘤细胞的增殖

甾体类成分的细胞毒作用与抑制肿瘤细胞的增殖密切相关。消癌平注射剂的主要成分是通关藤中的 C21 甾体苷类化合物，此制剂被广泛用于治疗肺癌、肝癌、食管癌、胃癌、白血病等各种恶性肿瘤[88]。消癌平能以时间和剂量依赖方式抑制肿瘤细胞增殖，增加 G_0/G_1 期细胞比例，降低 S 期细胞比例[89]，白首乌中 C21 甾体皂苷类化合物、杠柳毒苷和华蟾毒精在体外通过阻滞细胞周期抑制肿瘤细胞的增殖[90,91]。薯蓣皂苷元通过破坏细胞 Ca^{2+} 稳态，而导致了白血病细胞 K562 的细胞周期阻滞和凋亡[92]。除此之外，香加皮中的 C21 甾体杠柳苷能够通过抑制 IL－6 和 DDK1 表达，阻断 Wnt 信号来达到治疗小鼠骨髓瘤的作用[93]。中药灵芝中的麦角甾醇衍生物氧麦角甾醇（oxyergosterol）和白花蛇舌草中提取的豆甾醇类（stigmasterols）可以抑制肿瘤细胞迁移，干扰肿瘤细胞周期促进其凋亡[94]。强心苷类化合物厚朴甾醇对肿瘤细胞中 $Na^+/K^+－ATP$ 酶有显著的抑制性作用[70]。华蟾毒精（bubutoxin）是传统中药蟾酥中抗肿瘤成分，可以影响微管蛋白的产生，改变细胞有丝分裂，并最终抑制肿瘤细胞增殖而达到抗肿瘤的作用[95]。重楼提取液可以通过抑制人结肠癌 SW480 细胞的蛋白质与 DNA 合成，抑制肿瘤细胞的有丝分裂，进而抑制 SW480 细胞增殖。除此之外重楼甾体皂苷具有抑制肿瘤血管生长的活性[96,97]。

二、对心血管系统的作用

（一）抗血小板聚集

从中药知母的根茎中分离出的 6 种甾体皂苷对血小板聚集均有明显的抑制作用，其中知母皂苷 I 的抗血小板聚集能力最强，提示知母中的甾体皂苷可能作为一种新的抗心肌梗死后血栓治疗药物[98]。重楼中甾体总皂苷（total steroidal saponins，TSSP）体内给药能够增强 ADP 诱导血小板聚集，体外能够直接诱导血小板聚集，并呈剂量效应关系，其机制是 TSSP 能够直接激活血小板引起变形释放等反应，并发现肾上腺素能够增强 TSSP 诱导的血小板聚集[99]。从盾叶薯蓣中提取分离出 10 种甾体皂苷物质，分别含有 3 个和 4 个糖基的两个化合物具有诱导血小板聚集的活性，而相同皂苷元、仅含 2 个糖基的化合物则显示抑制血小板聚集活性，可见其糖基不仅影响活性的强弱，还决定活性的性质[100]。盾叶薯蓣中的甾体总皂苷可通过提高抗凝活性和抑制血小板聚集（platelet aggregation，PAG）活性来抑制血栓形成[101,102]。

（二）改善心肌缺血作用

中药甾体类化合物强心苷通过抑制 Na^+/K^+-ATP 酶活性,增加心肌细胞内 Ca^{2+} 的浓度,从而使心肌收缩力增强,该作用对衰竭的心脏表现尤为明显[103]。例如,中药香加皮中的强心苷类成分具有强心作用,主要的机制为强心苷对心脏的正性肌力和负性频率等作用,大剂量时可以兴奋异位节律点[104]。其次,蒺藜总皂苷对大鼠急性心肌缺血及心肌梗死有明显改善作用,能较好地预防心肌梗死的发生,减少心肌梗死范围,降低血液黏度及体外抗血小板聚集[105]。体外试验表明,蟾酥可延长纤维蛋白原液的凝固时间,其抗凝作用与尿激酶类似,通过使纤维蛋白溶酶活性化,从而增加冠状动脉的灌流量,对因血栓形成引起的冠状动脉血管狭窄而导致的心肌梗死等缺血性心肌障碍有一定的疗效[90]。中药蟾酥中脂蟾毒配基能显著加强大鼠在体心脏及离体心脏的收缩力,对因缺氧造成的整体或离体心力衰竭和戊巴比妥钠造成的心力衰竭均有良好疗效,并明显减少冠脉流量[106]。

（三）溶血作用

溶血是中药甾体皂苷与红细胞的细胞膜发生相互作用,使细胞膜发生破裂引起膜内外渗透压变化,导致细胞内血红蛋白溢出。中药知母根茎的活性成分甾体皂苷都具有溶血活性,其中 TA -Ⅲ对人血的溶血能力最强,知母皂苷Ⅰa 对血液的溶血作用较小[98]。皂苷的溶血能力与皂苷元和寡糖链的密切相关,一般具有酰基或氧环的皂苷溶血能力更强[107]。

（四）降血糖、降血脂

甾体皂苷通过促进葡萄糖的代谢来降血糖的效果十分显著[108]。对中药玉竹中提取的甾体皂苷(SG-100、SG-280、SG-460)研究发现 SG-100 可以在不改变胰岛素分泌的情况下提高外周胰岛素敏感性而产生降血糖作用[109]。蒺藜皂苷能显著降低正常小鼠和糖尿病小鼠的血糖水平,并且在降低血糖的同时能够显著降低糖尿病小鼠血清甘油三酯水平,使血清胆固醇含量呈降低趋势,同时还能够显著提高血清 SOD 活力[110]。葫芦巴能促进正常小鼠胰岛素的分泌,降低正常小鼠和肾上腺素致糖尿病大鼠的血糖;同时,对 2 型糖尿病的小鼠通过增加机体对胰岛素的敏感性而发挥治疗作用[111]。薯蓣皂苷元能提高高脂饮食小鼠脂蛋白脂肪酶(lipoprotein lipase)、谷胱甘肽过氧化物酶、一氧化氮合成酶(nitric oxide synthase)和肝脂酶(liver lipase)的活性,同时减少血液里的氧自由基,进而达到降血脂的效果[112]。另外也有研究表明薯蓣皂苷可以通过改善血脂和调节氧化应激来控制高胆固醇血症[113]。薤头中提取和纯化得到的总甾体皂苷能调节采用高脂饲料喂养诱发高脂大鼠模型血脂水平,提高体内抗氧化能力[114]。苦瓜皂(甾)苷作为降血糖活性成分具有较好的临床应用价值,为治疗糖尿病的新药研究与开发提供有效的物质基础[115]。

三、抗氧化作用

白首乌 C21 总苷可抑制由剧烈过度运动所引发的氧化损伤,通过自身对氧自由基的直接清除作用和激活机体的抗氧化防御系统两个方面来提高机体的抗氧化水平,减少自由基对机体的危害,发挥延缓衰老和滋补保健的作用[116]。从卷丹中分离得到 11 个化合物中甾体皂苷对 ABTS(2,2′-azino-bis-3-ethylbenzthiazoline-6-sulphonic acid)和 DPPH(1,1-diphenyl-2-picrylhydrazyl)自由基具有清除作用,并且甾体皂苷在糖链部分相同的情况下,苷元骨架上含羟基等极性基团越多,对 ABTS 和 DPPH 自由基的清除能力越强[117]。中药重楼总皂苷提取物能够有效清除·OH、O^{2-} 自由基,对脂质过氧化及 DNA 的·OH 氧化损伤具有显著的抑制作用,并认为酚羟基是其主要的抗氧化活性基团[118]。

四、抗炎、抗菌作用

从中药重楼和茯苓中提取出来的甾体皂苷能降低一氧化氮合酶、COX-2活性,减少前列腺素 2、TNF-α 和一氧化氮的产生,还可以阻断 NF-κB 信号通路来抑制炎症,从而产生抗炎作用,有助于炎症性疾病和动脉粥样硬化的治疗[119-121]。重楼总皂苷可以抑制多发性创伤模型大鼠血清 TNF-α、IL-1 及IL-6 等前炎症因子水平的升高,减轻局部或全身的炎症损害[122]。牛磺鹅去氧胆酸(taurochenodeoxy-cholicacid,TCDCA)能显著提高免疫抑制小鼠单核巨噬细胞的吞噬能力和血清中溶菌酶含量,使免疫功能低下的机体恢复非特异性免疫功能[123]。

中药甾体类化合物中的胡萝卜苷(daueosterol)对人体和植物中常见的病原菌尖孢镰刀菌(*Fusarium oxysporum*)和白念珠菌(*Candida albicans*)的生长均有抑制作用[124]。山药中薯蓣皂苷可以通过破坏真菌质膜电位并侵入真菌细胞膜,导致真菌细胞死亡达到抗菌作用,对白念珠菌、光滑念珠菌(*Candida glabrata*)及热带念珠菌(*Candida tropicalis*)等具有显著的抑制作用[125]。采用微量肉汤稀释法研究了蒺藜分离的 8 种皂苷对 6 种氟康唑(fluconazole)耐药真菌的抗真菌活性,研究显示蒺藜甾体皂苷(tribulus terrestris saponins,TTS) TTS-12 和 TTS-15 对氟康唑耐药真菌具有显著的体外抗真菌活性,特别是 TTS-12 对氟康唑耐药的白念珠菌也具有体内抗真菌活性[126]。从单子叶植物中提取的 28 种甾体皂苷中有 10 种具有抗菌活性,它们的抗菌活性与皂苷元的结构和连接的寡糖结构密切相关[127]。采用生物活性跟踪和滤纸片扩散法对黑刺菝葜根中提取出来的甾体皂苷进行抗菌活性物质筛选和分离,各分离物对供试菌的抑菌活性不同,但抑菌活性物质主要集中在样品 R-7、R-8 和 R-9 中[128]。对卷叶黄精根中甾体皂苷的抗菌活性进行测定,结果表明总甾体皂苷 R 和 2 种化合物对植物病原菌的抑制效果均比对细菌的抑制效果明显,而薯蓣皂苷元对细菌的抑制效果比对植物病原菌强。甾体皂苷具有抗炎抗真菌的作用,具有巨大的开发潜力[129]。

五、其他药理作用

甾体类成分还具有改善学习记忆,镇痛,治疗不孕不育、阳痿及性欲障碍等药理作用。知母皂苷(timosaponin AⅢ,TAⅢ)主要通过抑制乙酰胆碱酶来改善记忆障碍,还能抑制 BV-2 小胶质细胞和东莨菪碱诱导的 SK-N-SH 神经母细胞瘤细胞 NF-κB 信号的激活。另外有研究发现中药知母中的皂苷元能上调 M 受体对 cGMP 系统的作用,使脑内 M 受体的生物合成速度加快并明显改善老年痴呆症模型小鼠的 M 受体数量,避免了受体激动剂或阻滞剂带来的不良反应,更符合临床要求[130]。中药蟾酥中华蟾毒精与脂蟾毒配基有非常显著的镇痛作用[131]。蒺藜中的薯蓣皂苷能增加体内的脱氢表雄酮(dehydroepiandrosterone,DHEA)并随后转化为睾酮及其代谢物从而增强性欲,提高性功能[132,133]。

六、甾体类成分毒性研究与药代动力学行为的相关性研究

(一)甾体类成分与肝损伤

高血压患者口服薯蓣皂苷片后,出现血清转氨酶升高,停用薯蓣皂苷并予以护肝降酶治疗后,肝脏代谢酶逐渐恢复正常,提示长期使用薯蓣皂苷片可能

导致肝功能损伤。久服中药黄药子也会产生肝毒性，且黄药子对肝组织损害的程度和剂量、给药时间有关[134,135]，这也可能与其所含成分薯蓣皂苷有关，同时长期服用后在体内蓄积也可以导致肝毒性[136]。

甾体皂苷通过激活芳香烃受体而使其下游调控基因 *CYP1A* 表达增加，进而诱发毒性损伤[57]。薯蓣皂苷能够在 mRNA 水平上，呈现剂量依赖性、时间依赖性的诱导 CYP1A 及其转录调控子芳香烃受体表达；在蛋白水平上，诱导 CYP1A1 的蛋白表达随着薯蓣皂苷浓度的增大而升高，加入芳香烃受体的拮抗剂白藜芦醇，能够下调薯蓣皂苷对 CYP1A1 蛋白的诱导。同样，其水解产物薯蓣皂苷元也能够通过激动芳香烃受体，诱导 CYP1A 表达，进而产生肝毒性[58,137]。因此，若同时服用药物促进薯蓣皂苷吸收，可导致血药浓度过大或诱导 CYP1A 表达，易产生肝毒性，临床上需注意合理用药。代谢组学是研究和诊断中药毒性的一种很有前途的工具。通过 ^1H-NMR 和 GC－MS 代谢组学分析，结合组织病理学、血液生化和肝 I、II 相酶活性分析，探讨重楼总皂苷诱导大鼠肝损伤的机制，发现重楼总皂苷肝损伤的机制为直接损伤肝细胞、脂蛋白合成功能障碍和转运失败[62]。

（二）甾体类成分的毒性与肠道菌群

白首乌总苷和杠柳毒苷的肠道菌群代谢产物苷元与其原型一样具有毒性。白首乌总苷及其肠道菌群水解产物苷元为白首乌主要有毒成分[138]，乙酸水解法可降低白首乌 C21 甾总苷的毒性[139]。同样在研究香加皮中杠柳毒苷的药代动力学时，发现其心脏毒性与其代谢物有关。大鼠灌胃杠柳毒苷后，原型药物在肠道内滞留时间较长，易受肠道菌群作用产生分子量较小的代谢产物[4]。此类代谢产物具有强心苷类母核，同杠柳毒苷原型一样具有心脏毒性，推测其在机体内取代杠柳毒苷原型药物引起心脏毒性作用。

（三）甾体类成分的毒性与药物的相互作用

通过活性/毒性导向筛选，发现蟾酥中具有毒性的物质为蟾蜍甾烯类化合物，但是牛黄和蟾酥配伍使用，可以使蟾酥的毒性降低。蟾酥的心脏毒性机制主要认为是过度抑制 Na^+/K^+-ATP 酶，致使胞内 Na^+ 增加，导致钙超载。而牛磺酸、胆红素抑制了蟾蜍甾烯诱导胞内 Na^+ 升高的水平，进而通过 Na^+-Ca^{2+} 交换，抑制心肌细胞内钙超载，缓解蟾酥所致的心脏毒性。牛磺酸和胆红素可以干预蟾蜍甾烯类成分的体内代谢过程,如促使其肝、肾代谢,减少在毒性靶器官心脏中的摄取,降低蟾酥的心脏毒性[140]。

重楼皂苷是一种低毒性的抗肿瘤药物。动物研究表明重楼皂苷具有急性口腔毒性和胃肠毒性,并对胃肠刺激物产生不良反应,临床表现为恶心、呕吐、腹泻、抽搐、心悸等。姜黄提取物联合用药能有效增加重楼皂苷在大鼠十二指肠囊系统中的吸收(最佳配比为 16∶500),大大提高重楼皂苷口服生物利用度,同时可减缓重楼皂苷的毒性和胃肠刺激等不良反应,增强其抗肿瘤疗效[60,141]。薯蓣皂苷下调 MDR1 的功能和表达,恢复多药耐药的 K562/ADR 细胞对多柔比星的敏感性[21]。因此可通过联合用药降低甾体皂苷的毒性。

(孙荣进)

参考文献

[1] 王莉.知母皂苷 B-Ⅱ在大鼠体内药代动力学研究.合肥:安徽医科大学,2010.

[2] 章之川,贾晶莹,王伟,等.熊去氧胆酸片的药物动力学和生物等效性.中国医药工业杂志,2007(8):573-576.

[3] 牛建昭,郭顺根,贾长恩,等.白首乌总甙在动物体内分布与排泄的定量研究.中国医药学报,1989(6):30-32.

[4] Huang H, Yang Y, Lv C, et al. Pharmacokinetics and tissue distribution of five bufadienolides from the Shexiang Baoxin pill following oral administration to mice. Journal of Ethnopharmacology, 2015(8):161.

[5] 易丽昕.中药香加皮心脏毒性成分药代动力学和代谢组学研究.沈阳:沈阳药科大学,2010.

[6] 高淑红,谢跃生,肖学凤,等.杠柳毒苷在大鼠体内的组织分布.现代药物与临床,2011,26(2):116-118.

[7] Li K, Tang Y, Fawcett J P, et al. Characterization of the pharmacokinetics of dioscin in rat. Steroids, 2004,70(8):525-553.

[8] 王铁杰.穿龙薯蓣质量控制方法和相关成分药动学研究.沈阳:沈阳药科大学,2007.

[9] 李国樑.沙蟾毒精及其代谢物诱导肺癌细胞凋亡的作用和药代动力学研究.广州:南方医科大学,2015.

[10] Yu C L, Hou H M. Hou Plasma pharmacokinetics and tissue distribution of bufotalin in mice following single-bolus injection and constant-rate infusion of bufotalin solution. European Journal of Drug Metabolism and Pharmacokinetics, 2011, 35(3):115-136.

[11] 王本伟.中药重楼皂苷类成分的体外分析与体内处置过程研究.上海:第二军医大学,2013.

［12］Manda V K, Bharathi A, Zulfiqar A, et al. Characterization of in vitro ADME properties of diosgenin and dioscin from Dioscorea villosa. Planta medica, 2013, 79(15)：1421－1429.

［13］宋玮,郑伟,张洁,等.中药皂苷类成分的体内代谢研究进展.药学学报,2018,53(10)：1609－1619.

［14］张钰哲.离体大鼠肠内菌群对知母甾体皂苷代谢研究.大理学院学报,2012,11(3)：5－8.

［15］张怡红.离体培养的肠道菌群对黄山药总皂苷的代谢研究.广州：广东药学院,2008.

［16］Qin Z F, Dai Y, Yao Z H, et al. Study on chemical profiles and metabolites of Allii Macrostemonis Bulbus as well as its representative steroidal saponins in rats by ultra-performance liquid chromatography coupled with quadrupole time-of-flight tandem mass spectrometry. Food Chem, 2016(192)：499－515.

［17］Liu Z, Zhu D, Lv L, et al. Metabolism profile of timosaponin B-Ⅱ in urine after oral administration to rats by ultrahigh-performance liquid chromatography/quadrupole time of flight mass spectrometry. Rapid Communications in Mass Spectrometry, 2012, 26(17)：1955－1964.

［18］宁静.中药蟾酥中蟾蜍甾烯类活性成分的体外代谢研究.大连：大连医科大学,2017.

［19］韩玲玉.华蟾素中蟾毒配基类成分化学、代谢、活性及毒性的研究.北京：中国中医科学院,2018.

［20］Ma X C, Ning J, Ge G B, et al. Comparative metabolism of cinobufagin in liver microsomes from mouse, rat, dog, minipig, monkey, and human. Drug metabolism and disposition：the biological fate of chemicals, 2011. 39(4)：675－682.

［21］姜鹏.麝香保心丸代谢组学和代谢动力学研究.上海：第二军医大学,2012.

［22］张凤晨,韩璐菅,李淑贤,等.熊去氧胆酸在大鼠体内的代谢研究.郑州：第九届全国治疗药物监测学术年会,2019.

［23］王志鹏,孙亮,张凤,等.基于 UPLC－Q－TOF/MS 分析痰热清注射液在大鼠体内的入血成分.中国实验方剂学杂志,2018,24(9)：77－85.

［24］武珊珊.制草乌甘草配伍对类风湿关节炎作用及重楼皂苷代谢研究.天津：天津大学,2013.

［25］王强,任晓亮,王焱,等.杠柳毒苷在大鼠体内排泄的初步研究.天津中医药大学学报,2008(1)：29－32.

［26］谢斌.通光散 C_(21)甾体 MT2 对紫杉醇的抗肿瘤增效作用及药物代谢动力学研究.广州：广州中医药大学,2019.

［27］高霞,耿婷,马阳,等.离体大鼠肠道菌对 6 种皂苷类成分代谢研究.中国中药杂志,2016,41(12)：2329－2338.

［28］何凡,孙小玲,宿亚柳,等.人参皂苷 Rg3 及其代谢产物在大鼠体内组织分布研究.中药药理与临床,2015,31(4)：14－16.

［29］Eley T, Han Y H, Huang S P, Organic anion transporting polypeptide-mediated transport of, and inhibition by, asunaprevir, an inhibitor of hepatitis C virus NS3 protease. Clinical pharmacology and therapeutics, 2015, 2(97)：159－166.

[30] 孙嘉辰,陈玉皎,吴玥婷,等.麦角甾醇在小鼠体内药代动力学及生物利用度.中成药, 2015,37(5):965-970.

[31] 马海英,周秋丽,王继彦,等.大鼠肠内菌对黄山药总皂苷代谢及代谢产物鉴定.中国中药杂志,2002(9):43-46.

[32] 梁均乐.知母提取物药时曲线测定及大鼠肠道菌代谢研究.广州:华南理工大学,2010.

[33] 周丽波.小百部的抗肿瘤活性成分及其体内外分析.上海:复旦大学,2007.

[34] 梁研,李萍,余伯阳,等.HPLC/MS对蟾蜍甾烯类化合物在大鼠胃肠道中的吸收和转化的初步研究.中国天然药物,2007(4):285-288.

[35] 王焱,任晓亮,潘桂湘,等.杠柳毒苷在模拟消化液中的稳定性研究.天津中医药大学学报,2007(2):74-76.

[36] 贾雨萌,王相阳,褚扬,等.强心苷类药物药动学研究进展.中草药,2014,45(23): 3472-3477.

[37] 曾庆花.消癌平注射液的药代动力学及相互作用研究.上海:第二军医大学,2013.

[38] 欧阳臻.植物甾醇的吸收特性及药理活性初探.镇江:江苏大学,2011.

[39] Yu K, Chen F, Li C. Absorption, disposition, and pharmacokinetics of saponins from Chinese medicinal herbs: what do we know and what do we need to know more. Curr Drug Metab, 2012, 13(5): 577-598.

[40] Li L, Zhong S J, Cheng B, et al. Cross-talk between gut microbiota and the heart: a new target for the herbal medicine treatment of heart failure. Evid Based Complement Alternat Med, 2020, 4(6): 1-9.

[41] 李梦颖,周华,丁玉春,等.肠道微生物对仔猪胆汁酸谱及胆汁酸代谢的影响.生物技术通报,2020(5):1-13.

[42] Liu Z, Wang J Y, Gao W Y, et al. Formulation and in vitro absorption analysis of Rhizoma paridis steroidal saponins. Int J Pharm, 2013, 441(2): 680-686.

[43] 李阔,何忠梅,陈红岩,等.L-缬氨酸薯蓣皂苷元酯的药代动力学和口服生物利用度. 中成药,2016,38(2):284-288.

[44] 李阔.薯蓣皂苷元氨基酸衍生物的抗肿瘤活性及药代动力学研究.长春:吉林农业大学,2016.

[45] Cayen M N, Ferdinandi E S, Greselin E, et al. Studies on the disposition of diosgenin in rats, dogs, monkeys and man. Atherosclerosis, 1979, 33(1): 71-87.

[46] Xu L N, Liu Y T, Wang T, et al. Development and validation of a sensitive and rapid non-aqueous LC-ESI-MS/MS method for measurement of diosgenin in the plasma of normal and hyperlipidemic rats: a comparative study. J Chromatogr B Analyt Technol Biomed Life Sci, 2009, 877(15): 1530-1536.

[47] Cao X, Yao Z, Shao M, et al. Pharmacokinetics of methyl protodioscin in rats. Pharmazie, 2010, 65(5): 359-362.

[48] 尹兴斌.重楼克感胶囊的药代动力学研究.北京:北京中医药大学,2013.

[49] 许重远.知母皂苷B-Ⅱ的药代动力学及代谢机制研究.上海:第二军医大学,2013.

［50］余彬.9 种抗肿瘤中药注射液对大鼠 CYP3A4 酶代谢的影响及消癌平注射液与多西紫杉醇药动学相互作用的研究.泸州：西南医科大学,2017.

［51］杨旭平,赖丹,黄毅岚,等.5 种抗肿瘤中药注射液对 CYP3A4 酶代谢的影响.华西药学杂志,2014,29(5)：550-552.

［52］刘丽雅,韩永龙,余奇,等.消癌平注射液等 4 种抗肿瘤中药注射剂对人肝微粒体中 CYP450 酶 7 种亚型的体外抑制作用研究.中国临床药理学与治疗学,2014,19(5)：522-527.

［53］谢丽艳,徐洁,戴国梁,等.消癌平注射液对大鼠 CYP450 酶亚型的影响.中国医院药学杂志,2013,33(24)：2028-2033.

［54］谢丽艳.消癌平注射液药物相互作用研究.南京：南京中医药大学,2013.

［55］李媛媛.重楼皂苷代谢动力学特征及其抗肿瘤作用机制研究.天津：天津科技大学,2014.

［56］郑春歌.中药通光散提取物 C_(21)甾体酯类化合物寻靶研究.广州：广州中医药大学,2018.

［57］张亚欣,王宇光,马增春,等.薯蓣皂苷致肝毒性及其机制的初步研究.中国中药杂志,2015,40(14)：2748-2752.

［58］张亚欣.皂苷类芳香烃受体激动剂的毒性效应及减毒作用机制研究.北京：中国人民解放军军事医学科学院,2016.

［59］曹秀珍,张伟,姚志红,等.甲基原薯蓣皂苷对人肝微粒体中 7 种 CYP450 酶活性的影响.沈阳药科大学学报,2008(11)：914-918.

［60］李晶.重楼配伍姜黄抗肿瘤增效减毒机制研究.天津：天津科技大学,2016.

［61］Man S L, Li Y Y, Fan W, et al. Combination therapy of cyclophosphamide and Rhizoma Paridis Saponins on anti-hepatocarcinoma mice and effects on cytochrome P450 enzyme expression. Steroids, 2014(80)：1-6.

［62］Man S L, Q P Y, Li J, et al. Global metabolic profiling for the study of Rhizoma Paridis saponins-induced hepatotoxicity in rats. Environ Toxicol, 2017, 32(1)：99-108.

［63］刘晶晶.重楼皂苷Ⅶ对大鼠体内四种 CYP450 酶活性的影响研究.昆明：昆明医科大学,2017.

［64］徐敏.常见天然甾体衍生物对 UGT1A4 的抑制研究.大连：大连医科大学,2016.

［65］Fang Z Z, He R R, Cao Y F, et al. A model of in vitro UDP-glucuronosyltransferase inhibition by bile acids predicts possible metabolic disorders. J Lipid Res, 2013, 54(12)：3334-3344.

［66］马志会,张静,周昆,等.香加皮最大耐受量给药小鼠体内杠柳毒苷及苷元的代谢.中药新药与临床药理,2010,21(4)：400-402.

［67］李柯.薯蓣皂苷和人参皂苷 Rg3 动物体内药物动力学研究.沈阳：沈阳药科大学,2005.

［68］柏希慧,刘诗雨,王晶,等.穿山龙提取物中薯蓣皂苷的大鼠在体肠吸收.医药导报,2017,36(6)：610-613.

［69］陈洁汝.RNA 干扰 Apollon 基因联合中药知母皂苷 A-Ⅲ对 K562/ADM 细胞多药耐药

的影响及其分子机制的研究.滨州：滨州医学院,2017.

［70］袁玮琪.马利筋新型 C_(21)甾体化合物 Asclepiasterol 逆转 P-gp 介导肿瘤多药耐药的作用及机制研究.广州：暨南大学,2016.

［71］王晓华,周燕,王沛,等.绵草藓水提物及其主要成分薯蓣皂苷对肾小管上皮细胞膜乳腺癌耐药蛋白 Bcrp 的调控.兰州大学学报(医学版),2017,43(6)：35－40.

［72］吴丽娜.α－菠菜甾醇对小鼠小肠 P 糖蛋白和寡肽转运体 PepT1 药物转运体的影响研究.雅安：四川农业大学,2016.

［73］Ho S S, Pal S. Margarine phytosterols decrease the secretion of atherogenic lipoproteins from HepG2 liver and Caco-2 intestinal cells. Atherosclerosis, 2005, 182(1)：29－36.

［74］章宇,吴晓琴,张英.植物甾醇及甾烷醇的生理代谢调节功能及其机制研究进展.中草药,2005,36(5)：776－779.

［75］郭瑞霞,李力更,王于方,等.天然药物化学史话：甾体化合物.中草药,2016,47(8)：1251－1264.

［76］罗林明,覃丽,裴刚,等.百合属植物甾体皂苷成分及其药理活性研究进展.中国中药杂志,2018,43(7)：1416－1426.

［77］杨丽,赵晶晶,方奕巍,等.玉簪属甾体类成分及其药理活性研究进展.中国实验方剂学杂志,2016,22(11)：230－234.

［78］Liu H R, Peng X D, He H B, et al. Antiproliferative activity of the total saponin of Solanum lyratum Thunb in Hela cells by inducing apoptosis. Pharmazie, 2008, 63(11)：836－842.

［79］陈方方,张宇伟,黄雪峰.茄属植物甾体皂苷成分及其药理活性研究进展.中国中药杂志,2016,41(6)：976－988.

［80］田昕,王萍萍,刘云鹏,等.蟾蜍灵在诱导 HL－60 细胞凋亡过程中对 Bcl－2 和 PKC 的影响.中国实验血液学杂志,2007,15(1)：67－71.

［81］徐佳丽,厉国强,黄维洁,等.白首乌体外抑制肿瘤细胞成分研究.中华中医药学刊,2010,28(2)：416－418.

［82］陶雪芬,徐佳丽,张如松.萝藦科各属植物 C21 甾苷类成分及药理活性研究进.中国民族民间医药,2009,18(17)：40－42.

［83］杜彦艳,刘鑫,单保恩.香加皮杠柳苷通过抑制 Wnt/β－catenin 信号通路诱导结肠癌细胞 SW480 凋亡.癌症,2009,28(5)：456－460.

［84］Kostova I, Dinchev D, Rentsch G H, et al. Two new sulfated furostanol saponins from Tribulus terrestris. Z Naturforsch C J Biosci, 2002, 57(2)：33－38.

［85］农智新,赵世元,张明艳,等.夜香树甾体皂苷抑制人肝癌裸鼠移植瘤的研究.中国实验方剂学杂志,2013,19(17)：239－243.

［86］赵世元,张明艳,李彩萍,等.夜香树甾体皂苷抗人肝癌裸鼠移植瘤的研究.中国实验方剂学杂志,2013,19(17)：291－294.

［87］Tong Q Y, Qing Y, Shu D, et al. Deltonin, a steroidal saponin, inhibits colon cancer cell growth in vitro and tumor growth in vivo via induction of apoptosis and antiangiogenesis. Cell Physiol Biochemi, 2011, 27(4)：233－242.

［88］王庆亮,曹君,葛明华 C21 甾体苷类化合物的抗肿瘤作用和临床应用进展肿瘤学杂志,2014,20(9):762-767.

［89］李东,欧阳建,李翠萍,等.消癌平注射液对白血病细胞 NB4 作用的初步研究.中国生化药物杂志,2007(4):247-250.

［90］辛秀兰,张宝璟,苏东海,等.中药蟾酥的药理作用研究进展.现代生物医学进展,2012,12(3):588-590.

［91］李膺,王一奇,杨波,等.白首乌 C-21 甾体总苷体外抑制大鼠胶质瘤细胞生长的作用研究.中国肿瘤,2011,20(3):235-238.

［92］Liu M J, Wang Z, Yong J, et al. Diosgenin induces cell cycle arrest and apoptosis in human leukemia K562 cells with the disruption of Ca2$^+$ homeostasis. Cancer Chemothe Pharmacology, 2005, 55(1):79-90.

［93］涂少臣,施毅.香加皮杠柳苷对小鼠骨髓瘤细胞增殖、凋亡及移植成瘤的影响及作用机制.福建医药杂志,2017,39(3):71-74.

［94］卜明.5α,8α-过氧甾醇类化合物的设计、合成及抗肿瘤活性研究.北京:北京工业大学,2017.

［95］王鹏,吴军,李敏,等.华蟾毒精抑制 HeLa 细胞增殖作用机制的探讨.中华肿瘤杂志,2005,27(12):717-720.

［96］李晞,王继红,肖亚雄,等.重楼提取液对人结肠癌 SW480 细胞增殖的影响及其作用机制.中国生物制品学杂志,2010,23(6):619-622.

［97］胡静,钱晓萍,刘宝瑞,等.重楼醇提物体外抑制血管生成作用研究.现代肿瘤医学,2008(8):1273-1278.

［98］Zhang J, Meng Z, Zhang M, et al. Effect of six steroidal saponins isolated from anemarrhenae rhizoma on platelet aggregation and hemolysis in human blood. Clin Chim Acta, 1999, 289(1):79-88.

［99］付亚莉,赵振虎,善亚君,等.重楼甾体总皂苷对血小板聚集的直接诱导作用及初步机制研究.军事医学科学院院刊,2007(5):416-419.

［100］汪晶晶,刘奕训,文迪,等.盾叶薯蓣中甾体皂苷及其体外血小板活性研究.中国中药杂志,2014,39(19):3782-3787.

［101］Zhang R, Huang B Z, Du D, et al. Anti-thrombosis effect of diosgenyl saponins in vitro and in vivo. Steroids, 2013, 78(11):1064-1070.

［102］Li H, Huang W, Wen Y Q, et al. Anti-thrombotic activity and chemical characterization of steroidal saponins from Dioscorea zingiberensis C.H. Wright. Fitoterapia, 2010, 81(8):1147-1156.

［103］Kolkhof P, Geerts A, Schäfer S, et al. Cardiac glycosides potently inhibit C-reactive protein synthesis in human hepatocytes. Biochem Biophys Res Commun, 2010, 394(1):233-239.

［104］钱家庆,江明性.杠柳皮(北五加皮)提取物的强心作用.武汉医学院学报,1963(2):5-8.

［105］孙国珍,张洁,马百平.蒺藜中甾体皂苷类化学成分及其药理活性研究进展.中草药,
2007(7)：1111－1115.

［106］朱远,后德辉.脂蟾毒配基对失血性休克和实验性心衰的作用.中国药科大学学报,
1989(2)：117－121.

［107］Oda K, Matsuda H, Murakami T, et al. Adjuvant and haemolytic activities of 47 saponins
derived from medicinal and food plants. Biol Chem, 2000, 381(1)：67－74.

［108］Elekofehinti O O, Omotuyi I O, Kamdem J P, et al. Saponin as regulator of biofuel：
implication for ethnobotanical management of diabetes. J Physiol Biochem, 2014, 70(2)：
555－567.

［109］Chio S B, Park S. A steroidal glycoside from polygonatum odoratum (Mill.) Druce.
improves insulin resistance but does not alter insulin secretion in 90% pancreatectomized
rats. Biosci, Biotechnol, Biochem, 2002, 66(10)：2036－2043.

［110］李明娟,瞿伟菁,王熠非,等.蒺藜皂苷的降血糖作用.中药材,2002,25(6)：420－422.

［111］李琳琳,张月明,王雪飞,等.胡芦巴粗提物对血糖和血脂作用的实验研究.新疆医科
大学学报,2005(2)：98－101.

［112］Gong G H, Yuan Q, Huang W, et al. Protective effects of diosgenin in the hyperlipidemic
rat model and in human vascular endothelial cells against hydrogen peroxide-induced
apoptosis. Chem Biol Interact, 2010, 184(3)：366－375.

［113］Son S I, Kim J H, Sohn H Y, et al. Antioxidative and hypolipidemic effects of diosgenin,
a steroidal saponin of yam (Dioscorea spp.), on high-cholesterol fed rats. Biosci,
Biotechnol, Biochem, 2007, 71(12)：3063－3071.

［114］雷荣剑,李军,金圣煊,等.薤头总甾体皂苷对高脂大鼠降脂作用研究.中成药,2013,
35(8)：1615－1619.

［115］杨娣,孟大利,曹家庆,等.苦瓜皂(甾)苷的现代药学和降血糖作用的研究进展.中草
药,2013,44(24)：3582－3592.

［116］宋俊梅,王元秀,丁霄霖.白首乌 C21 甾甙抗氧化作用的研究.食品科学,2001(12)：
22－25.

［117］周中流,石任兵,刘斌,等.卷丹甾体皂苷和酚类成分及其抗氧化活性研究.中草药,
2011,42(1)：21－24.

［118］高云涛,杨利荣,杨益林,等.重楼提取物体外清除活性氧及抗氧化作用研究.中成药,
2007(2)：195－198.

［119］Gao L L, Li F R, Yao S T, et al. The Anti-oxidative and Anti-inflammatory Effects of
Dioscin from the Roots of Paris Polyphylla Smith. International Symposium on Information
Technologies in Medicine and Education, 2012, 8(31)：786－789.

［120］Wu S, Xu H, Peng J Y, et al. Potent anti-inflammatory effect of dioscin mediated by
suppression of TNF-α-induced VCAM-1, ICAM-1 and EL expression via the NF-κB
pathway. Biochimie, 2015, 110(3)：62－72.

［121］Shao B, Guo H Z, Cui Y J et al. Steroidal saponins from Smilax china and their anti-inflammatory activities. Phytochemistry, 2007, 68(5): 623 – 630.

[122] 凌丽,梁昌强,单立婧,等.重楼总皂苷对多发性创伤大鼠血清细胞因子水平的影响.辽宁中医药大学学报,2009,11(6): 241 – 244.

[123] 何秀玲,李培锋,关红,等.牛磺鹅去氧胆酸对免疫抑制小鼠免疫功能的影响.中国畜牧兽医,2010,37(5): 57 – 59.

[124] 周立刚,张颖君,蔡艳,等.黄酮和甾体类化合物的抗真菌活性.天然产物研究与开发,1997(3): 24 – 30.

[125] Cho J Y, Choi H, Lee J Y, et al. The antifungal activity and membrane-disruptive action of dioscin extracted from Dioscorea nipponica. Biochim Biophys Acta, 2013, 1828(3): 1153 – 1158.

[126] Zhang J D, Cao Y B, Xu Z, et al. In vitro and in vivo antifungal activities of the eight steroid saponins from Tribulus terrestris L. with potent activity against fluconazole-resistant fungal. Biol Pharm Bull, 2005, 28(12): 2211 – 2215.

[127] Yang C R, Zhang Y, Jacob M R, et al. Antifungal activity of C – 27 steroidal saponins. Antimicrob Agents Chemother, 2006, 50(5): 1710 – 1714.

[128] 张存莉,朱玮,李小明,等.黑刺菝葜根中甾体皂苷抗菌活性成分研究.林业科学,2006,42(9): 69 – 73.

[129] 王冬梅,张京芳,李晓明,等.卷叶黄精根中甾体皂苷化学成分及其抗菌活性.林业科学,2007,43(8): 91 – 95.

[130] Lee B, Juny K, Kim D H. Timosaponin AIII, a saponin isolated from Anemarrhena asphodeloides, ameliorates learning and memory deficits in mice. Pharmacol, Biochem Behav, 2009, 93(2): 121 – 127.

[131] 张薇,刘玉兰,徐从云,等.蟾酥的镇痛活性成分.沈阳药科大学学报,1998(4): 37 – 40.

[132] Kostova I, Dinchev D. Saponins in Tribulus terrestris-chemistry and bioactivity. Phytochemistry Reviews, 2005, 4(3): 111 – 137.

[133] Gauthaman K Adaikan P G, Prasad. R N V Aphrodisiac properties of Tribulus Terrestris extract (Protodioscin) in normal and castrated rats. Life Sci, 2002, 71(12): 1385 – 1396.

[134] 王国平,王有莲,孙彦斌,等.薯蓣皂苷片导致肝功能损害6例临床分析.中国药物与临床,2011,11(2): 190 – 191.

[135] 周倩,姚广涛,金若敏.薯蓣皂苷致肝毒性的初步研究.中药药理与临床,2013,29(2): 29 – 32.

[136] 罗攀,吕春明,周文斌,等.薯蓣皂苷药理作用、潜在肝毒性及药代动力学研究进展.中国药物警戒,2018,15(8): 493 – 498.

[137] Holland E R, Rahman K, Morris A I, et al. Effects of niacin on biliary lipid output in the rat. Biochemical Pharmacology, 1993, 7(1): 43 – 49.

[138] 吴秉芹,傅聪远,高慧珍,等.白首乌及其成分的毒性研究.中国医药学报,1989,4(1):

23－25.

［139］ 赵鑫,沈舒,黄厚才,等.白首乌 C(21)甾总苷及其醋酸降解产物的急性毒性试验研究.海峡药学,2011,23(11)：28－29.

［140］ 周婧,何溶溶,蒋洁君,等.中药配伍减毒研究思路与方法以蟾酥、牛黄为例.南京中医药大学学报,2018,34(4)：330－333.

［141］ 钟月姣,刘莹,于新海,等.重楼活性成分及药理作用的研究进展.黑龙江畜牧兽医,2016(3)：69－71.

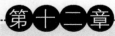

中药其他类有效成分的药代动力学研究

中药的有效成分,包括生物碱类、蒽醌类、黄酮类、苷类、三萜类、糖苷类、内酯类等。目前中药有效成分的药代动力学研究有了很大的进展,尤其是对黄酮类、生物碱类、苯丙素类、蒽醌类、三萜类、皂苷类、糖苷类等的研究已经十分完善,但其他的较为少见的中药有效成分研究报道较少,如内酯类、色素类、有机酸类、鞣质类及其他类活性成分等,它们的代表性研究成分及结构见表12-1。

表 12-1 其他类代表性研究成分及结构

分 类	代表性研究成分	结 构
内酯类	穿心莲内酯 (andrographolide)	
	雷公藤甲素 (triptolide)	

续　表

分　类	代表性研究成分	结　　构
	雷公藤红素 （celastrol）	
	银杏内酯 A （ginkgolide A）	
	银杏内酯 B （ginkgolide B）	
	青蒿素 （artemisinin）	
	洋川芎内酯 I （senkyunolide I）	
	藁本内酯 （ligustilide）	

分 类	代表性研究成分	结 构
色素类	姜黄素 （curcumin）	
	羟基红花黄色素 A （hydroxysafflor yellow A）	
有机酸类	阿魏酸 （ferulic acid）	
	没食子酸 （gallic acid）	
	马兜铃酸 （aristolochic acids）	
鞣质类	鞣花酸 （ellagic acid）	

中药内酯类成分在抗血小板活化、抗肿瘤、免疫抑制等方面具有显著的药理作用,具有广阔的研究开发前景;中药色素是一类具有生物活性的天然色素,其具有抗肿瘤、抗氧化等广泛的药理活性;中药有机酸是一类含有羧基的有机化学物质,广泛存在于多种中药及水果和蔬菜中,具有抗氧化、抗癌、保肝、免疫调节作用;中药鞣质类具有抗感染、抗菌及抗病毒等药理作用。以上中药其他类成分种类繁多,结构复杂,性质各异,具有多方面的生物活性,但它们的口服生物利用度均较低,研究中药其他类成分的体内过程及调控机制,将有助于逐步深化认识中药其他类成分的体内过程和药效物质基础之间的关系。

第一节　中药其他类有效成分药代动力学特征及调控机制

中药其他类成分如内酯类、萜类、色素类、有机酸类、鞣质类等种类繁多,分子量差距较大,极性差异显著,成苷情况各不相同。口服后在胃肠道吸收迅速,生物利用度均较低。其在体内分布广泛,主要在肝脏和小肠发生代谢,且排泄方式有多种。中药其他类成分在体内的处置过程主要受外排转运蛋白和药物代谢酶的影响,相关的调控理论也已提出,目前针对中药其他类成分的研究集中于药代动力学研究,对相关的调控机制研究较少。因此,深入阐明中药其他类成分的药代动力学调控机制,能更好地了解中药其他类成分的药代动力学特征,为临床合理用药提供参考依据。

一、吸收

中药材中含有的内酯类成分,包括穿心莲内酯、雷公藤甲素、银杏内酯、川芎内酯、藁本内酯等。中药内酯类成分口服后,大多数在胃肠道吸收迅速。大鼠口服穿心莲内酯和脱水穿心莲内酯的绝对生物利用度分别为 $1.19\% \sim 2.67\%$[1,2] 和 11.92%[3]。药物的口服生物利用度取决于许多因素,包括药物的物理化学性质及肠上皮和肝脏的生化状态。研究表明穿心莲内酯在肠道中被快速吸收,同时可通过 P-gp 从肠上皮细胞释放回肠腔,这是穿心莲内酯生物利用度低的原因之一[1,2]。雷公藤甲素通过 Caco-2 细胞的转运明显增加,提示 P‑gp 可能参与雷公藤甲素的肠吸收[4]。大鼠口服雷公藤红素后吸收较差[5]。银杏内酯在大鼠体内的吸收速度较快,吸收相 $t_{1/2}$ 小于 3 h[6],此外,银杏内酯的口服吸收还受温度、pH 和 P‑gp 外排的影响[7]。大鼠口服青蒿素后,青蒿素很快被吸收到血液循环中,但口服给药的绝对生物利用度较低,仅为 3.7%[8]。大鼠口服洋川芎内酯 I 后,在胃肠道迅速吸收,并迅速从血浆中消除,其口服生物利用度约为 37.25%[9,10]。大鼠口服藁本内酯后也从胃肠道迅速吸收[11]。中药色素类的口服吸收均较差,如大鼠口服给药姜黄素不易吸收,姜黄素及其制剂的口服生物利用度都很低,在生理 pH 下迅速代谢和降解,限制了其临床应用[12]。中药有机酸类成分经口服后吸收较快,生物利用度均较低,如口服阿魏酸、没食子酸、马兜铃酸 I 后吸收均较快,能被快速吸收进入血液循环,但它们的生物利用度较低。其中,没食子酸是通过被动扩散和蛋白质介导的转运相结合的方式运输的[13]。中药鞣质类成分以鞣花酸为代表性成分,经大鼠口服给药后,鞣花酸吸收不良,其药代动力学符合二室模型[14]。

二、分布

内酯类成分在体内分布广泛,可分布在不同的组织器官。穿心莲内酯在大鼠肾脏中的浓度最高,其次是肝脏、脾脏和脑,而心脏和肺中的浓度几乎相同,表明肾脏可能是穿心莲内酯中毒最敏感的器官[15]。放射性标记的雷公藤甲素经大鼠口服给药后的分布均以肝脏中浓度为最高,依次为脾脏、肺、肾脏、肠、心脏和脑[16]。研究表明,青蒿素类化合物经大鼠口服后,其与血细胞亲和力的顺序是青蒿素>蒿甲醚(artemether)>双氢青蒿素(dihydroartemisinin)[17]。青蒿素在大鼠血液中的分布,血液细胞中的药物含量比血浆中的含量高很多,其在血细胞中的暴露量远大于血浆中的暴露量[17]。与此相反,双氢青蒿素血浆中的含量总是大于血细胞中的含量[17]。洋川芎内酯 I 经大鼠口服给药后,可穿透血脑屏障,广泛分布于各组织中,如肾脏、肝脏、肺、肌肉、脑、心脏、胸腺、脾脏[9]。中药色素类成分经口服后,通过血液循环分布在各组织器官,但在各组织器官中的含量均较低。有研究表明,姜黄素经小鼠口服后,能够迅速地分布到血浆和组织中,还可通过血脑屏障,在血浆中的浓度远远高于肝脏、肾脏和脑组织中[18]。雌性 SD 大鼠单次口服姜黄素或纳米姜黄素后,姜黄素组大鼠血浆、肝脏、肾脏、结肠中姜黄素含量均高于纳米姜黄素组,而纳米姜黄素组卵巢中的姜黄素浓度是姜黄素组的 3.6 倍[12](图 12‑1)。大鼠口服红花提取物后可在心脏、肝脏、脾脏、肺、肾脏、脑、肠中检测到羟基红花黄色素 A，其中羟基红花黄色素 A 在肺组织中含量高，说明羟基红花黄色素 A 在体内分布广泛[19]（图 12-2）。中药有机酸类成分口服吸收后，在体内分布较快且广泛，没食子酸主要分布在大鼠的肾脏组织中[20]。马兜铃酸 I 及其代谢物马兜铃内酰胺-I（aristololactam I，AL-I）在大鼠体内分布广泛，但其蓄积的浓度具有时间和组织的差异，表明马兜铃酸 I 及其代谢物马兜铃内酰胺-I 的分布和蓄积具有特异性，其分布可能与某些受体蛋白的分布有关[21]。大鼠口服鞣花酸后，其在肾脏、肝脏、心脏、肺、脑等所有受检组织中均有检出，其中以肾脏和肝脏的含量最高[14]。

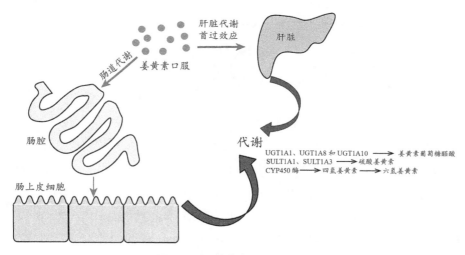

图 12-1 姜黄素的体内过程

三、代谢

由于中药内酯类各成分的结构和种类复杂繁多，它们在体内外的代谢过程存在一定的差异。有学者研究穿心莲内酯在人、犬和大鼠肝微粒体的体外代谢特征，其代谢途径主要包括脱水、脱氧、氢化和葡萄糖醛酸化反应，脱氧穿心莲内酯及其相关的葡萄糖醛酸代谢产物仅在人肝微粒体中观察到。此外，穿心莲内酯在三种肝微粒体中的代谢稳定性表明，大鼠肝微粒体的体外内在清除率远高于人肝微粒体和犬肝微粒体[22]。人口服穿心莲内酯后，在尿中鉴定出 7 种 II 相代谢物，这些代谢物均为葡萄糖醛酸结合物，分别为穿心莲内

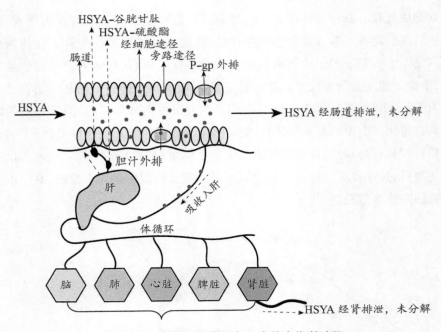

图 12 - 2　羟基红花黄色素 A 在体内代谢过程

HSYA. 羟基红花黄色素 A,分布情况：肝脏、肾脏多；心脏、肺、脾脏次之；脑最少

酯-19 - O - β - D -葡萄糖醛酸盐 (andrographolide - 19 - O - β - D - glucuronide)、异穿心莲内酯- 19 - O - β - D -葡萄糖醛酸盐(isoandrographolide - 19 - O - β - D - glucuronide)、14 -脱氧- 12 -羟基-穿心莲内酯- 19 - O - β - D - 葡萄糖醛酸盐 (14 - deoxy - 12 - hydroxy-andrographolide - 19 - O - β - D - glucuronide)、穿 心 莲 内 酯 - 19 - O - 6′-甲 基 - β - D -葡 萄 糖 醛 酸 盐 (andrographolide - 19 - O - 6′-methyl - β - D - glucuronide)、14 -脱氧-12(13)- 烯-穿心莲内酯- 19 - O - β - D -葡萄糖醛酸盐[14 - deoxy - 12(13)- en-andrographolide - 19 - O - β - D - glucuronide]、14 -脱氧葡萄糖苷- 19 - O - β - D -葡萄糖醛酸盐(14 - deoxyandrographolide - 19 - O - β - D - glucuronide)和 3 -氧穿心莲内酯-19 - O - β - D -葡萄糖醛酸盐(3 - oxoandrographolide - 19 - O - β - D - glucuronide)[23](穿心莲内酯在人体内的代谢途径见图 12 - 3)。而 大鼠尿液、粪便和小肠内容物中分离出 6 种新的穿心莲内酯代谢产物,分别为 14 -脱氧- 12(R)-磺基穿心莲内酯 3 -硫酸盐[14 - deoxy - 12(R)- sulfo androgarpholide 3 - sulfate]、14 -脱氧 12(S)-磺基穿心莲内酯 3 -硫酸盐[14 - deoxy - 12(S)- sulfo andrographolide 3 - sulfate]、14 -磺基异穿心莲内酯 3 -硫

酸盐(14 - sulfo isoandrographolide 3 - sulfate)、14 -脱氧- 11,12 -二羟基穿心莲内酯(14 - deoxy - 11, 12 - didehydroandrographolide)、异穿心莲内酯(isoandrographolide)和 14 -脱氧穿心莲内酯(14 - deoxy andrographolide)[24](穿心莲内酯在大鼠体内的代谢途径见图 12 - 4)。在人类尿液中鉴定 2 种新的穿心莲内酯代谢物,均为肌酸酐加合物,分别为 14 -脱氧- 12 -(肌酸酐- 5 -基)-穿心莲内酯- 19 - $O - \beta - D$ -葡糖苷酸 A[14 - deoxy - 12 -(creatinine - 5 - yl) - andrographolide - 19 - $O - \beta - D$ - glucuronide A]和 14 -脱氧- 12 -(肌酸酐- 5 -基)-穿心莲内酯- 19 - $O - \beta - D$ -葡糖苷酸 B[14 - deoxy - 12 -(creatinine - 5 - yl) - andrographolide - 19 - $O - \beta - D$ - glucuronide B],表明肌酐加合物的形成是穿心莲内酯的一种新的代谢途径[25]。综上所述,穿心莲内酯的代谢途径主要包括氧化、葡萄糖醛酸化、乙酰化、硫酸酯化($O - SO_3H$)、C -位磺酸化($C - SO_3H$)、肌酸酐结合等。有研究者分别采用人和大鼠的肝微粒体研究雷公藤甲素的代谢作用,结果发现,雷公藤甲素在大鼠肝微粒体中被转化为 4 种代谢产物,在人肝微粒体中被转化为 3 种代谢产物,这些代谢产物都是雷公藤甲素的单羟基化代谢物[26]。雷公藤甲素的 I 相代谢途径包括羟基化、水解和去饱和化作用,所产生的代谢产物再进行 II 相代谢过程,代谢过程中存在 N -乙酰半胱氨酸结合物,提示雷公藤甲素可能生成活性中间产物,这可能与其毒性相关[26]。另有研究鉴定大鼠肝微粒体和肠道菌群孵育后的雷公藤甲素代谢产物,结果发现,雷公藤甲素在体内的代谢反应分别为水解反应、羟基化反应和与硫酸盐、葡萄糖醛酸盐及谷胱甘肽的偶联反应[27]。大鼠灌胃给药雷公藤红素后,仅在血清中发现原型药物,在尿样中发现雷公藤红素的 1 种代谢产物,推测为葡萄糖醛酸结合物,在粪中发现硫酸结合物[28]。银杏内酯主要在肝和肾中代谢,小部分在小肠中代谢,并且银杏内酯的代谢主要进行 II 相代谢[29]。洋川芎内酯 I 口服后在大鼠体内的代谢机制主要是在 II 相生物转化途径中进行甲基化、葡萄糖醛酸化和谷胱甘肽结合[10]。有研究对藁本内酯的体内外代谢产物进行分析鉴定,藁本内酯分别与大鼠肝 S9、肝微粒进行体外温孵,结果表明约有 60%、98% 的藁本内酯被代谢,分别生成洋川芎内酯 I、洋川芎内酯 H(senkyunolide H)、丁烯苯酞(butylidenephthalide)、3 -羟基丁烯苯酞(3 - hy - droxybutylphthalide)、11 -羟基藁本内酯(11 - hydroxyli-gustilide)、2 个羟基藁本内酯谷胱甘肽结合物(isomers of hydroxyligustilide glutathione conjugate)。而口服给药后在血清中还检测到另外 7 种未知成分,说明藁本内酯的体内外代谢

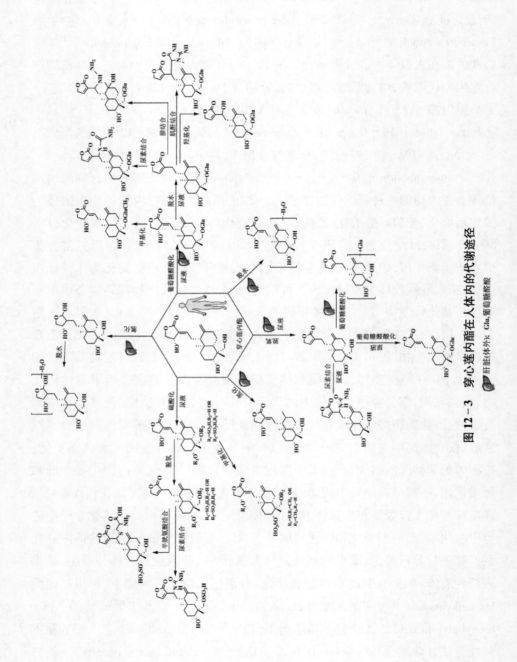

图 12 - 3 穿心莲内酯在人体内的代谢途径

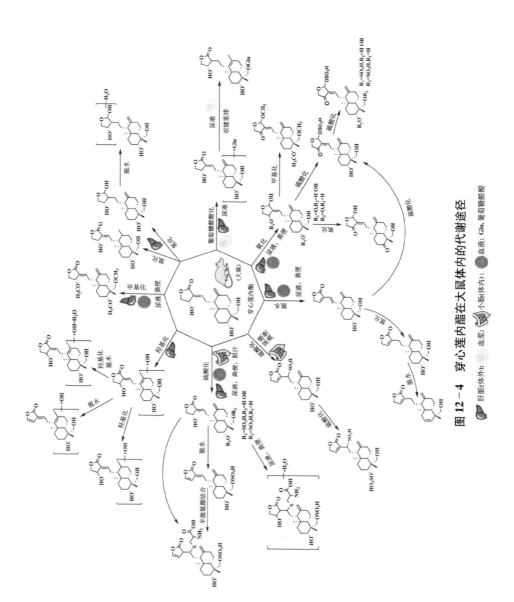

图 12-4 穿心莲内酯在大鼠体内的代谢途径

产物并不完全相同[30]。另有研究发现大鼠口服藁本内酯后只有少量藁本内酯是经过肠道代谢的[31]。中药色素类成分在体内的代谢较快,主要在肝脏进行代谢,代谢途径多样且各有特点。姜黄素在大鼠体内主要经肝脏代谢,在体内主要发生Ⅰ相还原反应和Ⅱ相葡萄糖醛酸结合反应。其中Ⅰ相反应的代谢产物以四氢姜黄素(tetrahydrocurcumin)、六氢姜黄素(hexahydrocurcumin)和八氢姜黄素(octahydrocurcumin)为主,Ⅱ相反应的代谢产物以姜黄素-葡萄糖苷酸(curcumin glucuronide)、二氢姜黄素-葡萄糖苷酸(dihydrocurcumin glucuronide)、四氢姜黄素-葡萄糖苷酸(tetrahydrocurcumin glucuronide)为主[32]。羟基红花黄色素 A 经代谢后的代谢产物数量和种类较多,大鼠灌胃红花提取物后,在血浆和尿液中共鉴定出 17 个与羟基红花黄色素 A 有关的代谢产物,其中血浆中有 6 个代谢产物,尿液中有 11 个代谢产物[33]。羟基红花黄色素 A 在大鼠体内先发生糖苷键的水解,从而提供糖苷配基,之后与葡萄糖醛酸基和(或)磺酰基结合,由此产生多羟基查尔酮型和 4-羟基肉桂酸型Ⅱ相代谢产物,并且多羟基查尔酮型代谢产物多于 4-羟基肉桂酸型代谢产物[34]。此外,有研究者还发现大鼠灌胃羟基红花黄色素 A 水溶液后,在胆汁中可检测到谷胱甘肽结合物和硫酸酯结合物。中药有机酸类成分在体内的代谢过程各不相同,共性特征不显著。研究表明,阿魏酸在人体内可代谢成多种代谢物,包括阿魏酸-葡萄糖醛酸苷(ferulic acid-glucuronide)、阿魏酸-硫酸盐(ferulic acid-sulfate)、阿魏酸-二葡萄糖醛酸苷(ferulic acid-diglucuronide)、阿魏酸-磺基葡萄糖醛酸苷(ferulic acid-sulfoglucuronide)、间羟基苯丙酸(m-hydroxyphenylpropionicacid)、阿魏酸甘氨酸(feruloylglycine)、二氢阿魏酸(dihydroferulic acid)、香草酸(vanillic acid)和香草醇甘氨酸(vanilloylglycine)[35]。阿魏酸在大鼠体内可能的代谢途径为原型吸收入血后,被葡萄糖醛酸酶代谢为 2 个阿魏酸单葡萄糖醛酸不同位点结合物,随后代谢为双葡萄糖醛酸结合物[36]。由鞣花酸产生的微生物代谢产物,其葡萄糖醛酸和硫酸盐结合物是血浆和尿液中检测到的主要代谢产物。

四、排泄

内酯类各种成分在体内的排泄方式有多种,主要以尿液和粪便排泄为主,不同的内酯类成分清除速率也不同。当给予 P-gp 抑制剂后,穿心莲内酯在肠中吸收明显提高,胆汁中穿心莲内酯含量也明显增加,但其主要通过尿液和粪便排泄,而胆汁并非其主要排泄方式[3]。有研究显示,在大鼠体内给药雷公藤甲素后,雷公藤甲素主要以代谢物的形式通过胆汁和粪便排出[16]。银杏内酯大部分以尿和粪便形式排泄[37,38]。在尿排泄研究中,大约 1/6 摄入的没食子酸以原型的形式排出[20]。经代谢后,鞣花酸的代谢产物主要通过尿排泄,胆汁和粪便中也有部分排泄[39]。

五、中药其他类成分药代动力学调控理论

(一)基于外排转运蛋白对内酯类化合物的调控机制

内酯类成分穿心莲内酯的口服生物利用度低,因此,有学者[2]研究了穿心莲内酯在 Caco-2 上的双向转运,结果表明穿心莲内酯渗透性较高,跨膜容易,吸收差并不是穿心莲内酯口服生物利用度低的原因。之后采用 MDR1-MDCKⅡ细胞研究参与穿心莲内酯跨膜的外排转运蛋白,结果表明 P-gp 介导穿心莲内酯的跨膜,可把穿心莲内酯从血浆中外排至肠腔,使得其生物利用度低(图 12-5)。此外,磺酸化酶参与了穿心莲内酯的代谢,P-gp 和磺酸化酶共同形成了阻抗穿心莲内酯的生物利用度屏障,可通过克服屏障作用来提高生物利用度。

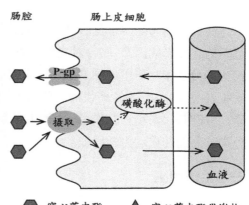

图 12-5　外排转运蛋白与磺酸化酶对穿心莲内酯的作用

研究表明,在肝细胞中,P-gp 参与雷公藤甲素的外排,而在睾丸中,雷公藤甲素可以通过 BCRP 转运到细胞中。雷公藤甲素在肝脏和睾丸等不同组织中的累积毒性是通过 P-gp 和 BCRP 的转运产生的。P-gp 的抑制作用会阻碍雷公藤甲素的外排,增加毒性;相反,BCRP 的抑制作用会阻碍组织对雷公藤甲素的吸收,降低毒性[40]。

(二)核受体调控中药其他类成分在体内的代谢

核受体在化学药和中药的体内代谢及药物相互作用中具有重要的调控功能,很多中药能够通过核受体影响药物的作用靶点或药物代谢酶和转运

蛋白的功能,改变药物的药效动力学和药代动力学,进而导致中药-药物相互作用的发生。银杏叶提取物中的银杏内酯 A 和 B 可以激活 PXR,招募类固醇受体辅活化因子-1(steroid receptor coactivator-1,SRC-1),并增加靶基因 *CYP3A4* 的表达[41, 42]。研究发现,青蒿素可以导致 PXR 和 CAR 的激活,由此可诱导 CYP3A4 和 MDR1 的表达,说明青蒿素具有较高的潜在药物相互作用的风险[43]。

第二节　影响中药其他类有效成分药代动力学特征的因素

药物代谢酶和转运蛋白是决定药物体内过程的关键因素,也是药物体内过程的重要影响因素,底物对它们的抑制或诱导作用是药物联合应用时产生药代动力学相互作用的主要机制。此外,中药其他类成分如内酯类、色素类、有机酸类、鞣质类等的药代动力学过程还受到许多因素的影响,其中生理因素、病理因素、药物相互作用、饮食习惯、肠道菌群及给药方式均会影响中药其他类成分的药代动力学特征。

一、生理因素

(一) 种属

内酯类成分穿心莲内酯在不同动物体内的药代动力学存在一定的差异。穿心莲内酯在人、犬和大鼠肝微粒体中的生物转化过程存在显著差异。研究表明,穿心莲内酯在人肝微粒体和犬肝微粒体中代谢相对稳定,这表明穿心莲内酯在人和犬体内药物持续时间较长,相比之下,穿心莲内酯在大鼠肝微粒体的代谢速率较快。物种间代谢差异的探索为穿心莲内酯的进一步药代动力学和药效动力学研究提供了潜在的益处[22]。有研究发现穿心莲内酯在大鼠和家兔体内吸收较快,T_{max} 早,而在犬和人体内的 T_{max} 比较接近。意味着穿心莲内酯由于种属差异导致其在体内吸收的速率存在差异,即在大鼠和家兔体内吸收较快,而在犬与人体内吸收较慢[44]。穿心莲内酯及其衍生物在不同种属中的代谢方式也有显著差异,有研究从大鼠的粪便、尿液和小肠中检测到穿心莲内酯的 C12 磺化代谢产物[2],与人和大鼠相似,穿心莲内酯的葡萄糖醛酸苷代谢物及其主要衍生物在犬、猴、猪和小鼠肝微粒体中被分离并鉴定出来[22,45]。此外,在犬肝微粒体中检测到穿心莲内酯的氢化和脱水代谢产物[22],穿心莲内酯在不同种属中的代谢产物见图 12-6。

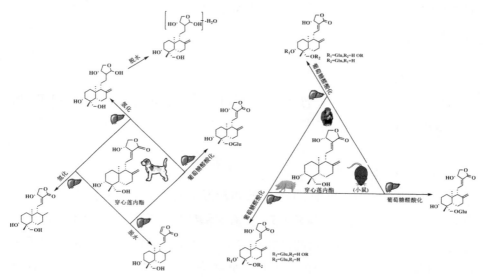

图 12-6 穿心莲内酯在不同种属中的代谢产物

肝脏(体外);Glu,葡萄糖醛酸

(二)性别

雷公藤甲素的代谢主要是由 SULT 介导的,该酶系的表达存在性别差异,以致在雌性大鼠的尿液、粪便和胆汁中检测到大量的雷公藤甲素硫化代谢产物,而在雄性大鼠中只发现了微量的此类代谢物[16]。雷公藤红素的吸收存在显著的性别差异,它在雌性大鼠的吸收明显高于雄性大鼠[5]。与雄性大鼠组相比,雌性大鼠中白果内酯、银杏内酯 A、银杏内酯 B 和银杏内酯 C 的 $t_{1/2\beta}$ 和 AUC_{0-t} 均较高。表明性别因素对白果内酯、银杏内酯 A、银杏内酯 B 和银杏内酯 C 的药代动力学有显著影响[46]。色素类成分姜黄素在体内的肝脏代谢也因性别差异而不同,雄性大鼠中姜黄素的代谢产物以八氢姜黄素为主,而雌性大鼠中代谢产物以四氢姜黄素为主[47]。

二、病理因素

(一)心血管疾病

没食子酸在正常大鼠和心肌梗死大鼠中的药代动力学差异较大,其在心肌梗死大鼠中吸收速度较慢,C_{max} 及 AUC 值均较低,$t_{1/2\beta}$ 和 MRT 显著延长,清除率显著降低[48]。

(二)肾病

与正常大鼠相比,肾盂肾炎大鼠中没食子酸的 AUC_{0-t}、$AUC_{0-\infty}$、MRT_{0-t} 均显著增高,清除率显著降低[49]。

(三)其他疾病

与正常大鼠相比,雷公藤甲素在阿尔茨海默病大鼠中的 $t_{1/2}$、C_{max}、AUC_{0-t}、$AUC_{0-\infty}$ 和血脑屏障透过率均显著升高,清除率显著降低[50]。在疟疾小鼠体内青蒿素的 AUC 显著提高,代谢产物脱氧青蒿素显著降低[51]。与正常大鼠相比,洋川芎内酯 I 在偏头痛大鼠中的清除率显著降低,$t_{1/2}$ 和 AUC 显著增加[52]。在急性血瘀证大鼠中,羟基红花黄色素 A 单体和红花提取物中羟基红花黄色素 A 的 AUC_{0-t}、C_{max}、V_d 显著升高,清除率显著降低,表明羟基红花黄色素 A 在血瘀证动物体内具有高摄取、缓慢消除的特点[53]。正常和血瘀大鼠灌胃羟基红花黄色素 A 水溶液后,在正常大鼠体内除了检测到原型药物外,还检测到 8 个相关的代谢产物,其中有 5 个为 I 相代谢产物(水解、还原、羟基化、水合甲基化),另外 3 个为 II 相代谢产物(乙酰化、葡萄糖醛酸化、葡萄糖醛酸化加羟基化);但在血瘀大鼠体内中只检测到 7 个代谢产物,没有葡萄糖醛酸化加羟基化产物[54]。在血虚大鼠中,阿魏酸的吸收较好,消除较慢[55]。

三、药物相互作用

穿心莲内酯能通过诱导 CYP1A2 的活性从而增加茶碱的消除[56]。依托考昔(etoricoxib)与穿心莲提取物或纯穿心莲内酯合用在大鼠体内存在药代动力学相互作用[57],萘丁美酮与穿心莲提取物或纯穿心莲内酯联合用药也存在药代动力学相互作用[58]。伊曲康唑(itraconazole)是 CYP3A 的抑制剂,显著增加雷公藤甲素的血浆暴露量（36%）[59]。二氢杨梅素（dihydromyricetin，CYP450 酶和 P‐gp 的抑制剂）与雷公藤甲素合用后，雷公藤甲素的 AUC、C_{max} 和 $t_{1/2}$ 均显著升高[60]。葛根素可显著增加雷公藤甲素在大鼠体内的吸收及降低其消除率[61]。甘草甜素（glycyrrhizin）可通过诱导肝脏 CYP3A 活性促进雷公藤甲素的代谢清除[62]。甘草甜素还可以增强 P‐gp 的活性降低雷公藤红素的吸收[63]。此外，双氯芬酸（diclofenac）可显著降低雷公藤红素在肠道的吸收[64]。青蒿素 B、青蒿酸（artemisinic acid）和东莨菪碱均显著增加青蒿素的 C_{max}、AUC_{0-t} [65]。槲皮素与芍药苷合用可显著提高姜黄素的生物利用度，减缓其代谢和排泄[66]。中成药脑得生中的某些成分可显著增加阿魏酸溶出和吸收，延缓其消除，从而提高阿魏酸的生物利用度[67]。没食子酸对 Bcrp1 介导的瑞舒伐他汀向胆汁转运有明显的抑制作用，可增加其血浆暴露量[68]。没食子酸和鞣花酸可通过抑制 CYP3A 和 P‐gp 的活性而显著提高地尔硫䓬（diltiazem）的生物利用度[69]。没食子酸和鞣花酸还可通过抑制 CYP2D6 的活性，显著提高美托洛尔（metoprolol）的口服生物利用度[70]。

四、饮食习惯

饮食习惯也会影响中药其他类成分的药代动力学特征。例如，葡萄柚汁通过抑制 P‐gp 和 CYP3A4 活性，显著增加雷公藤甲素的全身暴露量[71]。与禁食的动物相比，喂食的动物中银杏内酯 A 和银杏内酯 B 和总内酯的 C_{max}、AUC_{0-t} 和 $AUC_{0-\infty}$ 值均显著增大，$t_{1/2}$ 均显著延长，表明饭后给药可以增强银杏内酯的吸收，减缓其消除[72]。米糠提取物可显著增加血浆中阿魏酸的浓度[73]。

五、肠道菌群

肠道菌群对中药其他类成分的调节作用将影响其他类成分在体内的药代动力学特征。利用体外模型研究人类粪便微生物群对三种姜黄素，即姜黄素、脱甲氧基姜黄素（demethoxycurcumin）和双脱甲氧基姜黄素（bisdemethoxycurcumin）的生物转化，检测到三种主要代谢物，包括四氢姜黄素、二氢阿魏酸和 1‐（4‐羟基 3‐甲氧基苯基）‐2‐丙醇 [1‐(4‐hydroxy‐3‐methoxyphenyl)‐2‐propanol][74]。另一研究也揭示了肠道菌群介导的姜黄素代谢途径，包括去甲基化、还原、羟基化和乙酰化，或这些代谢途径的结合[75]。鞣花鞣质的肠道菌群介导的代谢物包括尿石素 M－5(urolithin M－5)、尿石素 M－6(irolithin M－6)、尿石素 M－7(urolithin M－7)、尿石素 C(urolithin C)及尿石素 E(urolithin E)[76]。

六、给药方式

藁本内酯的口服生物利用度较低(2.6%)，其在肝脏受到强烈的代谢[30]。分别鼻腔给药和口服给药藁本内酯，结果显示口服给药后，在所有时间点脑内均未检测到藁本内酯，而鼻腔给药后能在脑内检测到藁本内酯[77]。

第三节　中药其他类有效成分与药物代谢酶和转运蛋白的相互作用

中药多成分、多靶点模式可以发挥良好的治疗效果，但中药多成分间相互作用也会导致中药有效单体成分的药代动力学和药效动力学改变，使治疗失败甚至产生不良反应。中药其他复杂成分可通过抑制或诱导与有效单体成分相关的转运蛋白和代谢酶，改变中药有效单体成分在体内的吸收、分布、代谢、排泄，进而改变中药有效单体的药代动力学特征，提高或降低生物利用度，改变治疗效果。

一、中药其他类有效成分与药物代谢酶相互作用

(一) 内酯类成分与药物代谢酶的相互作用

穿心莲内酯和 14－脱氧－11,12－二氢穿心莲内酯(14－deoxy－11,12－didehydroandrographolide)均显著抑制 CYP1A2、CYP2D6 和 CYP3A4 的基因和蛋白质表达[78,79]。穿心莲内酯衍生物对 UGT 具有抑制作用，尤其对 UGT2B7 具有高度特异性抑制作用[56]，此外，UGT2B7 是参与穿心莲内酯代谢的主要 UGT 酶[45]。研究表明雷公藤甲素和(5R)－5-羟基雷公藤甲素均为 CYP3A 的敏感底物[80]。雷公藤甲素对 CYP1A2 和 CYP3A4 活性有显著的抑制作用[81]。雷公藤红素对大鼠肝脏 CYP1A2、CYP2C 和 CYP3A 底物代谢有不同程度的抑制作用[82]；对重组人肝微粒体 CYP1A2、CYP2C19、CYP2D6、CYP2E1 和 CYP3A4 具有不同的抑制作用[83]。银杏内酯 A 和白果内酯对大鼠中的 Ⅱ 相代

谢酶 GST 和硫辛酰胺脱氢酶有显著的诱导作用[84]。青蒿素及其结构类似物蒿甲醚、青蒿琥酯(artesunate)和双氢青蒿素对 CYP1A2、CYP2B6、CYP2C19 和 CYP3A4 均有抑制作用[85]。

(二)色素类成分与药物代谢酶的相互作用

口服姜黄素可显著降低 P-gp/CYP3A4 探针底物依维莫司的生物利用度,该作用主要是通过显著激活 CYP3A4 活性引起的[86]。羟基红花黄色素 A 可显著抑制大鼠 CYP1A2、CYP2C11 的活性;显著诱导 CYP3A1 的活性[87]。

(三)有机酸类成分与药物代谢酶的相互作用

研究发现人和大鼠肝脏的 CYP1A 是马兜铃酸 I 发生氧化的主要酶亚型[88]。CYP450 酶和 UGT 参与阿魏酸的代谢,其中 CYP1A2 和 CYP3A4 是介导清除的 CYP 主要亚型[89]。UGT1A 和 UGT2B7 参与了阿魏酸的葡萄糖醛酸化反应,其中 UGT1A8 和 UGT1A10 参与了阿魏酸的肠道代谢;UGT1A1 在人肝脏中积极参与阿魏酸葡萄糖醛酸化反应[90]。没食子酸抑制 CYP3A4 活性的作用具有时间依赖性且不依赖于 NADPH[91]。

(四)鞣质类成分与药物代谢酶的相互作用

鞣花酸可显著抑制 CYP2B1、CYP2C6、CYP2D2 和 CYP3A1 的活性[92]。

二、中药其他类有效成分与转运蛋白的相互作用

随着分子生物学的发展,转运蛋白的分子结构和功能逐步受到重视。这些转运蛋白按其对药物吸收的作用可分为两类:介导药物吸收的转运蛋白,包括 OATP、肽转运蛋白 1 和 MRP1;介导药物外排的转运蛋白,包括 P-gp、MRP2 和 BCRP。目前,吸收机制中对 P-gp 的外排作用研究较多,P-gp 具有 ATP 依赖的药物外排转运蛋白功能,能将细胞内药物泵出,是介导细胞内药物浓度降低的主动转运机制。此外,除了单纯的转运蛋白影响药物吸收,中药组方也存在着药物之间的相互协调作用,不同的组方会通过影响转运蛋白来提高或者抑制药物的效用。

（一）内酯类成分与转运蛋白的相互作用

P‐gp 介导了穿心莲内酯的跨膜，将穿心莲内酯从血浆外排至肠腔[2]。研究表明除了 CYP450 酶介导的代谢外，P‐gp 参与雷公藤甲素的转运，在其诱导的肝毒性的处置中也起着重要作用[93, 94]。雷公藤红素也是 P‐gp 的底物，但不能抑制或诱导 P‐gp 的活性[95]。银杏内酯 A、B 和白果内酯是通过有机阴离子转运蛋白 1/3（organic anion transporter 1/3，OAT1/3）介导的肾脏转运途径排泄[96]。

（二）色素类成分与转运蛋白的相互作用

研究发现加入维拉帕米后姜黄素的 P_{app} 显著增加[97]。羟基红花黄色素在 Caco‐2 细胞模型的转运方式为被动扩散，且不受 P‐gp 的外排作用和能量代谢的影响[98]。

（三）有机酸类成分与转运蛋白的相互作用

马兜铃酸 I 是 BCRP 的底物，而不是 P‐gp 或 MRP2 的底物[99]。hOAT1 和 hOAT3 与马兜铃酸具有很高的亲和力，hOAT3 介导的马兜铃酸 I 摄取可能与马兜铃诱导的肾毒性有关[100]。有机阴离子转运肽 2a1（organic anion transporting polypeptide 2a1，OATP2a1）的表达可能是马兜铃酸 I 代谢的机制之一[101]。阿魏酸以竞争方式抑制 hOAT1[102]。P‐gp 和 MRP 可能参与了没食子酸的转运[13]。

（四）鞣质类成分与转运蛋白的相互作用

关于鞣质类成分与药物转运蛋白相互作用的相关研究较少。鞣花酸的吸收可能与 OATP 和 SGLT1 有关[13]。此外，鞣花酸单体在 Caco‐2 细胞模型的双向转运过程中，吸收是以主动转运为主，外排蛋白对整个转运过程影响不大，可能未参与此转运过程[103]。

第四节　中药其他类有效成分药理和毒性作用及与药代动力学的关联研究

中药其他类成分，如内酯类、色素类、有机酸类、鞣质类成分的药理作用研究目前已取得一定的进展,由于各类成分的结构特征具有一定的差异,因此所体现的药理作用广泛。此外,中药其他类成分的有毒化学成分如酚或有机酸类、内酯类、鞣质类等,可损害心脏、肾脏、肝脏、神经和生殖系统等,表现出各种临床不良反应。

一、抗炎、抗肿瘤作用

中药内酯类成分种类繁多,结构特征不同,因此具有的药理作用广泛。穿心莲内酯具有解热、消炎、止痛等功效,对细菌、病毒引起的上呼吸道感染有一定疗效,被誉为"天然抗生素"。抗炎是穿心莲内酯的基础药理活性,其抗炎主要机制:抑制 PI3K/Akt 途径和组蛋白去乙酰化酶 2 的磷酸化和降解;抑制 RIP2/Caspase－1/NF－κB 通路,从而降低 NF－κB 活性;增加 p38 MAPK 的磷酸化,导致 Nrf2 活化;增加 My D88 的自噬降解;破坏 Keap1 和 Nrf2 之间的结合,启动 ARE 基因的转录[104]。近年来穿心莲内酯在抗肿瘤方面的研究愈加深入,已被证明能促进细胞凋亡并抑制多种癌细胞的生长,如前列腺癌、乳腺癌、白血病、胃癌、肺癌、结肠癌、肝癌、黑色素瘤、口腔癌、结直肠癌、卵巢癌、多发性骨髓瘤和淋巴瘤,其抗肿瘤作用是通过多种机制介导的,如激活 Caspase－8/Caspase－3 通路来调节细胞凋亡;抑制 JAK/STAT 通路;抑制 PI3K/Akt/mTOR 通路;抑制 kappa B－alpha 抑制剂的磷酸化[104]。雷公藤甲素又称雷公藤内酯醇,是从中药雷公藤分离出的活性最高的环氧化二萜内酯化合物,是雷公藤的有效成分之一,其药理作用与结构特征存在密切联系(图 12－7),其抗肿瘤作用和抗炎作用及其机制受到了广大学者的关注。雷公藤甲素通过调控细胞凋亡、影响细胞自噬及与其他抗肿瘤药物联合应用而发挥其抗肿瘤作用[105]。此外,雷公藤甲素在 T 辅助细胞介导的免疫中具有抗炎作用,尤其是对类风湿性关节炎和炎症性肠病,主要通过抑制肿瘤坏死因子(TNF)和 Toll 样受体 4(TLR4)诱导的 NF－κB、NF－κB/TNF－α/血管细胞黏附分子-1 和 TGF－β1－α－平滑肌/波形蛋白信号通路来减弱类风湿性关节炎的炎症反应[106, 107]。雷公藤红素具有明显的抗肿瘤作用,可通过激活 TNF－α 诱导的 NF－κB 信号通路来抑制肿瘤生长,抑制 mTOR/核糖体蛋白 S6 激酶/eIF4E/AKT 和 ERK 信号通路,并下调缺氧诱导因子-1α(HIF－1α),其还通过 ROS/c－JNK 和线粒体凋亡途径抑制骨肉瘤和膀胱癌细胞的增殖,并在体内和体外诱导凋亡和自噬。雷公藤红素还可以减轻炎症,通过减少 IL－1β 和白介素-18(IL－18)的分泌,

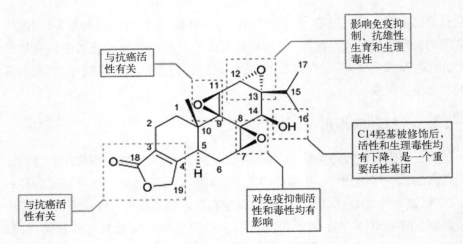

图 12 - 7   雷公藤甲素的构效关系

并使 LPS/ATP 诱导的巨噬细胞中的 NLRP3 炎症小体和半胱氨酸蛋白酶-1 失活,从而发挥抗炎作用[108]。藁本内酯为苯酞类成分典型代表,在传统中药当归、川芎等伞形科植物中含量较高,是主要活性成分之一,并具有抗动脉粥样硬化、抗炎镇痛、抗老年痴呆和治疗脑缺血性相关疾病等多种药理活性,可通过多种机制对疾病的形成产生影响。有研究发现藁本内酯可以通过抑制 IL - 1β 诱导的软骨细胞炎症反应和通过 PI3K/AKT 途径抑制 NF - κB 活化而减轻细胞外基质的降解,从而成为骨关节炎有前途的治疗剂[109]。现在已开发研究的色素植物有110 多种,而中药材就有 60 多种,近年来,中药色素类成分得到广泛应用,其药理作用研究也取得一定进展。姜黄素是从姜科、天南星科中的一些植物的根茎中提取的一种二酮类化合物,是姜黄中最主要的活性成分。姜黄素可以改变miRNA 的表达,从而影响癌症的发生和进展,这也是姜黄素发挥抗癌作用的关键机制之一[110]。有研究表明姜黄素的抗炎活性是由其氧化代谢产物介导的,姜黄素需要氧化活化成反应性代谢产物来发挥抗炎作用,经过氧化转化的合成姜黄素类似物可显著抑制 NF - κB。此外,姜黄素的氧化代谢物与 NF - κB 激酶亚基β(IKKβ)的抑制剂结合并抑制其活性,从而发挥抗炎作用[111]。羟基红花黄色素 A 可治疗气道炎症,其通过抑制 NF - κB p65 核移位和核因子 IκB - α 的磷酸化和降解来抑制 NF - κB 的转录活性,从而发挥抗炎作用[112]。此外,羟基红花黄色素 A 具有一定的抗肿瘤作用,可通过抑制致癌的多阶段过程,如肿瘤细胞的黏附、侵入和迁移,来发挥抗肿瘤作用[113]。

中药有机酸类成分药理作用广泛,如抗炎症反应,抑制血小板聚集、抗血栓,抗氧化,诱导肿瘤细胞凋亡等,其中抗炎症反应,抑制血小板聚集、抗血栓,抗氧化的药理作用可能对心血管系统疾病具有潜在的临床应用价值。研究表明,没食子酸在从子宫肌层和胎膜分离的人原代细胞中可抑制炎症诱导的促炎细胞因子和趋化因子的表达及细胞外基质降解与基质重塑酶的表达,还可显著抑制炎症引起的肌层活化,其可能在预防炎症性早产中发挥重要作用[114]。

二、抗疟疾作用

青蒿素是从青蒿中分离得到的一种极具抗疟活性的化合物,对各型疟疾均具较好的疗效。青蒿素的结构中具有过氧桥结构,其发挥抗疟活性需通过还原剂打破过氧桥结构,使青蒿素分子内电子重组形成自由基,进而导致疟原虫蛋白的烷基化,最终实现疟原虫死亡[115]。穿心莲内酯可能是抗疟原虫的蛋白酶抑制剂,穿心莲内酯与姜黄素合用,对恶性疟原虫体外红细胞分期和小鼠伯氏疟原虫 ANKA 株具有显著的抗疟原虫活性[116-118]。

三、抗菌、抗病毒和抗氧化作用

穿心莲内酯及其衍生物的抗菌作用明显,并对多种细菌感染如大肠杆菌(*Escherichia coli*)感染、金黄色葡萄球菌(*Staphylococcus aureus*)感染和粪便大肠杆菌(*Fecal coliforms*)感染都具有良好的效果[119]。穿心莲内酯对 HSV、HIV、黄病毒(flavivirus)和鼠疫病毒(pestivirus)具有抗病毒活性,其通过改变细胞信号转导阻止了病毒向其他细胞的传播,从而阻止疾病的发展,这可能是由于穿心莲内酯干扰了细胞周期蛋白依赖性激酶 CDK 而阻止病毒的繁殖[119]。鞣质广泛存在于自然界,有 70%的中药材含有鞣质类化合物,鞣质类成分的抗菌性能是多途径作用的结果,包括抑制细胞外微生物酶、夺取微生物生长所需的底物和螯合环境中的铁,其抑制作用也可能是非特异性的因素,如影响遗传物质的合成,降低蛋白的表达,破坏胞膜结构和抑制氧化磷酸化对微生物代谢的直接作用[120, 121]。研究表明许多鞣质类有抑制病毒的活性,如贯众治疗感冒,萹蓄治疗疱疹都与其鞣质抗病毒有关[122]。

银杏内酯是银杏叶的重要活性成分,主要包括银杏内酯 A、B、C 和白果内酯等,具有调节血压和拮抗血小板活化因子等多种药理作用[29]。银杏内酯 B 可通过抑制氧化应激和细胞凋亡减轻缺氧诱导的海马神经元损伤[123]。姜黄素的抗氧化作用是通过增强 SOD 和谷胱甘肽过氧化物酸活性,提高细胞的总抗氧化能力,降低 ROS 水平,上调锰超氧化物歧化酶(manganese superoxide dismutase,Mn-SOD)和 GPx-1 的基因表达完成的。没食子酸有较强的体外抗氧化能力,且细胞毒性低,是一种 ROS 清除剂,其被认为是治疗复发性恶性胶质瘤的潜在药物[124]。

四、中药其他类成分毒性研究

雷公藤甲素在肝脏、肾脏、心脏和生殖系统等多脏器的毒性引起了广大学者的关注,其毒性作用极大地限制了临床应用,以发生肝毒性最为常见。雷公藤甲素的毒性机制主要表现在细胞凋亡和自噬、炎症因子、胆汁酸代谢功能紊乱、氧化应激等方面。研究表明线粒体自噬是雷公藤甲素诱导肝毒性的一个新机制[125](图 12-8)。中药色素类成分及其制剂在临床使用时,出现多种不良反应,表现为对免疫系统、循环系统、消化系统、神经系统、呼吸系统的损害;如在使用红花黄色素(氯化钠)注射液时,所发生的不良反应最常见的是对免疫系统的损害,主要表现为皮疹、瘙痒,最严重的为过敏性休克[126]。马兜铃酸是从马兜铃科类中草药中提取出的有效活性成分,属有机酸类,其具有多重潜在的不良反应;如果长期服用含马兜铃酸的食物或中药,可导致泌尿系统和消化系统的病理学改变,造成脏器纤维化及输尿管移行上皮细胞癌、结肠腺癌、浸润性导管乳腺癌等疾病。马兜铃酸 I 是马兜铃酸的主要毒性成分,可直接引发间质性肾病或者脏器纤维化,其代谢后的活性代谢产物可与 DNA 形成马

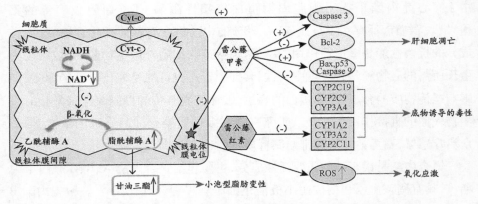

图 12-8 雷公藤甲素和雷公藤红素毒性的主要机制图

兜铃酸Ⅰ-DNA加合物(aristolochic acid Ⅰ-DNA，AAⅠ-DNA)，此加合物可促进基因腺嘌呤(adenine，A)与胸腺嘧啶(thymine，T)的突变转换，引起体内肿瘤抑制基因p53的突变，从而引发癌症(图12-9)[127]。

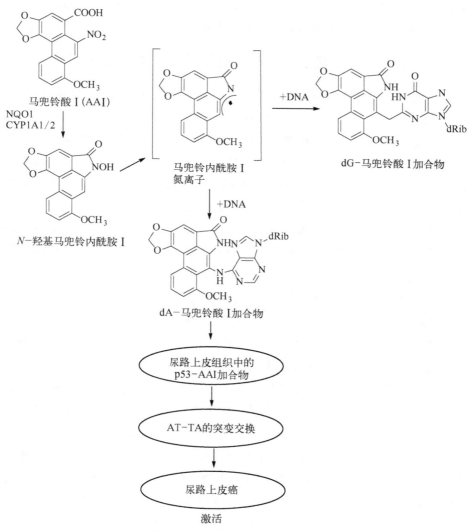

图 12-9 马兜铃酸的代谢激活路径

鞣质类成分，一般可分为可水解鞣质(hydrolysable tannin)和缩合鞣质(condensed tannin)，毒性作用主要体现在对肝脏造成的损害。可水解鞣质(如五倍子、石榴皮、诃子等)可直接造成肝毒性，毒性较高，长期大量使用会引起肝小叶中央坏死、脂肪肝和肝硬化；其中五倍子中含有大量可水解鞣质，进入机体后几乎全部被分解成没食子酸（gallic acid）与焦没食子酸（pyrogallic acid），极大量使用时可引起灶性肝细胞坏死[128]。缩合鞣质的毒性较低，对肝脏无毒或有轻微毒性[128]。另有研究显示，大黄鞣质（rhubarb tannin）对肾细胞有较微弱的毒性作用，其微弱的毒性可能与影响细胞周期及凋亡有关[129]。

五、中药代谢酶和转运蛋白相互作用及其对药效、毒性的影响

一般情况下，抑制或降低外排转运蛋白的表达会降低药物代谢物排泄、表观外排清除率和代谢分数，而导致细胞内代谢物水平增加或无变化。研究进一步发现，两个转运蛋白（如 MRP2 和 MRP3；P－gp 和 MRP2）功能同时丧失可导致严重肝毒性，仅一个转运蛋白功能丧失只造成轻微肝损害[130]。药物引起转运蛋白和代谢酶的改变，他们之间的变化也会产生一定的协同或抑制作用，这方面的深入研究将进一步阐述中药的起效、毒性机制。

药物性肝损伤（drug-inducedliverinjury，DILI）是指应用临床治疗剂量的药物时，机体受药物或其代谢产物产生的毒性作用，或发生过敏反应所引起的肝损害。例如，中药黄药子肝毒性的物质基础是呋喃萜类成分，该类化合物本身没有毒性，进入体内后被 CYP3A 代谢成具有丁烯二醛结构的代谢产物，这些代谢产物具有强烈的化学活性（反应性代谢产物），与蛋白质和核酸形成共价结合产生毒性[131]（图 12－10）。另外，黄药子有效成分黄独素 B 口服能够引起小鼠肝脏 MRP2 表达下降，阻碍肝脏内胆红素、胆汁酸及毒性物质的外排而造成其在体内及肝内的蓄积，该变化可能是黄独素 B 引起药源性肝损伤的机制之一[132]。UGT2B15 介导的葡萄糖醛酸化代谢决定洋川芎内酯 I 的体内消除和暴露，该代谢能进一步与谷胱甘肽结合；脓毒症能影响患者肝中 UGT 的表达水平和代谢活性，并导致肝中谷胱甘肽和白蛋白等的合成的减少，因此洋川芎内酯 I 的体内药代动力学特征作为脓毒症传统生物标志物的补充，以反映脓毒症患者病情及其变化[133]。雷公藤甲素通过破坏大鼠颗粒细胞中的 cAMP/PKA 途径，下调 HCG 和 cAMP 来抑制雌二醇的产生，产生生殖毒性[134]。此外，雷公藤甲素产生肝毒性可能与药物代谢酶和转运蛋白的作用有关。研究表明，在肝脏中，雷公藤甲素可以通过 CYP450 酶转化为单羟基代谢物[135]，其中 CYP3A 是雷公藤甲素羟基化的主要代谢酶[136]。敲除肝脏 CYPs 会导致雷公藤甲素浓度水平显著增加，并加重雷公藤甲素对小鼠的毒性[137]。

雷公藤甲素被认为是 P‐gp 的底物,其肝胆清除率受 P‐gp 的调节[93]。在经雷公藤甲素处理的小鼠的肝细胞中,当 P‐gp 的功能被雷公藤甲素抑制时,雷公藤甲素的全身和肝脏暴露量显著增加,同时毒理学指标如 MDA、SOD 和 Bcl‐2/Bax 水平也显著增加[138]。

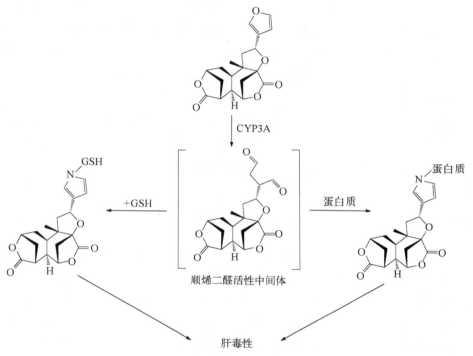

图 12‐10　黄独素 B 代谢活化致毒机制

六、中药其他类成分 PK‐PD 研究

PK‐PD 模型是研究药物的体内过程、药物对机体的作用及二者之间关系的重要工具,将 PK‐PD 模型应用于中药研究,可为阐明中药其他类成分的药效物质基础及作用机制提供科学依据,对实现中药现代化和国际化具有重要的意义。目前,内酯类、色素类、有机酸类及鞣质类成分的 PK‐PD 相关研究均较少,今后应更深入着重地开展中药其他类成分的 PK‐PD 研究,更好地阐明中药其他类成分对机体的作用及其规律与作用机制。

有研究建立佐剂性关节炎大鼠模型,采用 PK‐PD 模型,结果发现,大鼠灌胃雷公藤红素后药‐时曲线呈现二室模型,浓度与药效相关曲线呈现顺时针相关性。随着血药浓度的降低,药效值下降,炎症因子与雷公藤的血药浓度存在一定的相关性,能够根据建立的模型预测类风湿性关节炎的药效值[139]。另有研究者应用 PK－PD 模型探索银杏总内酯在脑缺血损伤模型大鼠体内的药代动力学特征[140],通过建立大鼠大脑中动脉局灶性栓塞(middle cerebral artery occlusion, MCAO)模型,再灌注后分别以鼻腔、灌胃和尾静脉注射给予银杏总内酯溶液,之后测定血浆中银杏内酯 B 的质量浓度,绘制药-时曲线,结果表明鼻腔给药组大鼠的 AUC 显著高于灌胃组和尾静脉注射组,表明鼻腔给药方式对于银杏内酯 B 改善缺血性脑卒中疾病更具有药代动力学优势,为设计研发银杏内酯 B 的鼻腔给药制剂提供参考。对健康志愿者分别静脉滴注注射用红花黄色素高、中、低剂量,随后取静脉血测定血流变、凝血、血脂,监测肝动脉、肾动脉及子宫动脉相应时间点的血流量,测定血浆药物浓度;结果发现羟基红花黄色素 A 有改善血液流变学及抗凝血的作用,羟基红花黄色素 A 体内药代动力学特征符合二室模型[141]。

七、中药其他类药代动力学研究热点和难点

中药组分复杂,并且中药的功效差异与组分在体内的吸收、分布、代谢、排泄过程密切相关,如何正确进行符合中药代谢特征的药代动力学研究一直是探索的热点和难点,如何建立符合中药多成分、多靶点特点的中药整体药代动力学评价体系,是目前需要解决的关键科学问题。药物代谢酶与转运蛋白间的功能相互作用是目前药物代谢和药代动力学研究的热点之一,其能揭示中药-中药之间或中药-西药之间的相互作用机制,对临床合理用药有一定的指导作用。但中药内酯类、色素类、有机酸类、鞣质类等所含的成分复杂,其中有效成分在体内的吸收、分布、代谢和排泄与有效成分单体直接给药后的体内过程不尽相同,并且它们的药代动力学调控机制研究较少且并不深入,不能很好地了解中药其他类成分在体内的处置过程。因此中药药代动力学的研究应采用由简到繁,由点到面,由个体到整体的研究思路,分别对中药活性单体成分、中药活性部位和中药单方、复方进行体内过程研究,比较活性单体和中药整体进入体内后各成分药代动力学的差异,并深入研究它们在体内过程的调控机制,进而揭示中药药代动力学规律、各成分之间的关系及中药复方的配伍规律。目前中药其他类成分的 PK－PD 相关研究均较少,中药其他类成分如鞣质类的相关毒性研究也并不全面,或相关的毒性机制尚不明确,今后还需进一

步研究阐明其毒性作用及其机制，为更深层次地探讨中药其他类成分的药代动力学与其药效/毒性的关联提供基础。

（叶玲）

------------------------------| 参考文献 |------------------------------

[1] Chen H W, Huang C S, Li C C, et al. Bioavailability of andrographolide and protection against carbon tetrachloride-induced oxidative damage in rats. Toxicol Appl Pharmacol, 2014, 280(1): 1 - 9.

[2] Ye L, Wang T, Tang L, et al. Poor oral bioavailability of a promising anticancer agent andrographolide is due to extensive metabolism and efflux by P-glycoprotein. J Pharm Sci, 2011, 100(11): 5007 - 5017.

[3] Ye L, Liang F, Yang X, et al. Oral bioavailability and intestinal disposition of dehydroandrographolide in rats. Nan Fang Yi Ke Da Xue Xue Bao, 2012, 32(8): 1074 - 1081.

[4] Gong X M, Chen Y, Wu Y. Absorption and metabolism characteristics of triptolide as determined by a sensitive and reliable LC-MS/MS method. Molecules, 2015, 20(5): 8928 - 8940.

[5] Zhang J, Li C Y, Xu M J, et al. Oral bioavailability and gender-related pharmacokinetics of celastrol following administration of pure celastrol and its related tablets in rats. J Ethnopharmacol, 2012, 144(1): 195 - 200.

[6] Yan-Yan Z, Li-Li G, Guo-Ming S, et al. Determination of ginkgolides A, B, C, J and bilobalide in plasma by LC-ESI (-)/MS/MS (QQQ) and its application to the pharmacokinetic study of ginkgo biloba extract in rats. Drug Res (Stuttg), 2016, 66(10): 520 - 526.

[7] Madgula V L M, Avula B, Yu Y B, et al. Intestinal and blood-brain barrier permeability of ginkgolides and bilobalide: in vitro and in vivo approaches. Planta Med, 2010, 76(6): 599 - 606.

[8] Wu L L, Wu Y S, Chen W Y, et al. Determination of artemisitene in rat plasma by ultra-performance liquid chromatography/tandem mass spectrometry and its application in pharmacokinetics. Rapid Commun Mass Spectrom, 2017, 31(13): 1121 - 1128.

[9] He C Y, Wang S, Feng Y, et al. Pharmacokinetics, tissue distribution and metabolism of senkyunolide I, a major bioactive component in Ligusticum chuanxiong Hort. (Umbelliferae). J Ethnopharmacol, 2012, 142(3): 706 - 713.

[10] Zheng Z J, Yan T M, Chen W Y, et al. Pharmacokinetic determination of ephedrine in Herba Ephedrae and Wu Tou Tang decoctions in rats using ultra performance liquid chromatography tandem mass spectrometry. Xenobiotica, 2012, 42(8): 775 - 783.

[11] Zhang X Y, Qiao H, Shi Y B. HPLC method with fluorescence detection for the determination of ligustilide in rat plasma and its pharmacokinetics. Pharm Biol, 2014, 52 (1): 21 - 30.

[12] Arozal W, Ramadanty W T, Louisa M, et al. Pharmacokinetic Profile of Curcumin and Nanocurcumin in Plasma, Ovary, and Other Tissues. Drug Res (Stuttg), 2019, 69(10): 559 - 564.

[13] Mao X, Wu L F, Zhao H J, et al. Transport of corilagin, gallic acid, and ellagic acid from fructus phyllanthi tannin fraction in Caco-2 cell monolayers. Evid Based Complement Alternat Med, 2016(2016): 9205379.

[14] Yan L L, Yin P P, Ma C, et al. Method development and validation for pharmacokinetic and tissue distributions of ellagic acid using ultrahigh performance liquid chromatography-tandem mass spectrometry (UPLC-MS/MS). Molecules, 2014, 19(11): 18923 - 18935.

[15] Bera R, Ahmed S K, Sarkar L, et al. Pharmacokinetic analysis and tissue distribution of andrographolide in rat by a validated LC-MS/MS method. Pharm Biol, 2014, 52(3): 321 - 329.

[16] Liu J, Zhou X, Chen X Y, et al. Excretion of [3H] triptolide and its metabolites in rats after oral administration. Acta Pharmacol Sin, 2014, 35(4): 549 - 554.

[17] Dai T M, Jiang W F, Guo Z Z, et al. Comparison of in vitro/in vivo blood distribution and pharmacokinetics of artemisinin, artemether and dihydroartemisinin in rats. J Pharm Biomed Anal, 2019(162): 140 - 148.

[18] Wang J J, Yu X J, Zhang L, et al. The pharmacokinetics and tissue distribution of curcumin and its metabolites in mice. Biomed Chromatogr, 2018: e4267.

[19] Li Y, Zhang Z Y, Zhang J L. Determination of hydroxysafflor yellow A in rat plasma and tissues by high-performance liquid chromatography after oral administration of safflower extract or safflor yellow. Biomed Chromatogr, 2007, 21(3): 326 - 334.

[20] Ma F W, Deng Q F, Zhou X, et al. The tissue distribution and urinary excretion study of gallic acid and protocatechuic acid after oral administration of polygonum capitatum extract in rats. Molecules, 2016, 21(4): 399.

[21] 刘莎,杜贵友,李丽,等.马兜铃酸-I在大鼠体内的毒代动力学及组织分布研究.药物不良反应杂志,2006(3): 169 - 174.

[22] Zhao H Y, Hu H, Wang Y T. Comparative metabolism and stability of andrographolide in liver microsomes from humans, dogs and rats using ultra-performance liquid chromatography coupled with triple-quadrupole and Fourier transform ion cyclotron resonance mass spectrometry. Rapid Commun Mass Spectrom, 2013, 27(12): 1385 - 1392.

[23] Cui L, Qiu F, Yao X S. Isolation and identification of seven glucuronide conjugates of andrographolide in human urine. Drug Metab Dispos, 2005, 33(4): 555 - 562.

[24] He X J, Li J K, Gao H, et al. Six new andrographolide metabolites in rats. Chem Pharm Bull (Tokyo), 2003, 51(5): 586 - 589.

［25］Qiu F, Cui L, Chen L X, et al. Two novel creatinine adducts of andrographolide in human urine. Xenobiotica, 2012, 42(9): 911-916.

［26］Du F Y, Liu T, Liu T, et al. Metabolite identification of triptolide by data-dependent accurate mass spectrometric analysis in combination with online hydrogen/deuterium exchange and multiple data-mining techniques. Rapid Communications in Mass Spectrometry, 2011, 25(20): 3167-3177.

［27］Peng Z H, Wang J J, Du P, et al. Identification of in vivo and in vitro metabolites of triptolide by liquid chromatography-tandem mass spectrometry. J Pharm Biomed Anal, 2012 (70): 624-630.

［28］孙帅婷,金艺,袁波,等.雷公藤甲素和雷公藤红素在大鼠体内的代谢产物分析.中国医药工业杂志,2013,44(3): 274-280.

［29］黄平,周兴卓,毛坤军,等.银杏内酯药代动力学及其剂型的研究进展.广州化工,2017, 45(18): 3-5.

［30］Yan R, Ko N L, Li S L, et al. Pharmacokinetics and metabolism of ligustilide, a major bioactive component in Rhizoma Chuanxiong, in the rat. Drug Metab Dispos, 2008, 36 (2): 400-408.

［31］Ding C G, Sheng Y X, Zhang Y H, et al. Identification and comparison of metabolites after oral administration of essential oil of Ligusticum chuanxiong or its major constituent ligustilide in rats. Planta Med, 2008, 74(14): 1684-1692.

［32］Adiwidjaja J, McLachlan A J, Boddy A V. Curcumin as a clinically-promising anti-cancer agent: pharmacokinetics and drug interactions. Expert Opin Drug Metab Toxicol, 2017, 13 (9): 953-972.

［33］Chen J F, Song Y L, Guo X Y, et al. Characterization of the herb-derived components in rats following oral administration of Carthamus tinctorius extract by extracting diagnostic fragment ions (DFIs) in the MS(n) chromatograms. Analyst, 2014, 139(24): 6474-6485.

［34］Chen J F, Song Y L, Guo X-Y, et al. Characterization of the herb-derived components in rats following oral administration of Carthamus tinctorius extract by extracting diagnostic fragment ions (DFIs) in the MS(n) chromatograms. Analyst, 2014, 139(24): 6474-6485.

［35］Zhao Z H, Moghadasian M H. Chemistry, natural sources, dietary intake and pharmacokinetic properties of ferulic acid: A review. Food Chem, 2008, 109(4): 691-702.

［36］Zhang J L, Zhang G D, Zhou T H. Metabolism of ferulic acid in rats. J Asian Nat Prod Res, 2005, 7(1): 49-58.

［37］Chen W D, Liang Y, Xie L, et al. Pharmacokinetics of the ginkgo B following intravenous administration of ginkgo B emulsion in rats. Biol Pharm Bull, 2007, 30(1): 1-5.

［38］Qiu Z X, Wang L, Dai Y, et al. The potential drug-drug interactions of ginkgolide B mediated by renal transporters. Phytother Res, 2015, 29(5): 662-667.

[39] Doyle B, Griffiths L A. The metabolism of ellagic acid in the rat. Xenobiotica, 1980, 10 (4): 247 – 256.

[40] Song W, Liu M L, Wu J J, et al. Preclinical pharmacokinetics of triptolide: a potential antitumor drug. Curr Drug Metab, 2019, 20(2): 147 – 154.

[41] Li L, Bonneton F, Chen X Y, et al. Botanical compounds and their regulation of nuclear receptor action: the case of traditional Chinese medicine. Mol Cell Endocrinol, 2015 (401): 221 – 237.

[42] Yu C N, Chai X J, Yu L S, et al. Identification of novel pregnane X receptor activators from traditional Chinese medicines. J Ethnopharmacol, 2011, 136(1): 137 – 143.

[43] Burk O, Piedade R, Ghebreghiorghis L, et al. Differential effects of clinically used derivatives and metabolites of artemisinin in the activation of constitutive androstane receptor isoforms. Br J Pharmacol, 2012, 167(3): 666 – 681.

[44] Xu F F, Fu S J, Gu S P, et al. Simultaneous determination of andrographolide, dehydroandrographolide and neoandrographolide in dog plasma by LC-MS/MS and its application to a dog pharmacokinetic study of Andrographis paniculata tablet. J Chromatogr B Analyt Technol Biomed Life Sci, 2015(990): 125 – 131.

[45] Tian X G, Liang S C, Wang C, et al. Regioselective glucuronidation of andrographolide and its major derivatives: Metabolite identification, isozyme contribution, and species differences. AAPS J, 2015, 17(1): 156 – 166.

[46] Huang P, Zhang L, Chai C, et al. Effects of food and gender on the pharmacokinetics of ginkgolides A, B, C and bilobalide in rats after oral dosing with ginkgo terpene lactones extract. J Pharm Biomed Anal, 2014(100): 138 – 144.

[47] Hoehle S I, Pfeiffer E, Sólyom A M, et al. Metabolism of curcuminoids in tissue slices and subcellular fractions from rat liver. J Agric Food Chem, 2006, 54(3): 756 – 764.

[48] Yu Z, Song F, Jin Y C, et al. Comparative pharmacokinetics of gallic acid after oral administration of gallic acid monohydrate in normal and isoproterenol-induced myocardial infarcted rats. Front Pharmacol, 2018(9): 328.

[49] Huang Y, Zhou Z Y, Yang W, et al. Comparative pharmacokinetics of gallic acid, protocatechuic acid, and quercitrin in normal and pyelonephritis rats after oral administration of a polygonum capitatum extract. Molecules, 2019, 24(21): 3873.

[50] Zhu S Y, Wang X, Zheng Z J, et al. Synchronous measuring of triptolide changes in rat brain and blood and its application to a comparative pharmacokinetic study in normal and Alzheimer's disease rats. J Pharm Biomed Anal, 2020(185): 113263.

[51] Weathers P J, Elfawal M A, Towler M J, et al. Pharmacokinetics of artemisinin delivered by oral consumption of Artemisia annuadried leaves in healthy vs. Plasmodium chabaudi-infected mice. J Ethnopharmacol, 2014, 153(3): 732 – 736.

[52] Wang Y H, Hong Y L, Feng Y, et al. Comparative pharmacokinetics of senkyunolide I in a rat model of migraine versus normal controls. Eur J Drug Metab Pharmacokinet, 2012, 37

（2）：91－97.

［53］Tian Y, Yang Z F, Li Y, et al. Pharmacokinetic comparisons of hydroxysafflower yellow A in normal and blood stasis syndrome rats. J Ethnopharmacol, 2010, 129（1）：1－4.

［54］Jin Y, Wu L, Tang Y P, et al. UFLC-Q-TOF/MS based screening and identification of the metabolites in plasma, bile, urine and feces of normal and blood stasis rats after oral administration of hydroxysafflor yellow A. J Chromatogr B Analyt Technol Biomed Life Sci, 2016（1012－1013）：124－129.

［55］Li W X, Guo J M, Tang Y P, et al. Pharmacokinetic comparison of ferulic acid in normal and blood deficiency rats after oral administration of Angelica sinensis, Ligusticum chuanxiong and their combination. Int J Mol Sci, 2012, 13（3）：3583－3597.

［56］Chien C F, Wu Y T, Lee W C, et al. Herb-drug interaction of Andrographis paniculata extract and andrographolide on the pharmacokinetics of theophylline in rats. Chem Biol Interact, 2010, 184（3）：458－465.

［57］Balap A, Atre B, Lohidasan S, et al. Pharmacokinetic and pharmacodynamic herb-drug interaction of Andrographis paniculata（Nees）extract and andrographolide with etoricoxib after oral administration in rats. J Ethnopharmacol, 2016（183）：9－17.

［58］Balap A, Lohidasan S, Sinnathambi A, et al. Pharmacokinetic and Pharmacodynamic Interaction of Andrographolide and Standardized Extract of Andrographis paniculata（Nees）with Nabumetone in Wistar Rats. Phytother Res, 2017, 31（1）：75－80.

［59］Xu Y, Chen X Y, Zhong D F. A sensitive LC-MS/MS method for the determination of triptolide and its application to pharmacokinetic research in rats. Biomed Chromatogr, 2019, 33（3）：e4422.

［60］Deng Y, Guo L, Cai H L, et al. Dihydromyricetin affect the pharmacokinetics of triptolide in rats. Xenobiotica, 2020, 50（3）：332－338.

［61］Wang Q F, Wu Y P, Xiang F T, et al. Effects of puerarin on the pharmacokinetics of triptolide in rats. Pharm Biol, 2019, 57（1）：407－411.

［62］Tai T, Huang X, Su Y W, et al. Glycyrrhizin accelerates the metabolism of triptolide through induction of CYP3A in rats. J Ethnopharmacol, 2014, 152（2）：358－363.

［63］Yan G K, Zhang H H, Wang W, et al. Investigation of the influence of glycyrrhizin on the pharmacokinetics of celastrol in rats using LC-MS and its potential mechanism. Xenobiotica, 2017, 47（7）：607－613.

［64］Wang Z F, Chen D L, Wang Z W. Effects of diclofenac on the pharmacokinetics of celastrol in rats and its transport. Pharm Biol, 2018, 56（1）：269－274.

［65］Zhang C, Gong M X, Qiu F, et al. Effects of arteannuin B, arteannuic acid and scopoletin on pharmacokinetics of artemisinin in mice. Asian Pac J Trop Med, 2016, 9（7）：677－681.

［66］Yu W L, Wen D S, Cai D, et al. Simultaneous determination of curcumin, tetrahydrocurcumin, quercetin, and paeoniflorin by UHPLC-MS/MS in rat plasma and its application to a pharmacokinetic study. J Pharm Biomed Anal, 2019(172): 58 – 66.

[67] Ouyang Z, Zhao M, Tang J M, et al. In vivo pharmacokinetic comparisons of ferulic acid and puerarin after oral administration of monomer, medicinal substance aqueous extract and Nao-De-Sheng to rats. Pharmacogn Mag, 2012, 8(32): 256 – 262.

[68] Basu S, Jana S, Patel V B, et al. Effects of piperine, cinnamic acid and gallic acid on rosuvastatin pharmacokinetics in rats. Phytother Res, 2013, 27(10): 1548 – 1556.

[69] Athukuri B L, Neerati P. Enhanced oral bioavailability of diltiazem by the influence of gallic acid and ellagic acid in male wistar rats: involvement of CYP3A and P-gp inhibition. Phytother Res, 2017, 31(9): 1441 – 1448.

[70] Athukuri B L, Neerati P. Enhanced oral bioavailability of metoprolol with gallic acid and ellagic acid in male Wistar rats: Involvement of CYP2D6 inhibition. Drug Metab Pers Ther, 2016, 31(4): 229 – 234.

[71] Jia Y Z, Liu J, Xu J S. Influence of grapefruit juice on pharmacokinetics of triptolide in rats grapefruit juice on the effects of triptolide. Xenobiotica, 2018, 48(4): 407 – 411.

[72] Aa L X, Fei F, Tan Z Y, et al. The pharmacokinetics study of ginkgolide A, B and the effect of food on bioavailability after oral administration of ginkgolide extracts in beagle dogs. Biomed Chromatogr, 2018, 32(6): e4212.

[73] Calvo-Castro L A, Sus N, Schiborr C, et al. Pharmacokinetics of vitamin E, gamma-oryzanol, and ferulic acid in healthy humans after the ingestion of a rice bran-enriched porridge prepared with water or with milk. Eur J Nutr, 2019, 58(5): 2099 – 2110.

[74] Tan S, Calani L, Bresciani L, et al. The degradation of curcuminoids in a human faecal fermentation model. Int J Food Sci Nutr, 2015, 66(7): 790 – 796.

[75] Lou Y, Zheng J Q, Hu H H, et al. Application of ultra-performance liquid chromatography coupled with quadrupole time-of-flight mass spectrometry to identify curcumin metabolites produced by human intestinal bacteria. J Chromatogr B Analyt Technol Biomed Life Sci, 2015(985): 38 – 47.

[76] García-Villalba R, Beltrán D, Espín J C, et al. Time course production of urolithins from ellagic acid by human gut microbiota. J Agric Food Chem, 2013, 61(37): 8797 – 8806.

[77] Guo J M, Shang E X, Duan J A, et al. Determination of ligustilide in the brains of freely moving rats using microdialysis coupled with ultra performance liquid chromatography/mass spectrometry. Fitoterapia, 2011, 82(3): 441 – 445.

[78] Ooi J P, Kuroyanagi M, Sulaiman S F, et al. Andrographolide and 14-deoxy-11, 12-didehydroandrographolide inhibit cytochrome P450s in HepG2 hepatoma cells. Life Sci, 2011, 88(9 – 10): 447 – 454.

[79] Qiu F, Hou X L, Takahashi K, et al. Andrographolide inhibits the expression and metabolic activity of cytochrome P450 3A4 in the modified Caco-2 cells. J Ethnopharmacol, 2012, 141(2): 709 – 713.

[80] Xu Y, Zhang Y F, Chen X Y, et al. CYP3A4 inducer and inhibitor strongly affect the

pharmacokinetics of triptolide and its derivative in rats. Acta Pharmacol Sin, 2018, 39 (8): 1386 - 1392.

[81] Zhang H H, Ya G K, Rui H B. Inhibitory effects of triptolide on human liver cytochrome P450 enzymes and P-glycoprotein. Eur J Drug Metab Pharmacokinet, 2017, 42(1): 89 -98.

[82] Sun M, Tang Y, Ding T G, et al. Inhibitory effects of celastrol on rat liver cytochrome P450 1A2, 2C11, 2D6, 2E1 and 3A2 activity. Fitoterapia, 2014(92): 1 - 8.

[83] Jin C H, He X, Zhang F L, et al. Inhibitory mechanisms of celastrol on human liver cytochrome P450 1A2, 2C19, 2D6, 2E1 and 3A4. Xenobiotica, 2015, 45(7): 571 -577.

[84] Sasaki K, Hatta S, Wada K, et al. Effects of extract of Ginkgo biloba leaves and its constituents on carcinogen-metabolizing enzyme activities and glutathione levels in mouse liver. Life Sci, 2002, 70(14): 1657 - 1667.

[85] Ericsson T, Sundell J, Torkelsson A, et al. Effects of artemisinin antimalarials on Cytochrome P450 enzymes in vitro using recombinant enzymes and human liver microsomes: Potential implications for combination therapies. Xenobiotica, 2014, 44(7): 615 -626.

[86] Hsieh Y W, Huang C Y, Yang S Y, et al. Oral intake of curcumin markedly activated CYP 3A4: in vivo and ex-vivo studies. Sci Rep, 2014(4): 6587.

[87] Xu R A, Xu Z S, Ge R S. Effects of hydroxysafflor yellow A on the activity and mRNA expression of four CYP isozymes in rats. J Ethnopharmacol, 2014, 151(3): 1141 - 1146.

[88] Stiborová M, Bárta F, Levová K, et al. A mechanism of O-demethylation of aristolochic acid i by cytochromes P450 and their contributions to this reaction in human and rat livers: experimental and theoretical approaches. Int J Mol Sci, 2015, 16(11): 27561 - 27575.

[89] Zhuang X M, Chen L, Tan Y, et al. Identification of human cytochrome P450 and UGT enzymes involved in the metabolism of ferulic acid, a major bioactive component in traditional Chinese medicines. Chin J Nat Med, 2017, 15(9): 695 - 702.

[90] Li X J, Shang L, Wu Y H, et al. Identification of the human UDP-glucuronosyltransferase isoforms involved in the glucuronidation of the phytochemical ferulic acid. Drug Metab Pharmacokinet, 2011, 26(4): 341 - 350.

[91] Pu Q H, Shi L, Yu C. Time-dependent inhibition of CYP3A4 by gallic acid in human liver microsomes and recombinant systems. Xenobiotica, 2015, 45(3): 213 - 217.

[92] Celik G, Semiz A, Karakurt S, et al. Inhibitory action of Epilobium hirsutum extract and its constituent ellagic acid on drug-metabolizing enzymes. Eur J Drug Metab Pharmacokinet, 2016, 41(2): 109 - 116.

[93] Zhuang X M, Shen G L, Xiao W B, et al. Assessment of the roles of P-glycoprotein and cytochrome P450 in triptolide-induced liver toxicity in sandwich-cultured rat hepatocyte model. Drug Metab Dispos, 2013, 41(12): 2158 - 2165.

[94] Zhang Y C, Li J, Lei X L, et al. Influence of verapamil on pharmacokinetics of triptolide in rats. Eur J Drug Metab Pharmacokinet, 2016, 41(4): 449 - 456.

［95］ Li H, Li J, Liu L, et al. Elucidation of the intestinal absorption mechanism of celastrol using the Caco-2 cell transwell model. Planta Med, 2016, 82(13): 1202－1207.

［96］ Yaro P, Nie J, Xu M C, et al. Influence of organic anion transporter 1/3 on the pharmacokinetics and renal excretion of ginkgolides and bilobalide. J Ethnopharmacol, 2019(243): 112098.

［97］ 闫文丽,黄兆胜,曾晓会,等.姜黄素在 Caco－2 细胞模型中的吸收机制研究.今日药学,2011,21(11): 668－671+683.

［98］ 周鹏,周惠芬,何昱,等.羟基红花黄色素 A 在 Caco－2 细胞单层模型中的转运研究.中草药,2014,45(14): 2030－2035.

［99］ Ma L P, Qin Y H, Shen Z W, et al. Aristolochic acid I is a substrate of BCRP but not P-glycoprotein or MRP2. J Ethnopharmacol, 2015(172): 430－435.

［100］ Babu E, Takeda M, Nishida R, et al. Interactions of human organic anion transporters with aristolochic acids. J Pharmacol Sci, 2010, 113(2): 192－196.

［101］ Xiang T, Yang Z B, Sun B G, et al. Traditional Chinese medicine: Pivotal role of the spleen in the metabolism of aristolochic acid I in rats is dependent on oatp2a1. Mol Med Rep, 2016, 14(4): 3243－3250.

［102］ Zhang Z Y, Si D Y, Yi X L, et al. Inhibitory effect of medicinal plant-derived carboxylic acids on the human transporters hOAT1, hOAT3, hOATP1B1, and hOATP2B1. Chin J Nat Med, 2014, 12(2): 131－138.

［103］ 田莉,谢莉,张慧慧,等.基于 Caco－2 细胞单层模型研究鞣花酸的转运特性.新疆医科大学学报,2016, 39(2): 135－138.

［104］ Ren X, Xu W Z, Sun J, et al. Current trends on repurposing and pharmacological enhancement of andrographolide. Curr Med Chem, 2020(27): 1－23.

［105］ 崔进,陈晓,苏佳灿.雷公藤甲素药理作用研究新进展.中国中药杂志,2017,42(14): 2655－2658.

［106］ Huang J B, Zhou L, Wu H F, et al. Triptolide inhibits osteoclast formation, bone resorption, RANKL-mediated NF-B activation and titanium particle-induced osteolysis in a mouse model. Mol Cell Endocrinol, 2015(399): 346－353.

［107］ Gong Y, Huang X, Wang D, et al. Triptolide protects bone against destruction by targeting RANKL-mediated ERK/AKT signalling pathway in the collagen-induced rheumatoid arthritis. Biomed Res, 2017(28): 4111－4116.

［108］ Chen S R, Dai Y, Zhao J, et al. A mechanistic overview of triptolide and celastrol, natural products from Tripterygium wilfordii Hook F. Front Pharmacol, 2018(9): 104.

［109］ Li X B, Wu D Y, Hu Z C, et al. The protective effect of ligustilide in osteoarthritis: an in vitro and in vivo study. Cell Physiol Biochem, 2018, 48(6): 2583－2595.

［110］ Abdulridha M K, Al-Marzoqi A H, Al-Awsi G R L, et al. Anticancer effects of herbal medicine compounds and novel formulations: a literature review. J Gastrointest Cancer, 2020, 51(3): 765－773.

[111] Edwards R L, Luis P B, Varuzza P V, et al. The anti-inflammatory activity of curcumin is mediated by its oxidative metabolites. J Biol Chem, 2017, 292(52): 21243－21252.

[112] Piao H, Xue Q, Jiang J, et al. Hydroxysafflor yellow A attenuates allergic airway inflammation by suppressing the activity of nuclear factor-kappa B in ovalbumin-induced asth- matic mice. Int J Clin Exp Med, 2016, 9(11): 21595－21604.

[113] Ao H, Feng W W, Peng C. Hydroxysafflor yellow A: a promising therapeutic agent for a broad spectrum of diseases. Evid Based Complement Alternat Med, 2018 (2018): 8259280.

[114] Nguyen-Ngo C, Salomon C, Lai A, et al. Anti-inflammatory effects of gallic acid in human gestational tissues in vitro. Reproduction, 2020, 160(4): 561－578.

[115] Zhang S M, Gerhard G S. Heme activates artemisinin more efficiently than hemin, inorganic iron, or hemoglobin. Bioorg Med Chem, 2008, 16(16): 7853－7861.

[116] Mishra K, Dash A P, Dey N. Andrographolide: A novel antimalarial diterpene lactone compound from andrographis paniculataand its interaction with curcumin and artesunate. J Trop Med, 2011(2011): 579518.

[117] Widyawaruyanti A, Asrory M, Ekasari W, et al. In vivo antimalarial activity of andrographis paniculata tablets. Procedia Chemistry, 2014(13): 101－104.

[118] Zaid O I, Abd Majid R, Sabariah M N, et al. Andrographolide effect on both Plasmodium falciparum infected and non infected RBCs membranes. Asian Pac J Trop Med, 2015, 8 (7): 507－512.

[119] Kandanur S G S, Tamang N, Golakoti N R, et al. Andrographolide: A natural product template for the generation of structurally and biologically diverse diterpenes. Eur J Med Chem, 2019(176): 513－533.

[120] Engels C, Knödler M, Zhao Y Y, et al. Antimicrobial activity of gallotannins isolated from mango (Mangifera indica L.) kernels. J Agric Food Chem, 2009, 57(17): 7712－7718.

[121] Borges A, Ferreira C, Saavedra M J, et al. Antibacterial activity and mode of action of ferulic and gallic acids against pathogenic bacteria. Microb Drug Resist, 2013, 19(4): 256－265.

[122] 孙居锋.植物中抗病毒活性成分研究进展.上海中医药大学学报,2007(3): 75－79.

[123] Li W, Shi Q H, Kai L, et al. Oral administration of ginkgolide B alleviates hypoxia-induced neuronal damage in rat hippocampus by inhibiting oxidative stress and apoptosis. Iran J Basic Med Sci, 2019, 22(2): 140－145.

[124] Tan N, Liu J W, Li P, et al. Reactive oxygen species metabolism-based prediction model and drug for patients with recurrent glioblastoma. Aging (Albany NY), 2019, 11(23): 11010－11029.

[125] Hasnat M, Yuan Z Q, Naveed M, et al. Drp1-associated mitochondrial dysfunction and mitochondrial autophagy: a novel mechanism in triptolide-induced hepatotoxicity. Cell Biol Toxicol, 2019, 35(3): 267－280.

［126］郝荣荣,张译丹,秦袖平,等.中药色素类成分药理活性及不良反应研究进展［J］.中国药理学通报,2017,33(6):744-748.

［127］Moriya M, Slade N, Brdar B, et al. TP53 Mutational signature for aristolochic acid: an environmental carcinogen. Int J Cancer, 2011, 129(6):1532-1536.

［128］聂坤,李云晓,赵晓峰,等.中药肝毒性损伤述要.实用中医内科杂志,2009,23(12):112-114.

［129］任历,杨伟,张诗缇,等.大黄鞣质对人肾小管上皮细胞毒性作用及量-毒关系研究.中药药理与临床,2015,31(4):132-135.

［130］师少军.肝脏"代谢-转运互作"及其对药物药代动力学,疗效和毒性影响的研究进展.中国医院药学杂志,2020,40(5):579-585.

［131］Lin D J, Li C Y, Peng Y, et al. Cytochrome p450-mediated metabolic activation of diosbulbin B. Drug Metab Dispos, 2014, 42(10):1727-1736.

［132］曲晓宇,周利婷,张四喜,等.黄独素B致小鼠肝损伤过程中对肝外排型转运体Mrp2表达的影响.中国医院药学杂志,2016,36(19):1633-1636.

［133］Zhang N T, Cheng C, Olaleye O E, et al. Pharmacokinetics-based identification of potential therapeutic phthalides from XueBiJing, a Chinese herbal injection used in sepsis management. Drug Metab Dispos, 2018, 46(6):823-834.

［134］Li X J Y, Jiang Z Z, Zhang L Y. Triptolide: progress on research in pharmacodynamics and toxicology. J Ethnopharmacol, 2014, 155(1):67-79.

［135］Li W, Liu Y, He Y Q, et al. Characterization of triptolide hydroxylation by cytochrome P450 in human and rat liver microsomes. Xenobiotica, 2008, 38(12):1551-1565.

［136］Shen G L, Zhuang X M, Xiao W B, et al. Role of CYP3A in regulating hepatic clearance and hepatotoxicity of triptolide in rat liver microsomes and sandwich-cultured hepatocytes. Food Chem Toxicol, 2014(71):90-96.

［137］Xue X, Gong L K, Qi X M, et al. Knockout of hepatic P450 reductase aggravates triptolide-induced toxicity. Toxicol Lett, 2011, 205(1):47-54.

［138］Kong L L, Zhuang X M, Yang H Y, et al. Inhibition of P-glycoprotein gene expression and function enhances Triptolide-induced Hepatotoxicity in Mice. Sci Rep, 2015(5):11747.

［139］Liu S J, Dai G L, Sun B T, et al. Study on biomarker of Tripterygium wilfordii in treatment of rheumatoid arthritis based on PK/PD. Zhongguo Zhong Yao Za Zhi, 2015, 40(2):334-338.

［140］陈璟,吕志阳,汪洁,等.银杏总内酯在脑缺血损伤模型大鼠体内的PK-PD研究.中草药,2018,49(4):885-890.

［141］乔逸,杨志福,肖芬,等.羟基红花黄色素A在健康人体中药效学与药动学研究.中国药房杂志,2009,20(24):1901-1905.